“十二五”国家重点图书

中华临床医学影像学

医学影像信息学与质量控制分册

CHINESE CLINICAL MEDICAL IMAGING

MEDICAL IMAGING INFORMATICS AND QUALITY CONTROL

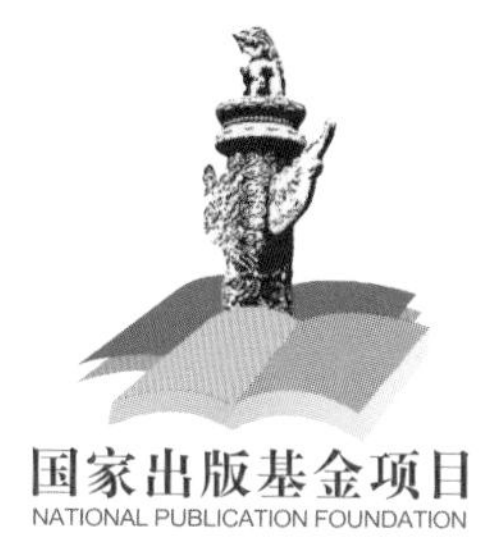

"十二五"国家重点图书

中华临床医学影像学

医学影像信息学与质量控制分册

CHINESE CLINICAL MEDICAL IMAGING

MEDICAL IMAGING INFORMATICS AND QUALITY CONTROL

丛书主编　郭启勇

分册主编　郭启勇

北京大学医学出版社

ZHONGHUA LINCHUANG YIXUE YINGXIANGXUE YIXUEYINGXIANG XINXIXUE YU ZHILIANG KONGZHI FENCE

图书在版编目（CIP）数据

中华临床医学影像学. 医学影像信息学与质量控制分册 / 郭启勇主编. —北京：北京大学医学出版社，2016. 1

ISBN 978-7-5659-0862-0

Ⅰ.①中… Ⅱ.①郭… Ⅲ.①影像诊断 - 信息化 ②影像诊断 - 质量控制 Ⅳ. ① R445

中国版本图书馆 CIP 数据核字（2014）第 112134 号

中华临床医学影像学　医学影像信息学与质量控制分册

主　　编： 郭启勇
出版发行： 北京大学医学出版社
地　　址：（100191）北京市海淀区学院路38号　北京大学医学部院内
电　　话： 发行部 010-82802230；图书邮购 010-82802495
网　　址： http://www.pumpress.com.cn
E-mail： booksale@bjmu.edu.cn
印　　刷： 北京强华印刷厂
经　　销： 新华书店
责任编辑： 陈　奋　**责任校对：** 金彤文　**责任印制：** 李　啸
开　　本： 889mm × 1194mm　1/16　**印张：** 21.5　**字数：** 666千字
版　　次： 2016年1月第1版　2016年1月第1次印刷
书　　号： ISBN 978-7-5659-0862-0
定　　价： 198.00元

中华临床医学影像学
编审委员会

医学影像信息学与质量控制分册编委会

分 册 主 编　郭启勇

分册副主编　秦维昌

编　委　（按姓名汉语拼音排序）

高　兴　中国医科大学附属盛京医院
郭启勇　中国医科大学附属盛京医院
郭文力　中国医科大学附属盛京医院
黄敏华　海军总医院
刘传亚　山东省医学影像学研究所
柳　澄　山东省医学影像学研究所
秦维昌　山东省医学影像学研究所
宋少娟　山东省医学影像学研究所
吴南洲　解放军总医院
谢晋东　泰山医学院
尹建东　中国医科大学附属盛京医院
赵　启　中国医科大学附属盛京医院

分册主编简介

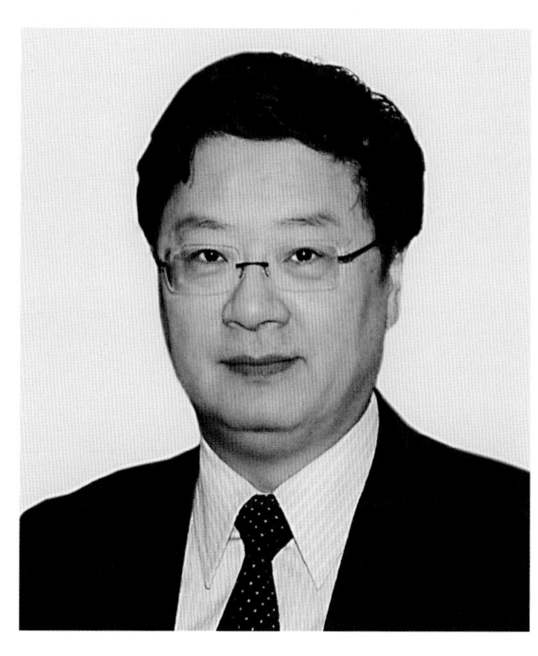

郭启勇，教授、博士生导师，现任中国医科大学副校长、影像系主任，盛京医院集团董事长、总院长，盛京医院院长、党委副书记，放射科主任。享受国务院政府特殊津贴。美国放射学会会员、德国、俄罗斯、日本放射学会荣誉会员。兼任中华医学会放射学分会第十二届委员会主任委员、中国医师协会放射医师分会第一届委员会会长、中国医院协会医学影像中心管理分会主任委员、辽宁省放射学会主任委员、《中华放射学杂志》总编辑、《中国临床医学影像杂志》主编等职务。

主要研究方向为腹部放射学与介入治疗、医院信息化管理及生物医学工程等领域。培养博士后2名，博士、硕士研究生140余名。近年承担课题17项，其中国家科技重大专项1项、国家自然科学基金课题4项、国家“十一五”支撑课题子课题2项、科技部课题1项。主编教材5部，主编专著2部，主译专著1部。主编的《实用放射学》获全国优秀科技图书三等奖，《介入放射学》获卫生部高校优秀教材二等奖，《放射诊断学》获国家级精品课程。获省部级一等奖6项，二等奖7项，三等奖3项。在国家级杂志发表论文200余篇，发表通讯作者SCI文章20余篇。荣获全国五一劳动奖章、中国医师奖、全国优秀科技工作者、辽宁省第六届普通高等学校教学名师等光荣称号，2013年当选第十二届全国人大代表。

序 1

近年来，医学影像学发展迅速，作为现代临床医学体系的重要组成部分，在传统成像技术基础上新技术、新方法的应用不断涌现，使现代医学影像学内涵不断刷新、扩展。迄今，国内医学影像学著作出版颇多，多属有关专著，尚缺少系统性丛书。欣闻“中华临床医学影像学”丛书问世，倍感欣慰。

“中华临床医学影像学”丛书由新闻出版总署立项，国家出版基金资助，并获批国家“十二五”重点图书。保证了本丛书具有高起点和权威性。丛书总主编、各分册主编、副主编及编著者均为我国当前在医学影像学领域第一线工作的有影响力的专家、学者，通过他们的努力，保证了丛书的专业性和时代性。

这套丛书共十二分册，涵盖传统影像学各系统、各专业领域的内容，同时将全身综合性疾病、分子影像学、医学影像信息学及质量控制等重要内容进行专门编著，对于医学影像学知识体系的阐述更为全面，内容更为充实、完整。另外，丛书的编辑特点可以概括为结合临床、病种齐全、纲领清晰、文图并重、检索方便，做到继承传统和开拓创新的适当结合，具有明显的时代性。

祝愿并相信“中华临床医学影像学”丛书的出版，对我国医学影像学进而临床医学和医学科学的发展将起到积极推进作用，谨此对总主编郭启勇教授、各分册主编、副主编及参与编写的各位专家和同道们的辛勤努力表示衷心敬意和感谢！

中国工程院院士

中国医学科学院阜外心血管病医院放射科　教授　主任医师

序 2

医学影像学诞生已百余年，各种影像学新技术、新方法、新应用日新月异、层出不穷。近年来，影像学已从主要依靠形态学诊断发展为集形态、功能、代谢等信息为一体的综合诊断体系，介入诊疗技术、计算机信息技术、分子影像技术等使影像学的范畴不断发展延伸，医学影像学新知识的更新速度已经到了让人应接不暇的程度，医学影像工作者和相关临床医生对系统、全面、实用的医学影像学工具书的需求已经达到渴望的地步，“中华临床医学影像学”丛书的出版恰逢其时!

“中华临床医学影像学”是由国家出版基金资助，由中华医学会放射学分会主任委员、国内影像学知名专家、中华医学会放射学分会专业学组组长组成的专家团队主持撰写的专业影像学丛书。丛书共包括十二分册，内容涵盖神经、头颈、心血管、胸部、乳腺、消化、泌尿生殖、骨关节与软组织、儿科等诸多系统及专业领域，同时涉及全身综合疾病影像学、PET 与分子影像学、医学影像信息学与质量控制等诸多新角度、新内容。在继承传统经典影像学内容的基础上，丛书更体现了影像学的进展和现状，从而保证本丛书的实用性和时代性。

本丛书的特点是传统现代并重，临床影像兼顾，纲领脉络清晰，文字简明扼要，内容充分详实，典型图像丰富。各分册收录的疾病种类齐全，分类清晰。各疾病相关临床内容全面，包括发病率、病因、临床诊断要点、疾病的演变治疗和随诊等，为读者呈现出立体化的临床诊断思路。影像学表现按检查方法分别阐述，诊断与鉴别诊断要点突出。每节配有大量示范病例图像，以加深理解，方便参考。书后配专业索引，便于根据各种关键词检索到需要的内容。这些特点体现了丛书的系统性、实用性、易读性、方便性。

“中华临床医学影像学”是一套兼顾影像学和临床医学的系统性丛书，以各专业影像学科医生及临床各科室医生为主要读者对象而量身定制的，它同时着眼于目前广大读者临床工作和拓展学习的实际需求，相信大家会发现这是一部内容丰富、精练易读、高效实用的影像学丛书，相信它会成为大家爱不释手的重要参考书。

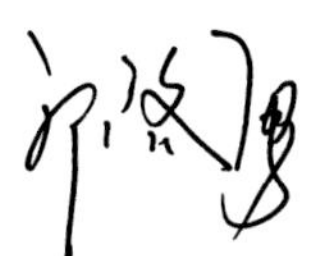

《中华临床医学影像学》编审委员会主任委员

中国医科大学　副校长

中国医科大学附属盛京医院　院长

前言

随着我国医疗卫生事业的不断发展，医院建设、设备配置、医疗技术都实现跨越式发展，接近和达到国际先进水平。但包括卫生信息化建设在内的"软科技"却与发达国家相去甚远，成为卫生发展中的"短板"。卫生信息化建设已经成为政府深化医改的重要任务之一，政府医疗管理部门已完成了"十二五"卫生信息化建设工程规划编制工作，初步确定了我国卫生信息化建设路线图。在医学影像学相关领域中也存在着影像学信息化建设滞后于医学影像技术发展的现象。庆幸的是，信息化建设已经得到空前的重视。同时，医院信息化管理也从部分网络化的医院信息系统应用逐步走向通过宽带网络把数字医疗设备、数字化影像系统和数字化医疗信息系统等全部临床作业过程完整整合并应用实践。另外，随着区域协同医疗和电子健康档案作为未来医疗卫生改革主要方向逐渐被重视之后，为跨系统、跨机构医疗信息交换平台做好准备的重要性被提到新的高度。

本书前半部分全面阐述了医学影像信息学的诞生、进展及发展趋势，介绍影像学信息化的关键技术问题，系统阐述信息各个系统的重要组成部分及相关技术、标准、应用，旨在促进影像信息数据的管理趋向科学化、标准化、规范化和可扩展化，合理构建影像信息化系统，为不同成像设备、不同机构以及异源信息系统之间建立信息通信和共享的通道，将影像信息共享提升到学科和学术发展高度。影像信息系统结合正在兴起的数据挖掘技术，在影像学科、临床学科医教研工作以及卫生经济学等方面的潜在价值将不断被发掘和扩展。

医疗卫生事业及医疗行为直接关系着人的健康和生命安全，质量与安全是永恒的主题。我国政府相关管理部门针对医学影像设备行业标准、设备管理、诊疗管理等出台了大量的法规及标准，成为质量管理的重要准绳，主要着重于设备生产、检测及诊疗宏观管理。近年来，医学影像技术进展日新月异，新方法、新技术层出不穷，技术多样化及复杂性对诊疗活动中的具体质量分析和质量控制方法提出了新的需求。因此，质量与安全在近几年的国际和国内影像学学术交流中一直是主题和热点之一。本书后半部分全面介绍了质量管理的科学方法，阐述从设备、人员、对比剂、图像及影像报告等多个方面进行质量管理的方法，对影像学科加强质量管理，制订操作规范，提高图像质量，保证病变检出率、诊断符合率，提高医疗质量，保证患者安全都具有临床指导作用。

工欲善其事，必先利其器。建立必要的放射学信息管理系统及科学的质量管理机制对于医学影像学科的工作是必不可少的。希望本书各位编者的心血对大家的工作有所帮助。

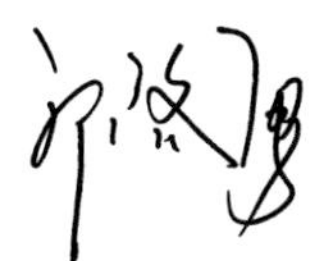

目 录

医学影像信息学

1

绪 论…………………………………1

第 1 节 信息放射学产生的背景 …………2

第 2 节 信息放射学的功能 ………………6

第 3 节 信息放射学的现状 …………… 13

第 4 节 信息放射学的未来与发展趋势… 16

2

数字成像设备…………………………19

第 1 节 计算机 X 线摄影 ……………… 19

第 2 节 直接数字 X 线摄影 …………… 26

第 3 节 X 线计算机体层成像设备……… 31

第 4 节 磁共振成像仪 ………………… 41

第 5 节 数字减影血管造影 …………… 60

第 6 节 超声检查设备 ………………… 63

第 7 节 核医学成像设备 ……………… 69

3

放射科信息管理系统………………… 79

第 1 节 RIS 系统功能及结构…………… 80

第 2 节 RIS 和 PACS 的集成 ………… 87

第 3 节 RIS 和 HIS 的集成 …………… 97

第 4 节 RIS 和 EMR 的集成 ……………100

4

图像归档与传输系统………………… 102

第 1 节 PACS 系统功能及结构 ………103

第 2 节 PACS 图像的网络传输 ………104

第 3 节 PACS 中图像的存储 …………110

第 4 节 PACS 带来的效益 ……………122

第 5 节 PACS 面临的十大问题及解决方案………………………………123

第 6 节 PACS 的未来 …………………125

第 7 节　适合我国国情的 PACS 系统的设计与应用……………………127

5

DICOM 标准 …………………………… 130

第 1 节　DICOM 标准的历史 ……………130

第 2 节　DICOM 标准的现状 ……………134

第 3 节　DICOM 标准简介 ………………137

第 4 节　DICOM 标准在 PACS 中的必要性………………………………146

第 5 节　DICOM 与 HL7 …………………150

第 6 节　DICOM 的未来 …………………156

6

数字医学图像的处理技术………… 160

第 1 节　数字医学图像及获取 …………160

第 2 节　医学图像的变换及增强技术 …167

第 3 节　医学图像的特征测量 …………184

第 4 节　图像识别与 CAD ………………186

第 5 节　图像融合 ………………………194

第 6 节　图像压缩 ………………………198

7

远程放射诊断……………………… 202

第 1 节　远程放射诊断概述 ……………202

第 2 节　远程放射诊断的现状 …………203

第 3 节　远程诊断实现的模式 …………205

第 4 节　远程放射诊断实现技术 ………208

第 5 节　远程放射诊断与工作模式 ……211

第 6 节　远程放射诊断与医疗改革 ……213

第 7 节　远程放射诊断的未来 …………216

质量控制

8

综述………………………………… 220

第 1 节　医学影像质量管理意义 ………220

第 2 节　医学影像质量管理的发展历史 …222

第 3 节　医学影像质量管理的发展趋势 …226

9

医学影像质量管理………………… 229

第 1 节　医学影像质量管理的基本概念……………………………………229

第 2 节　质量管理方法 …………………230

第 3 节　质量管理程序 ……………………232

第 4 节　医学影像全面质量管理 ………234

10

医学影像的质量评价………………… 237

第 1 节　客观评价法 ……………………237

第 2 节　主观评价法 ……………………250

第 3 节　综合评价法 ……………………257

11

各种医学成像的质量控制………… 261

第 1 节　影响影像质量的主要因素 ……261

第 2 节　X 线摄影的质量控制……………262

第 3 节　乳腺 X 线摄影及影像质量评价标准………………………………268

第 4 节　CT 成像的质量控制 ……………274

第 5 节　磁共振扫描质量控制 …………281

第 6 节　相关放射设备测试与质量控制………………………………293

12

影像诊断对比剂应用的质量控制… 299

第 1 节　X 线对比剂……………………299

第 2 节　磁共振对比剂 …………………307

13

影像学报告书写流程的质量控制… 310

第 1 节　报告书写前的准备工作…………310

第 2 节　报告的书写要点 ………………311

第 3 节　报告书写中的注意事项 ………313

中英文专业词汇索引……………… 315

附录……………………………… 319

图目录……………………………………320

表目录……………………………………323

医学影像信息学

1 绪 论

第1节 信息放射学产生的背景

自1895年伦琴发现X线并将之初步应用于人体解剖结构成像以来，经过100多年的技术升级、改进和优化，该种基于胶片阅读媒体的无损伤成像方法，凭其在医疗诊断中发挥的举足轻重的作用，早已被广泛应用于医学影像诊断中，成为临床实践活动中疾病确诊和治疗方案制订的重要依据，被广大医务人员所接受和认可。基于该种特殊的作用，临床医师在对患者进行检查时往往需要首先获得患者的影像资料和放射医师的诊断意见，以此作为疾病诊断的重要依据；同时在整个治疗过程中，医生同样需要获取患者在不同治疗阶段和不同治疗手段下的摄影图像并加以对比，以便及时了解治疗的效果并合理制订以后的治疗方案和计划。在此情况下，构建一个智能且自动化的系统来管理这些容量庞大、种类繁多的医学影像信息，高效地处理、保存和检索高质量的数字医学图像，为同一医院不同科室间、不同医院间及不同区域间的医务人员提供并共享这些影像信息，使其工作相互配合来共同满足临床诊疗活动的快捷性和准确性要求，显得尤为重要。在方便患者的同时，也为医院放射科管理工作的制度严格化和流程合理化从技术层面提供了很好的解决途径。

计算机技术和网络技术的诞生及迅猛发展对传统医疗活动产生了两次巨大的冲击，使其发生了革命性的变革：一是医院信息系统（Hospital Information System，HIS）的建立，极大提升了医院在管理方面的能力和水平，提高了医院整体的运行效率，同时节省了大量人力和物力，创造了较好的经济效益和社会效益；另一个是新的医学图像成像的获取、传输与存储方式，即数字成像方式的引入与发展给医疗领域带来了又一次意义深远的变革。

正是由于医疗领域对临床工作的客观需求和有关数字化工程技术的不断发展和完善，促进了放射科运作模式的逐步演变，医院放射科范畴内的信息化工作应运而生，并实时助推着临床实践活动中不断涌现的新问题的解决进程，目前已发展成为以患者为中心的、面向医疗服务的综合化医院管理信息系统中一个重要的组成部分，集成了医疗管理、医学图像数字化后处理、存档与传输、远程服务和移动医疗等功能，代表了目前医疗信息系统应用的最高水平。由伦琴发现了X线并将之应用于临床实践中，使人类平均寿命延长了近20年，可以预言CT和MRI等成像技术的出现和发展，网络化和数字化放射科的建立，定能给人类健康带来更大福音。

一、放射信息系统

放射信息系统（Radiology Information System，RIS）是放射科“以医疗和患者为中心”的综合化信息系统，已经发展到包含多种应用功能模块，共同支撑着放射科的任务管理工作，如患者预约与分诊、缴费划价与终端确认、患者报告书写及打印、科室效益分析与统计、检查信息核对等模块。为了提高信息的共享性和减少信息的冗余，RIS还基于DICOM、HL7等国际标准，与医学图像存档与传输系统（Picture Archiving and Communication System，

PACS)、HIS实现无缝集成，起到承上启下的作用，实现了医学影像资料和患者基本信息资料的双向传输。目前，RIS对于医院放射科整体诊断质量及诊断效率的提高起着重要作用，也使传统的医学影像资料的手工管理模式变成了永久的记忆。

RIS在美国发展较早，尽管没有准确的参考资料追溯整个RIS工业的发展史。下面看一下美国著名的RIS公司IDX的发展历程：

- 1974年，开始用MUMPS（M）语言在DEC微型机（Mini-Computer）上开发医疗信息软件。
- 1976年，安装了第一台DEC微型机的医生收费系统。
- 1985年，安装了第一套HIS和EMR系统。
- 1991年，由IDX和DEC合作开发的RIS上市。

RIS的主要作用是以协助放射科的技术人员和医务人员实现对临床工作中大量信息数据的智能化和自动化处理为目标，在理顺和固化放射科合理的工作流程、提高工作效率的同时，避免差错的发生，具体工作目标归纳如下：

（1）科室管理：缩短患者分诊和排队的时间，减轻医生的工作量并提高其效率，从而加快科室的整体流转速度。

（2）经济管理：在患者检查前实现其缴费的自动确认，从而提高检查计价的实时性，避免漏费和欠费的发生，利于医院的成本核算。

（3）检查报告处理：方便放射医师调阅医学图像，同时提供书写检查报告的编辑器和常规性模板，此外在PACS的协同下，实现了最终报告、胶片和光盘的集中打印工作。

（4）工作状况管理：自动完成对科室人员的日常工作量和工作质量的统计工作，为科室的绩效管理和质控保证工作提供科学有效的数据，同时有利于及时发现并解决临床中不断涌现的新问题。

二、图像存档与传输系统（PACS）

随着数字化医学影像设备的广泛应用和数字通信技术的迅猛发展，医院使用的传统模拟影像系统已不再适用于目前数字化时代的要求，严重阻碍了医院现代化的建设进程。为此，PACS于20世纪80年代应运而生，它主要由数字医学图像的获取系统、海量图像数据存储系统、图像后处理及显示系统、数据库管理系统及用于高速传输的网络系统等5个单元组成。固化了放射科合理工作流程的PACS属集成化的高端计算机系统，现已成为放射科临床工作中必不可少的工具和支撑平台。

PACS是指能够实现医学图像采集、传输、存储、显示等过程的全数字的计算机系统。主要过程为：首先通过医院内各种普通X线、断层计算机成像（CT）、磁共振成像（MRI）以及超声成像（US）等数字影像设备获取诊断所需的数字医学图像，然后通过计算机网络传送至PACS服务器进行分类归档和存储，从而使医院内各个科室和部门能够共享该些医学影像信息，也可通过远程网络传输开展相关医疗服务，使得医学影像信息能够得到最大程度的利用。与此同时，该种区别于传统的以胶片为阅读介质的新型图像操作模式，可以极大地提高图像的查询检索速度，降低人工劳动的强度和成本，减少对胶片所需存储空间和保存条件的要求，对于提高医院的工作效率、减少医院的运行成本、为患者提供优质的医疗服务、提高综合诊断水平、推动医学研究和教学水平的进步都具有十分重要的意义。

其实早在20世纪70年代初期，Paul Cap博士就提出了“数字放射”的概念，然而由于当时的科技水平比较落后，数字放射一直仅停留在概念水平上。直到20世纪80年代初期，德国柏林技术大学的Heinz U. Lemke教授首次提出了数字放射系统（Digital Radiology System，DRS）的概念，并简述了数字医学图像的传输与显示的问题，后来DRS成为目前PACS的雏形和基础。

1982年1月，国际光学工程协会（The International Society for Optical Engineering，SPIE）在美国加州召开了有关PACS的第一次国际会议，在这次会议上初步确定了PACS的概念、作用和意义。此后该会议与医学成像会议（Medical Imaging Conference）合并，每年2月在南加州举行一次。在PACS提出后大约10年的时间里，由于受不同厂商的医学影像设备的图像输出格式不统一、网络带宽不足、存储器费用居高不下等因素限制，PACS的开发及推广受到规范上、技术上和经济上的制约，并未较好地服务于日常的临床实践工作。直到20世纪90年代，伴随着计算机技术和网络通信技术的迅猛发展、有关图像和通信标准的制定和完善、计算机耗材价格的大幅下降，PACS才真正驶入发展的快车道并逐渐成熟，开始走向市场，形成产业化和商业化。

在美国，与PACS相关的最早研究项目是1983年由美国军方赞助进行的远程放射研究工程，包括华盛顿大学、乔治敦大学、飞利浦公司、AT&T公司等在内的著名高校和企业参与了该项目的研发工作。1985年，美国国家癌症中心（United State National Cancer Institute）资助加利福尼亚大学（University of California，Los Angeles）对PACS进行相关研究，该计划被称为MVSDR（Multiple Viewing Stations for Diagnostic Radiology）。目前，美国对PACS的应用已趋向于不同成像模式和所有医院科室都使用同一信息系统、共通的登录网点和一致的用户界面，其地域性医疗信息系统的整合和一体化进程发展十分迅速，如美国退伍军人医疗保健系统中PACS的建设早在2003年就包括了全国172家退伍军人医院和医学中心及大量的门诊部所产生的全部医学影像资料，所覆盖的退伍军人达2500万之多。另据2002年底和2003年中对美国229家医疗机构的调查显示，这些机构对PACS运行和应用的满意度已达76%，明显高于对其他类软件的满意度。由此可见，美国对于PACS的发展及现状总体令人满意。

在亚洲，1982年7月日本医学影像技术学会（Japan Association of Medical Imaging Technology，JAMIT）举办了第一次有关PACS的国际研讨会，1984年开始第一套PACS系统的研发和建设工作，并于1989年正式投入使用。截至2002年，日本全国已拥有1468套各类型PACS，其中1174套属于4台终端以下的小型PACS，203套属于5～14台终端的中型PACS，91套属于15～1300台终端的大型PACS。韩国国内第一套PACS建设项目始于1994年，同年成立了PACS学会，由于自1999年韩国政府对PACS的建设实施财政补偿政策的原因，韩国PACS发展相当迅猛，截至2002年的调查显示，在400张床位以上的医院，已建有PACS并实现无胶片化的比例已达37%，100～400张床位的医院已达32%，因此各级医院实施PACS建设已达到相当比例。

在欧洲，自1983年来，欧洲PACS协会Euro PACS（Picture Archiving and Communication System in Europe）每年都举办PACS讨论会。起初欧洲许多国家着手建设的PACS主要集中在单一科室，20世纪90年代后期地域性的PACS开始建设，如德国萨克森州的远程医疗服务系统包括了7所大型医学中心及许多其他医疗机构和医师诊所，数字化影像和相关资料可在服务系统所涵盖的医院间进行自由传输与共享。

国内在PACS的建设和研究领域起步较晚，直至20世纪90年代中后期才开始有少数医院筹建小型或微小型PACS，将放射科内的CT、MRI、DR及其他数字化影像设备进行连接，充分利用当时计算机和网络技术的优势对医学图像进行传输、存档和阅读。据统计，1999—2001年间正式建成并投入使用PACS的医院仅10余家。我国PACS建设之初，面临如下几个问题：首先受经济能力的限制，我国政府对各类医院注入建设资金较少，导致绝大多数医院无法从国外直接购买相关产品，也无能力量身定做；其次由于我国的医疗模式、语言障碍等特殊原因，国外的相关PACS产品不经过本地化，很难直接进入中国市场；再次，医院很多大型数字化影像设备并不具备符合医学数字影像和通信标准（Digital Imaging and Communications in Medicine，DICOM）标准的数字化接口，使得这些设备很难直接连入PACS系统中。除此之外，各类医院普遍存在的管理水平低下和医务人员计算机应用水平较差也是导致我国PACS发展缓慢的一个重要原因。最近卫生部出台规定，要求凡三甲医院都必须建立符合自己医院实际情况的PACS系统，使得医学影像资源实现充分共享，这也是医院迈向数字化信息时代的重要标志之一。2008年北京奥运会，国务院投资约300亿元打造信息化系统工程“数字奥运”，其中包括医学影像的数字化处理、存储与传输，在PACS医疗解决方案的支持下，医疗影像设备和服务可以帮助现场医务工作人员为受伤的运动员进行迅速和准确的诊断和治疗。

PACS的发展至今大致经历了三个阶段：第一阶段约在20世纪80年代初至90年代中期，为PACS发展的初级阶段，当时大多数系统是小型PACS，主要是将放射科的一些影像设备进行连接，以胶片的数字化为目标，在小范围内成功地实现了医学影像的传输、管理和显示，但由于各PACS间所采用的信息格式和传输模式并不相同，使得它们之间无法进行顺畅的数据交流，而相互独立，形成了所谓的信息孤岛；第二阶段是在20世纪90年代中后期至21世纪初期，PACS的建设开始遵循美国放射学院（American College of Radiology，ACR）和国家电气制造商协会（National Electrical Manufactures Association，NEMA）联合制定的DICOM，能够直接从医学成像设备处获取符合DICOM标准的数字化图像数据，基本采用了基于Client/Server的体系结构，并具备了初步的网络通讯能力，增强了PACS的互联性和开放性，突出表现在以实现整个医院的网络化为目标，通过同医院信息系统HIS和放射学信息系统RIS的整合与通联，提高读片诊断的效率和准确率，并大大方便了临床其他科室的应用；2000年至今为PACS发展的第三阶段，其应用逐步从建设数字化医院朝组成数字化医院集团、开发区域化PACS解决方案和地域及国域之间连接的方向发展，并逐步发展成为远程放射系统（Teleradiology System），已成为医院卫生保健一体化流程中的重要组成部分，其建设过程中对医学工业标准高度依赖，如对DICOM和HL-7（Health Level 7）标准的高度依赖等，同时新一代PACS系统对医学图像的质量、后处理方法及传输速率提出了更高的要求，许多影像设备制造厂家也陆续加入了该系统的研制和推广中。

按规模和应用功能，我们可以将PACS分为三类：

（1）全规模PACS（Full-Service PACS）：涵盖全放射科或医学影像学科范围，包括所有医学成像设备、独立的影像存储及管理子系统、足够量的图像显示和硬胶片拷贝输出设备，具备临床影像浏览、会诊系统和远程放射学服务。

（2）数字化PACS（Digital PACS）：包括常规X线影像以外的所有数字影像设备（如CT、MRI、DSA等），常规X线影像可经胶片数字化仪（Film Digitizer）进入PACS。具备独立的影像存储及管理子系统和必要的软、硬拷贝输出设备。

（3）小型PACS（Mini-PACS）：局限于单一医学影像部门或影像子专业单元范围内，在医学影像学科内部分地实现影像的数字化传输、存储和图像显示功能。

三、远程医疗和远程放射

远程医疗（Tele-Medicine）利用远程通信技术、全息影像技术和计算机多媒体技术发挥大型医学中心医疗技术和设备优势，为医疗卫生条件较差的地区及特殊环境提供远距离医学信息和服务，它包括远程诊断、远程会诊及护理、远程教育、远程医学信息服务等所有医学活动。国外该领域的发展已有50多年的历史，在我国起步较晚。

远程医疗系统的雏形可追溯到20世纪50年代末，出现在加拿大蒙特利尔的Jean-Talon医院，当时放射专家用Video监护器从一座楼上查看在另一楼上拍摄的X线摄影图像。20世纪60年代初到20世纪80年代中期，由于信息技术还不够发达，互联网处于新生阶段，信息传输能力有限，远程医疗受客观条件限制而发展缓慢，此阶段称为第一代远程医疗，当时美国对远程医疗的兴趣主要集中在军事、太空、海上钻井平台及监狱和农村地区，之所以只能用于特殊用途，还是因为当时通讯手段价格非常昂贵，不能做到全社会化普及。

第二代远程医疗源自20世纪80年代后期到20世纪90年代后期，其声势和影响远超过第一代远程医疗，从Medline所收集的文献数量看，1988—1997年的10年间，有关远程医疗方面的文献呈现几何级数增长的态势。在远程医疗系统的实施过程中，美国和西欧国家的发展最快，通信手段多是通过卫星和综合业务数据网（Integrated Services Digital Network，ISDN），实现具有多媒体特征的医学数据（包括数据、文本、图片、远距离会诊视频和音频信息等）的传输、存储、检索以及显示功能。1988年，美国提出远程医学系统应作为一个开放的分布式系统的概念，远程医学应包括现代的信息技术，特别是双向视听通信技术、计算机及遥感控制技术，向远方患者传送医学服务和医生间的信息交流。同时美国学者还对远程医学系统的概念做出了如下定义：远程医学系统是指一个整体，它通过通讯和计算机技术给特定人群提供远程诊断、信息服务及远程教育等功能。

目前，第三代远程医疗正处于高速发展阶段，其鲜明的时代特征有3个：通过公众通信网提供服务；通过简约客户端到桌面实现服务；全面发展并逐步演化为成熟稳健的商业化项目。

我国远程医学的应用始于1986年，当初广州远洋航运公司对远洋货轮船员的病症患者进行了电报跨海会诊。我国具有现代意义的远程医学活动开始于20世纪80年代，1997—2007年中国金卫医疗网络即卫生部卫生卫星专网已正式开通，全国20多个省市的40余家省部级重点医院经过验收合格后加入其中，为各地疑难重症的患者进行了远程、异地、实时、动态电视直播会诊。与此同时，关于远程医学的规章制度也在紧锣密鼓地制定和完善，从1999年到2001年卫生部接连发布远程医疗建设的规范化管理文件:《卫生部关于加强远程医疗会诊管理的通知》(一九九九)《远程继续医学教育教学管理暂行规定》(二零零零)，这些文件明确划分了医疗责任，让远程会诊有规可循，迎来了我国远程医疗发展的春天。目前远程医学诊断的应用领域已有心脏科、牙科、皮肤科、急救科、病理科、精神病科、放射科、手术科室、监护室、超声科等诊断系统，远程医学研究正在成为全球科技研究的热点。

远程放射学是远程医学的一个重要的组成部分和重要的分支，其利用数字化成像、计算机及网络通讯技术将放射学影像［X线、磁共振（MRI）、断层成像（CT）等］通过网络远程传输到另外一个地方实现异地共享。ACR对远程放射学的标准定义是“通过从一个地方到另一个地方的电子传送放射图像，使得放射专家能够及时分析图像，给出诊断意见，并对医生进行继续教育，且不同地方的用户能同时浏览图像”。通常意义下，PACS是指局限于医院内或放射科内的图像存储与传输系统，属局域网（LAN）通信范畴，距离一般不超过10km；而远程放射学系统则要通过公共电话交换网、综合业务数据网、异步传输模式、T-1或E1专用线、混合光纤同轴网或卫星通信进行远距离的传输，也可以通过Internet进行图像传输，因此远程放射学拓展和延伸了传统的HIS、RIS和PACS的覆盖范围，有效地实现了医疗资源的共享，使得不同区域的医疗检查和诊断变的快捷、经济和方便，并在很大程度上减少甚至消除了因空间和时间的限制而造成的疑难病症诊断和治疗的困难，创造出面向医疗服务和医学教育的综合化医院信息系统，同时伴随着电子硬件设施的不断完善和系统软件架构的逐步成熟，远程医疗所服务的内容也随临床、社会的各种新需求不断充实和丰富。20世纪60年代，由马萨诸塞州医院的Bird在波士顿LONGAN机场至医院之间约三公里的路程上使用微波线路将信号直接连入电视系统，实现了远程放射学首次采用独立传输模式，目前远程放射已经不采用视频及电视信号直接连接的方式，但其基本思路仍然是“在一段距离之间通过通讯网络传输数字图像”。

重点推荐文献

[1] 卫华. 远程放射学——欧洲电子医疗的一个部分. 中国医疗器械信息，2011，9：65-66.

[2] 王水花，张煜东，吉根林. 基于云计算的PACS平台研究. 中国医学物理学杂志，2014，31（5）：5180-5183、5187.

[3] 郭启勇，刘兆玉，赵健，任莹. 基于PACS、RIS、HIS的医学影像科室管理及质量控制模式. 中国医院，2014，18：9-10.

第2节 信息放射学的功能

医学信息系统包括很多子系统，这些子系统根据不同部门的工作内容而满足不同的功能需求，利用不同的规则和方案管理不同的信息。医院信息系统（Hospital Information System，HIS）负责对医院一般信息进行管理，包括患者自身的描述信息、社会保险及医院财务信息、诊断及医嘱摘要信息等；放射信息系统（Radiological Information System，RIS）主要用于医院的放射部门，管理医学图像和相关的描述信息；图像存储与传输系统（Picture Archiving and Communication System，PACS）：主要用于实现患者影像资料的获取、传输、存储及后处理等有关图像的相关操作；远程放射学（Tele-Radiology）系统可以充分利用区域大医院的医学影像资源（设备资源和专家经验等），扩大医学影像服务在地理上和时间上的覆盖范围，特别是将缺少高年资放射医师的边远医院中的医学影像传输至拥有高水平放射诊断能力的区域大医院中进行观察诊断，以提高疑难杂症诊断的准确率，服务于广大边远地区基层医院患者的健康生命。

一、放射信息系统（RIS）

在医院，患者从进入门急诊开始到最终出院的整个过程中，门诊、临床科室、治疗科室以及保障科室、经营管理科室和信息统计科室等都是一个统一的整体，相互协调为恢复患者健康这个总目标而共同努力，这个过程也是一个数据采集、传递、加工处理及利用的过程，对这个过程所产生的信息流、物流、资金流进行集成处理，可以使以患者为中心的医疗活动总体功效达到相对最优化。

放射信息系统（RIS）是对放射科的相关事务通过使用计算机技术、网络通讯技术收集、存储、处理、检索和统计患者的基本信息、诊断信息、治疗信息及科室的工作量及财务流等管理信息来满足被授权用户功能需求的信息系统，其以放射科的日常工作为基础，为放射科合理设计医疗工作流程、合理制定固化的管理模板提供了平台，大大提高了科室的工作效率、减少了出现差错的机会和方便了医生。RIS 作为放射科医疗系统，有其自身的许多特点：第一，医疗信息种类多，除了患者病历的文字信息外，还有各种医学影像资料；第二，医生同时需要调阅患者的其他检查信息，如病理诊断信息等，因此相关的信息量较大；第三，患者量大，检查结束后需要马上出报告，因此要求处理信息的速度快；第四，患者的生存期长，随访与病史意义大，因此要求患者的信息保存时间长。上述特点要求 RIS 必须具有连接各种数字化成像设备、处理速度快、信息全、存储海量和存储时间跨度大、检索统计功能完备等功能。RIS 由一个服务器和若干工作站及网络环境组成，具体如下：

（1）登记 / 分诊 / 预约工作站：用于登记患者的检查申请，将患者的相关信息及检查申请单首页上传至 RIS 服务器的数据库中，同时根据现有待检查患者量对患者的检查进行分诊和预约。

（2）技师工作站：用于浏览患者的各种检查信息，核对患者检查状态，避免不必要的差错出现。

（3）影像工作站：同 PACS 服务器相连，通过各种检索手段调阅患者的相关影像资料，进行相应的医疗诊断活动，同时也可以回顾性的查阅患者的相关资料，用于临床科研和教学活动。

（4）主任工作站：可回顾性的对科室以往工作进行全面的统计与管理，包括对病案报告的审核、对科室工作人员的工作量和工作质量考核、对科室经济效益核算及医疗质量的控制等。

放射科信息系统的工作流程一般有以下几个步骤：检查申请、检查科室预约与安排、检查确认、图像调阅和报告书写、报告归档及打印，具体步骤如下：

临床医生在医生 HIS 工作站为患者进行检查并开具影像检查申请，患者去放射科的 RIS 工作站分诊和预约，然后患者的基本信息及检查信息将通过 DICOM Worklist 传输到检查设备，因此拍片技师无需在设备上再次重复手工输入患者的相关信息。患者做完检查后，把检查完毕的信息反馈给 RIS，同时检查设备通过 DICOM Server 将相关图像信息上传至 PACS 服务器。放射科医师通过诊断工作站的 RIS 系统检索和下载患者的影像资料，对患者图像进行后处理和诊断，并书写诊断报告，一般情况下 RIS 提供了相应的诊断报告模板，大大方便了放射医师。一般医院采用二级报告制，即低年资的医师对患者疾病进行初步诊断，而高年资的医师将对诊断报告进行修正并最终发布，如此可减少诊断出错的可能。低年资医师进行书写报告的同时，还为胶片后期打印进行排版工作，打印工作站的 RIS 系统将根据患者的需要和排版的结果进行胶片打印、报告打印和光盘刻录。

一个好的 RIS 产品其功能和价值是十分强大的，对整个放射科工作的每个环节都有贡献：

（1）临床贡献：门诊和住院医师通过连接在网络上的临床医师工作站直接向放射科发送检查申请，放射科根据工作安排进行预约、分诊及诊疗费用的核算与划账，并将相关信息上传至服务器；将放射科完成的检查结果以诊断报告的形式通过网络回传至申请医师的工作站及诊断报告集中打印工作站。

（2）科研贡献：可通过系统提供的多参数综合统计功能对数据库中海量的病历资料以科研为目的的进行统计、分析、归纳和总结，从而形成具有一定科学意义的理论和知识，进而撰写出高水平的论文和书籍。

（3）教学贡献：为教学提供强大的资料库，可截取较典型的病症图谱，增强以案例带教学的实效。

（4）学术交流贡献：所有病例素材都可实时检索调出，实现类似动态电影回放的效果，用于大会交流和讨论。

（5）管理贡献：利用信息自动化手段合理固化了科室的工作流程，节省了大量的人力和物力，提高了整个科室的工作效率和流转速度，因此，提高了科室的整体管理水平。

（6）远程医疗：在放射科现有的信息系统的基础上实现医院至医院、科室至科室、个人及个人的远程医疗，实现一定区域范围内的医疗信息快捷和便利的共享利用。

二、图像存档与传输系统（PACS）

PACS 是网络环境下集各种医疗成像设备、众多应用功能和海量数据存储于一身的大型应用系统，其系统功能设计的合理性和存储结构的良好解决方案可以有效地提高系统使用效率，而图像软件的功能设计的友好性和完整性可以提高系统的实用性。根据医院放射科规模的大小和解决问题的不同，目前存在着各种类型的 PACS 系统结构设计方案，但其基本构成是一致的。为了较清楚地诠释 PACS 的构成和应用功能，下面分别从系统控制功能和软件功能两个角度进行说明。

（一）PACS 控制功能结构

从系统控制功能的角度看，PACS 的基本构成包括了数字图像获取子系统、PACS 数据流控制器和图像显示子系统。如图 1-2-1 所示。

1．图像获取子系统 图像获取子系统包括两个基本组成部分：图像成像设备和图像获取接口，PACS 的成像设备包括医院内所有用于诊疗的成像设备，如普通 X 线设备、CT、MRI 等系列的医学影像成像设备。为了使 PACS 网络系统和成像设备之间能够进行快速和可靠的图像通信，不同的成像设备制造商使用全球通用的数据结构和通讯协议，该种通用图像获取接口把成像设备与 PACS 隔开，使得两端连接变得相对简单。图像获取接口的功能是与成像设备进行通信，获取图像数据，并对所获取的图像数据进行一系列必要的图像预处理和信息格式的封装与转化（如转化成 DICOM 3.0 格式等），并最终将封装完成的图像数据发送给 PACS 控制器，该种图像获取接口的功能多是由计算机控制来实现的。

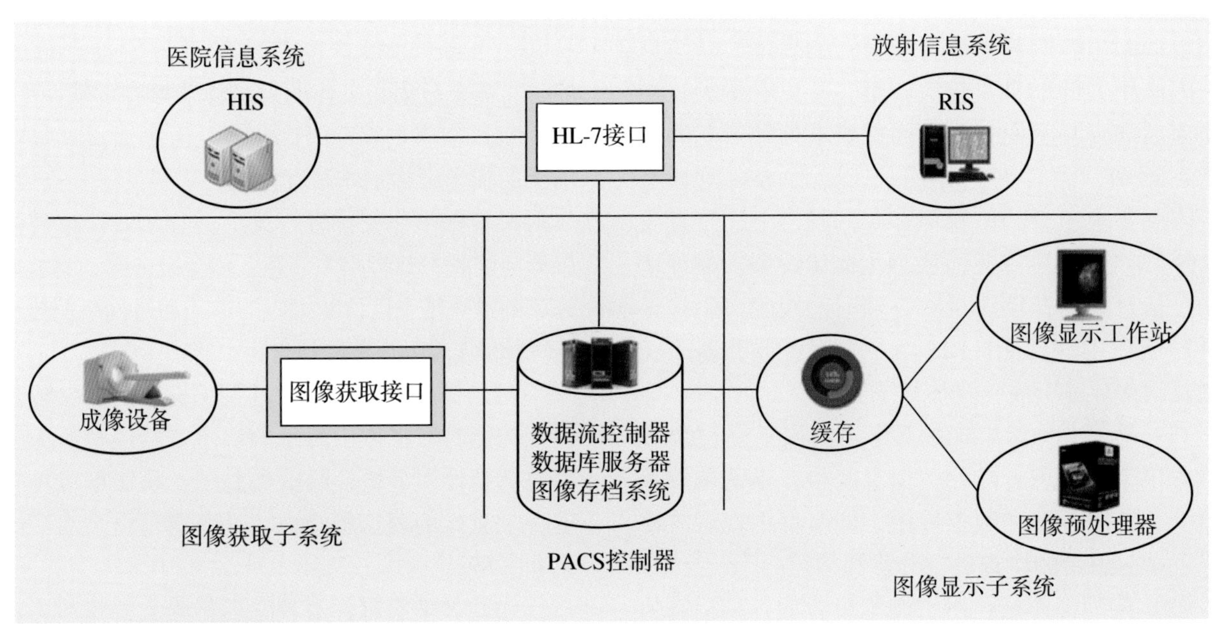

图 1-2-1 **PACS 基本构成**

2．PACS 控制器 PACS 控制器包括了数据流控制器、数据库服务器和图像存档系统。数据流控制器是 PACS 系统数据流的控制单元，对图像数据流进行智能化管理；数据库服务器为已经存档的文本文件与图像文件建立索引，提供查询服务，同时还可以通过 HL-7 接口与 HIS 和 RIS 进行数据交换；存档系统是 PACS 的核心，实现了海量图像数据的实时存储功能，也是 PACS 建设过程中重点考虑的关键因素。医学图像的存储一般由短期、中期和长期等不同时间跨度的存储设备构成，并且针对具体的存档策略，使用多种存储介质，如廉价冗余磁盘阵列（RAID）、磁带机、磁光机和一次写入多次读出光盘等。

PACS 控制器的基本功能包括：从图像获取接口得到图像，提取图像文件中的文本描述信息；更新网络数据库；存档图像文件；对数据流进行控制，使相关数据在适当的时间发往要求的显示系统；自动从存档系统中获取必要的对照信息；执行从显示工作站或其他控制器发出的文档读写操作。

3．图像显示子系统 图像显示子系统包括显示预处理器、显示工作站缓存以及显示工作站。图像显示子系统的基本功能包括：从PACS服务器获取图像数据信息，提供PACS数据库查询接口，数据库查询结果的显示，图像的测量及增强预处理，胶片排版等。显示预处理器依照图像显示子系统中显示工作站的特性参数设置，将对从PACS控制器获取的图像数据进行预处理，如放大或缩小等，使其适合在本显示子系统中进行显示。或者根据操作者的要求和指令，进行各种必要的图像处理和特征参数计算，并将处理结果通过显示子系统呈现给观测者；显示工作站缓存用于存储预处理前后的图像数据；显示工作站是显示子系统的核心和通向PACS环境的窗口，PACS显示工作站应充分利用整个系统的资源和处理能力，同时提供一个良好的用户操作界面。

（二）PACS软件结构

PACS由图像服务器及热备份服务器、医院HIS服务器及医学图像采集设备和医生工作站组成，它们通过中心的交换机构成医院内部的局域网，同时通过Internet实现图像的远程传输。PACS中的数据分为以文本表现形式的辅助病案信息和以图像表现形式的医学图像数据，前者包括患者的基本描述信息、医务人员信息和诊断报告等文本信息，后者是指各种类型的医学图像数据。医学图像的后处理技术在PACS中起着重要的作用，整个系统以无损压缩技术为基础，图像采集点的数据经过压缩后上传至PACS服务器，图像管理软件负责图像数据的存档、检索、备份和恢复等各种图像管理任务。各个医生通过工作站和授予的权限，检索和下载相应的图像，然后通过已经配置好的解压缩软件、图像后处理软件和图像浏览软件对这些图像进行解压缩、后处理及高精度浏览操作。之所以对存储于PACS服务器的图像进行无损压缩，是因为一方面可以大大降低系统对存储空间的要求，另一方面可以有效提高图像传输的效率。

近年来，随着计算机性能的大幅度提高和高速网络传输能力的大幅度提升，过去由于计算机处理能力低下和网络传输速度缓慢而限制了PACS整体功能的瓶颈基本消除，目前影响PACS功能的主要因素包括如下几点：

1．PACS体系结构设计

PACS体系结构决定了PACS的基本组成和各部分之间的联系，它是PACS具有开放性、连接性和高性能的前提，同时也是在设计和实现PACS时首要考虑的第一关键因素。

2．数字医学图像采集技术

目前几乎所有数字化影像设备都支持DICOM 3.0标准，即各影像设备所获取的数字图像均经过了预处理和标准化，大大方便了各设备之间的网络通信。同时数字图像采集设备所获取的图像质量直接影响到整个系统中图像存储、传输和显示等各个环节的图像质量。

3．医学图像的大容量存储技术

海量图像数据的存储是PACS的核心要素，也是所有PACS实现中考虑的关键问题，它包括了对医学图像的大容量存储和智能化管理，而医学图像的合理存储和高效利用决定了PACS的现实可用性。

4．遵循相关标准

目前，由于PACS是与医学紧密相关的计算机系统，所以遵循医学工业以及计算机技术的相关标准是理所当然的，包括HL-7、DICOM等，PACS中图像的获取以及与其他医疗信息系统的通信和信息共享，如PACS和RIS、HIS的集成等，都离不开这些标准。

5．PACS中的数据库技术

比较成熟的传统关系数据库的成熟技术为建立PACS的分布数据库系统提供了有力的支持，PACS中的数据库系统过去只存储相关文档信息，但随着多媒体技术的发展，一些医学图像多媒体数据也可以存储在数据库系统中了。

6．PACS中的网络技术

其除了包括PACS本身使用的网络物理媒介、拓扑结构和所采用的网络协议外，还包括网络安全。网络技术的高速发展使其不再是PACS中数据传输的瓶颈，然而网络安全越来越成为一个大问题，越来越受到人们的重视。

7．PACS中的数字图像后处理及显示技术

图像处理及显示技术是影响医生诊疗的最关键环节，直接影响着PACS的最终效能。为了辅助放射医师的诊断和治疗，一般的医学图像处理包括了图像特征参数的测量、图像的几何变换、三维重建、图像增强、边缘提取及计算机辅助诊断CAD等各种后处理技术。图像处理和显示技术是PACS的关键技术之一，主要目的是帮助放射医师提高疾病诊断的准确率和效率。

8．PACS 中医学图像压缩技术

医学图像无论密度分辨率还是空间分辨率都比较高，具有海量的特点，所以为了提高数据传输速度、减少对带宽和存储介质空间的要求，有必要对其进行压缩。目前，为了保证放射诊断准确率的需求，医学图像压缩多为无损压缩，压缩方法可以是 JPEG 的标准压缩算法，也可以针对不同的医学图像的特性，分别研制不同的压缩算法。

PACS 和 RIS 的使用可带来的好处是显而易见的：

1．以计算机显示为媒体的软阅读取代传统意义的以灯箱为媒介的硬阅读，通过医生工作站上嵌入的图像后处理工具的操作和调整，将会给放射医师提供更加丰富的影像信息，避免了因信息不足而造成的漏诊和误诊的发生。

2．能够随时调阅不同时期、不同成像手段的影像数据，便于对照和比较，为放射医师的正确诊断和临床医师的后续治疗带来了极大方便。

3．便于图像传递和交流，实现图像数据共享，方便临床、急诊科室随时调阅图像进行判读，提高了工作效率，同时避免了在胶片借阅过程中丢失现象的发生，成为医院现代化管理的重要手段。

4．运用 PACS 可长时期、无损的存储影像资料的特点进行辅助教学，使学生接触到大量珍贵的、罕见的病例，利用以案例带教学的方式进一步提高教学质量。

5．目前 PACS 具备实用的查询功能，可以按各种描述查找感兴趣病例，方便计算和统计工作量、病种量和病种分布等相关数据，掌握科室整体状况和每位医师的个体工作状况，极大地方便了科室管理和科研工作。

6．PACS 采用了大容量存储设备，实现了无胶片化，减少了胶片使用量，减轻了胶片日常管理工作的压力，减少了激光相机和洗片机的磨损，降低了冲洗药品的消耗，节省了大量人力成本和经济成本。

7．基于目前 PACS 可开展综合影像诊断和多学科会诊，还可以利用远程放射系统克服时间和地域上的限制，为患者提供及时有效的诊断服务。

在国内外社会医疗服务的需求不断增长的今天，上述优越性将有利于提高医疗质量、缩短患者在医院滞留的时间，从而为医院和患者带来显著的经济效益和社会效益。

三、远程放射

目前医学影像学已全面进入信息化时代，包括了大量具有符合 DICOM 标准的数字化影像设备和高速传输网络，具有代表性的有直接 X 线摄影 DR、CT、MRI 和医学图像存档与传输系统 PACS，还有各种先进的图像后处理技术和模式识别技术，这些技术的普及、推广和应用已经在悄悄地改变着传统的影像学的工作方式和思维方式。得益于计算机技术、网络技术、数字成像技术和图像后处理技术的远程放射学（Tele-radiology）成为现代化影像医学的一个崭新且重要分支，进入了一个具有重要功能的应用阶段，远程放射学已成为 PACS 在空间上的延伸，包括了远程诊断、远程会诊和远程咨询。医学影像专家可在千里之外的放射医学影像中心、办公室甚至家中观看通过各种网络连接传媒传输过来的影像资料，从而为一些小型的基层医院和边远地区的诊所提供会诊服务。目前，先进的数字通信手段使得处于异地的医学图像采集、存储和显示设备以极高的数据流相连接成为可能，人们不仅可以快速获得存储在各医院、各诊所中的医学图像，而且可以随时请远在外地的专家进行会诊，这就实现了真正意义上的远程放射诊断学，其目前已成为远程医学领域的重要分支和研究热点。

随着经济的快速发展和医疗资金的大量投入，对医疗机构的服务质量和临床医师的疾病诊疗水平都提出了更高的要求，为此许多基层医院也购置了各种先进的数字影像设备，如多层螺旋 CT、CR/DR、MRI 等，但该类医院的影像科却未足够重视科室人才队伍的建设，使得设备发展和人才培养不能同步化，甚至严重脱节。当放射医师在图像判读时怀疑患者患有某种罕见疾病，但因限于经验不足而难以确诊，或因其病情复杂而在制定治疗方案时碰到了困难，那么依照传统的方式可能就是请专家来会诊或让患者去外地就诊，但是如果专家不能抽出专门的时间往返于两地或患者的自身情况不允许经历长途跋涉的劳累的话，该患者可能会丧失医治后康复的绝佳机会，此时远程放射诊断就可以很好地解决该问题。

远程医学影像会诊网以一个会诊管理中心、多个会诊中心和众多会员医院的模式来开展远程医疗活动，以会诊管理中心为枢纽将位于各权威医疗机构内的会诊中心与各地的会员医院连成网络。新兴的远程会诊网在医学专家和患者之间建立了全新的联系，使得患者在规模较小的基层医院就可以接受异地专家的会诊及其指导下的诊疗和护理，享受区域大医院所带来的各种高档服务，从而节省了患者大量的时间和金钱，从技术层面解决看病难和看病贵的问题。会诊网络的总体架构如图 1-2-2 所示。系统分为三个层次：会诊申请工作站、会诊管理中心和会诊服务工作站：

会诊申请站为各基层医院的放射科安装的一套具有会诊申请功能的软件的工作站，该工作站满足 DICOM 协议的要求，与本院的多个数字图像的采集和存储设备进行连接，接受来自源设备的需要会诊的患者扫描图像，同时申请医生在申请工作站输入与该患者有关的病历资料。实际操作中，对于医院也可以使用扫描仪将检查申请单扫描成图像，作为 DICOM 的一个序列，进行远程会诊，因此申请工作站的功能是将图像和文本等数据文件进行打包压缩后，通过与申请工作站相连的互联网，自动发送到会诊管理中心。

会诊管理中心是构建在大型数据库基础上的，它首先接收来自申请工作站的压缩文件，解压后将文本内容保存在了关系数据库中，图像数据保存在了硬盘上，然后形成会诊任务后，根据申请站制定的会诊服务医院和医生，自动通知相应的会诊服务中心的工作站，提出会诊申请要求。

会诊服务工作站为省内的大型医院放射科拥有的多个逻辑上平等的工作站，安装于服务工作站上的功能软件在接受到管理中心发来的会诊任务后，可自动或手动下载会诊图像，并发送至医院 PACS 的服务器上，会诊医生利用 PACS 的图像阅读软件和高分辨率影像诊断专用显示器对图像给出诊断意见，并发送至会诊管理中心，会诊申请工作站最终从会诊管理中心调阅远程会诊结果。

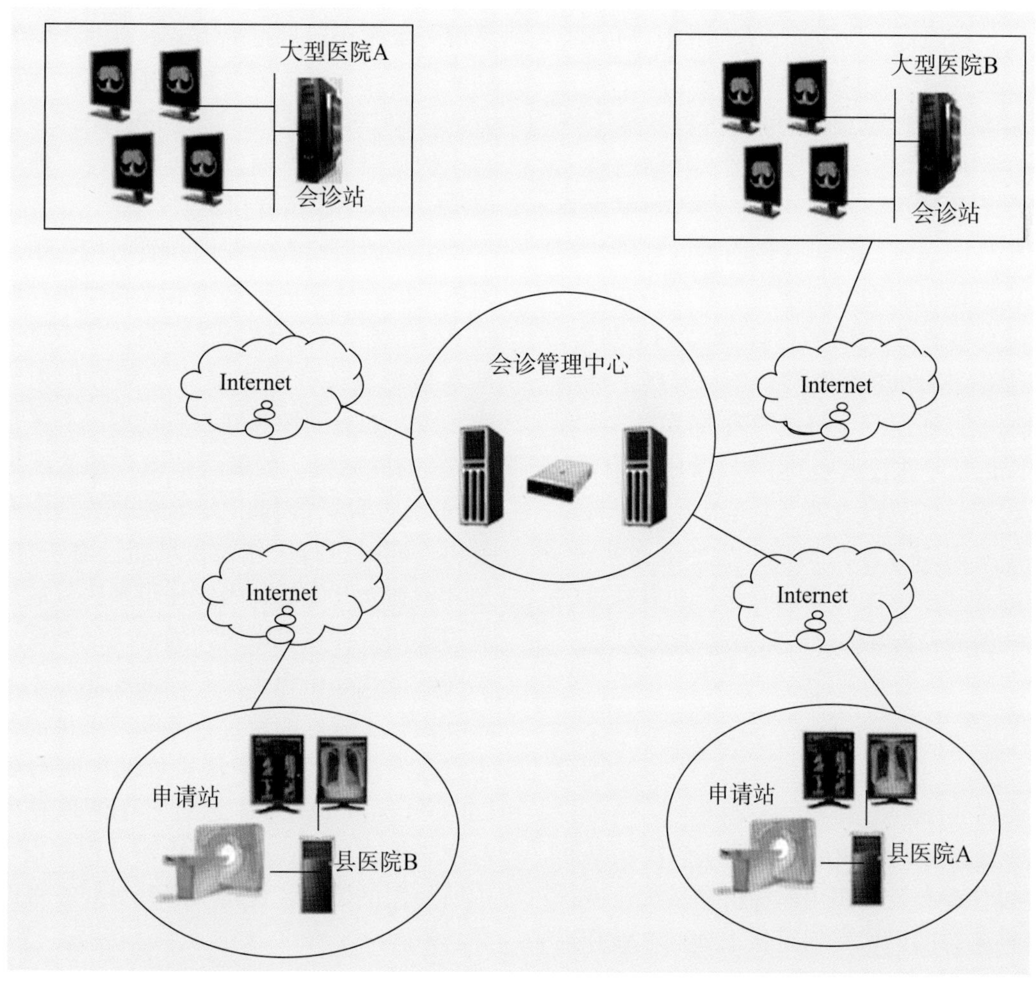

图 1-2-2 远程医学影像会诊网的网络架构图

目前我国远程放射学系统的分类如下：

（1）低速、窄带远程放射学系统：其以普通公用电话交换网（Public Switched Telephone Network，PSTN）为基础，以多媒体PC为平台。整个网络的传输速率由MODEM的速率决定，多在14.4～36.6kbps。其最大优点是投资少，通信费用也不高。但是由于网络数据传输速度慢，所以只适用于中低分辨率影像的远程会诊，如CT和MRI等。

（2）中速远程放射系统：以综合业务数字网（Integrated Services Digital Network，ISDN）为基础。ISDN是建立在现有的PSTN基础上，通过一对用户线为客户提供多种综合业务，其干线网实现主速率带宽1.92Mbps的传输。由于传输速率大大提高，该类系统除了可对MRI和CT等图像进行远程会诊外，还可以对高分辨率的X线图像及动态的超声图像进行会诊。

（3）宽带高速远程放射系统：以异步传输模式（Asynchronous Transfer Mode，ATM）为基础，其传输速率可以达到1.54Mbps至2.4Gbps，如此高的带宽足以满足包括语音、视频等所有形式数据传输，足以涵盖远程放射学所有服务领域。

远程放射会诊对传统意义的PACS在功能上进行了拓展，在作用范围上进行了延伸，目前已进入实用阶段，完全能够快速、方便和低成本的解决基层医院日常工作中遇到的疑难病例而难以确诊的问题，通过会诊反馈机制极大地增加了基层医院医生与区域大医院高级影像专家进行讨论和学习的机会。因此，对于会诊平台的建设而言，不仅起到了疑难病例会诊的功能，还起到了继续教育的功能，同时对于基层医院的数字化建设起到了很好的推动作用。远程放射会诊网络的建设改变了基层医院放射科以往的工作模式，提高了基层医院医生的业务水平，缓解了患者因异地就诊而导致的看病贵和看病难的问题，因此，创造了较好的经济效益和社会效益。

四、PACS与远程放射诊断系统、RIS的关系

远程放射诊断系统和PACS是为了解决医学影像资料的有效管理和及时调用而提出的系统，进行远程会诊时，患者的影像资料可从本地的PACS系统中调出后再传向异地的PACS系统，此时本地的PACS系统就相当于异地PACS系统的一个远程终端。远程放射中会诊信息和影像资料库的建立及传输都需要遵守DICOM 3.0标准，其图像的压缩标准、传输过程的安全性、完整性及准确性均与PACS系统的要求是一致的，因而从这个角度上，远程放射会诊是PACS的一个重要功能，是PACS向院外的延伸，而PACS是更好地实现远程放射诊断系统的基础和平台。远程放射学与PACS的区别如下：①在图像捕捉方面，PACS系统的图像是可以直接从符合DICOM标准的设备中获取，而远程放射系统的图像来源更多的是基层医院，所以更多的图像是从数字化扫描仪扫描胶片而得到数字图像，然后再经过DICOM转换软件转化成符合DICOM标准的图像，当然远程放射系统未来的发展趋势是直接从PACS获取符合DICOM标准的图像；②在网络方面，由于两者的作用区域大小不同，因此PACS采用高速局域网，而远程放射系统采用广域网；③在存储方式方面，PACS采用分层存储、短期在线存储和长期存储相结合的方式，而远程放射系统一般采用短期存储方式，并且PACS对图像存储的要求比远程放射系统要高很多；④在数据压缩方面，PACS一般不需要压缩图像或采用压缩比率较小的无损压缩，而远程放射系统一般为了缩短图像传输时间而采用有损压缩。

由于放射检查的图像和放射检查信息是密切相关的，因此放射信息系统RIS和图像存储与传输系统PACS应该紧密结合在一起，其中有关于患者的基本信息及诊断报告书写等部分的内容归RIS功能涵盖，而与图像存储和后处理等有关部分内容归PACS功能涵盖。放射医师读片和诊断报告的书写是同时进行的，因此PACS和RIS两个系统需要相互协作同时进行工作。在早期，由于RIS和PACS是分别独立开发的，因此在很多医院放射科医师面前需要两套计算机系统，随着应用的深入、计算机程序的进化和系统开发经验的积累，人们将这两套系统进行了很好的整合，并在开展该项工作中制定了许多有利于系统整合和系统沟通的规范，如在DICOM标准中规定了通过工作清单和一系列信息对象来传输和描述患者的检查过程和报告产生过程中所使用的信息，使得RIS和PACS得以很好地结合起来。

重点推荐文献

[1] 陈涛，严静东. 基于医院影像网络系统的医学影像学病例检索系统构建及临床应用价值探讨. 中国数字医学，2015，10（2）：57-59.
[2] 吴晓芬，殷焱，许建荣. 在线考试软件结合PACS系统在影像教学中的应用. 中国医学教育技术，2015，29（1）：41-43.
[3] 翟运开，朱卫军，孙东旭，等. 远程医疗技术在骨科领域的应用：Web of Science数据库文献学分析. 中国组织工程研究，2014，18（22）：3597-3602.

第3节　信息放射学的现状

数字化放射科是指在综合医院的整个放射科内实行图像采集、存储、传输、浏览及管理的全程数字化，实现无胶片化和无纸张化的信息化工作模式，进而取代传统的放射科以胶片为基础和手工为主要方式的图像存储、浏览、传输的工作模式。数字化放射科建设的总体规划中应包括数字化成像设备、放射信息系统、图像存储与传输系统及远程放射系统。近年来，随着计算机处理速度的不断提高、高流速海量数据的网络通讯技术的建立、数字化医学影像采集与自动处理设备的快速发展及有关医学影像存储与传输标准的完善，RIS、PACS及远程放射学技术的应用可谓日新月异，发展速度相当的快，相关科研成果日益丰硕，生产设备厂家的竞争日益激烈，应用于医院临床实践的范围不断拓展，因此，医院放射科信息化的建设局面进入了崭新的时代。但同时由于放射科数字化建设本身要求专业性强、医院投入大、服务要求高、个性化强、实际应用快捷及跨学科等特点，因此难免存在一些有待进一步完善的不足之处，且不同地区及同地区不同医院间发展水平极不平衡。

PACS的概念提出于20世纪80年代初。建立PACS的想法主要是由两个主要因素引起的：一是数字化影像设备，如CT、MRI设备等的产生使得医学影像能够从检查设备中直接获取；另一个是计算机和网络技术的发展，使得大容量数字信息的存储、通讯和显示都能够实现。在20世纪80年代初期，欧洲、美国等发达国家基于大型计算机的医院管理信息系统已经基本完成了研究阶段且转向实施过程，研究工作在20世纪80年代中期就逐步转向为医疗服务的系统，如临床信息系统、PACS等。在欧洲、日本和美国等都相继建立起研究PACS的实验室和实验系统。随着技术的发展，到20世纪90年代初期已经陆续建立起一些实用的PACS。韩国是从1994年开始引入PACS技术的，当时新建的三星汉城医院第一次引进了PACS系统，同年建立了PACS学会。这一机构逐渐引导韩国PACS的引进过程与相应发展。尽管当时的三星汉城医院只有局部使用了PACS技术，但是，韩国的PACS学会却以此为模式整理出了一套PACS系统能够成功适应韩国特殊医疗环境所应具备的多种要求和条件。为了体现这些要求和条件，国内外很多机构注入了多种努力，而且PACS学会一直在激励这些行为。从1999年开始，PACS学会终于推广了一种便于韩国医疗界使用的PACS系统。不仅如此，为促使那些引进这一系统的医院尽快回收投资费用，韩国政府还建立了相应激励机制。PACS的发展还需要相应的专家群体，PACS学会也为培养这些人才投入了不少精力。辛勤的努力终结硕果。截至2003年底，韩国已有超过260家的医院实现了无胶片化的PACS系统。以PACS系统为基础，韩国已经拥有了相应的技术力量与成熟的文化环境条件。

2007年，中欧国际工商管理学院（China Europe International Business School）对我国二甲、三甲医院有关的PACS/显示器的整体使用情况进行了调查，其中包括调查的范围、PACS市场情况调查、PACS提供商情况调查、放射诊断专业显示器的使用及配套提供商情况调查等部分，整个调查成功涵盖三甲医院244所、二甲医院143所。针对二甲医院的调查结果显示，截至2007年，全国仅有11%的二甲医院拥有完善或部分功能的PACS系统，值得欣慰的是有近60%的医院将在2007—2008年的两年间，计划建立符合本院实际情况的PACS系统，但同时仍有12%的医院尚无建PACS的计划；在已经拥有PACS的医院中，没有一家在最近两年中有升级改造本系统的计划。而对于诊断专用显示器的调查结果显示，超过 90% 的医院使用的显示器都为商业彩色显示器，而仅有两家医院使用了单色专业显示器，影响该现象的主要原因是由于价格因素和售后服务因素（图 1-3-1）。

针对三甲医院的调查结果显示，截至 2007 年，国内 63% 的三甲医院尚未建立任何类型的 PACS 系统，在全部调查对象中只有 31 家医院建立了企业级的 PACS，仅占调查总数的 13% 左右，可见即使在我国的三甲医院，PACS 的建设及使用情况仍不容乐观，其中 59% 的尚未建立 PACS 的医院均认为资金短缺是限制该系统建立的根本原因；针对三甲医院配备放射诊断专用单色液晶显示器的调查结果显示，有 61% 的受访者表示尚无具备任何有关专门用于放射诊断的单色显示器的知识（图 1-3-2）。

2010 年，浙江为推进医院数字化建设、建立更好的以患者为中心的医疗模式，对本省 PACS 的临床应用情况进行了调查和分析，共有 108 所本省医院参与了此次调查活动，共涉及 16 家 IT 公司的 PACS 产品，调查的内容分为一般自然情况、系统

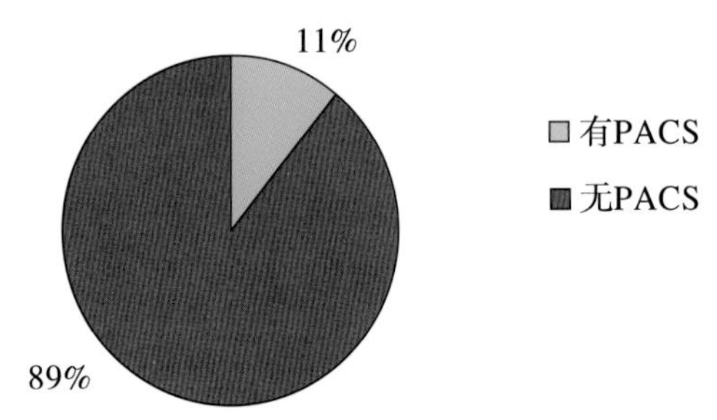

图 1-3-1 全国二甲医院拥有 PACS 的情况

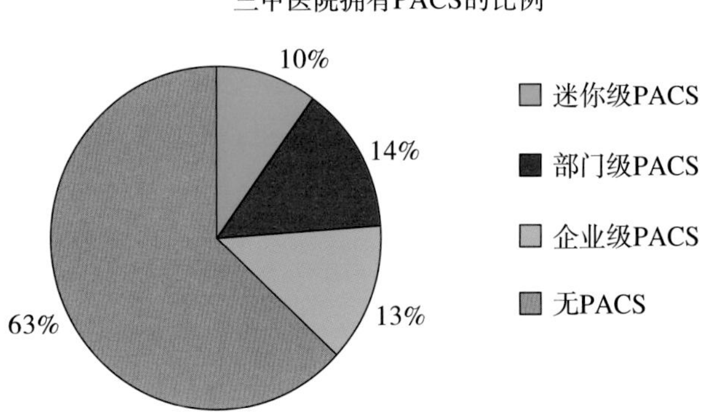

图 1-3-2 全国三甲医院拥有 PACS 的情况

稳定性、浏览器功能、硬件建设、配合 RIS 和 HIS 的使用情况、工作流程、工作效率、使用科室医生意见及公司的后续服务等内容，着重从临床用户认可的角度，由放射科主任或影像中心主任对所使用的 PACS 做出是否满意的判断。结果在全省二甲以上的 108 所医院中，尚有 12 所医院未建设任何类型的 PACS（包括了 3 所三级医院），不过在该 12 所医院中，有 7 所医院建立了单纯的 RIS，因此截至 2010 年，浙江省 PACS 的普及率达到 89%。在建有 PACS 的 96 家医院中，有 61 家用户对目前本单位正在使用的 PACS 满意，约占全体调查对象的 64%；有 13 家用户表示非常满意，约占 14%；有 15 家用户表示尚可，约占 15%；有 4 家用户表示不满意，约占 4%；有 3 家表示非常不满意，约占 3%（图 1-3-3）。

调查还显示，目前对 PACS 的建设不满意的用户主要将原因归纳为如下几点：①硬件投入与医院规模不成比例，如同为省级三甲综合性医院，一所配备了 60T 的存储空间，而另一所只有 3T 的存储空间；某些使用 PACS 很多年的医院，其业务增长每年为 20% 左右，但 PACS 的软硬件升级却没有跟上，甚至建设 PACS 较早的省级三甲医院的整体使用满意度还不及各地市级医院，因此，对目前现有 PACS 的升级和改造是大型医院面临的挑战；②硬件投入不足，如在主服务器的使用方面，能做到双机热备份和多线程控制等技术的医院少之又少，此外，图像在线量一般均不超过两年，甚至只有 3 个月。未来由于服务器技术的快速发展和购置成本的大幅度下降，PACS 服务器新技术的使用和更长时间的影像资料的在线将成为 PACS 发展的重要方向；③ PACS 自建设之初至后续发展，均未采用院长负责制，由于 PACS 已超出影像科的范畴，导致各方面管理工作无着落，实际使用效率低下。除上述之外还面临其他挑战，如承建公司的后续服务跟不上等，都会导致 PACS 使用的效果不够理想，需要我们进一步提高认识，认真对待。

远程放射诊断系统和 PACS 均是为了解决医学影像的有效管理和及时调用而提出的系统，两者目前成为紧密联系的研究热点。远程放射学是医院放射科信息化建设的重要组成部分，在我国医疗资源分布严重不均的现实国情下，中小医院需要通过远程服务来提高诊断能力，而区域大医院需要通过远

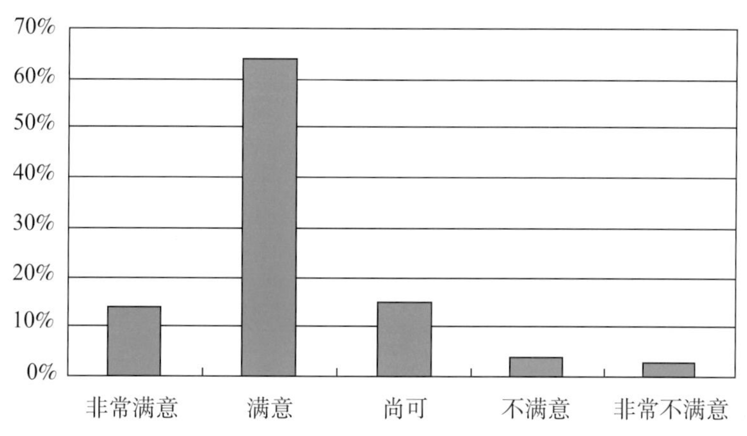

图 1-3-3　PACS 用户满意度调查情况

程服务来更好地发挥大医院和专家的水平，服务于广大患者并扩大自己的影响力，而政府的医疗主管部门则希望通过医院信息化建设来改变本辖区内医疗诊断能力地域分布不均匀的现状。

自 20 世纪 60 年代，远程放射学除在军事以外的领域没有什么进展，直至 20 世纪 90 年代，真正高频宽带技术出现才使传输海量数字图像信息所必须的能力成为可能，此外伴随着压缩算法的应用和数字化影像设备的普及，促进了美国远程放射学的巨大发展。截至 20 世纪末，美国 50% 以上的医院在普通放射学实践中至少应用了一种或多种远程放射学技术，西欧、巴西等远程放射学的应用也日趋成熟和完善，而当时我国除个别地区外，还未有一个比较成熟的远程放射学网络，在该领域与国外存在着巨大差距，好在过去的十年间该差距引起了国内放射学专家的重视，并推动了该领域的研究和发展。2003 年 5 月，原第一军医大学附属南方医院会诊中心成立，广东省南海市平洲医院作为基层第一家医院成为南方医院会诊客户，截至 2003 年 10 月，两院间会诊病例已达 50 余例，有效帮助了平洲医院对 MRI 等影像进行了诊断，并且通过实际病例的会诊，对该基层医院的放射诊断医师进行了继续教育和培训，大大提高了平洲医院的诊断水平和诊断能力。两所医院的医生都认为该种以 PACS 为基础平台、基于 DICOM 标准的图像格式和传输模式的新型远程网络会诊方式既方便又快捷，相比过去简单的视频会议会诊模式而言是一个很大程度上的飞跃。中国医科大学附属盛京医院也是国内较早开展远程放射会诊服务的医院，其建立在百兆网速的局域网、百兆出口的互联网和稳定运行近 10 年的完备的临床医疗信息系统之上，在 2008 年奥运会期间，作为沈阳赛区唯一奥运定点医院，与北京医院成功进行了远程会诊，之后帮助周边地区中型医院、区县医院和社区医院建立了完善的计算机网络，形成了以盛京医院为中心的远程放射会诊平台，达到了如下目标：①通过医院的局域网、临床医疗系统和互联网，成功实现专家在异地对患者的病情进行会诊；②节省了患者大量的时间和金钱，从技术层面缓解了目前困扰我国看病难和看病贵的问题；③充分利用了各地的医疗专家资源，有效缓解了医疗资源区域分布不均匀的局面；④为确定患者病情，争取了宝贵的时间，大大提高了急救和诊疗的效率。2010 年 12 月 1 日，上海交通大学附属第三人民医院（原宝钢医院）与云南省迪庆州香格里拉人民医院建立了远程放射影像传输系统，为改善迪庆地区及周边地区群众就医条件、提高基层医院诊疗水平提供了技术保障。

远程放射学带来了一个以省会为中心、辐射至全省的远程放射诊断服务网；带来了一个专家荟萃、交流便利的医学会诊和研究论坛；带来了一个中青年医师学习、提高的大讲堂；带来了一个 IT 实践、观摩、研究和发展远程医学的机会，因此有专家认为远程放射学是远程医学中最有潜力的分支，远程放射学的产生和发展是放射学科发展的又一次革命。

重点推荐文献

[1] 卫华．远程医学——现代医学必然的组成部分．中国医疗器械信息，2011，17（7）：71-72．

[2] 张英俊，刘静，余晖，等．基于PACS的数字化教学平台在医学影像教学中的应用探讨．齐齐哈尔医学院学报，2015，36（10）：1500-1501．

[3] 刘谦．基于负载均衡技术的大型医院PACS系统建设．中国医疗器械信息，2013，7：1-4．

[4] 李新苗，吴明英，陈继文．新时期数字医院背景下的影像科工作模式思考．中医药管理杂志，2015，23（1）：141-142．

第4节 信息放射学的未来与发展趋势

一、紧密集成化趋势

近年来，由于HIS/RIS/PACS分别得到进一步升级、完善，也带动了远程放射学的进一步发展，进而促进了整个放射信息学的飞速发展。PACS、RIS、HIS及远程放射系统之间更加紧密结合将成为未来信息放射学发展的一个重要方向，如此可以使得目前放射信息系统获得更多的除患者医疗影像信息外的其他相关医疗信息，使得医疗信息更加完整、全面和综合，从而为进一步提高放射诊断效率和准确率提供了更加翔实的资料。

在北美放射学会RSNA 2007年会上，医学影像的图像融合技术成为与会者交流的热点，该技术是针对不同类型医学影像检查技术提出的应用需求。目前，影像检查技术包含了CR、DR、MRI、CT、DSA等多种形式，每种形式各有特点和所长，因此各种检查技术不是相互取代而是相互补充的关系。目前来看，各种检查技术的使用基本是相互隔离的，多影像的融合和集成将打破这种信息隔离，使医生能从多角度研究分析患者的病情，做出更准确的诊断，从而提供更好的医疗服务。

二、新技术应用的趋势

数字化医疗设备的快速发展和计算机运算速度和性能的不断提高，为PACS中图像采集、存储、重建速度的大大提高及放射医生工作站上图像后处理功能的丰富提供了先决条件，利用新兴计算机技术更妥善的对影像进行后处理，利用音频、视频等多媒体新技术记录诊断数据和增强医生之间的沟通，利用Intranet和办公自动化等新技术进一步推动放射信息学的发展，可以辅助医师进行更好地诊断，从而为患者提供更加可靠的医疗服务。

计算机辅助诊断技术（Computer Aided Diagnosis，CAD）是医学影像学发展的前沿，在对大量医学影像和诊断分类分析和统计的基础上，建立特定医学影像检查分析决策系统。使用特征提取等图像处理技术获取患者的特征数据，与分析决策系统中大量同类检查的统计学数据分析对比，做出影像检查的诊断结论。在RSNA 2007会议上，许多相关厂商展示了计算机辅助诊断在急诊医疗中自动探测硬膜下血肿、计算机辅助诊断骨质疏松症、人肺泡组织样本的微3D CT影像的可视化与量化分析等大量的CAD技术的最新应用成果。而三维重建是使用患者医学检查所获取的一组连续的CT、MRI的层片图像（二维检查影像），在融入算法的程序支持下，在计算机上绘制出患者检查部位虚拟的人体器官和组织的三维立体图。三维重建患者检查部位的立体模型对患者疾病的诊断和治疗具有重要意义，甚至可以通过虚拟手术确定手术治疗方案。三维重建的质量取决于二维检查影像的质量和数量，也会相应的延长重建耗费的时间和计算机资源，甚至导致临床实用价值的丧失。

国际深入开发影像后处理技术的代表厂商有Barco、Viatronix等，Viatronix是业界影像诊断系统开发先驱，其代表杰作为虚拟内镜的应用，虽然整个程序界面非常普通，但自动诊断过程非常流畅，输出结果也是标准的结构化报告，目前这些功能已经通过了美国FDA的认证，而且是唯一通过FDA认证的结肠癌内镜诊断软件。目前西门子的PACS中就整合了Viatronix的该模块，从而保持了在该行业的领先地位。

三、作用范围扩大的趋势

放射信息学中的PACS/RIS最初源于放射科中数字图像的管理任务，随着功能的不断完善、临床需求的进一步扩大和DICOM标准的不断更新，它所支持的医学影像种类也不断增加，其作用范围早已不仅仅是放射科领域，而扩展到了几乎所有的医学影像领域，例如超声科、病理科和核医学科等，甚至近几年在口腔科和整形外科中也看到了PACS/RIS的身影，各医学影像信息系统间相连相通，更加充实和丰富了传统意义的医院信息系统。因此，信息放射学作用范围的不断扩大是现代数字化医院发展的迫切要求和必然趋势。

四、远程放射学进一步完善和普及

幅员辽阔、人口众多、医疗资源区域分布的不平衡阻碍我国医疗发展由来已久。长期以来由于医疗资源呈现总体不足和局部资源配备不合理，偏远地区往往成为医疗的空白地带，人们的生命健康得不到保障。近几年来，非典、禽流感、手足口病、甲型H1N1流感等突发性传染疾病的频发，使得这一形势更为严峻。而远程医疗所具有的跨地域性优势将有效解决医疗资源分布不平衡的难题。随着网络环境的优化以及视频通信技术的成熟，远程医疗的应用已经涵盖了远程诊断、远程会诊及护理、远程教育、远程医疗信息服务等所有医学活动。借助远程医疗系统，不仅可以使身处农村、山区、野外勘测地、空中、海上、战场等偏僻地区没有良好医疗条件的患者获得良好的诊断和治疗，也可以使医学专家同时对在不同空间位置的患者进行会诊，使得现有的医疗资源实现利用最大化。IEEE组织日前表示，远程医疗在技术上已经准备就绪，可以满足发展中国家及世界各地偏远地区不断增长的获得医疗健康服务的需求。作为视频通信领域的元老级应用，远程医疗历来备受关注，但长期以来受制于技术与网络，实用价值有限。如今在社会信息化的大背景下，高清、网真等技术日益成熟，远程医疗已经能够渗透到整个医疗流程，应用价值大幅提升。

在我国医疗资源分布严重不均衡的大背景下，远程放射学的进一步完善和发展将是信息放射学发展的另外一个必然趋势和客观要求。随着通讯技术的进步，远程放射学从最早点对点的对接模式发展到现在中心型服务模式，使得远程影像诊断服务的实现越来越容易，价格越来越便宜，放射科专家可以在千里之外的放射医学影像中心、办公室甚至家中判读通过网络传输过来的影像资料，从而为一些小医院和边远地区的诊所提供区域大医院所拥有的诊疗服务。远程放射学必将成为放射信息学未来一段时间研究的重点和热点，将成为信息放射学重要的组成部分。加速远程放射学系统的开发和利用，对于我们一个地域辽阔、医疗卫生条件在区域分布上尚有显著差别的国家而言，更具有极其重要的现实意义。区域大医院建立影像中心是医院内部RIS/PACS/HIS发展的必然结果，是在医院内部实现患者相关信息共享后，又在医院之间实现的更高层次的互联，解决了各医院独立存在的信息孤岛的问题，同时也是电子病历系统实现的基础和先决条件。区域影像中心的建立须遵从IHE技术框架中的XDS-I范例，强调患者信息的隐私保密规则，详细规定了授权访问患者影像信息的交互过程和加密传输以防被人非法获取。

日前，中央财政再次下拨2011年医改补助资金184亿元，其中15亿元支持区域医疗中心建设及500家边远地区的县医院与城市三级医院建立远程医疗会诊系统，以整合区域内优质医疗资源。未来，二、三级城市将成为远程医疗应用增长的重要力量。在技术的成熟、政策的引导、财政的支持以及社会信息化的带动下，远程医疗这个视频通信领域蛰伏多年的应用，将迎来爆发期。

五、移动医疗助推放射信息化建设进一步发展

2010年末，中国电信辽宁分公司与中国医科大学附属盛京医院签署战略合作框架协议，助推该院的数字化和信息化建设进程，利用通信公司现有的网络覆盖推进移动技术在医疗信息化领域的应用和发展，包括对医院内部办公管理和外部医患服务提供一套契合的信息化解决方案。

国际医疗卫生会员组织HIMSS给出了移动医疗的定义：通过使用移动通讯技术来提供医疗服务，在医疗人力资源短缺的情况下，解决发展中国家的医疗问题。低成本的手机及全球性移动通信网络的普及，明显为这种医疗概念提供了可行的技术基础。在过去几十年时间里，移动通信技术始终坚持以下发展方向：小型化、速度更快及成本更低。这些特点在软硬件的应用、网络访问、标准及服务等诸多方面都有所体现，而且未来仍将继续沿着这个方向发展。现在，大量的服务都可以通过更加统一、快速且便宜的带宽接入实现；网络也具有很强的能

力，覆盖范围更宽。这些都对推进 mHealth 应用的持续发展并超越简单的单向数据服务模式提供了条件。据 ITU（国际电信联盟）等组织统计，目前约有 64% 的移动电话用户分布在发展中国家。据业界人士预测，仅以中国为例，移动医疗带动的市场规模，约在数十亿元人民币，并且涉及的周边产业范围很广，设备和产品种类繁多。这个市场的真正启动，其影响将不仅仅限于医疗服务行业本身，还将直接触动包括网络供应商、系统集成商、无线设备供应商、电信运营商在内的利益链条，从而影响通信产业的现有布局。

移动医疗（mHealth）也将成为放射信息化领域的一个重要组成部分。某著名医学影像软件开发商近日在常州国家高新区宣布，该公司正在创建一个应用于 iPad 相关的医疗影像的系统工程，将 PACS 医学影像管理系统与 iPad 融合，直接传送患者的医疗影像到 iPad 终端。通过无线网络接收到医疗影像后，医生只要通过苹果 iPad 即时浏览高解析医疗图像，通过手势对图像放大缩小，对图像进行即时性和精确度的判读，掌握黄金抢救时间。如此可降低医疗成本、提高医疗水平、减少患者等待时间和建立全新的医患关系，并减少医疗纠纷。相信随着 3G 或者 4G 网络在放射信息学中的广泛普及，必将催生移动医疗这一具有巨大潜力的市场。

相信随着信息领域新技术的发展，特别是压缩编码技术的发展、新的分布式系统架构的出现和计算机网络技术和高端数字成像设备的进步，信息放射系统将向更高效、更稳定和更灵活易用的综合性和智能化的方向发展，也必将为人类的医疗事业发展和健康保健服务做出更大的贡献。

（尹建东）

重点推荐文献

[1] 罗伟，李孟雄，云鹏，等．一种骨龄自动分析评估装置的研制．中国医疗器械杂志，2014，38（4）：264-266．

[2] 梁炳进，郭文明，蔡荣杰．基于云计算的影像阅片技术研究．中国数字医学，2014，9（7）：64-69．

[3] 王虹，刘景文，李学斯，胡炜．基于 iOS 设备的移动 PACS 应用开发．中国数字医学，2014，9（1）：50-55．

[4] 陆佳扬，张基永，吴丽丽．国内 PACS 发展的状况与趋势．医疗装备，2013，26（8）：24-25．

[5] 戴浩．图像存储与传输系统在 iPad 上的设计与实现．微型机与应用，2013，32（19）：11-16．

主要参考文献

[1] 贾克斌．数字医学图像处理、存档及传输技术．北京：科学出版社，2006．

[2] 郭启勇．实用放射学．3 版．北京：人民卫生出版社，2007．

[3] 康晓东．现代医学影像技术．天津：天津科技翻译出版公司，2000．

[4] 袁仁松，刘广月，傅长根．临床影像技术学．南京：江苏科学技术出版社，2003．

[5] 余建明，牛延涛．CR、DR 成像技术学．北京：中国医药科技出版社，2009．

[6] 徐跃，梁碧玲．医学影像设备学．2 版．北京：人民卫生出版社，2005．

[7] 王玮，魏经国，黄进，等．远程医学现状及在医学影像学的应用前景．现代医学影像学，2003，12（6）：278-279．

[8] 周敏，阮陵祥，许顺良．基于 PACS 的远程医学影像会诊系统的构建及应用．中国数字医学论坛论文集，2006：472-474．

[9] 沈克涵．PACS 构建与远程放射学系统．医疗卫生装备，2002，4：62-63．

[10] 张喜雨，边建农，王莘．远程医学影像会诊网络系统．医疗设备信息，2005，20（12）：24-25．

[11] 陈克敏，赵永国，郭冰．放射科数字化建设的现状与发展趋势．诊断学理论与实践，2005，4（2）：168-170．

[12] 罗敏，彭承琳，罗松，等．医院 RIS 系统的应用．医疗设备信息，2006，21（1）：13-15，5．

[13] 王文生，王鹏程，谢晋东，等．PACS 在我国的应用与进展．中国医学装备，2008，5（3）：59-61．

[14] 刘自德，冯成德，黄秀娟．PACS 系统的发展现状和趋势．信息技术与网络服务．2005，12：25-26．

[15] 陈敏．PACS 发展趋势与系统实施的研究．数字医学影像．2007，29-33，44．

数字成像设备 2

1895年，德国物理学家伦琴（Wilhelm Conrad Roentgen）发现X线，他因此于1901年成为获得诺贝尔物理学奖的第一人。这一发现宣布了现代物理学时代的到来。不久，X线便广泛应用于多个领域，也使医学发生了革命。X线就像给了人类一副“透视眼镜”，能够使医技人员清楚地观察到人体内的各种静态或动态的生理和病理现象。X线机随之出现，透视和摄影被用于人体检查，进行疾病诊断，形成了放射诊断学（Radiology），奠定了医学影像学的基础。

从1895年至20世纪60年代，X线影像设备技术有很大的发展，先后使用医用胶片、影像增强器和X线电视系统、增感屏、旋转阳极X射线管、断层摄影及对比剂等新技术，使X线摄影术成为医疗诊断最基本的手段之一。X线的检查方式、检查手段、应用范围不断扩大和提高。但技术特点、成像方式、输出模式等没有本质的改变，依然属于模拟X线成像。

进入20世纪70年代后，随着物理学、电子学、计算机、微电子技术和材料科学的飞速发展，医学影像学领域一系列全新的数字化成像技术和设备应运而生，广泛应用于临床。如计算机体层成像（Computed Tomography，CT）、数字减影血管造影（Digital Substraction Angiography，DSA）、磁共振成像（Magnetic Resonance Image，MRI）、超声（Ultrasonography，US）、发射型计算机体层成像（Emission Computed Tomography，ECT）、计算机X线摄影（Computer Radiography，CR）、数字X线摄影（Digital Radiography，DR）等。这些新技术、新设备的共同特点是他们拥有数字化的成像技术，冲破了传统的X线检查技术，构成了当代新的数字化影像技术。这些技术极大地丰富了影像的形态学诊断信息，提高了形态学的诊断水平。特别是有些成像技术，如MRI、核医学已经具有分子影像学水平，并且向功能检查的方向发展。我们有理由相信影像技术的数字化是近代医学影像最重要的进展，它标志着现代医学影像学时代的到来。随着计算机的高速发展，多领域多学科的技术融合已经出现，如正电子发射计算机断层显像（Positron Emission Tomography，PET）是进行功能代谢显像的分子影像学设备，其与CT或MR有机地结合在一起而构成的PET/CT、PET/MR，具有PET和CT/MR的功能和优势，可将两种影像融合，同时反映病变的病理生理变化及形态结构变化，明显提高了诊断的准确性。 而医学影像的融合，作为图像后处理技术的完善和更新，是多模式图像信息的综合利用，将会成为影像学领域新的研究热点，同时也将是医学影像学新的发展方向。

第1节　计算机X线摄影

一、计算机X线摄影的发展概况

随着计算机、半导体和数字图像处理技术的进步，医学影像领域实现了技术上的数字化，并得到了飞速的发展。开辟了数字化的新时代。1983年，日本富士推出存储荧光体数字化成像系统CR（computed radiography），率先闯入了这一领域，成为开创普通X线摄影全面进入数字化领域的先锋，使传统的X线摄影最成功地走向了数字化，实现了影像信息的数字化贮存和传输的目的。数字X线技术利用计算机将X线信息的其他载体转变为电子载体。X线照射人体后不直接作用于胶片，而是被探测器接受并转化为数字化信号，获得X线衰减值的数字矩阵，经计算机处理后重新成像。其数字图像数据可利用计算机进一步处理、显示、存储和传输，密度分辨率比普通X线胶片高，诊断信息十分丰富，并能更有效地利用信息，提高X线摄影检查的诊断价值。

20世纪90年代后，富士公司拓宽了CR技术的应用范围，加强影像的处理功能，如数据识别器（EDR）的安装，动态压缩技术和减影技术的应用，使图像处理更加高档化，从而很好地保证影像的质量，并实现了影像加工的明室操作、光盘存贮和图像信息在PACS上的传输。它的实际应用将推动普通X线摄影的全面数字化。

二、成像板

1．成像板的构成

成像板（IP）是一种装在特制暗盒内的可携带式的CR系统探测器，它既适用于固定式的X线机，也可用于移动式的床边摄影机；既可用于普通的X线摄影，也可用于体层摄影、胆囊造影、静脉肾盂造影和胃肠检查，对获取医学影像信息具有很大的灵活性和多用性。它是实现模拟信息转化数字信息的载体。从外观上看，就象一个增感屏，由保护层、成像层、支持层和背衬层构成，成像板能够接收X线能量的关键是含有微量二价铕离子的氟卤化钡晶体的成像层，该层在接收X线照射后，把X线光子的能量以潜影的形式贮存起来，然后经过激光扫描激发所贮存的能量而产生荧光，继而被读出转换为数字信号馈入到计算机图像处理和贮存。从获取图像的过程中也说明了成像板的工作过程，即经X线曝光后的暗盒插入CR系统的读出装置，IP被自动取出，由激光束扫描，读出潜影信息，然后经强光照射消除IP上的潜影，又自动地送回暗盒中，供摄影反复使用。

2．IP的规格与类型

IP的规格尺寸与常规X线胶片一致，有：35cm×43cm（14英寸×17英寸）、35cm×35cm（14英寸×14英寸）、25cm×30cm（10英寸×12英寸）和20cm×25cm（8英寸×10英寸），完全能够满足各种摄影的要求。根据各类不同的摄影技术，IP可分为标准型、高分辨率型、减影型及多层体层摄影型。针对不同的应用目的选择IP的信息量（ST为一般通用型、HR为乳腺摄影型）。

14×17（4.5MB） 10×12（4.0MB）
14×14（3.8MB） 8×10（6.0MB）

3．IP的特性

IP是一种新型可弯曲的并替代常规X线摄影的增感屏/胶片系统的CR传感器，它的成像层是由一种稠密的光激发荧光体无机晶体颗粒，即含有微量二价铕的氟卤化钡晶体所制成。这种晶体是一种特殊的发光材料，能够记录下X线摄影中的影像信息。当受到X线的照射时，将以潜影的方式记录下影像信息，当再次受到诸如激光等可见光的激励时，能够按比例地发射出所储存的X线能量产生荧光，这种现象称为激光励发光（Photostimulated luminescence，PSL）。氟卤化钡化合物是一种离子晶体，当这种化合物在X线或长时间紫外线的激发下形成一个F中心，“F中心”也叫做色彩中心，它是晶体内的一种缺陷，是由于吸收了可见光辐射中特定波长的光而形成的，它位于晶体内去除了特定原子而又俘获了一个电子的空穴上。另外，铕离子在形成荧光体时被结晶产生了发光中心（luminescence center）。F中心与发光中心共同完成贮存X线信息的任务。

晶体内的铕离子初次由X线激发而被离解，由二价变为三价，并将电子释放给周围的传导带。释放的电子在以往形成的卤离子空穴内被Coulomb力俘获，形成F中心的半稳定状态。X线在成像板上形成的模拟影像就是以这种状态被储存下来的。

此后，如果再以可被F中心吸收的可见光（即二次激发光线，计算机X线摄影设备中为读出光线）再次激发成像板，则被F中心俘获，产生激发二价铕离子的能量以发光的形式释放出来，供读出装置读出，并最终重建出模拟影像。

（1）发射与激发光谱

光激发荧光体发射蓝紫光，这种光由包含在荧光体内作为激励中心的微量的二价铕产生并发射，激励的强度与照射在IP上的光的波长成正比。

第一次激发成像板的X线光谱称为发射光谱（emission spectrum），它的PSL峰值为390～

400nm。当第一次激发时，光电倍增管的检测效率最高，这对提高影像的信噪比有重要的意义。

第二次激发成像板的读出光线以600nm左右波长的红光为最好，它能够有效地激发PSL，被称为激发光谱（stimulation spectrum）。发射光谱与激发光谱波长的峰值之间应保持一定的差别，以保证两者在光学上的不一致，从而获得最佳的影像信噪比。但是，PSL的光谱与X线激发成像板在荧光体内产生的F中心的吸收光谱相当一致。

（2）时间响应特性

当氦-氖激光激发X线曝光后的IP时。光激发产生的荧光将立即产生，停止激发时，荧光也随之消失，但荧光并不总是立即停止，而是存在着逐渐的衰减过程。那么，这个衰减过程对于快速阅读X线信息的CR系统来说是一个不利因素，上次激发的信息未能完全消退时，又接受了新的一次X线照射，所以，此时IP在再一次进行阅读影像时必然会重叠上一次的图像成分，导致了图像质量的降低。

整个激发荧光强度消退呈指数曲线递减，当终止氦氖激光后，最初阶段激发的荧光的强度是一个快速消退的过程。当强度消退到初始值的1/e（e=2.718）的时间称为光发射的寿命期（light emission life）。IP的光发射寿命期是0.8μs。正由于该期极短，因而可以在很短的时间内，以很高的重复采集密度和大面积读取IP上的X线信息，而不会发生采集与读出信息的重叠。IP具有可满足医学成像需要的极好的时间响应特征。

（3）动态范围

IP发射荧光的量依赖于曝光时的X线剂量，在$1:10^4$的范围内具有良好的线性。

常规X线摄影中增感屏/胶片组合系统的动态范围比成像板小得多，因此：它们不能有效地发挥增感屏自身光发射方面较宽的动态范围的优势。而IP的$1:10^4$的动态范围能够充分探测到每一种组织间微小的X线吸收差异，为医学诊断提供更丰富有效的信息。

在CR系统中，读取IP上的信息分为两个步骤：第一步是用激光超高速地粗略读取影像信息，立即计算出X线影像的光激发发光量的直方图；第二步是在所获取信息的基础上，自动地调整光电倍增管的灵敏度和信号放大器的增益，再以超强的激光高度准确地读取X线影像信息。利用图像工作站进行各种处理，从而获得最佳的影像效果。

（4）存储信息的消退

X线激发（一次激发）IP后，模拟影像被存储于荧光体内。在读出（二次激发）前，一部分被F中心俘获的光电子将逃逸，从而使第二次激发时荧光体发射出的PSL强度减少，这种现象被称为消退（fading）。

贮存在IP上X线影像信息随着时间消逝而逐渐消退，直到IP的阅读。若贮存有X线影像信息的IP，8小时后进行阅读，那么PSL量将减少大约25%，且IP影像信息的消退随着时间的延长、温度的升高而增加，放置一段时间的IP再进行阅读时这种现象是无法避免的（但通过改进荧光体来减少消退的信息量也是可能的），但事实上，在CR系统通过光电倍增管增益的电子补偿和自身补偿，依标准条件曝光的IP在额定的存贮时间内，几乎不会受到消退的影响。若IP曝光不足或曝光后搁置太久且受到了天然辐射的影响而发生颗粒性衰减，使噪声加大，肯定会损害图像的质量，故摄影后IP最好在8小时内读出信息。

（5）天然辐射的影响

IP不仅对X线敏感，其他形式的电磁波如紫外线、γ射线、α射线、β射线以及电子射线也敏感，也可受到来自建筑的墙壁和别的固定物、天然放射元素、宇宙射线和IP自身所含有的微量放射元素的影响。事实上，一个信息消除干净的IP，若存放很长时间，将会积蓄外来射线的能量，并以影像的形式被检测出来。长期存放的IP会出现一种黑斑点阴影，这些斑点的数量受时间因素的影响较大。因此，在使用之前最好进行一次强光照射，消除这些潜影。

4．IP的影像质量特征

在常规的屏/胶系统中，一旦组合，灵敏度和图像的质量（层次、锐利度和颗粒度）就被决定。而在CR系统中，IP灵敏度高、宽容度大，再加上强大的工作站后处理功能，能够得到各种不同形式的优质影像。它们以灵敏度、颗粒度和锐利度三个参数做出对比。IP的固有图像质量取决于以下特性的最优化：X线的吸收、锐利度、噪声/斑点水平、转换效率。这些特性通过下列参数调节：荧光体特性（颗粒尺寸、分布、吸收、发光特性等）、基板的反射、散射和吸收、色素/黏合剂的组合、光导特性、染料、涂层的种类和厚度。但人们往往以直观的效果或借助于仪器用密度分辨率和空间分辨率来评价影像。普通的X线影像像素之间是一个连续的函数，数字化的影像像素之间是一个离散的函数，一般情况下，CR 系统图像的空间分辨率都没有普通影像高，但密度分辨率却明显高于普通影像。

三、CR 系统阅读装置

CR 系统的阅读装置分为暗盒型（cassette type）和无暗盒型（non-cassette type）。

1．暗盒型阅读装置

暗盒型阅读装置的特点就是将 IP 放在与常规 X 线摄影暗盒类似的暗盒内，替代常规 X 线摄影暗盒在任何 X 线机上使用，是常规 X 线摄影设备与 CR 阅读装置匹配，在基本不改变常规 X 线摄影操作模式（曝光条件除外）的情况下，实施 CR 成像的方式。目前，带暗盒的 IP 尺寸有四种基本类型：35cm × 43cm（14 英寸 × 17 英寸）、35cm × 35cm（14 英寸 × 14 英寸）、25cm × 30cm（10 英寸 × 12 英寸）和 20cm × 25cm（8 英寸 × 10 英寸）。

经过 X 线曝光后的暗盒从 CR 阅读装置的暗盒插入孔送入阅读装置内，这一过程只需明室操作。暗盒进入阅读装置后，IP 被自动取出，由激光束扫描读出潜影信息；然后，IP 被传送到潜影消除部分，经强光照射消除潜影；此后，IP 被送回暗盒内，暗盒自动封闭后被送出阅读装置，供反复使用。整个过程自动连续。

2．无暗盒型阅读装置

此型设备属于摄影和阅读合并于一体的设计形式，分立式和卧式两种。与一些附加装置联合使用，可以方便地进行全身的立位或卧位摄影。该阅读装置配备在上述专用机器上，常规 X 线摄影设备不能配备此装置。此型阅读装置的 IP 无需暗盒，直接放置在 X 线摄影滤线器的后面，经曝光后自动被送到激光扫描和潜影消除部分进行处理，供反复使用，原理与暗盒型相同。读出影像输送到图像处理工作站，整个过程都是自动完成的。

四、CR 系统的组成和原理

CR 系统使用 IP 为探测器，利用现有的 X 线设备进行 X 线影像信息的采集来实现图像的获取。从 CR 的本身结构来讲，它包括有成像板、激光阅读器、图像处理工作站、图像存贮系统和打印机。但根据 CR 系统的工作原理及过程，CR 主要分为四个组成部分，即信息采集、信息转换、信息处理和信息存贮与输出。

1．CR 系统的组成

（1）信息采集（acquisition of information）

CR 的信息采集部分是由 X 线管和成像板组成的。CR 系统实现了用成像板来接受 X 线曝光的模拟信息，以潜影的形式记录下来，然后经过模数（A/D）转换来实现图像的数字化，从而使传统的 X 线影像能够进入存贮系统进行处理和传输。

（2）信息转换（transformation of information）

CR 的信息转换是指存贮在 IP 上的 X 线模拟信息转化为数字化信息的过程。该部分主要由激光阅读器、光电倍增管和模数（A/D）转换器组成。IP 在 X 线曝光后受到第一次激发时贮存连续的模拟信息，在激光阅读器中进行激光扫描时受到第二次激发，而产生荧光（荧光的强弱与第一次激发时的能量精确成比例，呈线性正相关），该荧光经高效光导器采集和导向，进入光电倍增管转换为相应强弱的电信号，然后进行增幅、模数转换成为数字信号。

（3）信息的处理（processing of information）

是指不同的相关技术根据诊断的需要实施对图像的处理，从而达到图像质量的最佳化。CR 的常用处理技术包括谐调处理技术、空间频率处理技术，动态范围控制和减影处理技术等。

1）谐调处理（gradation processing）

谐调处理也叫层次处理，主要用来改变影像的对比度、调节影像的整体密度。在常规的增感屏 / 胶片摄影系统中，若给定适当的 X 线曝光剂量，能得到一幅好的照片，若选择的曝光量过高或过低，那么所得到的影像无法进行放射诊断，即增感屏 / 胶片影像系统不能够较好地保证照片的质量，而 CR 系统利用 IP 有很宽的曝光宽容度，即给每一个部位的曝光条件是一个范围，即使曝光量高一点或低一点，通过谐调处理技术，都能把读出的影像调节为符合诊断要求的图像。

2）空间频率处理（spatial frequency processing）

空间频率处理技术是一种边缘锐利技术，通过对频率响应的调节突出边缘组织锐利轮廓。在传统的屏 / 胶系统中，频率越高，频率响应越小，在 CR 系统中是根据图像显示效果的需要来控制频率的响应。

3）动态范围控制（dynamic range control，DRC）

DRC 压缩处理是在谐调处理和空间频率处理的

前期自动进行的。是一种在单幅影像显示时提供宽诊断范围的影像增强的新型影像处理算法。

4）减影处理（subtraction processing）

CR 系统也可完成血管造影与非造影影像的减影功能。CR 系统中减影方式有两种：时间减影和能量减影。时间减影通常不具备较高的时间分辨力。能量减影分为两次曝光法和一次曝光法，前者是在曝光中切换 X 线管输出的能量，得到两幅不同能量的照片进行减影；后者是在暗盒中放置两块 IP，中间放一块铜板，两块 IP 在同一时间曝光，但两幅影像的曝光能量不同，两块 IP 的影像加权相减实施能量减影。

（4）信息的存贮与输出（archiving and output of information）

在 CR 系统中，IP 被扫描后所获得的信息可以同时进行存贮和打印。在放射科日常工作中，普通的 X 线摄影工作量是最大的，照片数量也是最多的。CR 系统实现了平片影像的数字化，使原来放射科的 X 线照片库变成了计算机系统的数据库，使提取影像资料变得很容易和快捷。没有网络化的单位，CR 影像常常是储存在光盘里的，网络化的单位，包括 CR 在内的几乎所有影像信息，全部保存在 PACS 系统。这样能够长久地作为网络资源保存，以供检索和查询，为医学诊断提供帮助。

CR 系统本身存在着一个小网络，能够实现影像的贮存和传输。信息的输出可以有两个方向：一个向其他的网络输送图像资料；另一个传送图像信息到打印机上进行打印输出。打印的方式主要是激光胶片、热敏胶片和热敏打印纸三种类型。进行打印的图像可以来自激光阅读器、图像处理工作站、光盘存储系统和 PACS 系统。

2．四象限理论

计算机 X 线摄影系统应用数字成像处理技术把从 IP 上阅读到的 X 线影像数据变换为能进行诊断的数字图像，这些数据能够在 CRT 上显示，也可通过胶片进行记录。当 X 线采集条件在不理想的情况下，导致严重曝光不足，但 CR 系统能把它们变成具有理想密度和对比度的影像，实行这种功能的装置就是曝光数据识别器（exposure data reconizer，EDR），EDR 结合先进的图像识别技术，诸如：分割器曝光识别、曝光野识别和直方图分析，很好地把握图像的质量。

（1）EDR 的基本原理

EDR 是利用在每种成像采集菜单（成像部位和摄影技术）中 X 线影像的密度和对比度具有自己独特的性质而运作的，EDR 数据来自于 IP 和成像菜单，在成像分割模式和曝光野的范围被识别后，就得出了每一幅图像的密度直方图。对于不同的成像区域和采集菜单，直方图都有不同的类型相对应。由于这种特性，运用有效的成像数据的最大值 S1 和最小值 S2 的探测来决定阅读条件，可获得与原图像一致的密度和对比度。

阅读条件由两个参数来决定，阅读的灵敏度与宽容度，更具体地说是光电倍增管的灵敏度和放大器的增益。调整以后，将得到有利于处理和贮存的理想成像数据。

（2）四象限理论

EDR 的功能和 CR 系统动作原理将归纳为四个象限来进行描述，如图 2-1-1 所示。

第一象限：显示入射的 X 线剂量与 IP 的光激发发光强度的关系。它是 IP 的一个固有特征，即光激发发光强度与入射的 X 线曝光量动态范围成线性比例关系，二者之间超过 $1:10^4$ 的范围。此线性关系使 CR 系统具有很高的敏感性和很宽的动态范围。

第二象限：显示 EDR 的功能。即描述了输入到影像阅读装置（image reader，IRD）的光激发发光强度（信号）与通过 EDR 决定的阅读条件所获得的数字输出信号之间的关系。IRD 有一个自动设定每幅影像敏感性的阅读条件。A 线所表达的读出条件是具有较高的 X 线剂量和较窄的动态范围；B 线所表达的是具有较低的 X 线剂量和较宽的动态范围；CR 系统的特征曲线根据 X 线曝光量的大小和影像的宽容度可以随意地改变，以保证稳固的密度和对比度，由于在第一象限中 IP 性质的固有性和在第二象限的自动设定机制，最优化的数字影像信息被输送到第三象限的影像处理装置中。

第三象限：显示了影像的增强处理功能（谐调处理、空间频率处理、动态范围控制和减影处理），它使影像能够达到最佳的显示，以求最大程度地满足放射和临床的诊断要求。

第四象限：显示输出影像的特征曲线。横坐标代表了入射的 X 线剂量，纵坐标（向下）代表胶片的密度，这种曲线似于屏 / 胶系统的 X 线胶片特性曲线，其特征曲线是自动实施补偿的，以使相对曝

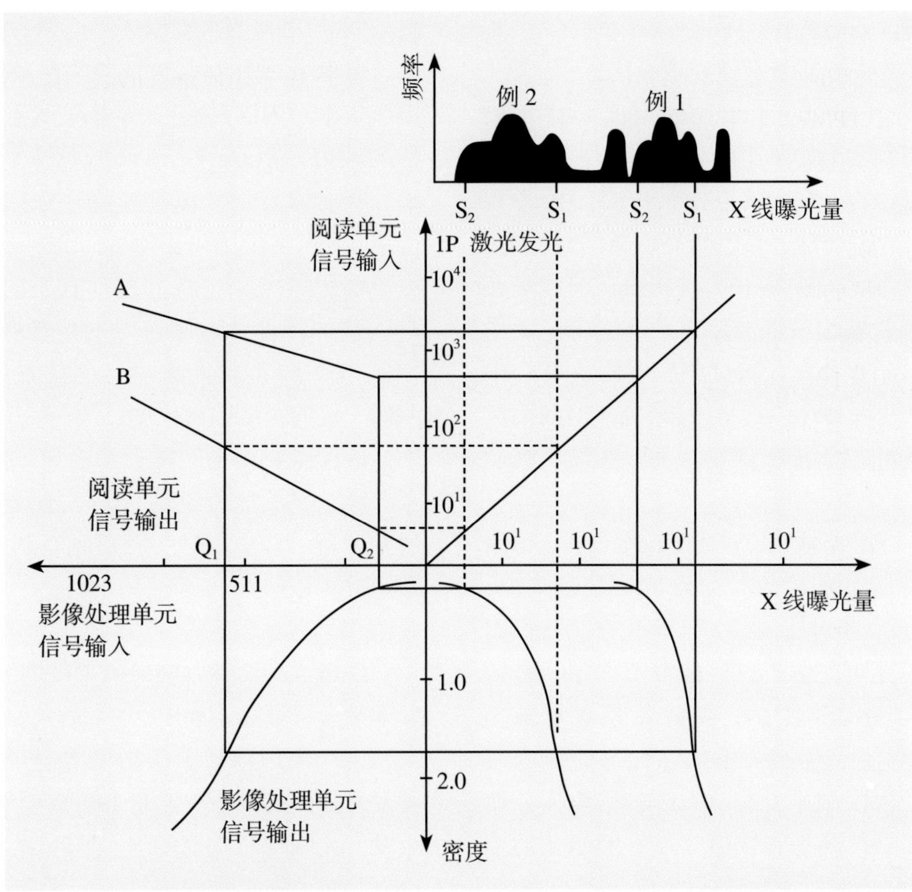

图 2-1-1 CR 系统的四象限理论

光曲线的影像密度是线性的。这样，输入到第四象限的影像信号被重新转换为光学信号以获得特征性的 X 线照片。

从曝光后的 IP 上采集到的影像数据，通过分割曝光模式识别、曝光野识别和直方图分析，最后来确定影像的最佳阅读条件，此机制就称为曝光数据识别（EDR）。那么，就是说，最佳阅读条件的决定还有赖于分割曝光模式识别、曝光野识别和直方图分析（X 线影像密度的直方图根据摄影部位和摄影技术所不同，分别具有不同特色的形状）。

五、影响 CR 系统影像质量的因素

在 CR 系统成像的过程中，对影像质量影响有许多因素，主要存在于信息的采集、信息的读出、信息的处理与记录三个环节中，尤以 IP 的特征和阅读器的性能为重要。

入射到 IP 的 X 线量子被 IP 的荧光体所吸收并释放出许多电子，它们的一部分仍然保留在荧光体内呈半稳定状态而形成潜影，当潜影经过激光再次扫描时，这些半稳定状态的电子又转变为光量子，即发生光激发发光（PSL）现象，这些光量子又被光电倍增管转变为电信号，通过模拟/数字转换器转换为数字信号，最后被传递到影像存贮系统或经后处理后进行影像的打印。

1．决定 CR 系统响应性的因素

（1）进入 IP 的散射线

入射的 X 线被 IP 的荧光层所吸收，但有部分的散射线也被 IP 的荧光体所吸收，而使影像变模糊，这些散射线占整个入射线很小的比例，所以它对整个 CR 响应性产生相对轻微的影响。

（2）激光束在 IP 荧光层上的散射

在 IP 的阅读器中，CR 的响应特征很大程度上是由激光粒子的扩散而决定的。这种激光束的扩散结果依赖于 IP 的响应特征（激光在荧光层的散射特征）和激光束的直径，因为激光束的直径完全是依照 IP 的响应特征而设定的，且 IP 的响应特征完全决定着 CR 系统的响应特征。根据 CR 系统响应特征的需要，阅读器使用了两种类型的 IP：ST 型（标准型用来抑制 X 线量子的噪声）和 HR 型（高

分辨率型用来增进响应特征）。

（3）电子系统的响应特征

从光电倍增管（PMT）输出的信号经过模拟转换和滤过被传送到A/D转换器，这些模拟电路的响应特征一定要被设计为高效率的，目的是不降低整个系统的响应性，另一方面，在数模转换过程中具有影像最大空间频率的响应特征能被输送。

2．CR系统的噪声

噪声也是影响影像质量的重要因素，表现为图像中可见的斑点、细粒、网纹或雪花状的异常结构，掩盖或降低了某些影像细节的可见度，使获得的影像不清晰。

CR系统中，存在着两种噪声即量子噪声（X线量依赖性噪声）和固有噪声（非X线量依赖性噪声），量子噪声又分为X线量子噪声和光量子噪声。

（1）量子噪声

1）X线量子噪声：X线量子噪声是指X线量子依泊松（Polsson）分布的统计学法则随机产生的波动。在CR系统中，X线量子噪声是X线被IP吸收过程中所产生的。入射的（被测到的）X线剂量越大，其噪声就越小，即噪声量与IP检测到X线量成反比，噪声量通常以均值平方根（root mean square，RMS）来表示。在低剂量区RMS值对X线辐射量响应近于一直线样递减，显示该区域主要是量子噪声；在高剂量区，RMS值大致接近恒定值，几乎不依赖于X线剂量，显示该区域的噪声主要是固有噪声。由此可见，若入射的X线剂量在允许剂量下限之上且恒定时，CR影像噪声的量则由IP的吸收特性来决定，那么，提高IP对X线量子的检测能力，就可以提高CR系统的影像质量。

2）光量子噪声：光量子噪声是光量子依泊松（Polsson）分布的统计学法则随机产生的时间上的波动，是光电倍增管在把IP荧光层二次激发时产生的PSL转换为电信号的过程中产生的，它与入射的X线剂量、IP的X线吸收效率，IP的光激发发光量、聚集PSL的光导器的集光效率以及光电倍增管的光电转换效率成反比。由此可见，在激光阅读器中，增加激光束输出功率，可以增加IP的PSL量，使用集光效率更高的光导系统及光电转换效率更高的光电倍增管都是降低光量子噪声的好措施。

（2）固有噪声

CR系统中的固有噪声包括IP的结构噪声、模拟电路噪声和模数转换过程中的量子化噪声。其中，IP的结构噪声是最重要的起支配作用的噪声。它是IP的荧光体颗粒层内荧光体分布的随机性产生的。那么减小荧光颗粒的尺寸是提高IP荧光体发光效率的改良措施，在FCR系统中，目前，已使用的IP荧光体颗粒的尺寸大约是最初使用的1/2。体积大约是最初使用的1/8。

六、CR系统的优缺点及价值

1．CR的影像特点

（1）高灵敏度：即使是采集很弱的信号时也不会被噪声所掩盖而显示出来。

（2）具有很高的空间分辨率：在CR系统中，10英寸 ×12英寸的IP的空间分辨率可达到3.3LP/mm，所以能够很好地分辨影像中微小的细节。

（3）具有很高的线性度：所谓线性就是指影像系统在整个光谱范围内得到的信号与真实影像的光强度是否呈线性关系，对细微的细节改变能否觉察，但在临床研究中往往需要做一些定量的测量，良好的线性度至关重要。在CR系统中，在 $1:10^4$ 的范围内具有良好的线性，非线性度小于1%。

（4）大动态范围：大动态范围是指系统能够同时检测到极强和极弱的信号。它的另一显著特点是能把一定强度的影像信号分得更细，使影像显示出更丰富的层次。

（5）高度的识别性：CR系统因装载了曝光数据识别技术和直方图分析，能更加准确地扫描出影像信息，显示最理想化的高质量图像。

（6）常规屏/胶组合因曝光宽容度较小，图像质量很大程度上决定于摄影条件。CR系统可在成像板获取的信息基础上自动调节光激发发光的量和放大增益，可在允许的范围对摄影的物体以任何X线曝光剂量获取稳定的、适宜的影像光学密度，而且获得高质量的图像，这样就可以最大限度地减少X线照射量，减低患者的辐射损伤。

2．CR的优点

（1）X线剂量比常规X线影像显著降低。

（2）IP替代胶片可重复使用，降低废片率。

（3）可与原有的X线摄影设备匹配工作，放射技术不需要特殊训练即可操作。

（4）具有多种处理技术：谐调处理、空间频率处理、时间减影、能量减影、体层伪影抑制、动态范围控制。

（5）具有多种后处理功能，测量（大小、面积、密度）、局部放大、对比度转换、对比度反转、影像边缘增加和多幅显示。

（6）显示的信息易为诊断医生阅读、理解，且质量更易满足诊断要求。

（7）可数字化存贮，可并入网络系统，也可节约片库占有的空间及经费。

（8）实现数据库管理，有利于查询和比效，实现资料共享。

3．CR 的缺点

（1）时间分辨率较差，不能满足动态器官和结构的显示。

（2）空间分辨率不足，不如常规的 X 线照片。

重点推荐文献

[1] 郭启勇．实用放射学．北京：人民卫生出版社，2007．
[2] 余建明．医学影像技术学．2 版．北京：科学出版社，2009．

第 2 节　直接数字 X 线摄影

一、概述

直接数字 X 线摄影（Digital Radiography，DR）是指在具有图像处理功能的计算机控制下，采用一维或二维的 X 线探测器直接把 X 线影像信息转化为数字信号的技术。

DR 通过各种类型的平板探测器接收 X 线，它们可以把 X 线直接转化成电信号或先转换成可见光，然后通过光电转换，把电信号传输到中央处理系统进行数字成像，直接在荧光屏上显示图像，检查速度大大提高。

DR 主要的成像方法有两种：直接成像平板探测器和间接成像平板探测器，也有采用 CCD 技术的，但已很少。DR 技术发展的焦点是平板探测器的动态显示能力，是否可直接进行透视和采集动态图像。在即将到来的全数字诊断成像和医学信息网络的时代，这种探测器可用于从普通 X 线摄影到胃肠道、心脏和血管造影研究的种种检查，向临床提供许多有利信息。

DR 具有更快的成像速度、更便捷的操作、更高的成像分辨率等显著优点，成为数字 X 线摄影技术的主导方向，并得到世界各国的临床机构和影像学专家认可。近年来随着技术及设备的日益成熟，DR 在世界范围内得以迅速推广和普及应用，逐渐成为医院的必备数字化影像设备之一。

二、直接数字 X 线摄影系统的原理和基本结构

1．直接数字 X 线摄影系统的原理

DR 主要由 X 线发生器（球管）、探测器（影像板 / 采样器）、采集工作站（采像处理计算机 / 后处理工作站）、机械装置等四部分组成。DR 之所以称为“直接数字化放射摄影”的实质就是不用中间介质直接拍出数字 X 线像。其工作过程是：X 线穿过人体（备查部位）投射到探测器上，然后探测器将 X 线影像信息直接转化为数字影像信息并同步传输到采集工作站上，最后利用工作站的医用专业软件进行图像的后处理。

DR 系统原理如图 2-2-1 所示。

（1）X 线影像接收器把 X 线图像转换为可见图像（光信号或电信号）或直接转换为数字信号，例如 I.I-TV 的成像系统，各种探测器。

（2）数据采集器把模拟信号转换为数字信号，主要由 A/D 转换器组成。

（3）图像处理器主要包括各种数据查找表，专用运算器等，根据需要来进行各种图像的处理，如灰阶变换、黑白反转、图像滤波、数字减影等。

（4）存储器用于记忆若干幅数字图像。

（5）图像监视器：数字图像经 D/A 转换后形成了不同亮度的像素，按一定的显示矩阵结构在监视器上重现。

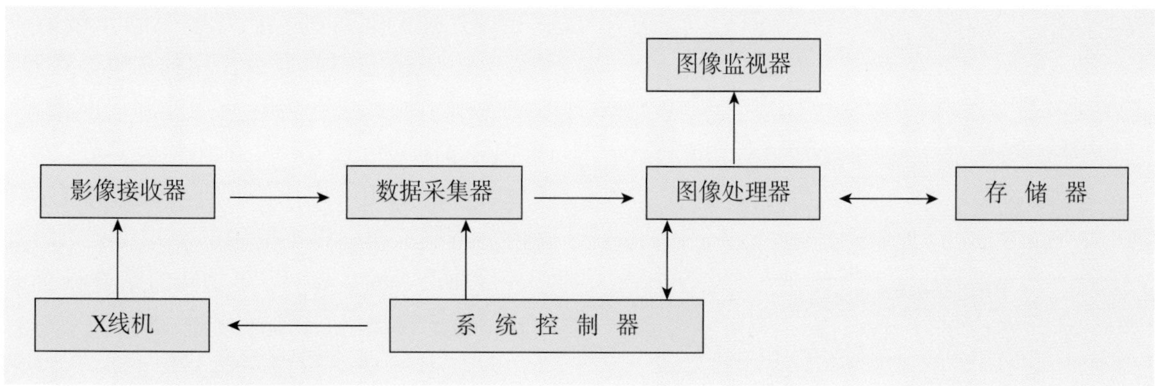

图 2-2-1 DR 系统的原理框图

（6）系统控制器由计算机主机和其他控制电路组成，完成整个系统的指挥和协调。

2．直接数字 X 线摄影系统的基本结构

DR 由 X 线探测器、图像处理器、图像显示器等组成。

（1）X 线探测器

是将 X 线信息转换为电信号的器件。DR 的探测器将 X 线模拟信号转换为数字信号，传送至计算机处理。

（2）图像处理器

它的功能包括各种图像处理，如灰阶变换、黑白反转、图像滤波降噪、放大、各种测量、数字减影等。由计算机、服务器来完成。

（3）图像显示器

用于摄影图像的重现、软阅读。

三、DR 工作原理

X 线探测器是 DR 的关键部件。根据探测器的不同，DR 可分为非晶硒平板探测器型、非晶硅平板探测器型、多丝正比室扫描型和 CCD 摄像机型四种。下面分别介绍各种探测器的结构及工作原理。

1．直接转换平板探测器

（1）X 线转换单元：应用非晶硒为光电材料将 X 线转换成电子信号。当 X 线照射非晶硒层时，由于光电导性按照 X 线曝光量水平产生一定比例的正电荷。通过使用几千伏的电压，使这些产生的电荷以光电流的形式沿电场移动，并且由于探测元阵列的存在而使电荷无丢失或散落的聚集起来。

（2）探测元阵列单元：用薄膜晶体管（thin-film transistor，TFT）技术在玻璃基层上组装几百万个探测元的阵列，每个探测元包括一个电容和一个 TFT，且对应图像的一个像素。诸多像素被安排成二维矩阵，按行设门控线，按列设图像电荷输出线。读出时，某一行被给予电压，这一行的开关就被打开。电荷从被选中行的所有电容中沿数据线同时流出。在大型电路中，如此将产生几千个信号必须同时被读出。当 X 线照射转换单元时，产生的电荷聚集在电容中。TFT 被来自高速处理单元的地址信号激活时，聚集的电荷就会被以电信号的形式读取到高速信号处理单元中。由于正负电荷主要沿电场线运动，仅在有 X 线直接吸收的像素上才发生像素对电荷的收集。每个 X 线光子产生的电荷，不会扩散到相邻像素。

高速信号处理单元：产生地址信号并随后激活探测元阵列单元中探测元的 TFT。作为对这些地址信号的响应而读出的电子信号被放大后送到模数转换器。

（3）数字影像传输单元：对数字信号的固有特性进行补偿，并接着将数字信号传送到主计算机。在 X 线透视中，动态影像的采集达到每秒三十幅影像，相应的数据传输速度应超过 103 位。

（4）非晶态硒型平板探测器封装在类似胶片夹的暗盒内，主要由集电矩阵、硒层、电介层、顶层电极和保护层等构成。集电矩阵由按阵元方式排列的 TFT 组成，非晶态硒层涂覆在集电矩阵上，它对 X 线敏感，具有很高的分辨率。图 2-2-2 是探测器工作原理的示意图。

探测器的基本工作原理是：入射 X 线光子使硒层中产生电子 - 空穴对，在顶层电极和集电矩阵间外加高压电场的作用下，电子和空穴分别向相反方向移动，形成电流，导致 TFT 的极间电容储存电荷，电荷量与入射光子成正比，所以每个 TFT 就成

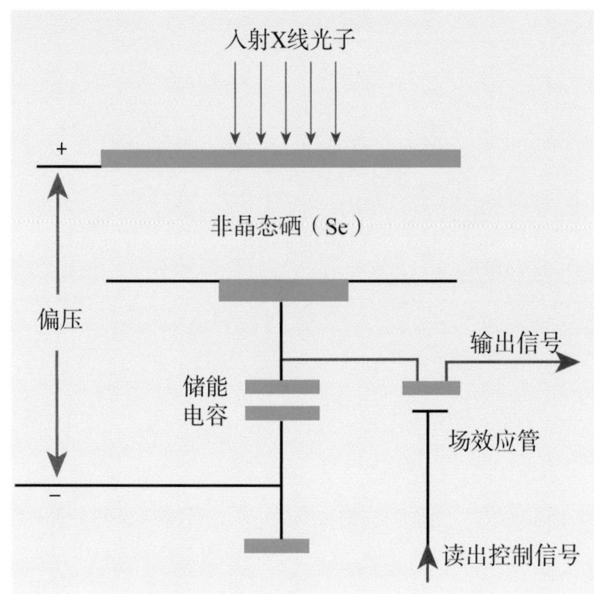

图 2-2-2 硒型 FPD 原理图

为一个采集图像的最小单元，即像素。在读出控制信号的作用下，TFT 导通，把像素存储的电荷按顺序逐一传送到外电路，经读出放大器放大后被同步地转换成数字信号。由于放大器和 A/D 转换器都置于探测器暗盒内，从外部看，探测器暗盒接收 X 线影像而直接输出数字化图像信息。信号读出后，扫描电路自动清除硒层中的潜影和电容存储的电荷，以保证探测器能反复使用。

2．间接转换平板探测器

与直接转换平板探测器的区别主要在于荧光材料层和探测元阵列层。

（1）荧光材料层：利用碘化铯（CsI）闪烁体。闪烁体是一种吸收 X 线并把能量转换为可见光的化合物。好的闪烁体对每个 X 线光子可以产生许多个可见光光子。闪烁体通常由高原子序数的物质组成，高原子序数的物质有高的 X 线接收能力。CsI 晶体呈细针状或柱状排列作为光导管时，可见光光子产生在输入层附近，由于输入层比较厚（达 1mm），因此可保持高的分辨率。因为铯具有高原子序数，是 X 线接收器较好的选择材料，所以这种金属对于输入的 X 线非常适用。当掺入铊时，CsI 激发出 550nm 的光，正是非晶硅光谱灵敏度的峰值。在目前产品中，CsI 与非晶硅的结合是具有最高的 DQE（量子检出率）值的材料。

用碘化铯（CsI）闪烁体吸收 X 线量子并将其转换成可见光，与非晶硅光谱灵敏度的峰值相匹配，且细针状 CsI 结构使可见光的散射量最少。

（2）探测元阵列层：每个探测元包括一个非晶硅光电二极管和起开关作用的 TFT。在运行时，TFT 关闭，给光电二极管一个外部反向偏置电压，通过闪烁体的可见光产生的电荷聚集在二级管上。读取时，给 TFT 一电压使其打开，电荷就会由二极管沿数据线流出，以电信号的形式读到信号处理单元。目前产品中，CsI 与非晶硅的结合具有最高的 DQE（量子检出率）值。

非晶态硅型平板探测器其外形也类似 X 线胶片的暗盒，是一种半导体探测器。基本原理是：把掺铊的碘化铯闪烁发光晶体层覆盖在光电二极管矩阵上；每个光电管就是一个像素，由薄膜非晶态氢化硅制成。当 X 线入射到闪烁晶体层时被转换为可见光，再由光电二极管矩阵转换成电信号，在光电二极管自身的电容上形成储存电荷，每个像素的储存电荷量与入射 X 线量成正比。像素尺寸是 143μm×143μm，在 43cm×43cm 的范围内像素有 3000×3000 个。探测器矩阵在行和列方向都与外电路相连并编址，在控制电路作用下，扫描读出各个像素的存储电荷，经 A/D 转换后输出数字信号，传送给计算机建立图像。尽管 X 线在探测器中先转换成可见光，再转换成电信号后进行数字化，但从探测器暗盒外部看，也是输入 X 线后直接输出数字化图像信号。图 2-2-3 是硅型 FPD 的结构图。

非晶硅平板探测器，先把 X 线转换成可见光，然后经过光电二极管完成光电转换，再传输到计算机系统组成数字图像。有人认为，由于多一道转换成可见光的步骤，增加了可见光的散射而降低了分辨力；但是反方认为间接方式平板的量子检测效率要高于直接方式平板。间接转换平板探测器是非晶硅光电二极管将荧光材料转换的可见光再转换成电子信号的，X 线一旦被转换成可见光，就会产生一定的散射和反射，使得有价值的信息丢失或散落，从而在一定程度上降低了 X 线感度和空间分辨力，因此在技术上应使这种影响降至最小化。但非晶硅是 X 线探测器的最理想材料，具有满足用户多次曝光摄影和透视的工作需要，获取高质量透视影像的优势。

3．CCD 摄像机型

CCD 摄像机型 DR 主要由荧光板、反光板、CCD 摄像机、计算机控制及处理系统等构成。

（1）CCD 的结构

电荷耦合器件（charge coupled device，CCD）是一种固定摄像器。CCD 的结构是由数量众多的

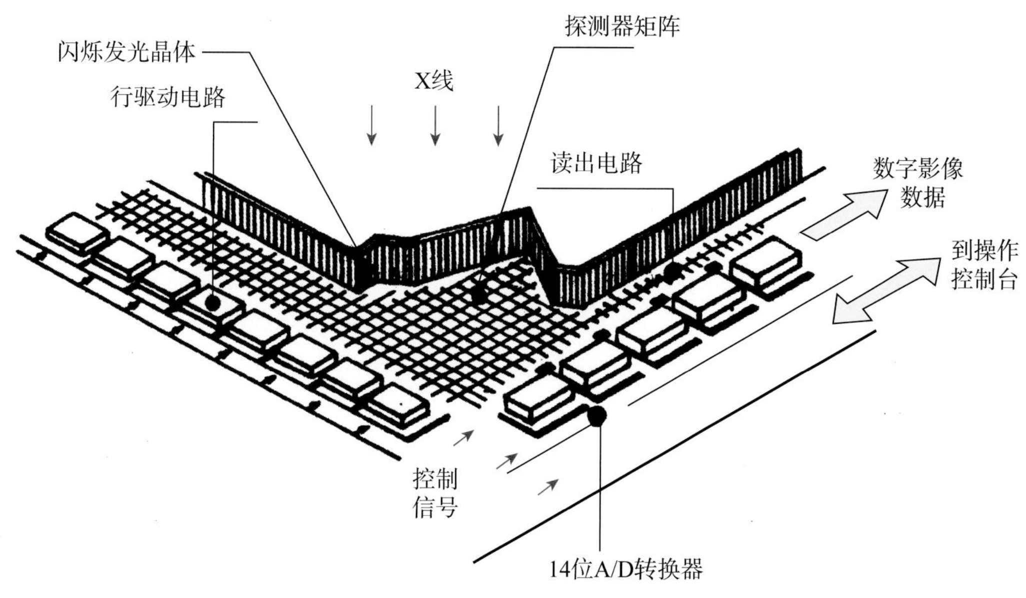

图 2-2-3　硅型 FPD 结构图

光敏元件排列组成。光敏元件排成一行的称为线阵 CCD，用于传真机、扫描仪等；光敏元件排列成矩阵的称为面阵 CCD，用于摄像机、数码相机等。光敏元件的数量决定了 CCD 的空间分辨率。常用的光敏元件有 MOS（metal oxygen semiconductor）电容和光敏二极管两大类。

（2）工作原理

X 线透过人体被检部位，经滤线栅滤除散射线后到达荧光板，由荧光板将 X 线图像转换成荧光图像，荧光经过一组透镜反射，进入 CCD 摄像机光敏区，由 CCD(电荷耦合器件) 芯片将荧光信号转换成电信号 , 通过 A/D 转换器经计算机处理得到数字影像。

CCD 技术的极限分辨率高 (3.5Lp/mm) ，有价格优势，易于安装维护。但由于物理局限性，专家们普遍认为大面积平板采像 CCD 技术不胜任，而且 CCD 设备在图像质量上较非晶硅 / 硒平板设备有一定差距。同时荧光板有老化问题，需定期更换。

4．多丝正比室扫描型

多丝正比室扫描型 DR 主要由高压电源、水平狭缝、多丝正比室、机械扫描系统、数据采集、计算机控制及图像处理系统组成。

（1）多丝正比室

是一种气体探测器，可看做由许多独立的正比计数管组合而成。

其结构是在两块平行的大面积金属板之间，平行并列许多条金属丝。这些金属丝彼此绝缘，各施加一定的正电压（1kV 左右），形成许多阳极，金属板接地形成公共的阴极。室内充以惰性气体，如氩（Ar）气，氙（Xe），或有机气体，如 CH_4，室壁装有薄金属（如铝）窗。当穿透人体被检部位的 X 线光子经金属窗射入正比室后是气体分子电离。电离电子在金属丝与金属板之间的电场作用下向金属丝移动，并与气体分子碰撞，如果电子从电场获得的能量大于气体的电离能时，将会引起气体进一步电离。电子越接近金属丝，电场越强，这将导致气体雪崩式电离，使金属丝收集到的电子比原始气体电离所产生的电子多 10 ~ 10^3 倍。

多丝正比室探测器是一种高效率、高灵敏度的探测器 , 其探测灵敏度是平板探测器的 20~ 50 倍。

（2）工作原理

X 线管产生的锥形 X 线束，经水平狭缝准直后形成平面扇形 X 线束。X 线透过人体被检部位，射入水平放置的多丝正比室窗口，被探测器接收。之后，机械扫描装置使 X 线管头、水平狭缝及探测器沿垂直方向作均匀的同步平移扫描，到达新位置后再作水平投影；如此重复进行，就完成一幅图像的采集。多丝正比室的每根金属丝都与一路放大器相连，经 A/D 转换器将电压信号数字化后，输入计算机进行图像处理，得到数字影像。

多丝正比室扫描型 DR 系统消除了约 70% 的散射 X 线 , 使得 X 线辐射剂量非常低 , 同时对于那些低对比度空间具有分辨率高的优势，图像动态范围宽。由于采用线曝光扫描成像机制，避免了面曝光成像本底噪声大的缺陷，多丝正比室DDR系统无须采用大功率X线球管和高压电源就能够使得图像质量较好。设备造价相对平板技术更低廉的优点，但也存在成像时间长（数秒）、空间分辨率低（刚推出时是1Lp/mm）以及X线使用效率低的致命缺陷。

四、DR的优势

1．对比度分辨率高

DR对低对比度的物体具有正常的检测能力，动态范围可达10 000 ~ 100 000，量化深度可达14 ~ 16bit，而荧光屏胶片成像的动态范围约100，量化深度约为6 bit。

2．数字化程度高

DR系统数字化程度高，中间环节少，成像速度快；采集时间在10ms以下，成像时间仅为数秒，放射技师即刻在屏幕上观察图像，数秒后即可送至处理工作站。

3．辐射剂量小

被检查者接受的X线量较少，相对安全可靠，尤其适用于受伤的孕妇和对X线较为敏感的伤者。

4．成像质量高

DR能用电脑进行图像后处理，通过调节对比，可以使不同密度的组织结构依其对X线的吸收率的差别得到最佳显示，同时也可对数字信号进行增强处理，提高影像的对比，有利于显示不同的组织结构，能更精细地观察感兴趣区的细节，且其曝光宽容量大，图像质量稳定可靠，图像清晰度高，信息层次丰富，同时具备骨窗及软组织窗功能，尤其在对骨结构、关节软骨及软组织的显示方面要优于普通的X线片。一些具有广泛应用前景的新技术都是以数字成像技术为前提的。

5．DR具有较高的空间分辨率和低噪声率：非晶硅接受X线照射后直接转换为电信号，可避免其他成像方式如屏胶体系、CR等光照射磷物质后散射引起的图像锐利度减低，因此可获得高清晰图像。并可获得高性能的调制传递函数（Modulation Transfer Function，MTF）曲线。

6．可利用大容量的光盘存储数字影像，实现无胶片化管理，并能上传PACS，更高效、低耗、省时间、省空间的实现影像的储存、传输和远程诊断。

虽然数字X线成像的空间分辨率不如胶片，为2 ~ 4LP/mm，胶片的空间分辨率在理论上能达到5 ~ 7 LP/mm，但散射光使胶片的感光范围发散，导致锐度下降，数字X线成像实用的探测器采取特殊技术减少了漫射，大幅度地克服了失锐，其对比分辨率高。所以在实际应用中可满足绝大多数的诊断需要。

五、小结

随着医院标准化、正规化、信息化建设的不断推进，数字化X线成像设备对医院信息化、网络化和远程放射学系统的发展具有决定性的影响，这些设备在21世纪将成为大中型医院放射科的主导设备，因此具有广阔的发展前景。

重点推荐文献

[1] 郭启勇．实用放射学．北京：人民卫生出版社，2007．
[2] 余建明．医学影像技术学．2版．北京：科学出版社，2009．

第 3 节　X 线计算机体层成像设备

一、概述

X 线计算机体层成像设备（computed tomography，CT）的研制始于 20 世纪 60 年代。1963 年，美国物理学家科马克（A. M.Comark）首先提出图像重建的数学方法，并用于 X 线投影数据模型。以后又提出多种方法，不久便实现了临床应用。1967 年，英国的工程师汉斯菲尔德（G. N Hounsfield）开始了模式识别的研究工作。1969 年，他制作了一台简单装置，用加强的 X 线为放射源，对人的头部进行实验性扫描测量，取得惊人的成功，得到了颅脑断层分布图像。1971 年 9 月，他与神经放射学家合作，安装了第一个原型设备，开始了头部临床试验研究。10 月 4 日检查了第一个患者。患者仰卧，X 线管在患者上方，下方装置一计数器也同时旋转。由于人体器官内的病理组织和正常组织对 X 线的吸收程度不同，这些差别反映在计数器上，经电子计算机处理，便构成了身体部位的横断图像，呈现在荧光屏上，试验结果在 1972 年 4 月召开的英国放射学家研究年会上首次发表，宣告了 CT 的诞生。

CT 的诞生震动了医学界，被称为自伦琴发现 X 线以来，放射诊断学上最重要的发明。为此，汉斯菲尔德和科马克共获 1979 年诺贝尔生理学和医学奖。

CT 应用于临床四十多年，设备不断发展，技术日益提高，应用日趋广泛，种类也越来越多。它们结构不同，特点各异，在临床应用中互相补充。到 20 世纪 80 年代初，CT 已发展到第五代。随后，螺旋 CT 的出现，又将 CT 的发展推向新的高潮。近年来，围绕缩短扫描时间、提高图像质量、降低辐射剂量等临床需求，CT 设备和技术有了突飞猛进的发展，产品更新换代速度加快，临床应用更加广泛，临床诊断价值日益凸显。CT 不仅用于临床诊断，而且应用到放射治疗射野和剂量的设计，心脏动态扫描、心脏功能评价，精密引导活体标本取样、病变治疗，关节运动功能评价等方面。CT 与 MR、X 线摄影、超声、放射性核素等影像显示方法相结合，建立起现代影像诊断学。CT 已成为现代化医院的标志之一。

二、CT 的基本结构和成像原理

1．CT 的基本结构　CT 装置由扫描装置、计算机系统和图像显示与存储系统组成。

（1）扫描装置：CT 的扫描装置由 X 线发生系统、数据测量系统、扫描架和患者输送床组成。

1）高压发生装置：主要为 X 线管提供高电压，根据高压发生器的整流频率可分为低频、中频和高频。

以前的 CT 机一般采用三相 X 线发生器。CT 对高压电源的稳定性要求很高，三相 X 线发生器大都采用高精度的稳压反馈措施。三相高压发生器分为连续式和脉冲式，连续式主要用于第二代 CT 机；脉冲式主要用于第三代 CT 机。

由于高频的高压发生器输出的电流波形较平直，且效率高，体积小，故现在的 CT 多采用高频高压发生器。现代 CT 机都采用体积小、效率高的高频发生器。由于体积小，发生器可被装入机架内的一个角落，有的 CT 机将发生器直接安装在旋转结构上，与球管同步旋转。

高频发生器于 20 世纪 80 年代起开始用于 CT 机、乳腺摄影机和移动式 X 线机等。它的工作原理是将低频、低压的交流电源转换成高频、高压电源，可产生 500 ～ 25000 赫兹的高频，经整流和平滑后，其电压波动范围小于 1%，而常规三相、十二脉冲发生器的波动范围为 4%。目前使用的高频发生器最大功率为 120 千瓦（kW），kVp 的范围为 80 ～ 140 千伏（kV），球管电流（mA）的范围是 100 ～ 1000mA。

2）X 线管：CT 扫描射线源的要求是：①射线衰减。根据射线强度的不同，X 线能依据物体的原子序数、密度和厚度作不同的衰减；②穿透一个物体的射线量。X 线球管满足了上述两个基本要求。X 线管由电子阴极、阳极和真空管套组成，其基本结构与常规 X 线机的 X 线管相同，但额定功率较常规 X 线管稍大。

CT 用 X 线管分为固定阳极和旋转阳极两种。固定阳极 X 线管由于其有效的焦点面积小，热容量不足，不能耐受较大的管电流使阳极产生的高热，只能用于第一、第二代CT装置。旋转阳极X线管焦点的有效面积增大，热容量大幅度增加，可耐受较大的管电流。故多用于第三、第四代CT装置。阳极靶面材质多为钨、铼合金，转速为3600转/分至10000转/分。

现在螺旋CT扫描机的X线管，一般都采用大功率的X线管。球管的管套采用金属和陶瓷作为绝缘材料，阳极靶面的直径达到200mm，增加了球管的热容量和散热率。阴极采用一根或者数根灯丝组成，吸气剂采用钡，吸收使用过程中产生的气体分子，确保了球管的真空状态。

螺旋CT的X线管靶面的厚度也有所增加，并且使用了不同的材料，目的是为了提高球管的热容量。以前的阳极使用全金属制造，现在则采用黄铜石墨靶面和化学汽化沉淀石墨靶面。由于石墨有很好的储热性能，使球管的热容量提高。靶面的形态也有新的变化，采用节段阳极，承载功率负荷，消除局部过热膨胀造成的阳极龟裂，提高阳极寿命。而最新的CT、X线管开始采用液体轴承来替代过去的滚轴轴承，液体轴承的主要成分是液态的镓基金属合金。采用液体轴承后，一方面能增加球管的散热率，另一方面还能减少噪声和振动。有些球管是将阳极靶面从真空管中分离出来，使阳极靶面在工作时完全浸在循环散热的冷却油中。理论上，阳极靶面上产生的热量会被冷却油随时带走，不会有热量蓄积，满足了螺旋扫描长时间、连续工作的要求。

此外，现代X线管为了提高热容量，还采用了所谓的“飞焦点”设计，即X线管阴极发出的电子束，曝光时交替使用，其变换速率约10ms，利用锯齿形电压波形的偏转，导致电子束的瞬时偏转，使高压发生时电子的撞击分别落在阳极靶面不同的位置上，从而提高了阳极的使用效率，并能相应提高球管的热容量。

3）探测器：探测器的作用是接收X线辐射并将其转换为可供记录的电信号。探测器作为一种成像介质，必须要具有转换效率、响应时间、动态范围和稳定性等特性。

转换效率指探测器将X线光子俘获、吸收和转换成电信号的能力。

响应时间指两次X线照射之间探测器能够工作的间隔时间长度。

动态范围指在线性范围内接收到的最大信号与能探测到的最小信号的比值。

稳定性指探测器响应的前后一致性，如果探测器的稳定性较差，则CT机必须频繁地校准来保证信号输出的稳定。

目前大多数CT机所使用的探测器可分为固体和气体两大类：

- 利用闪烁晶体将X射线转换成可见光，再把可见光转换成电子能；
- 利用气体电离室直接将X射线转换成电子能。

固体探测器多采用闪烁晶体耦合一个光电倍增管组成，由闪烁晶体把X线转换为光信号，再用光电倍增管或高灵敏度荧电二极管接收，变成电信号送至信号采集处理器。通过探测器后的电信号实现了辐射能到电能之间的转换，其中闪烁晶体将辐射能转换为光能，光电倍增管中的光电阴极又将光能转换为电能。

早期的固体探测器采用碘化钠（NaI），使碘化纳晶体材料和光电倍增管耦合在一起，起到光电转换作用，但由于碘化纳有余辉，且动态范围有限，后又被锗酸铋（BGO）和钨酸镉（CdWO4）等取代，而光电倍增管则被固态的、光两极管闪烁晶体探测器所取代。

一般来说，20世纪70年代末至80年代初的CT机大都使用钨酸镉探测器，20世纪80年代至90年代初则改用闪烁晶体和高压氙气探测器。

多层螺旋CT中最新的固体探测器是由两种新型的闪烁晶体材料耦合光两极管做成，它们分别是钨酸钙和高纯度的、稀土氧化物陶瓷。稀土氧化陶瓷实际上是掺杂了一些像钇、钆之类金属元素的超快速氧化陶瓷，其采用光学方法使这些材料和光二极管结合在一起。钨酸钙的转换效率和光子俘获能力是99%，动态范围为1 000 000：1；而氧化稀土陶瓷的吸收效率也是99%，闪烁晶体的发光率却是钨酸钙的3倍。这类稀土陶瓷晶体探测器具有灵敏度高，一致性好，余辉小，转换效率高，且体积小，能够满足多层螺旋CT扫描速度快，数据量巨大的要求。最新的进展，各厂家从探测器排列、形态、材料和宽度等方面做了新的尝试，分别取得了减少散射线、消除锥形线束伪影，提高射线利用效率等功效，大幅度提高了影像质量。

早期第三代CT扫描机的气体探测器多采用氙气，利用气体电离的原理，入射的X射线使气体产生电离，然后测量电流的大小得到入射X线的强度。气体探测器通常做成一个密封的电离室，密封的气室内被加入约30个大气压，以增加气体分子的电离，电离室的上下夹面由陶瓷拼成，每个电离室两侧用薄钨片构成，中心收集电极也由钨片构成，而X线入射面由薄铝片构成，所有的分隔相互联通。电离室内充满氙气，当入射X线进入电离室后使氙气电离，其正电离子由中心收集电极接收，通过前置放大器放大后送入数据采集系统。电离室侧面的钨片对X线有准直作用，可防止被检测物体产生的散射线进入电离室。

气体探测器的优点是：稳定性好、响应时间快、几何利用率高、无余辉产生。主要缺点是吸收效率较低。

4）准直器：准直器位于X线管射线的出口端（前准直器）和探测器接收X线的入口端（后准直器）。其主要作用是对X线束进行导向和整形。后准直器滤除探测器接收范围以外的X线和散射线。单层螺旋CT及前期产品，前准直器的缝隙宽度决定扫描层面的厚度，通常在1～10 mm范围内调节。多层螺旋CT的前准直器的作用是设定射线束宽度，层数和层厚的组合范围。要注意的是当准直器宽度较窄时，由于探测器接收的光子数减少，噪声增大，需要增大曝光量，才能获得满意的图像。

5）扫描机架：机架是一个与检查床相垂直安装的框架，里面安装各种成像部件。如滑环、X线球管、高压发生器、准直器、探测器和数据采集系统等。

机架的孔径和倾斜范围两项性能指标在应用中较为重要，孔径指机架的开口大小，CT机的机架孔径为70～78cm。以前的CT机架都能够倾斜，以适应不同患者情况和各种检查的需要，倾斜角度通常为±12°～±30°。随着探测器宽度不断增加，机架内部结构复杂精密，近年出现的双源CT（Siemens）、256层CT（Philips）的机架已不具备倾斜功能，转为推崇容积螺旋扫描，进而通过多平面重组获得所需截面图像。

6）滑环：滑环是随螺旋CT应运而生的，位于CT机架内的部件。根据结构形状，滑环可有两种类型：盘状滑环和筒状滑环，盘状滑环的形状类似一个圆盘，其导通部分设在盘面上，而筒状滑环呈圆筒状，它的导通部分则位于圆筒的侧面。导电刷通常有两种类型：金属导电刷和混合导电刷。金属导电刷采用导电的金属和滑环接触，每一道滑环有两个金属导电刷游离端与其接触，目的是增加可靠性和导电性。混合导电刷采用导电材料银石墨合金（又称碳刷）与滑环接触，同样，有两个导电刷游离端与滑环接触。

滑环的传导方式：根据X线产生部分接受电压的高低，可分为高压滑环和低压滑环。高压滑环通过滑环传递给X线管产生X线的电压达上万伏，而低压滑环通过滑环传递给X线发生器的电压为数百伏。

低压滑环采用只有数百伏特的交流电源，根据X线发生控制信号，借助于导电刷将电流送入滑环。在低压滑环供电方式中，电流进入滑环后，由滑环将电流送入高压发生器，再由高压发生器把高电压送给X线球管。低压滑环的X线发生器、球管和其他控制单元全部都安装在机架的旋转部件上。

在高压滑环供电方式中，交流电源直接供电给高压发生器，由高压发生器将高电压送入滑环，然后再输送给X线球管。高压滑环一般采用小型的、高频发生器，并且高压发生器不安装在旋转的机架上。高压滑环易发生高压放电导致高压噪音，影响数据采集系统并影响图像质量。低压滑环的X线发生器须装入扫描机架内，要求体积小、功率大的高频发生器。

目前，大多数厂家都采用低压滑环。

7）扫描床：检查床的作用是准确地把患者送入预定或适当的位置上。

根据CT检查的需要，检查床有两个方面的要求——承重和床面材质，承重是确保特殊体形患者的检查需要；另外，床面材料必须由易被X线穿透、能承重和易清洗的碳素纤维组成。检查床应能够上下运动，以方便患者上下，同时检查床还能够纵向移动，移动的范围目前已达到1.6m以上。床纵向的移动要相当平滑，精度要求也很高，绝对误差不允许超过±0.5mm，一些高档CT机可达±0.1mm。

为适应CT检查的需要，与X线束射出同方向的位置上有定位光源，以利于准确定位。

（2）计算机系统

1）主计算机

以往的CT计算机系统属于通用小型计算机，但随着计算机技术的飞速发展，小型计算机与微型计算机之间的差别已经很小，现在很多CT机包括多层螺旋CT都采用微型计算机作为CT的主计算机。

CT的计算机系统一般都具有运算速度快和存储量大这两个特点。

CT计算机的硬件通常包括输入输出设备、中央处理器（CPU）、阵列处理器、接口装置、反投影处理器、储存设备和通讯硬件。

CT的计算机还包括软件，并通过硬件执行指定的指令和任务。

CT计算机的作用主要是接受数据采集系统（DAS）的数字信号，并将接收到的数据处理重建成一幅横断面的图像。

CT的主计算机都具有协同处理的能力。协同处理的方式是：两个或两个以上大致相同的处理器各自执行一个或几个处理任务，协同处理的主要目的是加快处理速度或提高计算机的处理能力。

根据CT机和CT机制造厂商的不同，CT成像的处理方式有并行处理、分布式处理和管线样处理。

2）阵列处理器

阵列处理器是CT计算机中一个很重要的部分，一般与主计算机相连，其本身不能独立工作，它的主要任务是在主计算机的控制下，进行图像重建等处理。

图像重建时，阵列处理器接收由数据采集系统或磁盘送来的数据，进行运算后再送给主计算机，然后在监视器上显示。它与主计算机是并行工作的，阵列处理器工作时，主机可执行自己的运算，而当阵列处理器把数据运算的结果送给主机时，主机暂停自己的运算，处理阵列处理器交给的工作。

（3）图像显示及存储部分

1）监视器

监视器的作用是：通过键盘与计算机对话（其包括患者资料的输入、扫描过程的监控等）和扫描结果图像的显示。

监视器有黑白和彩色两种，通常显示断面图像都采用高分辨率的黑白显示器，文字部分和三维重组图像的显示多采用彩色的监视器。目前，均采用高分辨率彩色监视器。

监视器的性能指标主要是显示分辨率，一般以点阵和线表示。与显示分辨率有关的是重建后图像的显示矩阵、像素大小和位深等。

2）存储器

CT的图像存储设备分别由硬磁盘、磁带、软盘和光盘等组成，它们的功能是存储图像、保存操作系统及故障诊断软件。

在硬件的设置上，硬盘、磁带和光盘等是分列的。通常一次扫描后，由数据采集系统采集的原始数据先存储于硬盘的缓冲区，待扫描完成后，经重建处理后的图像，再存入硬盘的图像存储区，从磁带、光盘等存取图像往往也通过硬盘作中介。

由于CT属于数字成像设备，为保证图像的动态范围，存储都采取数字二维像素阵列方式，每个像素点由若干与图像灰阶有关的比特组成。

多数情况下，CT图像的矩阵大小是512×512，深度是8～12比特，灰阶范围是512（28）～4096（212）。通常一幅512×512×2字节的CT图像约需0.5MB的存储空间。

2．CT成像基础

（1）CT数据采集基本原理

CT的成像是射线按照特定的方式通过被成像的人体横断面，探测器接收穿过人体的射线，将射线衰减信号送给计算机处理，经计算机重建处理后形成一幅人体内部脏器的横断面图像。

现在使用的CT机，一般有两种不同的数据采集方法，一种是一层一层即逐层采集法（序列扫描），另一种是容积数据采集法（螺旋扫描）。

逐层采集是X线管围绕患者旋转，探测器同时接收采样数据，然后球管停止旋转，扫描床移到下一个扫描位置，重复进行下一次扫描，一直到全部预定的部位扫描完成。其间每一次只扫描一个准直宽度。容积数据采集法是螺旋CT扫描时采用的方法，即被检者屏住呼吸，在X线球管曝光期间，扫描床同时不停顿地单向移动并采集数据。

综上所述，CT扫描成像的基本过程是由X线管发出的X线经准直器准直后，以窄束的形式透过人体被探测器接收，并由探测器进行光电转换后送给数据采集系统进行逻辑放大，而后通过模数转换器作模拟信号和数字信号的转换，由信号传送器送给计算机作图像重建，重建后的图像再由数模转换器转换成模拟信号，最后以不同的灰阶形式在监视器上显示，或以数字形式存入计算机硬盘，或送到激光相机拍摄成照片供诊断使用。CT的基本原理如图2-3-1所示。

依据CT扫描的过程，其最终形成一幅CT图像可分为下述八个步骤。

1）被检者被送入机架后，X线球管和探测器围绕患者旋转扫描采集数据，其发出的X线经由球管端的准直器高度准直。

2）射线通过患者后，源射线被衰减，衰减的射线由探测器接收。探测器阵列有两部分组成，前组

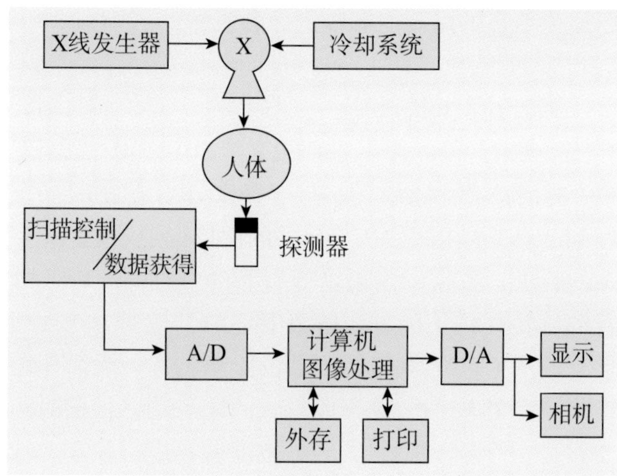

图 2-3-1　CT 基本原理结构图

探测器主要是测量射线的强度，后组探测器记录通过患者后的衰减射线。

3）参考射线和衰减射线都转换为电信号，由放大电路进行放大；再由逻辑放大电路根据衰减系数和体厚指数进行计算、放大。

4）经计算后的数据送给计算机前，还需由模数转换器将模拟信号转换为数字信号，然后再由数据传送器将数据传送给计算机。

5）计算机开始处理数据。数据处理过程包括校正和检验，校正是去除探测器接收到的位于预定标准偏差以外的数据；检验是将探测器接受到的空气参考信号和射线衰减信号进行比较。校正和检验是利用计算机软件重新组合原始数据。

6）通过阵列处理器的各种校正后，计算机作成像的卷积处理。

7）根据扫描获得的解剖结构数据，计算机采用滤过反投影重建算法重建图像。

8）重建处理完的图像再由数模转换器转换成模拟图像，送到显示器显示，或送到硬盘暂时储存，或交激光相机摄制成照片。

（2）CT 值的计算和人体不同组织的 CT 值

CT 值（CT number），是重建图像中一个像素的数值。在实际应用中该值是一个相对值，并以水的衰减系数作为参考。CT 值的计算公式如下：

$$\text{CT 值} = \frac{(\mu_{\text{组织}} - \mu_{\text{水}}) \times k}{\mu_{\text{水}}}$$

式中 $\mu_{\text{组织}}$是组织的吸收系数，$\mu_{\text{水}}$是水的吸收系数，k 是 1000 常数。将水的吸收作为参考值，在 CT 应用中水的 CT 值为 0。

CT 值的大小与组织的线性衰减系数有关，每一个对应的数值都可用相应的灰阶表示。一般地说，软组织的 μ 值接近水的 μ 值，肌肉的 μ 值约比水 μ 值高 5%，而脂肪的 μ 值约比水 μ 值低 10%，脑灰白质间的 μ 值差约 0.5%，比水 μ 值高约 3.5%，骨的 μ 值约为水的 2 倍。

在 CT 的实际应用中，我们将各种组织包括空气的吸收衰减值都与水相比较，并将致密骨定为上限＋ 1000，将空气定为下限－ 1000，其他数值均表示为中间灰度，从而产生了一个相对吸收系数标尺。人体大部分组织除致密骨和肺外，其 CT 值基本都位于－ 100 至＋ 100 之间。

CT 在临床上的作用被确认后，人们为了纪念亨斯菲尔德的不朽功绩，采用 Hu 作为 CT 值的测量单位。

三、各代 CT 机的特点

1．第一代 CT 机

第一代 CT 机为旋转—平移扫描方式，如图 2-3-2，多属头颅专用机。X 线管是油冷固定阳极，扫描 X 线束为笔形束，探测器一般是 2 ～ 3 个。扫描时，机架环绕患者作旋转和同步直线平移运动，X 线管每次旋转 1°，同时沿旋转反方向作直线运动扫描。下一次扫描，再旋转 1° 并重复前述扫描动作，直至完成 180° 以内的 180 个平行投影值。这种

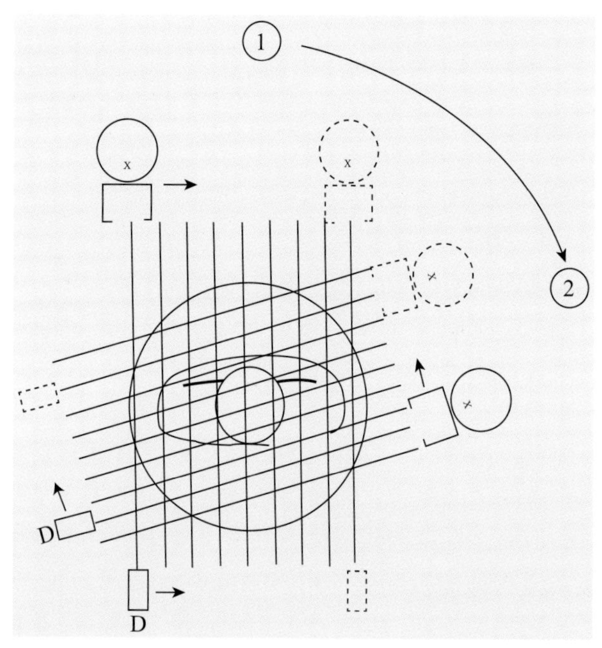

图 2-3-2　第一代 CT

CT 机结构的缺点是射线利用率很低，扫描时间长，一个断面需 3 ～ 5 分钟。

2．第二代 CT 机

第二代 CT 机仍为旋转——平移扫描方式，如图 2-3-3。扫描 X 线束改为 5° ～ 20° 的小扇形束，探测器增加到 3 ～ 30 个，平移扫描后的旋转角度由 1° 提高到扇形射线束夹角的度数，扫描的时间缩短到 20 ～ 90 秒。另外，第二代 CT 缩小了探测器的孔径、加大了矩阵和提高了采样的精确性等，改善了图像质量。这种扫描方式的主要缺点是：由于探测器排列成直线，对于扇形的射线束而言，其中心和边缘部分的测量值不相等，需要作扫描后的校正，以避免伪影的出现而影响图像的质量。

3．第三代 CT 机

第三代 CT 机改变了扫描方式，为旋转 - 旋转方式，如图 2-3-4 所示。X 线束是 30° ～ 45° 宽扇形束，探测器数目增加到 300 ～ 800 个，扫描时间缩短到 2 ～ 9 秒或更短。探测器阵列排列成彼此无空隙的弧形，数据的采集以 X 线管为焦点，随着 X 线管的旋转得到不同方位的投影，由于排列方式使扇形束的中心和边缘与探测器的距离相等，无需作距离测量差的校正。该扫描方式的缺点是：扫描时需要对每一个相邻探测器的灵敏度差异进行校正，否则由于同步旋转的扫描运动会产生环形伪影。

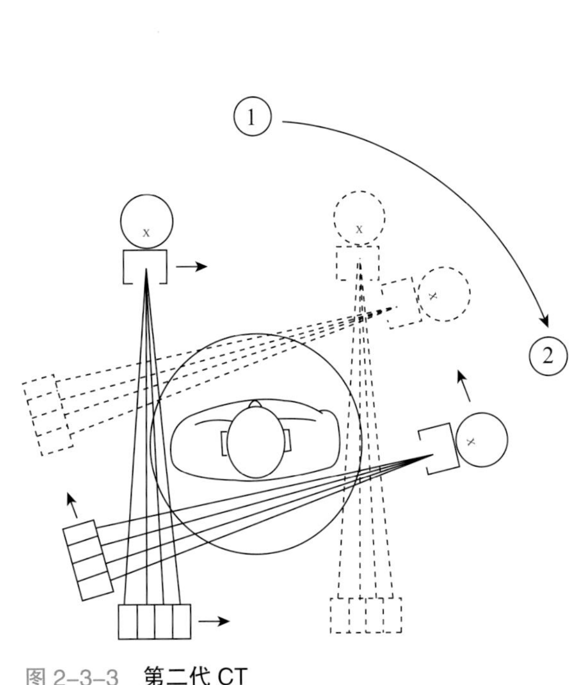

图 2-3-3　**第二代 CT**

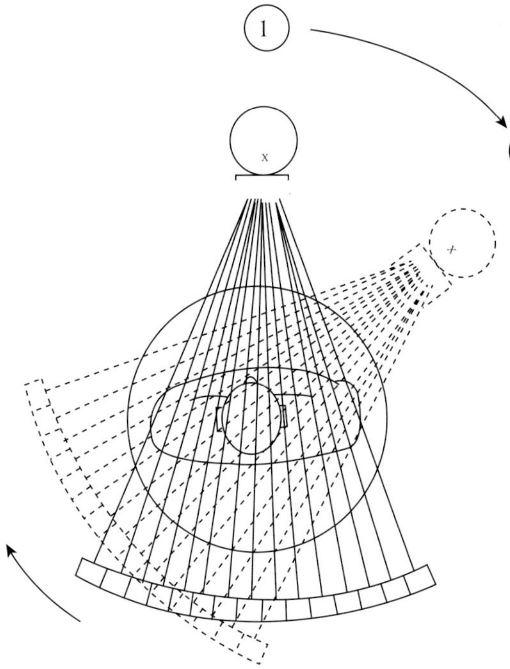

图 2-3-4　**第三代 CT**

4．第四代 CT 机

第四代 CT 机的扫描方式只有球管的旋转，如图 2-3-5。X 线束的扇形角达 50° ～ 90°，因此也减少了 X 线球管的负载，使扫描速度可达 1 ～ 5 秒。探测器更多达 600 ～ 1500 个，全部分布在 360° 的圆周上。扫描时，没有探测器运动，只有球管沿探测器内侧围绕患者作 360° 的旋转。与第三代 CT 机扫描不同，在第四代扫描方式中，对于每一个探测器来说所得的投影值，相当于以该探测器为焦点，由 X 射线管旋转扫描一个反扇形面而获得，故此种扫描方式也被称为反扇束扫描。

5．第五代 CT 机

第五代 CT 机又称电子束 CT，它的结构明显不同于前几代 CT 机，如图 2-3-6 所示。没有 X 线管，主要由电子枪、聚焦线圈、偏转线圈、探测器组、台面高速运动的检查床和控制系统组成。最大的差别是 X 线发射部分，包括一个电子枪、聚焦线圈、偏转线圈和处于真空中的半圆形钨靶。扫描时，电子枪产生并加速电子束，电磁线圈将电子束聚焦，并利用磁场使电子束瞬时偏转，分别轰击四个钨靶。扫描时间为 30ms、50ms 和 100ms。由于探测器是排成两排 216° 的环形，一次扫描可得两层图像；还

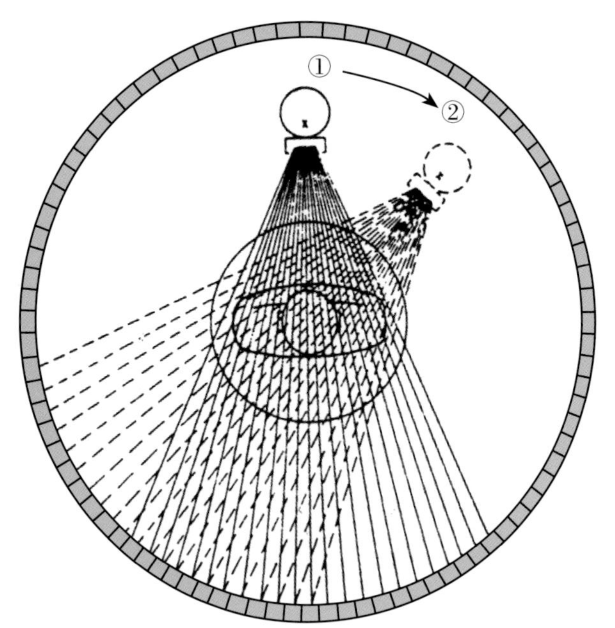

图 2-3-5 第四代 CT

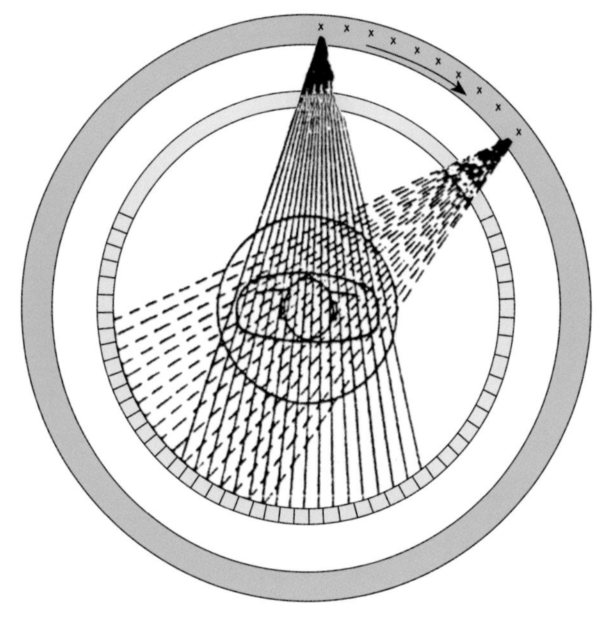
图 2-3-6 第五代 CT

由于一次扫描分别轰击四个靶面，故总计一次扫描可得八个层面。

6．螺旋 CT 扫描机

螺旋 CT 机改变了以往扫描方式，扫描机架是连续、单向的旋转，如图 2-3-7 所示。射线束仍为大扇束。单层螺旋 CT 的螺旋扫描时间通常是 1 秒，而多层螺旋扫描的目前最短时间为 0.27 秒。单层螺旋 CT 的探测器数目与第三代 CT 机相比没有数量的增加和材料的改变，但是多层螺旋 CT 的探测器不仅在数量上有较大的增加，而且改用了超高速的稀土陶瓷，使射线的利用率大大提高，从原来的 50% 左右上升到 99% 以上。射线束角度没有什么大的改变，与以往的非螺旋 CT 扫描机相同。扫描层次在单层螺旋机中仍为每次一层。多层螺旋 CT 探测器 Z 轴方向物理排列最多已达 320 排，采集（重建）层数一次旋转可达 4 层、8 层、16 层、64、128 层甚至 640 层，还有两个 X 线管球一起工作的双源，双探测器采集的 CT 出现，结合层厚、采集通道的组合运用，已可满足动态器官心脏等成像的需要。单层螺旋 CT 只是提高了连续扫描的能力，而多层螺旋 CT 不仅扫描速度快、覆盖范围大，而且突现了各向同性的容积扫描，几乎能进行人体所有器官的扫描检查。

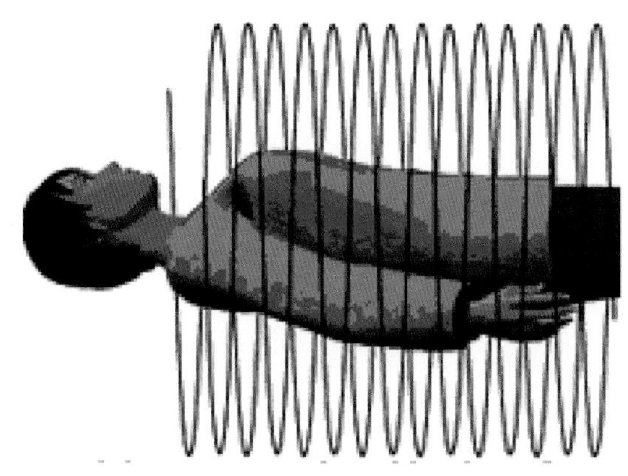
图 2-3-7 螺旋 CT 的扫描方式

四、CT 的基本概念

1．体素与像素

体素（voxel）：体积单位。在 CT 扫描中，根据断层设置的厚度、矩阵的大小，能被 CT 扫描的最小体积单位。体素作为体积单位，它有三要素，即长、宽、高。

像素（pixel）：又称像元，是构成 CT 图像最小的单位。它与体素相对应，体素的大小在 CT 图像上的表现，即为像素。

2．采集矩阵与显示矩阵

矩阵（matrix）是像素以二维方式排列的阵列，它与重建后图像的质量有关。在相同大小的采样野中，矩阵越大像素也就越多，重建后图像质量越高。目前常用的矩阵大小有：512×512、768×768 和 1024×1024 等。

CT图像重建后用于显示的矩阵称为显示矩阵，通常为保证图像显示的质量，显示矩阵往往是等于或大于采集矩阵。

3．原始数据

原始数据（raw data）是CT扫描后由探测器接收到的信号，经模数转换后传送给计算机，其间已转换成数字信号，经预处理后，尚未重建成横断面图像的这部分数据被称为原始数据。

4．重建与重组

重建（reconstruction）：原始扫描数据经计算机采用特定的算法处理，最后得到能用于诊断的一幅横断面图像，该处理方法或过程被称为重建或图像的重建。

重组（reformation）：是不涉及原始数据处理的一种图像处理方法。如多平面图像重组、三维图像处理等。实际上，目前CT的三维图像处理绝大部分是在横断面图像的基础上，重新组合或构筑形成三维影像。

由于重组是使用已形成的横断面图像，因此重组图像的质量与已形成的横断面图像有密切的关系，尤其是层厚和数目。一般来说，层厚越薄、图像的数目越多，重组的效果就越好。

5．算法、重建函数核与滤波函数

算法（algorithm）：是针对特定输入和输出的一组规则。算法的主要特征是不能有任何模糊的含义，所以算法规则描述的步骤必须是简单、易操作并且概念明确，而且能够由机器实施。另外，算法只能执行限定数量的步骤。

重建函数核（kernel）：或称重建滤波器、滤波函数，是一种算法函数，并决定和影响了图像的分辨率、噪声等。

在CT临床检查中，可供CT图像处理选择的滤波函数一般可有高分辨率、标准和软组织三种模式，大部分CT机还有超高分辨率和精细模式等多种滤波函数。

高分辨率模式实际上是一种强化边缘、轮廓的函数，它能提高分辨率，但同时图像的噪声也相应增加。软组织模式是一种平滑、柔和的函数，采用软组织模式处理后，图像的对比度下降，噪声减少，密度分辨率提高。而标准模式则是没有任何强化和柔和作用的一种运算处理方法。

6．准直宽度和层厚

准直宽度是指CT机球管侧和患者侧所采用准直器的宽度，在非螺旋和单层螺旋扫描方式时，所采用的准直器宽度决定了层厚，即层厚等于准直器宽度。但在多层螺旋扫描方式时，情况则不完全一样，因为同样的准直宽度可由4排甚至64排以上探测器接收，而此时的层厚可以选择最小探测器单元以上的多种组合厚度。

7．螺距（pitch）

单层螺旋螺距的定义是：球管旋转一周检查床运行的距离与射线束宽度的比值。该比值是球管旋转一周床运动的这段时间内，运动和层面曝光的百分比。在单层螺旋CT扫描中，床运行方向（z轴）扫描的覆盖率或图像的纵向分辨率与螺距有关。

多层螺旋螺距的定义基本与单层螺旋相同：即扫描架旋转一周检查床运行的距离与全部射线束宽度的比值。在单层螺旋扫描螺距等于1时，只产生一幅图像（不考虑回顾性重建设置因素），而多层螺旋扫描螺距等于1时，根据不同的CT机，可以同时产生4、16、64或更多的图像。

8．部分容积效应

CT值的形成和计算，是根据被成像组织体素的线性衰减系数计算的，如果某一体素内只包含一种物质，CT值只对单一物质进行计算。但是，如果一个体素内包含有三个相近组织，如血液（CT值为40）、灰质（CT值为43）和白质（CT值为46），那么该体素CT值的计算是将这三种组织的CT值平均，最后CT值被计算为43，CT中的这种现象被称为“部分容积均化”。

部分容积均化可导致部分容积效应并产生部分容积伪影，如射线束产生只通过一种组织，得到的CT值就是该物质真实的CT值；射线束同时通过骨骼和空气，CT值就要根据这两种物质平均计算，这种高原子序数或吸收系数大的物体，部分投影于扫描平面而产生的伪影被称为部分容积效应或部分容积伪影。

9．周围间隙现象

相邻两个不同密度组织的交界部分如处于同一层面内，即同一层厚内垂直方向同时包含这两种组织，CT图像上显示的这两种组织的交界处CT值会失真，同时交界处这两种组织变得模糊不清，这种由于射线衰减吸收差引起的图像失真和CT值改变，称为周围间隙现象。

在两种组织差别较大时，密度高的组织边缘CT值偏低，而密度低的组织边缘CT值偏高；当密度差别较小的组织相邻时，因其交界处影像不清，使图像上的微小密度差别难以辨别。周围间隙实质上也是一种部分容积效应。

10．物体对比度和图像对比度

物体对比度是相邻两个物体之间在图像中的显示能力，在CT成像中，其与物体的大小、物体的原子序数、物体的密度、重建的算法和窗的设置有关。CT值大于100Hu时的对比度差，称为高对比度；CT值小于10Hu时的对比度差，称为低对比度。

图像对比度是重建后的图像与CT值有关的亮度差（H）。它与射线衰减后CT值的高低以及接受器亮度的调节有关。

五、CT扫描的方法

1．常规扫描

CT的常规扫描又称平扫，是CT检查中用得最多的一种方法，它的含义是按照定位片所定义的扫描范围逐层扫描或螺旋、容积扫描，直至完成一个或数个器官或部位的扫描。

2．增强扫描

采用人工的方法将对比剂注入体内并进行CT扫描检查称为CT增强扫描，其作用是增强体内需观察的物体对比度。

注射对比剂后血液内碘浓度增高，血管和血供丰富的组织器官或病变组织含碘量升高，而血供少的病变组织含碘量较低，使正常组织与病变组织之间由于碘浓度差形成密度差。

增强扫描的扫描方式基本上和平扫相同，其差别仅仅是注射和不注射对比剂，但一般临床上所指的增强扫描，只是指对比剂通过周围血管注入人体内的这一种扫描方法，通过口服对比剂使脏器增强在狭义上不属于增强扫描范围。

3．定位扫描

定位扫描是正式扫描前确定扫描范围的一种扫描方法。它和一般扫描的不同处是，平扫和增强扫描时CT的扫描机架是围绕患者作360°旋转，每扫描一层检查床移动相应的距离；而定位扫描时扫描机架在12、9、3点钟位置固定不动，只有检查床作某个方向的运动。

另外，定位扫描一般一个患者只做一次。机架内的球管在12点钟位置时，其扫描的结果得到的是前后或后前（根据患者是仰卧还是俯卧）位的定位相，球管在9或3点钟的位置时，得到的是侧位的定位相。目前，部分高端CT机推荐正、侧位双定位相，以更加精准地调控辐射剂量。

4．动态扫描

动态扫描可分为动态单层扫描和动态多层扫描。

动态扫描是在短时间内完成某一预定扫描范围的扫描方法，这种扫描方法能在少于非螺旋扫描约1/3的时间内，完成一个部位或由定位片确定的整个扫描范围，故对一些不能自主控制、躁动的急诊患者，或需在短时间内完成扫描的病例非常有用。

动态单层或动态序列是对某一选定的层面作时间序列的扫描，整个扫描过程中，被扫描的层面不变，而只有时间间隔的变化。

动态多层基本与动态序列相同，差别仅仅是动态多层在所定的时间序列中作多层的重复扫描，而动态序列只作某一层的重复扫描。这两种扫描方法在增强扫描中，通过计算软件都能得到感兴趣区的时间密度曲线，有助于某些疾病的诊断。例如，基于这一扫描方法的CT灌注成像技术。

5．目标扫描和放大扫描

目标扫描和放大扫描作用大致相同。

通常情况下，目标扫描是对感兴趣的部位或层面作较薄的层厚层距扫描，而对于感兴趣区以外的层面，则采取较大的层厚层距扫描，以减少患者的X线剂量。

目标扫描有时可对兴趣区采用缩小扫描野的放大扫描，但不是必定采用的步骤。

放大扫描是指缩小扫描野的一种扫描方法，它的着重点是放大欲仔细观察的部位。采用这种方法可使被扫描观察部位的影像放大，从而提高诊断效果。

放大扫描是在X线通过被检查的物体时，使透过较小的物体衰减射线由较多的探测器接收，故又称为几何放大，这种方法需与后处理中的图像放大功能区别。

6．薄层和超薄层扫描

薄层扫描一般指层厚≤3mm的扫描。

超薄层扫描一般指层厚为1～2mm的扫描。

非螺旋和单螺旋CT机最薄的层厚一般可达亚毫米级，而高档的多层螺旋CT机，目前最薄的扫描层厚已可达0.5mm。

薄层扫描的优点是能减少部分容积效应，真实地反映小病灶及组织器官内部的结构。

7．高分辨率扫描

高分辨率扫描的含义是采用较薄的扫描层厚（1 ~ 2mm）和采用高分辨率图像重建算法，通常要适当提高扫描条件。临床上，这种扫描方法常用于肺部某些疾病的诊断，如肺的弥漫性、间质性病变和肺结节、颞骨岩部、内耳等。

高分辨率 CT 扫描由于分辨率高，受部分容积效应影响小，对结节内部结构和边缘形态的显示更清晰，故对临床上鉴别诊断较为困难的肺部结节性病灶的诊断，具有更高的临床使用价值。

8．灌注成像

CT 灌注成像的原理是经静脉团注对比剂后，在对比剂首次通过受检组织的过程中对选定层面进行快速、连续扫描，而后利用灌注软件测量所获得图像像素值的密度变化，并采用灰度或色彩在图像上表示，最终得到人体器官的灌注图像。

灌注成像主要用于颅脑，作为早期诊断脑卒中的检查方法。随着 CT 探测器的加宽，扫描剂量的降低，全身各部位全器官灌注成像已经成为研究热点。

灌注成像的基本方法是：以 5 ~ 10ml/s 的注射速率，总量 20 ~ 50ml 快速从外周静脉注入，同时对某一选定层面以一定的时间间隔多次扫描，然后测量兴趣区组织血流量、组织血容量和平均通过时间等。

9．心脏门控成像

CT 的心脏检查主要用于心脏冠状动脉的检查。通过外周静脉注射对比剂后，借助心电门控装置短时间内对整个心脏进行扫描采集，然后采用图像后处理工具作多平面、曲面和三维的图像显示。

目前，多层螺旋 CT 对心脏的检查成像主要采用了前瞻性的 ECG 触发和回顾性的 ECG 门控两种方法。

前瞻性 ECG 触发是根据患者心电图 R 波的出现预先设定一个扫描时相然后曝光扫描，心脏容积数据的采集是用序列扫描的“步进 / 单次、曝光”技术；回顾性 ECG 门控技术，心脏容积数据的获取则是采用螺旋扫描连续采集全部心脏的容积数据，同时记录患者的心电图，供回顾性重建时选择。

10．CT 血管造影

CT 血管造影（computed tomography angiography，CTA）是通过外周静脉内注射对比剂扫描后，采用三维成像诊断血管性疾病的方法之一。

CT 血管造影的优点是：

（1）与常规 X 线血管造影相比，CTA 的诊断准确率较高。

（2）属于无创或少创检查。

（3）三维重组显示立体结构清楚，在一定范围内可替代常规血管造影。

CTA 的最大局限性在于部分容积效应，使相邻结构间发生密度值的传递及边缘模糊，其空间和时间分辨率仍不如常规血管造影。部分容积效应使直径较小的血管密度降低，特别是在血管与扫描平面平行走行的部分尤其显著，给三维重组带来困难。

CTA 图像处理采用的方法是：多平面重组（包括曲面重组）、最大密度投影、表面遮盖显示、容积再现技术和电影显示模式。

六、CT 图像的后处理

1．多平面重组（multi planar reformation，MPR）

MPR 是将一组横断面图像的数据通过后处理使体素重新排列，使其在显示屏上能够显示诊断需要的任意方向的二维断面图像。

曲面重组（curved planar reformat，CPR）是 MPR 的一种特殊形式，可在一个指定参照平面上，由操作者沿感兴趣组织划一条曲线，并沿该曲线作三维曲面图像重组，从而获得曲面重组的图像。该方法可将弯曲器官拉直、展开，显示在一个平面上，使观察者能够看到某个器官的全貌。但曲面重组对于所划曲线的准确性依赖很大，有时会造成人为的伪像；同时由于存在变形操作，曲面重组图像有时不能真实反映被显示组织器官的空间位置和关系。

2．表面遮盖显示法（shaded surface display，SSD）

SSD 法按表面数学模式进行计算处理，将符合预设 CT 阈值的相邻像素连接起来形成立体图像，可逼真地显示骨骼系统及增强血管的空间解剖结构，能获得仿生学效果。

SSD 方法的优点是：三维效果明显、立体感强；对于体积、距离和角度的测量准确，可实施三维图像操作（例如模拟手术）。

SSD 方法的缺点是：由于该法是采用阈值法成像，图像显示准确性受图像处理中分割参数（阈值）的影响较明显；结果图像不能显示物体内部结构，也不提供物体的密度信息。

3．最大密度投影法（maximum intensity projection，MIP）

MIP是按操作者观察物体的方向作一投影线，以该投影线经过的最大密度（强度）体素值作为结果图像的像素值，投影图像的重组结果，低密度的组织结构都被去除。

MIP的主要优点是分辨率很高，组织结构失真少，临床上广泛应用于具有相对高密度组织和结构。

MIP的主要缺点是相近密度的组织结构在同一投影方向，会产生前后物体影像的重叠，无法显示深度信息。

4．容积再现技术（volume rendering technique，VRT）

VRT是利用扫描容积数据的所有体素的CT值行表面遮盖技术与旋转相结合，加上伪彩色编码和不同程度的透明化技术，并通过计算机的重组直接投影，以二维图像的形式使表面与深部结构同时显示。

VTR的主要优点是能同时显示空间结构和密度信息，对于肿瘤组织与血管空间关系显示良好。缺点是数据计算量大、耗时。

5．CT仿真内镜（CT virtual endoscopy，CTVE）

CTVE是在CT采集容积数据后，采用表面阴影显示法或容积再现法的三维后处理方法。成像时仿真内镜中假想光线的投影采用透视投影，在受检器官的腔内选择好视点的行进路线，计算机保存一系列显示结果图像，按电影序列反复回放，获得与光纤内镜相仿的效果。

仿真内镜检查的优点是无创性，患者痛苦小，视点不受限制，能从狭窄或梗阻病变的远端观察。主要缺点是仿真内镜不能观察病灶的颜色，对扁平病灶不敏感，技术参数的选择不当、人体运动等多种因素可导致伪影。

重点推荐文献

[1] 郭启勇．实用放射学．北京：人民卫生出版社，2007．
[2] 王鸣鹏．CT检查技术学．上海：复旦大学出版社，2004．

第4节　磁共振成像仪

一、概述

磁共振成像（magnetic resonance imaging，MRI）是利用射频（radio frequency，RF）电磁波对置于磁场中的含有自旋不为零的原子核的物质进行激发，发生核磁共振（nuclear magnetic resonance，NMR），用感应线圈采集磁共振信号，按一定数学方法进行处理而建立的一种数字图像。

1946年，美国斯坦福大学的Bloch和哈佛大学的Purcell教授同时发现了核磁共振现象。由于这一发现在物理、化学、生物化学、医学上具有重大意义，两人于1952年获得诺贝尔物理奖。1946—1972年NMR主要用于有机化合物的分子结构分析，即磁共振波谱分析（magnetic resonance spectroscopy，MRS）。1971年，美国纽约州立大学的Damadian教授在《科学》杂志上发表了题为《NMR信号可检测疾病》和《癌组织中氢的T1、T2时间延长》等论文。1973年，美国人Lauterbur用反投影法完成了MRI的实验室的模拟成像工作。1978年，英国第一台头部MRI设备投入临床使用。1980年，全身的MRI研制成功。

MRI应用于临床三十多年来，设备和成像技术发展十分迅速，已日臻成熟完善。检查范围基本上覆盖了全身各系统，并在世界范围内推广应用。为了准确反映其成像基础，避免与核素成像混淆，现改称为磁共振成像（MRI）。参与MR成像的因素较多，信息量大且不同于现有的其他影像学成像技术，其在疾病诊断中有很大优越性和应用潜力。

近年来，磁共振设备性能不断提高，缩短成像时间，实现实时成像和MRI透视。短/开放磁体、大孔径、高场和超高场、多通道一体化线圈、双梯度磁场、多源发射、并行采集等高新技术应用于磁共振系统硬件。软件方面也不断推出新的成像技术和扫描序列，使得磁共振在优质解剖影像的基础上，向功能成像和分子影像学方向继续前行。同时，磁共振的应用领域不断拓展，磁共振介入成像、PET-MR 融合技术不但完成了设备的整合，而且实现了图像的融合，使得磁共振的应用前景更加广阔。

二、MRI 的基本原理

1．原子核及其自旋特性

任何物质都是由分子组成的，分子是由原子组成的。人体内最多的分子是水，水约占人体重量的 65%，氢原子是人体中含量最多的原子。

原子又由原子核和绕核运动的电子组成，电子在原子核外快速运动，有轨道运动和自旋运动。因为，电子有质量和电荷，其轨道运动产生轨道角动量和轨道磁矩，自旋运动产生自旋角动量和自旋磁矩。在许多情况下，轨道磁矩的贡献很小，分子的磁矩主要来自自旋，这种电子的运动在电子显微镜下视如云状，称电子云。原子核位于原子的中心，由质子和中子组成。原子核中的质子是带正电荷的，通常与原子核外的电子数相等，以保持原子的电中性，原子核中的质子和中子可有不同，质子和中子决定原子的质量，原子核是主要决定该原子物理特性的。质子和中子如不成对，将使质子在旋转中产生角动量，一个质子的角动量约为 1.41×10^{-26} Tesla，磁共振就是要利用这个角动量的物理特性来进行激发、信号采集和成像的。

原子核中的质子类似地球一样围绕着一个轴做自旋运动，正电荷附着于质子，并与质子一起以一定的频率旋转，此称自旋。质子的自旋就好比电流通过环型线圈，根据法拉第（Faraday）电磁原理，将产生一定值的微小磁场，它的能量是一个有方向性的矢量，称为角动量，是磁性强度的反应，角动量大，就是指磁性强。此时质子自旋分为两种：一种为与磁场方向一致，另一种为与磁场方向不一致。如果原子内的质子和中子是相等成对的，质子的自旋运动在质量平衡的条件下作任何空间方向的快速均匀分布，总的角动量保持为零。但是，许多原子中的质子和中子是不成对的，在不成对的条件下，质子自旋运动产生的角动量将不能保持零状态，出现了角动量。人体中的氢、碳、钠、磷原子都存在质子、中子不成对的情况，都可用来作磁共振成像的。

2．原子核在外加磁场中的自旋变化

我们已经讨论了原子核的一些固有特性，下面介绍自旋核在静磁场中的变化。在没有磁场的情况下，自旋中的磁矩的方向是杂乱无章的。因此，对一个原子核宏观聚集体而言，就不可能看到任何宏观的核磁性现象。如果将含有磁性原子核的物质放置于均匀磁场中，情况就不一样了。这些微观的磁矩会在一定的时间（称为自旋 - 晶格弛豫时间）发生改变。

（1）质子自旋和角动量方向

根据电磁原理，质子自旋产生的角动量的空间方向总是与自旋的平面垂直。由于质子自旋的方向总是在变化的，因此角动量的方向也跟着变，在自然状态下，角动量方向随机而变。当人体处于强大的外加磁场（B_0）中时，体内的质子将发生显著的磁特性改变。角动量方向将受到外加磁场（也称主磁场）的影响，趋向于与外加主磁场平行的方向，与外加磁场同方向时处于低能级状态，而与外加磁场方向相反时处于高能态之极，极易改变方向。经过一定的时间后，终将达到相对稳定的状态，约一半多一点的质子的角动量与主磁场方向一致，约一半少一点的质子的角动量与主磁场方向相反，方向一致与方向相反的质子的角动量总和之差就出现了角动量总的净值。这个净值是一个所有质子总的概念，不是指单个质子的角动量方向。因此，我们把它称为磁矩，它的方向总是与外加磁场（B_0）的方向一致的。

（2）磁矩和进动

磁矩有一些重要的特性。第一，磁矩是一个总和的概念。磁矩方向与外加磁场方向一致，并不代表所有质子的角动量方向与 B_0 一致，实际上约一半的质子的角动量方向与 B_0 方向是相反的。第二，磁矩是一个动态形成过程，人体置于磁场中后，需要一定的时间才能达到一个动态平衡状态。因此，当磁矩受到破坏后，其恢复也要考虑到时间的问题。第三，磁矩在磁场中是随质子进动的不同而变化，而且进动是具有特定频率，此称进动频率。

在磁矩的作用下，原子核自身旋转的同时又以 B_0 为轴做旋转运动，此称进动。它是一种围绕某一个轴心的圆周运动，这个轴心就是 B_0 的方向轴。由于磁矩是有空间方向性的，它绕着 B_0 轴而转。因此，磁矩方向与 B_0 轴的夹角决定了旋转的圆周大小。譬如陀螺自身在旋转时，它会出现自身旋转轴与地面垂直线有夹角的情况，这时陀螺本身的位置将围绕某一点作圆周运动，它的轨迹将是一个圆周。当人体置于强磁场中一定时间达到相对平衡后，质子总的磁矩围绕 B_0 旋转的角度也相对恒定，B_0 方向上的分值可由三角原理来确定，这个 B_0 方向上的值随着磁矩与 B_0 的夹角变化而变化。

进动是在 B_0 存在时出现的，所以进动与 B_0 密切相关。外加磁场的大小决定着磁矩与 B_0 轴的角度，磁场越强大，角度越小，B_0 方向上的磁矩值就会越大，因此可用来进行磁共振的信号会越强，图像结果会更好。此外，外加主磁场的大小也决定了进动的频率，B_0 越强大，进动频率越高。与 B_0 强度相对应的进动频率也叫 Lamor（拉莫）频率，原子在 1.0 Tesla 的磁场中的进动频率称为该原子的旋磁比（γ），为一常数值。它们之间的关系可用 Lamor 方程表示：

$$\omega = \gamma B_0$$

其中原子核的进动频率 ω 与主磁场 B_0 成正比，γ 为磁旋比。

氢原子的旋磁比为 42.58 MHz。B_0 等于 0.5 Tesla 时，质子进动频率为 21.29 MHz。B_0 等于 1.5 Tesla 时，质子进动频率为 63.87 MHz。

3．磁共振现象

共振是一种自然界普遍存在的物理现象。物质是永恒运动着的，物体的运动在重力作用下将会有自身的运动频率。当某一外力作用在某一物体上时，一般只是一次的作用而没有共振的可能，当外力是反复作用的，而且有固定的频率。如果这个频率恰好与物体的自身运动频率相同，物体将不断地吸收外力，转变为自身运动的能量，哪怕外力非常小。随时间的积累，能量不断被吸收，最终导致物体的颠覆而失去共振状态。这个过程就是共振。

质子在一定的磁场强度环境中，它的磁矩是以 Lamor 频率作旋进运动的，进动频率是由磁场强度决定的。所以，进动是磁场中磁矩矢量的旋转运动，而单摆运动是重力场中物体的运动，原理是相同的。进动的磁矩，如果把三维的旋转用透视法改为二维运动图，就更清楚地看到它与单摆运动是极其相似的。当在 B_0 作用下以某一恒定频率进动的磁矩，在受到另一个磁场（B_1）的重复作用时，当 B_1 的频率与 Lamor 频率一致，方向与 B_0 垂直，进动的磁矩将吸收能量，改变旋进角度（增大），旋进方向将偏离 B_0 方向，B_1 强度越大，进动角度改变越快，但频率不会改变。以上就是原子核（MRI 中是质子）的磁角动量在外加主磁场（B_0）的条件下，受到另一外加磁场（B_1）的作用而发生的共振现象，这就是磁共振物理现象。

4．弛豫

原子核在外加的 RF（B_1）作用下产生共振后，吸收了能量，磁矩旋进的角度变大，偏离 B_0 轴的角度加大了，实际上处在了较高的能态中，在 B_1 消失后将迅速恢复原状，就象被拉紧的弹簧“放松”了。原子核的磁矩的弛豫过程与之有许多相似之处，原子核发生磁共振而达到稳定的高能态后，从外加的 B_1 消失开始，到恢复至发生磁共振前的磁矩状态为止，整个变化过程就叫弛豫过程。弛豫过程是一个能量转变的过程，需要一定的时间，磁矩的能量状态随时间延长而改变，磁矩的整个恢复过程是较复杂的。但却是磁共振成像的关键部分。磁共振成像时受检脏器的每一个质子都要经过反复的 RF 激发和弛豫过程。弛豫有纵向弛豫和横向弛豫之分。

纵向弛豫是一个从零状态恢复到最大值的过程。磁矩是有空间方向性的，当人体进入 B_0 环境中以后，数秒或数十秒钟后将形成一个与 B_0 方向一致的净磁矩，我们称其为 M_0，B_0 方向是一条空间的中心轴线，我们定义它为纵轴。在外加的 RF（B_1）作用下，B_0 将发生偏离纵轴的改变，此时 B_0 方向上的磁矩将减少，当 B_1 终止后，纵轴（B_0 轴）上的分磁矩又将逐渐恢复，直至恢复到 RF 作用前的状态，这个过程就叫纵向弛豫，所需要的时间就是纵向弛豫时间。由于要使纵向磁矩恢复到与激发前完全一样的时间很长，有时是一个无穷数。因此，我们人为地把纵向磁矩恢复到原来的 63% 时，所需要的时间为一个单位 T1 时间，也叫 T1 值。“T”就是 Time，T1 值一般以秒或毫秒为表示单位。T1 是反映组织纵向磁矩恢复快或慢的物理指标，人体各种组织因组成成分不同而具有不同的 T1 值。

横向弛豫是一个从最大值恢复至零状态的过程。在 RF 作用下，纵向的磁矩发生了偏离，与中心轴有了夹角，横向上则出现了分磁矩（M_{xy}），当 B_1 终止后，横向（XY 平面）上的分磁矩（M_{xy}）又将逐渐减少，直至恢复到 RF 作用前的零状态，这个过程就叫横向弛豫。所需要的时间为横向弛豫时间。与 T1 值一样的原因，我们将横向磁矩减少至最大时的 37% 时所需要的时间为一个单位 T2 时间，也叫 T2 值。横向弛豫与纵向弛豫是同时发生的。

5．磁共振信号

MR 信号是 MRI 机中使用的接收线圈探测到的电磁波，它具有一定的相位、频率和强度。根据这个信号的相位、频率和强度的特征，结合它出现的时间先后秩序，可以用来进行计算机空间定位处理和信号强度数字化计算及表达，在 MRI 图像上反映出不同组织的亮暗特征。各种形态特征组织具有不同的信号特点，将共同组成一幅亮度对比良好、信噪比较高、空间分辨率适中的 MRI 图像。

MRI 成像过程中，每个组织都将经过磁共振物理现象的全过程。组织经过 B_1 激发后，吸收能量，磁矩发生偏离 B_0 轴的改变，横向（XY 平面）上出现了磁矩，处于高能态中。B_1 终止后，横向上的磁矩将很快消失，恢复至激发前的零状态，其中 B_1 激发而吸收的能量将通过发射与激发 RF 频率相同的电磁波来实现能量释放，这个电磁波就是 MR 信号的来源，也叫回波，是 MRI 的基础。磁共振中的回波信号，实质上是射频信号，具有频率和强度的特点。

磁共振成像设备中，接收信号用的线圈可以是同一线圈，也可以是方向相同的两个线圈。线圈平面与主磁场 B_0 平行，其工作频率需要尽量接近 Larmor 频率，线圈发射 RF 脉冲对组织进行激励，在停止发射 RF 脉冲后进行接收，RF 脉冲停止作用后组织出现弛豫过程，磁化矢量只受主磁场 B_0 的作用时，这部分质子的进动即自由进动因与主磁场方向一致，所以无法测量。而磁共振过程中受到射频激励而产生的横向磁化矢量垂直，并围绕主磁场 B_0 方向旋进，按照电磁感应定律（即法拉第定律），横向磁化矢量 M_{xy} 的变化，能使位于被检体周围的接收线圈产生随时间变化的感应电流，其大小与横向磁化矢量成正比，这个感应电流经放大即为 MR 信号。由于弛豫过程中 M_{xy} 的幅度按指数方式不断衰减，决定了感应电流为随时间周期性不断衰减的振荡电流，因为它是自由进动感应产生的，所以称之为自由感应衰减（free induction decay，FID）。90° RF 脉冲后，由于受纵向弛豫时间 T1 和横向弛豫时间 T2 的影响，磁共振信号以指数曲线形式衰减，因此它是一种自由衰减信号，其幅度随时间指数式衰减的速度就是横向弛豫速率（1/T2）。

自由感应衰减（FID）信号描述的是信号瞬间幅度与时间的对应关系，如图 2-4-1 所示。实际上各质子群的 FID 过程并不相同，所叠加在一起的总信号也不会是一个简单的指数衰减曲线。因此，有必要将振幅随时间变化的函数变成振幅随频率分布变化的函数。“傅立叶变换”就是将时间函数变换成频率函数的方法。FID 信号不仅提供幅值和频率，它还提供幅值和频率相关的相位的信息。

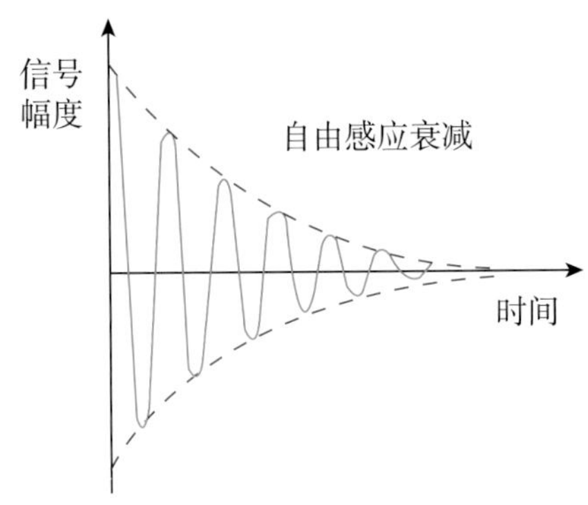

图 2-4-1 **自由感应衰减信号**

一个自由感应衰减（FID）信号的产生，都是一个特定组织（受检组织）在磁共振成像过程中产生且特有的。不同组织在受到同一个脉冲激发后产生的回波各不相同，相同的组织在受到不同的脉冲激发后的回波特点也不一样，这是因为组织结构的不同导致的磁共振特性（主要指 T1、T2 值）不同所致，而不同的脉冲序列就是要充分发掘和显示组织的内在特性不同而设计的。总的来说，组织在 MRI 上的亮暗差别随回波信号不同而不同，FID 信号的表现特点要受到组织本身的质子密度、T1 值、T2 值、运动状态、磁敏感性等因素影响，成像时采用的不同脉冲组合序列及其相关的 TR、TE 值、翻转角等都是为了显示组织特性的。

6．磁共振成像的空间定位

每一帧 MR 图像代表人体的一个层面，但是射频线圈接收的是整个扫描部位所有体素的 MR 信号。在成像过程中，来自每个体素的 MR 信号必须与来自其他体素的 MR 信号相分离才能转换成相应像素的亮度信号。我们必须对 MR 信号进行空间定位编码，让采集到 MR 信号中带有空间定位信息，通过数学转换解码，就可以将 MR 信号分配到图像的各个像素中。MR 信号的空间定位包括层面的选择、频率编码、相位编码。MR 信号的空间定位编码是由梯度磁场来完成的。梯度磁场是叠加在静磁场上，场强远小于静磁场。

（1）层面的选择

MRI 的选层方式非常灵活，可以进行横断位、冠状位、矢状位以至任意斜面成像。主要有两种方法：一种是二维成像（2D）；另一种是三维成像（3D），即容积成像，在给射频脉冲激励时不施加梯度场，层面的形成是在图像重建过程中形成的。二维成像是最常见选层方法，又称选择性激励（selective excitation），即用一个窄带射频脉冲仅对共振频率在该频带范围的质子进行共振激发的技术，它是通过三维梯度的不同组合来实现的。下面以横断面成像为例来说明二维成像层面的选择。

采集横断面图像时，应以Gz作为选层梯度，即沿人体长轴（Z轴）在静磁场内施加一个线性的梯度磁场，使磁场强度从头侧向足侧逐渐增强。根据Larmor方程，这时沿Z轴各平面质子的共振频率为 $\omega=\gamma$（B_0+Gz），即垂直于Z轴的所有层面均有不同的共振频率，但在一个层面内所有质子的共振频率都相等。以1.5T磁场为例，氢质子的进动频率约为64MHz。Z轴梯度线圈中点位置（G_0）磁场强度仍为1.5T，所以该位置氢质子的进动频率保持在64MHz。从 G_0 向头侧磁场强度逐渐降低，因而质子进动频率逐渐变慢，头顶部组织内质子的进动频率最低；从 G_0 向足侧磁场强度逐渐增高，则质子进动频率逐渐加快，下颌部最高。单位长度内质子进动频率差别的大小与施加的梯度场强度有关，施加梯度场强越大，单位长度内质子进动频率的差别越大。如果我们施加的梯度场造成质子进动频率的差别为1MHz/cm，而我们所用的射频脉冲的频率为63.5 ~ 64.5MHz，那么被激发的层面的位置（层中心）就在Z轴梯度线圈中点（G_0），层厚为1cm，即层厚范围包括了Z轴梯度线圈中点上下各0.5cm的范围。

我们对射频脉冲的频率及带宽和Z轴梯度场作不同的调整，层面和层厚将发生如下变化：①梯度场不变，射频脉冲的频率改成64.5 ~ 65.5MHz，则层厚保持不变，层面中心向足侧移动1cm；②梯度场不变，射频脉冲的频率范围（带宽）变成63.75 ~ 64.25MHz，则层面中心不变，层厚变薄为0.5cm；③射频脉冲仍保持63.5 ~ 64.5MHz，梯度场强增加使质子进动频率差达到2MHz/cm，则层面中心保持不变，层厚变薄为0.5cm。

因此在检查部位与层面选择梯度线圈的相对位置保持不变的情况下，层面和层厚受梯度场和射频脉冲影响的规律如下：①梯度场不变，射频脉冲的频率增加，则层面的位置向梯度场高的一侧移动；②梯度场不变，射频脉冲的带宽加宽，层厚增厚；③射频脉冲的带宽不变，梯度场的场强增加，层厚变薄。

（2）频率编码

层面选择仅仅确定了被激发和采集的层面和层厚，但此时采集的MR信号包含有全层的信息，我们必须把采集的MR信号分配到层面内相应的空间位置上（即各个像素中），才能正确显示层面内的不同结构。因此在完成了层面选择后我们还必须进行层面内的空间定位编码。层面内的空间定位编码包括频率编码和相位编码。我们先介绍频率编码。

傅立叶变换可以区分出不同频率的MR信号，但首先必须让来自不同位置的MR信号包含有不同的频率，采集到混杂有不同频率的MR信号后，通过傅立叶变换才能解码出不同频率的MR信号，而不同的频率代表不同的位置。

以横断面为例，频率编码（frequency encoding）是沿X轴叠加一个梯度磁场，简称Gx，是磁场强度从人体的右侧至左侧逐渐增强。当启动层面选择梯度Gz选出被激励的横断层面后，关闭选择梯度Gz，然后再启动频率编码梯度Gx。这样在左右方向上质子所感受到的磁场强度就不同，其进动频率即存在差别，左侧的质子进动频率高，而右侧的质子进动频率低。这样采集的MR信号中就包含有不同频率的空间信息，经傅立叶转换后不同频率的MR信号就被区分出来，分配到左右方向各自的位置上。在各种脉冲序列中，频率编码梯度是最后一个被启用的梯度，所以又称之为读出梯度（read-out gradient）。

（3）相位编码

和频率编码一样，相位编码（phase encoding）也使用梯度场，但与频率编码梯度场不同的是：①梯度场施加方向不同，应该施加在频率编码的垂直方向上，如果频率编码梯度场施加在左右方向，则相位编码梯度场施加在前后方向上，即Y轴梯度Gy。②施加的时刻不同，频率编码必须在MR信号采集的同时施加，而相位编码梯度场必须在信号采集前施加，在施加相位梯度场期间，相位编码方向上的质子将感受到不同强度的磁场（如前高后低），因而将出现前快后慢的进动频率，由于进动频率的不同，前后方向各个位置上的质子进动的相位将出现差别。这时关闭前后方向的相位编码梯度场，前后方向的磁场强度的差别消失，各个位置的质子进动频率也恢复一致，但前面曾施加过一段时间梯度场造成的质子进动的相位差别被保留下来，这时采集到的MR信号中就带有相位编码信息，通过傅立叶转换可区分出不同相位的 MR 信号，而不同的相位则代表前后方向上的不同位置。

由于傅立叶转换的特性，它区分不同频率的 MR 信号能力很强，但区分 MR 信号相位差别的能力较差，只能区分相位相差 180° 的 MR 信号。所以 MR 信号的相位编码需要多次重复进行，如果是矩阵为 256×256 的 MR 图像需进行 256 次相位编码方能完成，也就是说需要用不同的相位编码梯度场重复采集 256 个 MR 信号，这时成像时间就与相位编码数直接相关。

层面梯度、相位编码梯度和频率编码梯度按时间先后排列、协同工作，可以达到对某一成像体积中不同空间位置体素的空间定位。

（4）三维采集的空间编码

三维 MRI 的空间定位与二维 MRI 有所不同。三维 MRI 的激发和采集不是针对层面，而是针对整个成像容积进行的。由于脉冲的激发和采集是针对整个容积范围进行的，为了获得薄层的图像，必须在层面方向上进行空间定位编码。

三维采集技术的层面方向空间编码也采用相位编码，一个容积需要分为几层，就必需进行几个步级的相位编码。如图像的矩阵为 128×128，容积内分为 20 层，则层面内的相位编码步级为 128 级，每一级又需要进行 20 个步级的层面方向的相位编码，实际上总的相位编码步级为 2560（128×20）。

7．MR 图像重建理论

（1）K 空间填充技术

一次 RF 激发是相同相位编码位置上的一排像素的同时激发，这一排像素的不同空间位置是由频率编码梯度场的定位作用确定的。因此，相位和频率的相对应就可明确某一信号的空间位置。所以，在计算机中，按相位和频率两种坐标组成了另一种虚拟的空间位置排列矩阵，这个位置不是实际的空间位置，只是计算机根据相位和频率不同而给予的暂时识别定位，这就是“K 空间”。K 空间实际上是 MR 信号的定位空间。在 K 空间中，相位编码是上下、左右对称的，从正值的最大逐渐变化到负值的最大，中心部位是相位处于中心点的零位置，而不同层面中的多次激发产生的 MR 信号被错位记录到不同的 K 空间位置上。

由于一排排像素的数量在同一序列中总是恒定的，使频率变化范围也恒定，某一排像素的频率编码起始频率低，则最末一个像素的终末频率也低。在 K 空间上相位变化的对称性的前提下，导致处于 K 空间频率坐标的中心位置的中等频率值的像素会最多，总的合计信号强度将最大。所以，K 空间中心位置确定了最多数量的像素的信号，在傅立叶转换过程中的作用最大，处于 K 空间周边位置的像素的作用要小很多。

在 K 空间采集中，频率和相位编码的位置一一对应，虽然图像信号采集的矩阵为 128×256 或 256×256，但 K 空间在计算机中为一个规整的正方形矩阵。如前所述，处于 K 空间中心区域的各个数值对图像重建所起的作用要比周边区域的更大，所以，在非常强调成像时间的脑弥散成像、灌注成像及心脏 MRI 成像时，为了节约时间，可以将周边区域的 K 空间全部作零处理，不花时间去采集，节约一半的时间，可能导致小于 10% 的图像信噪比损失。这种特殊的成像方法就叫 K 空间零填充技术。K 空间分段采集技术一般应用于心脏快速 MRI 成像，在 FLASH 或 Turbo-FLASH 等快速梯度成像时，一个序列常可在 1 秒钟左右的时间内完成。但是，对心脏来说仍然太慢，一个心动周期不足一秒，运动伪影在所难免，且 NEX 只有一次时的图像质量不太理想。这时，可采用 K 空间分段采集的方法，将 K 空间分成 8 或 16 段，采用心电图门控触发的方法，使一段 K 空间的信号采集固定于心动周期的某一个时段内，达到心脏相对静止的效果。一个序列被分解在 8 或 16 次心跳中完成，总时间也在一次屏气时间允许之内，这样，即解决心脏跳动伪影问题。

（2）二维傅立叶图像重建法

二维傅立叶变换法是 MRI 特有且最常用的图像重建方法。K 空间排列的原始数据，整合了相位、频率和强度的信息，傅立叶变换技术就是可以将以上的 K 空间信息逐行、逐点地解析和填补到真正的空间位置上去，形成很多幅反映信号强弱的 MRI 图像。二维傅立叶变换可分为频率和相位两个部分，通过沿两个垂直方向的频率和相位编码，可得出该层面每个体素的信息。不同频率和相位结合的每个体素在矩阵中有其确切的位置。计算每个体素的灰阶值就形成一幅 MR 图像。

三、MR 成像设备的基本结构

MR 成像设备（简称 MRI 设备）主要由以下四部分构成：磁体系统、梯度磁场系统、射频系统、计算机及图像处理等系统组成。各系统间相互连接，由计算机控制、协调运行。

主磁体用于产生一个高度均匀、稳定的静磁场，可以是永久磁体、常导磁体和超导磁体。

梯度发生器产生一定开关形状的梯度电流，经放大后由驱动电路送至梯度线圈产生所需的梯度磁场。

射频系统包括发射和接收两部分组成。射频发射器包括频率合成器、RF 形成、放大和功放，产生所需要的射频脉冲电流送至射频发射线圈。接收器是由前置放大器、射频放大器、带通滤波器、检波器、低频放大器和 A/D 转换器组成。它的作用是将接收到的 MR 信号经过放大和处理后变为数字信号进入计算机。

计算机将采集到的数据进行图像重建，并将图像数据送到显示器进行显示。另外计算机还负责对整个系统各部分的运行进行控制，使整个成像过程各部分的动作协调一致，产生所需的高质量图像。

1．磁体系统

磁体系统是 MRI 设备产生成像所必需的静磁场（static magnetic field）的关键部件。磁体的主要性能指标是其产生的磁场强度、均匀度、稳定性及孔径大小等，这些性能指标直接关系到整个系统的信噪比和成像质量。几乎所有的厂家都在努力追求能够制造出高质量、尽可能高的磁场强度、优良的磁场均匀度、稳定可靠、尽可能大的开放孔径、以及尽可能短的磁体。

（1）磁体的作用和性能指标

磁体系统是 MR 成像系统最重要、成本最高的部件。它的作用是产生一个均匀的磁场，使处于磁场中的人体内氢原子核被磁化而形成磁化强度矢量。

临床上磁共振成像要求磁场强度在 0.5 ～ 3T(特斯拉，tesla，为磁场强度单位，1 特斯拉 =10000 高斯）范围内。一般将≤ 0.3T 称为低场，0.3 ～ 1.0T 称为中场，大于 1.0T 称为高场。磁场强度越高，组织的磁化强度越高，产生的磁共振信号强度越强。在一定范围内，磁场强度越高，影像的信噪比越大，信噪比近似与磁场强度成线性关系。但高场强也有一些不利因素，例如在高场强中化学位移伪影较明显，对运动较敏感而更易产生伪影。

各大生产厂商均已开发并向市场推出 7.0T 的超高场 MRI 设备，用于人体成像的实验研究；与此同时在美国芝加哥 9.4 TMRI 设备正在用于人体成像研究。但是由于超高磁场强度静磁场对人体的生物效应尚不肯定，超高场 MRI 设备产品尚不成熟，以及相关国家的法律或规则对其应用还有限制等原因，7.0T 及以上的超高场系统至今未能正式用于临床，但应用研究的文献已有很多发表。

与高磁场强度 MRI 设备的发展相反，近年来高性能的低场开放型永磁 MRI 设备备受市场和用户的青睐、厚爱。这不仅与它所具有的优良的性能价格比有关，也与设备制造商在竭尽努力将中高场磁共振系统的部件和技术移植到低场平台，使其整机性能、图像质量大大改善直接相关。

磁体的稳定性非常重要，如成像序列周期内磁场强度的漂移，可对重复测量的回波信号的相位产生影响，引起图像失真、信噪比下降，最终导致图像伪影。

磁体系统的安全问题也很重要，磁体（特别是高场强磁体）会对附近的铁磁性物体产生很强的吸引力，使人体健康或设备受到不同程度的损害、干扰和破坏，因此磁体需要屏蔽。一个带有心脏起搏器的人应在 5Gs 线以外。

（2）磁体的类型

1）永磁型磁体

永磁型磁体（permanent magnet）是最早应用于 MRI 全身成像系统的磁体，由具有铁磁性的永磁材料构成，可用于永磁体的磁性材料主要有铝镍钴、铁氧体和稀土钴三种类型。我国有丰富的稀土元素，也能大量生产高性能的稀土永磁材料（如钕铁硼）。这些材料都是生产永磁磁体的优质原料资源。

永磁型磁体磁场强度衰减极慢，几乎永久不变，且运行维护简单，无水电消耗，磁力线闭合，磁体漏磁少，磁力线方向与人体长轴垂直。射频线圈制作简便，线圈效率高。但是，磁场强度较低，目前永磁型磁体最大场强已能达到 0.5T，但是磁体庞大、笨重，同时其磁场均匀度受环境温度影响大，磁场稳定性较差。其周围环境发生变化（例如地铁线路、变电设施、供电电缆、过往机动车辆等）就会导致磁场均匀度被破坏，使图像质量下降，甚至造成图像伪影。0.35T 永磁型磁共振磁体的重量一般在 14 吨左右，0.4T 在 20 吨左右。永磁体的磁场强度一般不超过 0.5T。设计者必须在磁场强度、扫描检查孔径和磁体重量三者之间进行平衡、折中。

永磁体一般由多块永磁材料堆积或拼接而成，磁铁块的排布既要满足构成一定成像空间的要求，又要使其磁场均匀性尽可能高。另外，磁体的两个极面须用导磁材料连接起来，以提供磁力线的返回通路，从而减少磁体周围的杂散磁场，缩小边缘场的空间范围。

除磁场强度较低外，永磁型磁体的磁场均匀性通常也受到一定限制，与超导磁体MRI设备相比较，磁场均匀性指标参数要低很多。其原因一是拼接成完整磁体的每块永磁材料的性能不可能完全一致；二是受磁极平面加工精度的限制；三是磁极本身的边缘效应（磁极轴线与边缘磁场的不均匀性）。此外，永磁型磁体的温度系数较大即它对温度变化非常敏感，这使其磁场稳定性变差。因此，需要恒温恒湿空调系统将磁体间的温度或磁体本身的温度变化严格控制在 ±1℃之内。

永磁型MRI设备虽然有上述缺点，但是其优异的开放性能、低造价、低运行成本、整机故障率低、磁场发散少、对周围环境影响小、检查舒适等特点，使得永磁MRI设备不仅在中国，在全世界也得到认可和广泛应用。此外，日益兴起的磁共振介入诊断和治疗，以及磁共振导引的介入手术，正在为永磁开放型MRI设备开拓新的用武之地。

2）常导型磁体

由丹麦物理学家奥斯特（Hans Christian Oersted，1777—1851）于1820年发现的电流磁效应可知，载流导线周围存在磁场，其磁场强度与导体中的电流强度、导线形状和磁介质性质有关。常导型磁体（conventional magnet）正是根据这一原理，由电流通过导线产生磁场，即用线圈导线中的恒定电流来产生MRI设备中的静磁场 B_0，其磁力线与受检人体长轴平行。

因此，常导型磁体实际上是某种类型的空芯电磁铁，其线圈通常用铜线绕成。由于铜有一定的电阻率，故又有人将由这种线圈制成的磁体称为阻抗型磁体（resistive magnet）。此型磁体大致可分为三种：空心磁体、铁心磁体和电磁永磁混合型磁体。为了产生较高的磁场强度和足够的中空（有效检查孔径）直径，往往数个线圈并用。

常导型磁体优点是结构简单、重量较轻、制造安装容易，造价低廉，可随时建立或卸掉静磁场。不用时可以停电，在0.3T以下可以获得较好的临床图像。但其磁场均匀性和稳定性较差，受室温影响大，开机后耗电量大（典型值80kW）并使磁体产生较多热量，必须使用大量的循环水冷却维持其运行，故运行费用较高，且其磁场强度亦较低（典型值0.23T），另外，线圈供电电源的波动将会直接影响磁场的稳定，因而高质量的大功率恒流电源是常导型MRI设备整机系统的关键部件，目前仅有少数厂家还在生产常导型MRI设备。

3）超导型磁体

在普通的导体中，大部分通过导体的电流由于电阻的原因变为热能，因而被“消耗”掉了，而由超导材料制成的超导体最重要的特点是在特定条件下电流通过时其电阻为零。有一些类型的金属（特别是钛、钒、铬、铁、镍），当将其置于接近绝对零度（零下273.2℃，标为0K）的超低温时，其电阻为零，即处于超导工作状态，这些具有超导性的物质可称其为超导体。以超导体为线圈材料制造的磁体称为超导型磁体。

超导型磁体（super conducting magnet）是由电流通过超导体导线产生磁场，与常导型磁体的主要差别在于其导线由超导材料制成并将其置于液氦之中。超导体线圈的工作温度在绝对温标4.2K的液氦中获得的超低温环境，达到绝对零度（−273℃），此时线圈处于超导状态，没有电阻。当超导线圈在8K温度下其电阻即等于零，液氦的沸点为77K。超导磁体配有一个励磁电源，励磁电流从励磁电源发出通过超导磁体线圈循环流动，当电流上升到使磁场建立起预定的场强时，超导磁体开关闭合，励磁电源断开，电流在闭合的超导线圈内几乎无衰减地循环流动，产生稳定、均匀、高场强的磁场。

目前超导磁体用的材料是铌和钛的合金，它有很高的机械强度，可做成一束细丝埋在铜线里，可负载7000A电流。线圈缠绕在一个经过精加工的圆柱体上（常是铝），线圈的匝数由所需要的场强决定。

超导磁体的电磁线圈需工作在温度接近绝对零度（−273.15℃）的环境中。线圈通常装在一个复杂的真空瓶里，浸在液氦中，真空瓶的设计决定了超导磁体的运行费用。现在的超导装置已经完善到可以忽略场强的下降，典型的半衰期是几百年。

超导磁体的优点是场强高，稳定性和均匀度好，因此可开发更多的临床应用功能。缺点是技术复杂和运行成本高。超导磁体失超时，必须紧急撤离正在扫描的患者，打开紧急通风口，将磁体房间的门敞开，并立即通知工程人员处置。磁体失超极少发生。

2．梯度系统

梯度系统（gradient system 或 gradients）是指与

梯度磁场相关的电路单元和相关系统。其磁场强度虽只有主磁场的几百分之一，用来产生并控制磁场中的梯度，以实现NMR信号的空间编码。梯度场有三组线圈，产生X、Y、Z三个方向的梯度场，各线圈组的磁场叠加起来，可得到任意方向的梯度场。它的功能是为MRI设备提供线性度优良、可达到高梯度磁场强度（又称梯度场强度）、并可快速开关的梯度场，以便动态地、依次递增地修改主磁场B_0的磁场强度，实现成像体素的空间定位和层面的选择。此外，在梯度回波和其他一些快速成像序列中，梯度场的翻转还起着射频激发后自旋系统的相关重聚作用。

（1）梯度系统的组成

梯度系统由梯度线圈、梯度控制器、数模转换器（DAC）、梯度放大器（又称梯度电源）和梯度冷却系统等部分组成。梯度线圈和放大器均有双套设计方案，现有MRI设备中按照其梯度组合方式和工作模式可分为单梯度放大器单梯度线圈、双梯度放大器单梯度线圈、单梯度放大器双梯度线圈等三种梯度类型MRI设备。

（2）梯度磁场的产生

梯度磁场是由电流通过一定形状结构的梯度线圈产生的。梯度磁场是脉冲的，需较大的电流和功率，因此梯度磁场系统包括控制、预驱动、功率驱动、反馈、高压控制、高压开关等电路。计算机的CPU（中央处理器）及控制电路完成对梯度脉冲的开关和梯度组合的控制。

MRI设备至少需要三个相互正交（X、Y、Z方向）的梯度磁场作为图像重建的空间定位和层面选择的依据。梯度线圈绕在主磁体和匀场补偿线圈内，它由三组线圈组成，梯度场的方向按三个基本轴线X、Y、Z轴方向设计，这三个相互正交的任何一个梯度场均可提供层面选择梯度、相位编码梯度、频率编码梯度三项作用之一，而这三个方向的梯度场的联合使用可获得任意斜面的MR图像。MRI设备中分别由X、Y、Z三个方向的梯度线圈以及为梯度线圈提供“动力”的梯度放大器来提供这三个梯度场。

（3）梯度磁场的性能指标

梯度线圈的性能指标主要包括梯度场强度和切换率。

1）梯度场强

梯度场强是指梯度磁场强度能够达到的最大值，一般采用单位长度内梯度磁场强度的最大差别来表示，即使用每米长度内梯度磁场强度差别的毫特斯拉量（mT/m）来表示。在线圈确定时，梯度场强度由梯度电流强度所决定，而梯度电流强度又受梯度放大器的最高输出功率限制。

根据拉摩尔方程，质子的共振频率等于磁旋比与静磁场强度的乘积。因此，静磁场的轻微变化必然使受检组织的共振频率随之产生变化。梯度场强大小与空间分辨率的关系是磁场梯度越大、像素越小，空间分辨率越高。

2）梯度磁场的切换率

梯度磁场切换率是指单位时间及单位长度内的梯度磁场强度变化量，常用每秒每米长度内梯度磁场强度变化的毫特斯拉量（mT/m・s）来表示。切换率越高表明梯度磁场变化越快，也即梯度线圈通电接通电流后梯度磁场达到预设值所需时间（梯度上升时间，也称梯度爬升时间）越短。

梯度系统作为MRI设备的核心和关键部件，其性能高低直接决定着MRI设备的扫描速度（时间分辨率）、最小扫描层厚（空间分辨率）、XYZ三轴有效扫描范围、影像的几何保真度。同时，它的性能还同扫描脉冲序列中梯度脉冲波形的设计有关，即一些复杂序列还要依赖梯度系统来实现。MRI设备对梯度系统的要求就是梯度场强高、梯度上升速度快、梯度切换率高、梯度线性度、梯度输出波形的准确度高及其可重复性好、梯度效率和利用率高。

（4）梯度磁场的作用

梯度磁场的功能：

1）对MRI信号进行空间编码，确定成像层面的位置和厚度；

2）产生梯度回波；

3）施加扩散加权梯度场；

4）进行流动补偿；

5）进行流动液体的流速相位编码。

梯度磁场应具备的条件：

1）所形成的梯度磁场在成像范围内应具有良好的线形特征；

2）切换时间即梯度场从零上升至预定的稳定值所需时间亦即响应时间要短，响应时间长短会限制成像系统最小可用的回波时间；

3）功率损耗小，建立梯度场须驱动电源电路中所有高功率元件产生强大电流，并须给高功率元件散热，因此在达到预定梯度场强的条件下，电源功耗需尽量小；

4）最低程度涡流效应，因涡流可导致影像失真。

梯度线圈性能的提高对于MR超快速成像至关重要，可以说没有梯度线圈的进步就不可能有超快速序列。SS-RARE、Turbo-GRE及EPI等超快速序列以及水分子扩散加权成像对梯度场的场强及切换率都有很高的要求，高梯度场及高切换率不仅可以缩短回波间隙加快信号采集速度，还有利于提高图像的SNR，因而近几年快速或超快速成像技术的发展可以说是直接得益于梯度线圈和梯度系统性能的改进。目前配备单梯度放大器的超导1.5T MRI设备的梯度磁场强度最高已达50mT/m，一般可在25mT/m以上；梯度切换率最高可达200mT/m・s，一般可在120mT/m・s以上。配备双梯度放大器的超导1.5T MRI设备的梯度磁场强度最高可达80mT/m，梯度切换率达到200mT/m・s。

当然，由于梯度磁场的剧烈变化会对人体造成一定的影响，特别是引起周围神经刺激，因此梯度场强和切换率不是越高越好，是有一定限制的。

3．射频系统

射频系统的组成和功能

在MRI设备中，射频系统负责实施射频（radio frequency，RF）激励并接收和处理射频信号，即MR信号。射频系统不仅要根据不同扫描序列的要求编排组合并发射各种翻转角的射频脉冲，还要接收成像区域内1H（氢质子）、31P、3He、23Na、13C等的磁共振信号。磁共振信号只有微伏（μV）的数量级，因而射频接收系统的灵敏度、放大倍数、抗干扰能力都要非常高。

射频系统主要由射频脉冲发射单元和射频脉冲接收单元两部分组成，其中包括射频发射器、射频功率放大器、射频发射线圈、射频接收线圈、以及低噪声射频信号放大器等关键部件。射频系统的作用是发射射频脉冲，使磁化的质子吸收能量产生共振，并接收质子在弛豫过程中释放的能量，而产生MR信号。

1）发射器

发射器用于产生射频信号，形成射频脉冲。射频脉冲为一宽带频率，具有精确的时相及复杂准确的波形，其频带围绕在拉莫尔频率上下波动。

发射器功率一般为0.5 ～ 15kW。高场强磁共振仪通常以患者体重为标准，由计算机选定所需发射功率。

2）发射线圈

发射线圈的功能：发射一定频率和功率的电磁波，以使被检体内的氢质子受到激励而发生共振。发射线圈的设计要求：适当的Q值，不能太大，线圈应在激发的样品范围内产生一个均匀的射频场，线圈装置不能太大。

发射线圈的种类：有圆形线圈、螺旋管线圈、鞍形线圈、低频鸟笼式线圈、高频鸟笼式线圈等。

3）发射通道

发射通道的功能：形成射频脉冲形状、对脉冲进行衰减控制、脉冲功率放大和监视等。在射频控制器的作用下，提供扫描序列所需的各种射频脉冲。

发射通道的组成：频率合成器、发射混频器、发射调制器、功率放大级、发射控制器。

4）接收线圈

功能：用于接收人体被成像部分所产生的磁共振信号，接收线圈的敏感容积和被检组织的距离决定了成像的质量。线圈的敏感容积越大，图像的信噪比越差，反之信噪比越高。

有些线圈具有发射和接收双重功能。接收线圈的性能要求：Q值要高，电阻要小。接收线圈的信噪比最重要，信号响应均匀性其次。

线圈使用原则：最好是发射线圈和接收线圈分开使用，但要注意双线圈之间的耦合问题。接收线圈的种类：表面线圈（脊柱表面线圈、膝关节表面线圈、腕关节表面线圈、肩关节表面线圈、直肠表面线圈、柔软表面线圈、3英寸表面线圈、5英寸表面线圈等），相控阵线圈（具有较好的信噪比），体线圈，头线圈等。

5）接收通道

功能：处理（放大、混频、滤波、检波、A/D转换等）来自接收线圈微弱的磁共振信号，然后送到计算机做进一步处理，例如累加、存储、变换和运算等。

结构组成：前置放大器：是接收通道的重要组成部分，从接收线圈中感应出的FID信号的功率非常微弱，这就要求它既要有很高的放大倍数，又要有很小的噪声。

混频器与滤波器：将经过低噪声前置放大器放大的信号进行变频，将信号频谱搬移到中频上。

相敏检波器：从中频滤波电路的中频信号中检测出低频MRI信号。常采用二极管检波电路。

低频放大与低通滤波：低频放大的作用是放大

经检波后的MRI信号。因为，经检波后的低频信号电平很小（为零点零几伏），而经过A/D数字化转换时需要10伏左右的电平。因此常采用集成运算放大器。低通滤波的作用是滤除影响成像质量的高频干扰和噪声。

A/D转换器：将所接收的模拟MRI信号变换成数字信号，供计算机重建系统重建图像。MR信号数字化的过程就是对MR信号的采样和量化的过程。

4．计算机系统

计算机系统主要由硬件和软件两部分组成。硬件包括中央处理器和存储器。外部设备包括硬盘、输入、输出设备等；软件包括系统软件和应用软件两大部分。系统软件是支持计算机运行的程序，应用软件由扫描控制软件、应用软件和故障诊断软件等组成。计算机系统功能：主要是控制MR成像系统的脉冲激发、信号采集、数据运算、图像重建、显示、存储以及患者数据管理等。因此，计算机要求大容量、大内存、有快速的运算能力及良好的软件支持。MRI系统中多采用小型化、高性能的计算机。

四、射频脉冲与脉冲序列

1．脉冲序列的概念

MR图像的信号强度取决于射频脉冲的发射方式、梯度磁场的引入方式和MR信号的读取方式等。为不同成像目的而设计的一系列射频脉冲、梯度脉冲和信号采集按一定时序排列称作脉冲序列。

2．脉冲序列的构成

一般脉冲序列的一个周期中包括射频脉冲、梯度脉冲和MR信号采集。射频脉冲包含用以激发氢质子的激发脉冲、使质子群相位重聚的复相脉冲以及反转恢复序列等；梯度脉冲包括层面选择梯度、相位编码梯度、频率编码梯度（也称读出编码），用以空间定位；形成的MR信号也称为回波。完成一个层面的扫描和信号数据采集需要重复多个周期。

3．自旋回波脉冲序列

自旋回波序列（spin echo，SE）简称SE序列，是目前磁共振成像最基本的脉冲序列。SE序列采用90°激发脉冲和180°复相脉冲进行成像。SE序列的过程是先发射一个90° RF脉冲，Z轴上的纵向磁化矢量M_0被翻转到XY平面上；在第一个90°脉冲后，间隔TE/2时间后再发射一个180° RF脉冲，可使XY平面上的磁矩翻转180°，产生重聚焦的作用，此后再经过TE/2时间间隔就出现回波信号。从90° RF脉冲到接受回波信号的时间称回波时间，即TE时间，两个90° RF脉冲之间的时间称重复时间，即TR时间。

（1）T1加权像

T1加权图像主要反映组织T1值差异，简称为T1WI。在SE序列中，T1加权成像时要选择较短的TR和TE值。因各种生物组织的纵向弛豫时间约500ms，如把重复时间TR定为500ms，则在下一个周期90°脉冲到来时，长T1的组织能量丢失少，纵向磁化矢量（Mz）恢复的幅度低，吸收的能量就少，其磁共振信号的幅度低，回波的幅度也低。相反短T1组织能量大部分丢失，Mz接近完全恢复，幅度高。下一个90°脉冲时将吸收大部分能量，磁共振信号高，回波幅度也高，信号强。一般TR为500ms左右，TE为20ms左右，能获得较好的T1加权图像。

（2）T2加权像

T2加权图像主要反映组织T2值不同，简称为T2WI。在SE序列中，T2加权成像时要选择长TR和长TE值。如选择比受检组织T1显著长的TR（1500 ~ 2500ms），又选用与生物组织T2相似的时间为TE（90 ~ 120ms），则两个不同组织的T2信号强度差别明显，TE越长，这种差别越明显。

（3）质子密度加权像N（H）加权像

质子密度反映单位组织中质子含量的多少。在SE序列中，一般采用较长TR和较短TE时可获得质子密度加权图像，一般TR为2500ms左右，TE为20ms左右时，SE序列成像可获得较好的质子密度加权图像。如选用比受检组织T1显著长的TR（1500 ~ 2500ms），那么磁化的质子群在下一个周期的90°脉冲到来时已全部得到恢复，这时回波信号幅度与组织T1无关，而与组织的质子密度和T2有关。再选用比受检组织T2明显短的TE（15 ~ 20ms），则回波信号幅度与质子密度（即受检组织氢原子数量）有关，这种影像被称为质子密度加权像。由于多数生物组织质子数量相差不大。信号强度主要由T2决定，有些文献中也将质子密度加权像称作轻度T2加权像。在具体工作中，可采用双回波序列，第一个回波使用短TE，形成质子密度加权图像，第二个回波使用长TE，形成T2加权图像。

4．反转恢复脉冲序列

（1）反转恢复脉冲序列的理论基础

反转恢复序列（inversion recovery，IR）包括一个180°反转脉冲、一个90°激发脉冲与一个180°复相脉冲组成。第一个180°脉冲激发质子，使质子群的纵向磁化矢量M_0由Z轴翻转至负Z轴。当RF停止后磁化矢量将逐渐恢复，之后，使用一个90°°脉冲对纵向磁矩进行90°翻转，180°脉冲与此90°脉冲之间的时间间隔为反转时间TI。90°脉冲后就和SE序列一样在TE/2时间再使用一个180°脉冲实现横向磁矩再聚焦和信号读出。

IR序列的成像参数包括TI、TE、TR。TI是IR序列图像对比的主要决定因素，尤其是T1对比的决定因素。TI的作用类似于SE序列中的TR，而IR序列的TR对T1加权程度的作用相对要小，但TR必须足够长，才能容许在下一个脉冲序列重复之前，使Mz的主要部分得以恢复。由于IR序列对分辨组织的T1值极为敏感，所以传统IR序列一直采用长TR和短TE来产生T1WI。TE是产生T2加权的主要决定因素，近年来在IR SE序列中应用长TE值也能获得T2WI。尽管如此，IR序列主要还是用于产生T1WI和PDWI。IR序列典型的参数为TI = 200 ～ 800ms，TR = 500 ～ 2500ms，TE = 20 ～ 50ms。选TI值接近于两种组织的T1值，并尽量缩短TE，可获得最大的T1WI。通常TR等于TI的3倍左右时SNR好。IR序列可形成重T1WI，可在成像过程中完全除去T2的作用，可精细地显示解剖结构，如脑的灰白质，因而在检测灰白质疾病方面有很大的优势。目前IR序列除用于重T1WI外，主要用于两种特殊的MR成像，即脂肪抑制和水抑制序列。

（2）短TI反转恢复脉冲序列（short TI inversion recocery，STIR）

IR序列中，每一种组织处于特定的TI时（称为转折点），该种组织的信号为零。组织的转折点所处的TI值依赖于该组织的T1值，组织的T1越长，该TI值就越大，即TI的选择要满足在90°脉冲发射时，该组织在负Z轴的磁化矢量恰好恢复到0值，因此也没有横向磁化矢量，图像中该组织的信号完全被抑制。

脂肪组织的T1值非常短，IR序列一般采用短的TI（≤ 300ms）值抑制脂肪的信号，该序列称为STIR序列。STIR脉冲序列是短TI的IR脉冲序列类型，主要用途为抑制脂肪信号，可用于抑制骨髓、眶窝、腹部等部位的脂肪信号，更好地显示被脂肪信号遮蔽的病变，同时可以鉴别脂肪与非脂肪结构。另外，由于脂肪不产生信号，STIR序列也会降低运动伪影。STIR序列的TI值约等于脂肪组织T1值的69%，由于不同场强下，组织T1值不同，因此不同场强的设备要选用不同的TI抑制脂肪，例如，1.5T场强设备中TI设置在150 ～ 170ms。

（3）液体衰减反转恢复脉冲序列（FLAIR）

另一种以IR序列为基础发展的脉冲序列称为液体抑制（也有称流动衰减）反转恢复（fluid-attenuated inversion-recovery，FLAIR）序列，该序列采用长TI和长TE，产生液体（如脑脊液）信号为零的T2WI，是一种水抑制的成像方法。选择较长的TI时间，可使T1较长的游离水达到选择性抑制的作用。这时，脑脊液呈低信号，但脑组织中水肿的组织或肿瘤组织仍像T2加权一样呈高信号，在1.5T场强设备中FLAIR序列的TI大约为2000ms。一旦脑脊液信号为零，异常组织、特别是含水组织周围的病变信号在图像中就会变得很突出，因而提高了病变的识别能力。另外，由于普通SE序列T2WI中，延长TE会造成因脑脊液搏动引起的伪影和部分容积效应增加。所以，设置的TE不能太长。而在FLAIR序列中，由于脑脊液信号为零，TE可以较长，因而可获得更重的T2WI。目前FLAIR序列常用于脑的多发性硬化、脑梗死、脑肿瘤等疾病的鉴别诊断，尤其是当这些病变与富含脑脊液的结构邻近时。

5．梯度回波脉冲序列

（1）梯度回波脉冲序列的基础理论

梯度回波（gradient echo，GRE）序列也称为场回波序列（Field Echo，FE）。GRE序列是目前MR快速扫描序列中最为成熟的方法，不仅可缩短扫描时间，而且图像的空间分辨力和SNR均无明显下降。GRE序列与SE序列主要有两点区别，一是使用小于90°（α角度）的射频脉冲激发，并采用较短的TR时间；另一个区别是使用反转梯度取代180°复相脉冲。

在GRE序列时就不用1800脉冲来重聚焦，而是用一个反方向梯度来重新使快速衰减的横向磁矩再现，获得一个回波信号，进行成像。由于梯度回波序列使用反向梯度来获得回波，这个回波的强度是按T2*衰减的，相对于使用180°脉冲的SE序列的 T2 加权像，GRE 序列获得的图像是 T2* 加权像。

GRE 序列产生的图像对比要比 SE 序列复杂得多，可产生其他序列难以获得的对临床有用的信息。GRE 序列图像的对比不仅取决于组织的 T1、T2，还与 B_0 的不均匀性有关。但是，主要依赖于激发脉冲的翻转角 α、TR 和 TE 三个因素，另外还与磁敏感性和流动有关。

小角度激发有以下优点：①脉冲的能量较小，SAR 值降低；②产生宏观横向磁化矢量的效率较高，与 90° 脉冲相比，30° 脉冲的能量仅为 90° 脉冲的 1/3 左右，但产生的宏观横向磁化矢量达到 90° 脉冲的 1/2 左右；③小角度激发后，组织可以残留较大的纵向磁化矢量，纵向弛豫所需要的时间明显缩短，因而可选用较短的 TR，从而明显的缩短采集时间；④ MR 图像信号强度的大小与 M_{xy} 翻转到 XY 平面的 M_{xy} 的大小成正相关，而 M_{xy} 的大小是由激发脉冲发射时 Mz 的大小及其激发后翻转的角度两个因素决定的。尽管 GRE 序列因使用小于 90° 的激发脉冲，对于同样的 Mz，其投影到 XY 平面的矢量比例要小于 90° 激发脉冲序列。但是，小角度脉冲的 Mz 变化较小，脉冲发射前的 Mz 接近于完全恢复，能形成较大的稳态 Mz，故 GRE 序列可产生较强的 MR 信号，尽管成像时间缩短，但是图像具有较高的信噪比（SNR）。

（2）稳态梯度回波脉冲序列（FISP）

GRE 由于是短 TR 成像，因此回波采集后，产生一个残留的横向磁化矢量。成像序列中，在层面选择方向、相位编码方向及频率编码方向都施加了编码梯度场，这些梯度场同样会造成质子失相位。如果在这些空间编码梯度施加后，在这三个方向上各施加一个与相应的空间编码梯度场大小相同方向相反的梯度场，那么空间编码梯度场造成的失相位将被剔除，也即发生相位重聚。这样残留的横向磁化矢量将得到最大程度的保留，并对下一个回波信号做出反应。

在 GRE 小翻转角和短 TR 成像时，纵向磁矩在数次脉冲后出现稳定值，即稳态，导致组织 T1 值对图像的影响很小。如果 TE 也很短，远短于 T2* 值，那么此时横向磁矩也会在数个脉冲后趋向一个稳定值，此时组织 T2* 值对图像的影响也很小了，而真正对图像产生影响的是组织的质子密度，这种特殊的稳定状态下的梯度回波成像就被称为稳态梯度回波序列（Fast Imaging with Steady-state Precession，FISP 或 Gradient Recalled Acquisition in the Steady State，GRASS）。FISP 获得的图像为质子密度加权图像，血液呈很高信号，由于 TR 较短，TE 也很短，速度很快，很适合心脏电影动态磁共振成像或 MRA 等。

（3）扰相位梯度回波脉冲序列（FLASH）

当 GRE 序列的 TR 明显大于组织的 T2 值时，下一次 α 脉冲激发前，组织的横向弛豫已经完成，即横向磁化矢量几乎衰减到零，这样前一次 α 脉冲激发产生的横向磁化矢量将不会影响后一次 α 脉冲激发所产生的信号。如果成像序列使用的 TR 短于组织的 T2，当施加下一个 RF 激发脉冲时，前一次 α 脉冲激发产生的横向磁化矢量没有完全衰减，由于这种残留的横向磁化矢量将对下一次脉冲产生横向磁化矢量产生影响，这种影响主要以带状伪影的方式出现，且组织的 T2 值越大、TR 越短、激发角度越大，带状伪影越明显。

为了消除这种伪影，必需在下一次脉冲前去除这种残留的横向磁化矢量。采用的方法是，在前一次脉冲激发的 MR 信号产集后，在下一次脉冲来临前施加扰相位（spoiled）梯度场或干扰射频脉冲。扰相位梯度场对质子的相位进行干扰，使其失相位加快，从而消除这种残留的横向磁化矢量。干扰的方法主要是施加扰相位梯度场，可以只施加层面选择方向或三个方向都施加扰相位梯度，造成人为的磁场不均匀，加快了质子失相位，从而消除这种横向磁化矢量。这一脉冲序列称之为扰相位梯度回波脉冲序列（fast low angled shot，FLASH）。

GRE T1WI 序列一般选用较大的激发角度，如 50°、80°，这时常需要采用相对较长的 TR，如 100 ~ 200ms。而当 TR 缩短到数十毫秒甚至数毫秒时，激发角度则可调整到 10° ~ 45°。常规 GRE 和扰相 GRE T1WI 在临床上应用非常广泛，实际应用中，应该根据需要通过 TR 和激发角度的调整选择适当的 T1 权重。

GRE T2*WI 序列一般激发角度为 10° ~ 30°，TR 常为 200 ~ 500ms。由于 GRE 序列反映的是组织的 T2* 弛豫信息，组织的 T2* 弛豫明显快于 T2 弛豫，因此为了得到适当的 T2* 权重，TE 相对较短，一般为 15 ~ 40ms。

（4）快速梯度回波脉冲序列（Turbo-FLASH）

Turbo-FLASH 序列是在 FLASH 序列的基础上发展和改进而产生的。上述 FLASH 序列中，TR

和TE值都很小，为提高梯度回波信号又要选用小角度的翻转角，这时形成的图像是质子密度加权像。为了实现T1或T2加权，除了以上FLASH序列外，还可在短TR短TE的快速GRE序列前加用一个脉冲，可称为快速梯度序列的磁矩预准备成像（Magnetization Prepared Rapid Acquisition）。在这个预准备脉冲之后，通过控制后续的梯度脉冲出现的间隔时间（TI），既可选择性抑制某一种组织信号，从而实现心脏快速成像时的亮血或黑血成像技术，又可选择性形成T1或T2加权成像。Turbo-FLASH结合K空间分段采集技术是心脏快速MRI和冠状动脉成像的主要方法。

（5）磁化准备快速梯度回波脉冲序列

在扰相梯度回波序列中，为提高图像对比和信噪比，常在脉冲序列开始之前施加磁化准备脉冲，例如GE公司的IR-PREP、西门子公司的MP-RAGE、飞利浦公司的TFE序列。

不同的磁化准备快速梯度回波脉冲序列可以有不同的磁化准备脉冲，由此会生成不同的图像对比。常用的磁化准备脉冲有180°反转脉冲，形成T1WI；90°脉冲，形成T1WI；90°-180°-90°的组合脉冲，形成T2WI。

磁化准备快速梯度回波脉冲序列主要用于颅脑高分辨三维成像、心肌灌注、心脏冠脉成像、腹部成像等。

（6）快速自旋回波脉冲序列（FSE）

1）RARE技术的概念

RARE技术即快速采集弛豫增强（rapid acquisition relaxation enhanced，RARE）是1986年由德国科学家J.Hennig等提出的，即利用SE多回波技术和革新的K空间填充方法实现快速MR扫描，减少扫描时间，是快速自旋回波序列的基础。具体方法是在一个90°脉冲激发后，利用多个聚焦180°脉冲形成多个自旋回波，在一个TR周期中可以填充K空间的多条相位编码线，因此整个序列所需的TR周期重复次数将减少，故减少扫描时间。

2）快速自旋回波脉冲序列

快速自旋回波简称为FSE（Fast Spin Echo）或TSE（Turbo SE）。在普通SE序列中，在一个TR周期内首先发射一个90° RF脉冲，然后发射一个180° RF脉冲，形成一个自旋回波。FSE序列中，在第一个90°脉冲激发后，相继给予多个180°脉冲，例如8或16个连续脉冲，出现8或16个连续回波，称为回波链（echo train length，ETL）。回波链可一次获得8或16种相位K空间的回波信号值，使一次TR时间内完成8或16个相位编码上的激发和信号采集。等于将相位编码数减少了8或16倍。虽然一次激发后采集8或16个相位K空间，时间是缩短了。但是，一次激发中后面数次回波的时间距90°脉冲较远些，信号必然要低，与前面回波的T2加权权重是不一样的。因此，必然在MRI图像上导致与常规SE序列T2加权的不同。在计算机软件和MRI硬件的性能改善，特别是180°脉冲性能改进和梯度动量缓冲技（Gradient Moment Nulling Technique）的应用，使FSE的T2加权图像已经能完全满足临床诊断需要。

FSE序列与多回波序列一样，也是在一个TR周期内首先发射一个90° RF脉冲，然后相继发射多个180° RF脉冲，形成多个自旋回波。但是，二者有着本质的区别。在多回波SE序列中，每个TR周期获得一个特定的相位编码数据，即每个TR中相位梯度以同一强度扫描，采集的数据只填充K-空间的一行，每个回波参与产生一幅图像，最终可获得多幅不同加权的图像。而FSE序列中，每个TR时间内获得多个彼此独立的不同的相位编码数据，即形成每个回波所要求的相位梯度大小不同，采集的数据可填充K-空间的几行，最终一组回波结合形成一幅图像。由于一个TR周期获得多个相位编码数据，可以使用较少的TR周期形成一幅图像，从而缩短了扫描时间。

FSE序列的扫描时间，由下式决定：

$$T=\frac{TR \cdot Ny \cdot N}{ETL}$$

公式中TR为回波时间；Ny为相位编码数；ETL为回波链（在一次TR周期内的回波次数称为回波链）。公式中的分子与SE序列的扫描时间相同，与普通SE序列相比，FSE序列的扫描时间降低了ETL倍。增加回波链能够显著地减少扫描时间，不过回波链过长，会使模糊伪影（bluring artifact）变得明显，典型的ETL为4～32个。

FSE序列不仅采集速度快，而且与SE序列相比，减少了运动伪影和磁敏感性伪影。另外，FSE序列能提供比较典型的PDWI和重T2WI，FSE与普通SE序列在图像对比和病变检测能力方面很大程度上是相当的，在很多部位的MR成像中，FSE

序列可取代普通SE序列。这些在同样是快速成像的梯度回波序列中是难以做到的。

FSE序列影像的主要缺点是，T2WI的脂肪信号高于普通SE序列的T2WI，同时，提高了因使用多个180°脉冲而引起的对人体射频能量的累积。

五、磁共振特殊成像技术

1．脂肪抑制技术

在磁共振检查中经常会采用脂肪抑制技术，脂肪抑制可以提供鉴别诊断信息、减少运动伪影和化学位移伪影、改善图像对比、提高病变检出率、增加增强扫描效果等。根据设备场强、扫描部位和扫描序列等的不同，可以选择使用不同的脂肪抑制技术。

（1）STIR序列

原理见IR序列中有关STIR的介绍。

STIR序列的优点为场强依赖性低，对场强的要求不高，低场设备脂肪抑制的效果也不错；对磁场均匀度的要求也较低；且对大范围FOV扫描的脂肪抑制效果也较好。STIR序列的缺点为信号抑制的特异性低，与脂肪T1接近的组织（例如血肿），其信号也被抑制；不能应用于增强扫描；且TR延长，使扫描时间延长。

（2）化学位移饱和成像

化学位移饱和成像就是利用不同分子之间共振频率的差异，在信号激发之前，预先发射具有某种特定频率的预饱和脉冲，使这种频率的组织信号被饱和，得到抑制。例如，水中的氢质子与脂肪中的氢质子其化学位移为3.5ppm，在1.0T静磁场中水质子比脂肪质子的共振频率大约快3.5ppm×42.5MHz=148Hz，如果预脉冲的频率选为脂肪的共振频率，则在其后立即发射激发脉冲时脂肪已经饱和，脂肪信号被抑制。

该序列的优点为脂肪信号抑制的特异性高，可用于多种序列。其缺点是场强依赖性较大，在1.0T以上的高场设备中，脂肪抑制的效果才不错；对磁场均匀度的要求也较大；且对大范围FOV扫描的脂肪抑制效果不理想。

2．磁化传递技术

生物体中含有游离态的自由水和结合态（与蛋白等大分子结合）的结合水，MR信号主要来自于自由水质子，而结合水质子可以影响MR信号。

自由水质子T2值较长，其产生共振的频率范围较小，而结合水质子T2值较短，其产生共振的频率范围较大。在磁化传递对比技术中一般是在常规激励脉冲之前预先使用一个低能量射频脉冲，该射频脉冲的频率偏离自由水质子共振频率但没有超出结合水质子的共振频率范围，这样可以选择性地激发结合水质子，使结合水质子发生饱和，然后该饱和性通过磁化交换过程传递给邻近自由水质子，从而不同程度地降低某些组织的MR信号强度，产生与磁化传递相关的新的组织对比。这种结合水质子将饱和的磁化状态传递给自由水质子的过程称为磁化传递（magnetization transfer，MT）或磁化传递对比（Magnetization Transfer Contrast，MTC）。

目前，磁化传递对比技术主要应用包括：①MR血管成像，降低血管周围背景组织的信号，而不影响血管的信号，从而提高血管和背景之间的对比；②MR增强检查，降低肿瘤周围组织的信号，而不影响富含钆对比剂的肿瘤的信号，从而提高肿瘤和背景之间的对比；③多发性硬化病变的检查，因为磁化传递的程度与组织的物理和化学状态有关，可以显示硬化斑的脱髓鞘程度；④骨关节检查，有利于关节软骨的显示。

3．化学位移成像

原子核的共振频率与磁场强度成正比，但原子核并非孤立存在，位于不同种类化学键上的原子会产生不同频率的信号，即局部化学环境会影响质子的共振频率。例如甲醇分子CH_3OH中CH_3的H和OH的H共振频率并不相同，这是由于原子核被带磁性的电子云所包围，使其所处的分子环境不同。围绕着原子核旋转的电子不同程度地削弱了静磁场强度，若固定静磁场强度大小，周围电子云较薄的原子经受的局部磁场强度较高，其共振频率较高；而周围电子云较厚的原子局部磁场强度较低，其共振频率也较低。这种因分子环境（即核外电子结构）不同引起的共振频率的差异称作“化学位移”（chemical shift）。

由于化学位移引起局部磁场的改变，对于质子化学位移很小，不同分子环境其共振频率上的差异仅百余或数百赫兹（Hz），其数量与所检测原子核共振频率差异数个ppm（$1ppm=10^{-6}$），例如，水分子中的质子与脂肪CH_2原子团中质子的化学位移只相差3.5ppm。

化学位移是磁共振波谱的基础，用于检测组织细胞内的代谢物质；化学位移饱和成像可用来突出或抑制某种组织的信号；化学位移特性还会诱发化学位移伪影。利用不同分子之间的化学位移，可以生成不同类型的图像。

（1）化学位移饱和成像

化学位移饱和成像就是利用不同分子之间共振频率的差异，在信号激发之前，预先发射具有某种特定频率的预饱和脉冲，使这种频率的组织信号被饱和，得到抑制。例如，上面介绍的脂肪抑制技术。同样，使用水共振频率的预脉冲，则水的信号被抑制。

（2）水脂同相与反相

因为水质子与脂肪质子的共振频率不同，则水质子横向磁化矢量与脂肪质子横向磁化矢量的相位关系处于不断的变化之中，在 1.0T 静磁场中水质子比脂肪质子快一周期所用时间 t=1000ms/148=6.8ms。当激发停止后，水质子横向磁化矢量与脂肪质子横向磁化矢量每隔 6.8ms 便出现相位相同的状态，即同相位，同相时两者的信号相加；而激发停止后，水质子横向磁化矢量与脂肪质子横向磁化矢量每隔 6.8ms/2=3.4ms，便出现相位相反的状态，即反相位，反相时两者的信号相减，信号下降。在反相位图像上，水、脂交界处及同时含水及脂肪的部位信号下降明显，此技术常用于肾上腺肿瘤和肝脂肪浸润的检查。在梯度回波序列，TE 值选择为 6.8ms 或其倍数，得到同相位图像，TE 值选择为 3.4ms 或其倍数，得到反相位图像。

4．并行采集技术

并行采集技术（parallel acquisition technique，parallel imaging）是近年来出现的磁共振快速采集新技术，在很大程度上加快了磁共振成像的大采集速度。

（1）并行采集技术的原理

常规 MR 扫描序列的采集时间与图像相位编码方向的编码步数（即 K- 空间填充线数目）成正相关，相位编码步数越多，采集时间越长。减少相位编码步数，采集时间则会缩短。但是若要保持空间分辨率不变，减少相位编码步数的结果会造成相位编码方向的视野长度减少，若小于被检组织大的尺寸，则会出现卷折伪影。

并行采集技术利用在相位编码方向采用多个表面接收线圈、多通道采集的方法，解决了上述矛盾。对于单个线圈，靠近线圈的组织信号高，远离线圈的组织信号低；另外，视野以外的组织将卷折到图像对侧。在并行采集技术中采用多个表面线圈组合成相控阵接收线圈，采集中需要获得各个子线圈的排列及其空间敏感度信息，进而得到成像组织内每一点的敏感度信息。经过合理的算法将各个子线圈采集的数据和上述敏感度信息，去除单个线圈的卷折伪影，生成完整的图像。为此，并行采集技术可以在减少采集相位编码步数，从而减少采集时间的情况下得到完整图像。

（2）并行采集技术序列的种类

并行采集技术主要有两种主要方法：一种方法是数据采集后先进行傅立叶转换，得到相位编码方向的短视野形成的卷折的图像，然后利用线圈空间敏感度信息去除单个线圈的图像卷折，这种技术称为敏感度编码（Sensivity Encoding，SENSE）。另一种方法是数据采集后先利用线圈空间敏感度信息填充整个 K- 空间，再进行傅立叶转换重建图像，这种技术称为空间协调同时采集（Simultaneous Acquisition of Spatial Harmony，SMASH）或一般性自动校准部分并行采集（Generalized Autocalibrating Partial Parallel Acquisition，GRAPA）。

目前三大公司的并行采集技术名称分别为 GE 公司 ASSET、飞利浦公司 SENSE、西门子公司 iPAT。

并行采集技术的优点是采集时间减少，并可减少单次激发 EPI 序列的磁敏感伪影。缺点是图像信噪比降低，且可能出现未完全去除的图像卷折伪影，尤其是当采用较大并行采集加速因子时。

六、磁共振成像的图像质量

1．磁共振成像技术参数及其对图像质量的影响

（1）层数

SE 序列多回波多层面（MEMP）二维采集时，脉冲重复期间最多允许层数（NS），由 TR 和最大回波时间 TE 决定。

NS = TR /（TEmax +K）

式中：NS 为最多允许层数；TR 为重复时间；TEmax 为最大回波时间；K 为额外时间，根据所用参数不同而变化，一般用 SAT 和 Flow Comp 时 K 值就大。另外特殊吸收率（SAR）也是层数的主要限制因素。

（2）层厚

层厚取决于射频的带宽和层面选择梯度场强。

层厚越厚，激发的质子数量越多，信号越强，图像的信噪比越高。但层厚越厚，采样体积增大，容易造成组织结构重叠，而产生部分容积效应。层厚越薄，空间分辨力越高，而信噪比降低。扫描时要根据解剖部位及病变大小来决定扫描层厚。

（3）层面系数

层面系数的大小取决于层间距和层面厚度。

层面系数 = 层间距 / 层面厚度 ×100%

上式表明，层面系数与层间距成正比，而与层面厚度成反比。当层面厚度固定时，层间距越大，层面系数越大。当层间距固定时，层面厚度越厚，层面系数越小。层面系数小时，相邻层面之间会产生干扰，从而影响 T1 对比。

（4）层间距

层间距（GAP）是扫描中层与层之间的距离，即不成像层面。在磁共振成像中，层与层之间必须有一定的距离，以避免射频脉冲激励某一层面时影响相邻层面。为了杜绝成像之间层面的干扰，通常采用如下解决办法：①增加层间距：一般要求层间距不小于层厚的 20%。层间距过大，容易漏掉微小病变；层间距越大，图像信噪比越高。②如果扫描部位或病变较小，不能选择过大层间距或无层间距时，应采用间插切层采集法而不选择连续切层法，以克服相邻层间的相互干扰，提高信噪比。

（5）接收带宽

接收带宽是指 MR 系统采集 MR 信号时所接收的信号频率范围。减少接收带宽可以提高图像的信噪比，但可导致图像对比度下降。减少扫描层数，延长扫描时间，并增加化学位移伪影。

MR 激发脉冲使用的是射频波，其频率范围称为射频带宽或发射带宽。射频脉冲的持续时间越短，即脉冲的形状越窄，傅立叶变换后其频带带宽越宽。层面厚度与带宽成正比，即层厚越厚，带宽越宽。人体组织信号为不同频率信号的叠加，包括被激励的组织和噪声。射频带宽越宽，信号采集范围就越大，噪声也越大。

（6）扫描野（FOV）

扫描野也称为观察野，它是指扫描时采集数据的范围，它取决于频率编码和相位编码梯度强度。采集矩阵不变时，FOV 越小，则体积单元（体素）越小，像素越小，空间分辨力越高，但信号强度减低，信噪比降低。检查部位超出 FOV 时，会产生卷褶伪影。因此，选择 FOV 时要根据检查部位决定。

（7）相位编码和频率编码方向

在频率编码方向上的 FOV 缩小时不减少扫描时间。而在相位编码方向上的 FOV 缩小时，可以减少扫描时间。因此，在扫描方案的设置上，应该注意两个问题。

相位编码方向 FOV 应放在成像平面最小径线方向，不但能节省扫描时间，又可避免产生卷褶伪影，而图像质量不受影响，如做腹部、胸部横断位扫描时，相位方向应放在前后方向，相位编码方向 FOV 可减少 25%，能节省 1/4 的扫描时间。

选择的相位编码方向应能避开在相位编码方向的运动伪影，使其不在主要观察区。如行肝扫描，要观察肝左叶病变，为了避开主动脉伪影对肝左叶的影响，相位编码方向应放在左右方向，此时，不能减小 FOV，避免产生卷褶伪影。

（8）矩阵

矩阵组成每幅 MR 图像的像素方格，它包括采集矩阵（原始资料矩阵）和显示矩阵（影像矩阵）。显示矩阵是经过傅立叶变换显示在显示屏上。MR 系统为了提高显示屏上图像的分辨力，一般显示矩阵大于采集矩阵。目前，显示矩阵大多最高达到 512×512。

采集矩阵是指频率编码采样数目与相位编码步码数的乘积。

FOV 不变时，采集矩阵越大，体素就越小，图像的分辨力高。在频率编码方向增加采样点，可以增加空间分辨力，而不增加扫描时间；在相位编码方向增加编码数，则会增加扫描时间。采集矩阵一般用 256×256，最高可用 512×256。

（9）信号激励次数（number of excitations，NEX）

也称信号平均次数或信号采集次数，是指数据采集的重复次数，即在 K 空间里每一相位编码步级被重复采样的次数。

增加采集次数，重复采样，可减轻周期性运动伪影及流动伪影，提高图像信噪比；但会增加扫描时间。扫描时间正比于激励次数。SNR 大小与信号平均次数的平方根成正比，当激励次数从 1 次提高到 4 次时，SNR 可提高到 2 倍，而扫描时间要增加到 4 倍。

（10）预饱和技术

预饱和技术能够抑制各种运动伪影，可用于各种脉冲序列。设置预饱和带在运动的组织区（感兴趣区以外的区域），最多可放 6 个方向的饱和带。

饱和带越多，抑制伪影效果越好，但要减少扫描层数或增加扫描时间。饱和带越窄，越靠近感兴趣区，抑制伪影效果越好。

预饱和技术首先用预饱和 90° 脉冲将运动组织（饱和带区域）的质子纵向磁化矢量打到 90°，等静态组织 90° 脉冲到达时，该矢量再次翻转 90°。与采集平面垂直，此时信号为零（饱和带区域无信号），而静态组织质子磁化矢量 90° 处在采集平面而呈高信号。

（11）门控技术

门控技术包括心电门控、脉搏门控和呼吸门控。

1）心电门控：通过肢体导联，以心电图 R 波作为 MRI 测量的触发点，选择适当的触发时间（心电图 R 波与触发脉冲之间的时间）可获得心电周期任何一个时相的图像。心电门控常常用于心脏、大血管检查。

2）脉搏门控：通过压力 - 电压传感器与手指接触能获得脉搏信号来控制射频脉冲触发。最常使用于大血管检查。

3）呼吸门控：通过压力 - 电压传感器获得呼吸信号来控制射频脉冲触发。常使用于胸、腹部呼吸运动伪影大的扫描部位。

（12）重复时间（repetition time，TR）

重复时间是指脉冲序列的一个周期所需要的时间，也就是从第一个 RF 激发脉冲出现到下一周期同一脉冲出现时所经历的时间间隔。

SE 序列的 TR 是指一个 90° 射频脉冲至下一个 90° 射频脉冲之间的时间间隔，即相邻两个 90° 脉冲中点间的时间间隔；梯度回波的 TR 是指相邻两个小角度脉冲中点之间的时间间隔；反转恢复序列中 TR 是指相邻两个 180° 反转预脉冲中点间的时间间隔；在单次激发序列（包括单次激发快速自旋回波和单次激发 EPI）中，由于只有一个 90° 脉冲激发，TR 等于无穷大。TR 时间影响被 RF 激发后质子的弛豫恢复情况，TR 长、恢复好。TR 延长，信噪比提高，可允许扫描的层数增多，T2 权重增加，T1 权重减少，但检查时间延长；TR 时间缩短，检查时间缩短，T1 权重增加，信噪比降低，可允许扫描的层数减少，T2 权重减少。

SE 序列的 TR：T1WI 400 ～ 500ms；T2WI 1800 ～ 3000ms。SE 序列长 TR 值用于 T2 加权和质子密度加权，长 TR 使大部分组织的 T1 弛豫接近完成，免除 T1 成分。SE 序列短 TR 值用于 T1 加权。短 TR 时，长 T1 组织能量丢失少，所以纵向磁化矢量恢复的也少，到下一个 90° 脉冲时吸收少，回波幅度低，而短 T1 组织能量大部分丢失，纵向磁化矢量接近完全吸收，在下一个 90° 脉冲时，回波幅度高，信号强。

人体不同组织有其各自的 T1 值，且随磁场强度变化而改变，高磁场 MR 机 TR 宜长些。

（13）回波时间（echo time，TE）

回波时间是指从激发脉冲到产生回波之间的间隔时间。在多回波序列中，激发 RF 脉冲至第 1 个回波信号出现的时间称为 TE1，至第 2 个回波信号的时间叫做 TE2，依次类推。SE 序列的回波时间 TE 是指 90° 射频脉冲到自旋回波中点的时间间隔；梯度回波中指小角度脉冲中点到梯度回波中点的时间间隔。在 MRI 成像时，回波时间与信号强度成反相关，TE 延长，信噪比降低，但 T2 权重增加。TE 缩短，信噪比增加，T1 权重增加，T2 对比减少。

TE 超过一定范围，所有组织的 T2 横向磁化都极大的衰减而无对比。人体不同组织有它们不同的 T2 值，TE 值可因 MR 设备及脉冲序列不同而异。

（14）反转时间（inversion time，TI）

反转时间是指反转恢复类脉冲序列中，180° 反转脉冲与 90° 激励脉冲之间的时间间隔。大多数组织 TI 值在 400ms 左右。

TI 时间用于各种反转恢复脉冲序列。改变 TI，可以获得不同的脉冲序列图像。

短反转时间反转恢复序列（Short TI inversion recovery，STIR）的 TI 为 80 ～ 120ms。脂肪的 TI 时间在 100 ms 左右。使用短 TI，使短 TI 组织脂肪信号为零，达到抑制脂肪的目的。中等反转时间反转恢复序列 TI 200 ～ 800ms（GE 公司称为 T1 FLAIR，TI 值 750 ms）可以获得脑白质白、脑灰质灰，灰白质对比度高的图像。长反转时间反转恢复脉冲序列 TI 为 1500 ～ 2500ms，它与 SE 或 FSE T2 加权相结合，形成液体衰减反转恢复脉冲序列（fluid attenuated inversion recovery，FLAIR），这种长 TI，会使脑脊液信号全部或大部为零，从而达到 T2 加权像抑制脑脊液呈低信号。这种重 T2 加权像可以清楚地显示贴近脑室周围长 T2 病变。

（15）翻转角（flip angle）

翻转角是指在射频脉冲的作用下，组织的宏观磁化矢量偏离平衡状态的角度。翻转角的大小取决于射频脉冲的能量，能量越大翻转角越大。而射频脉冲的能量取决于脉冲的强度和持续时间，增加能量可通过增加脉冲的强度和（或）持续时间来实现。

MRI 常用的翻转角为 90°、180° 和梯度回波序列的小角度。翻转角越小，所需要的能量越小，激发后组织纵向弛豫所需要的时间越短。

在梯度回波脉冲序列里，使用小角度脉冲激励，组织的纵向弛豫仅有一小部分被偏转到横向平面，纵向磁化大部分被保留，从而大大缩短了纵向磁化恢复所需要的时间。GRE 序列采用小于 20° 翻转角，可以得到倾向于 SE T2 加权像，大于 80° 可以得到 T1 加权像。由于梯度回波序列 TR 和 TE 明显缩短，扫描时间随之也明显缩短。翻转角过小，图像信噪比降低。

（16）回波次数

在常规自旋回波脉冲序列里，90° 脉冲后，使用多次 180° 相位重聚脉冲而产生多个回波，称之多回波 SE 序列。

一般使用最多的是 4 次回波，TE 为 30ms、60ms、90ms、120ms。在每个 TR 周期，在 4 个 K-空间中各完成一条梯度场幅度值相同的相位编码线。相位编码线为 256 时，在 4 个 K- 空间里要完成 256 条线，才能完成 4 幅图像。

如果将每次回波信号峰值点连线（一次比一次低），就得到 T2 衰减曲线。

随着回波次数的增加，回波时间延长，图像 T2 对比越强，噪声增加，空间分辨力下降，图像质量下降。

（17）回波链（echo train length，ETL）

回波链长度是指每个 TR 时间内用不同的相位编码来采样的回波数。ETL 是快速成像序列的专用参数。主要用于 FSE、IR 和 EPI 序列。对于传统序列，每个 TR 中仅有一次相位编码。在快速序列中，每个 TR 时间内可进行多次相位编码，使数据采集的速度成倍提高。

FSE 序列在一次 90° 脉冲后施加多次 180° 相位重聚脉冲，即一个 TR 周期内，由多次 180° 脉冲组成的回波链，用不同相位编码梯度场幅度值各产生一个回波，在一个 K 空间每次填充多条线，使成像时间成倍缩短。

回波链越长，扫描时间越短，但信噪比也越低，允许扫描的层数也减少。

（18）流动补偿技术

用一特定梯度场补偿血流、脑脊液中流动的质子，可消除或减轻其慢流动时产生的伪影，增加信号强度。

血液或脑脊液流动，在相位编码方向产生伪影。选择时，应使频率编码方向或层面选择方向与血流方向相垂直。

流动补偿技术常用于 FSE T2 加权序列以及 MRA 中（大血管存在的部位）。T1 加权时不用，因为 T1 加权脑脊液为低信号，而且最短 TE 延长。

（19）呼吸补偿技术

在呼吸运动敏感的相位方向，集中采集呼吸周期呼气末至吸气初阶段的信号，可最大限度地抑制呼吸运动造成的伪影。

呼吸补偿技术用于 T1 加权检查胸、腹部呼吸运动伪影大的部位。

（20）扫描时间

常规 SE 序列的扫描时间：扫描时间 = TR*Ny*NEX，式中：TR 为重复时间；Ny 为相位编码步级数；NEX 为信号平均次数。

FSE 序列的扫描时间：扫描时间 =（TR*Ny*NEX）/ETL，式中：TR、Ny、NEX 物理意义同上；ETL 为回波链长度。

FSE 序列所需时间是 SE 序列的 1/ETL。

三维 MRI 由于是容积采集，需要增加层面方向的相位编码，容积内需要分为几层则需要进行同样步级的的相位编码。其采集时间按以下公式计算：扫描时间 = TR*Ny*NEX*S，式中 S 为容积范围的分层数，其他同二维采集。

从以上得知，实际上影响采集时间的因素主要是 TR 的长短和 TR 需要重复的总次数。

七、磁共振成像的特点及局限性

1．磁共振成像的特点

（1）多参数成像，可提供丰富的诊断信息。

（2）任意层面成像（横断位、矢状面、冠状面、斜面等），可以从三维空间不同方向观察人体解剖结构。

（3）密度分辨率高，容易区分各种软组织。

（4）非损伤性检查（无电离辐射），有些机型可进行介入 MR 治疗。

（5）无需使用对比剂即可观察心脏和血管结构。

（6）无气体和骨性伪影干扰，后颅窝等位置病变清晰可见。

（7）可作功能性成像（脑功能检查），人体能量代谢研究，有可能直接观察细胞活动特点。

2．磁共振成像的局限性

（1）成像速度慢。

（2）对钙化和骨皮质不敏感。

（3）成像易受伪影影响。

（4）禁忌证多。

（5）难以定量诊断。

重点推荐文献

[1] 郭启勇．实用放射学．北京：人民卫生出版社，2007．
[2] 韩丰谈．医用影像设备学．2版．北京：人民卫生出版社，2010．
[3] 余建明．医学影像技术学．2版．北京：科学出版社，2009．

第5节 数字减影血管造影

一、概述

数字减影血管造影（digital subtraction angiography，DSA）是医学影像学中继计算机体层摄影（CT）之后出现的一项新的成像技术，是常规X线血管造影与电子计算机图像处理技术相结合的一种新的检查方法。

DSA作为一种专业显示血管的成像技术包括两个关键技术：一是数字化，二是减影。首先将模拟信号转换为数字信号，以提供给计算机处理。其次，在造影前拍摄一张蒙片，造影后对同一部位再拍一张片，然后将两张图像相应部分的灰度相减。理论上，如果两帧图像的拍摄条件完全相同，则处理后的图像只剩下造影的血管，其余组织结构的影像将被全部消除。从原理上讲，减影技术也可以用模拟方法来实现。但是减影处理要得到满意的结果，还需要对影像做许多其他处理。模拟的方法复杂且不灵活，所以减影技术实际上只是在数字计算机技术充分发展以后，才得到广泛的应用，它的优越性才得以更好地发挥。

1978年，Wisconsin大学Kruger领导的一个研究小组最先设计出数字视频影像处理器，从而奠定了数字减影血管造影的基础。在此期间，Arizona大学和Kiel Kinder Klinik的研究者们又各自对数字视频成像程序进行了补充和完善，1980年2月，Wisconsin大学已对10例患者进行了数字减影血管造影，Arizona大学也进行了大量的临床应用。1980年3月，在Wisconsin大学和Cleveland Clinic医院安装了数字减影血管造影的商用机。DSA是由美国的威斯康星大学的Mistretta小组和亚利桑纳大学的Nadelman小组首先研制成功，于1980年11月在芝加哥召开的北美放射学会上公布，在1981年布鲁塞尔召开的国际放射学会上受到推荐。随后许多研究者采用这种数字视频影像处理器，在动物和人体上进行了时间和能量减影的研究。

回顾DSA成像的发展，其基础为数字荧光技术。早在20世纪60年代初，就有X线机与影像增强器、摄像机和显示器相连接的系统。20世纪60年代末在影像增强器结构上开发了碘化铯输入荧光体。由于计算机技术和X线技术的发展，在20世纪80年代初，开始了在X线电视系统的基础上，利用计算机对图像信号进行数字化处理，使模拟视频信号经过采样模数转换（A/D）后直接进入计算机进行存储和处理，此即为数字X线成像。这项技术促成了DSA系统产品的诞生。DSA的出现使得血管造影临床诊断能够快速、方便地进行，促进了血管造影和介入治疗技术的普及和发展。作为血管性造影和介入治疗不可缺少的工具，DSA技术已经成为介入放射学的重要组成部分。

三十多年来，随着X线成像技术、计算机技术、电视系统、X线影像增强器和数字电子储存设备的发展，DSA成像技术也有了长足的进步，影像质量日臻完善，广泛应用于临床的各方面。DSA的发展向高度一体化、系统化、程序化、自动化、网络化等发展。近年来已经出现快速旋转采集的成像系统，结合工作站可行断层成像、三维成像、血管内镜成像等，对病灶也可作定量分析。影像增强器亦将逐步由直接数字X线成像板（DR）代替。图像的后处理和存储显示功能大大提高，并与 PACS 无缝结合。

二、DSA 成像系统的构成和控制

DSA 成像系统按功能和结构划分，主要由五部分构成：①射线质量稳定的 X 线机，由 X 线发生器和影像链构成；②快速图像处理机，接受影像链的模拟图像进行数字化并实时地处理系列图像并显示之；③ X 线定位系统和机架，包括导管、床和支架，为了方便使用，具有多轴旋转和移动功能；④系统控制部分，具有多种接口，用于协调 X 线机、机架、计算机处理器和外设联动等；⑤图像显示、存储等外部设备和网络传输部分。

1．电子计算机系统

（1）概念：计算机系统是 DSA 的关键部件，是一种可以输入数据，执行算术或逻辑运算，对信息进行处理，并可在适当输出设备上显示输出数据的电子设备。从功能模块分类，它包括系统控制和图像处理两部分。系统控制部分控制图像数据的收集、X 线发生器的曝光条件和扫描系统的工作，调节摄像机内各种参数，并改变光圈的大小，对贮存图像在监视器上显示起控制作用。图像处理部分是对模 / 数（A/D）转换后的数字信号进行各种算术逻辑运算，并对减影的图像进行各种后处理。

（2）数据获得系统：数据获得系统为 X 线机和 DSA 计算机之间的接口和桥梁，它接收来自增强器的模拟信号，通过模 / 数转换器把它转换成适用于计算机处理的数字信号，并送到中央处理机。

（3）中央处理机（CPU）：CPU 是计算机的心脏，是数据处理系统中执行算术 / 逻辑运算的部分。现代的 DSA 计算机具有快速处理能力，图像处理部分一般采用多个并行 CPU 和快速缓冲内存。对于控制部分，亦采用功能强大的 CPU，软件一般采用稳定的多任务系统，如 UNIX 系统，并有专用软件模块用于控制、处理和协调 DSA 内部和外部设备的操作。

（4）存贮器：分为暂存器和永久存贮器。暂存器简称内存，特点是速度快，用来接受大量数据作为缓冲器和 CPU 实时和多任务处理数据的存放等。永久存贮器有硬盘、磁带机、CD-ROM 和 DVD-ROM 等。硬盘为主存储器，其存储速度快，主要用于存储系统软件、应用软件和近期的图像资料。其他的为辅助存贮器主要用于存储备份图像资料。

（5）DSA 软件模块：DSA 软件系统包括的功能模块：

1）采样模块：包括各种实时采样方式和减影方式，透视监示和引导监示等。

2）回放模块：包括不同显示方式下的自动回放和手动回放，原像回放和减影回放等。

3）管理模块：包括患者信息记录登记、修改、图像存取等。

4）处理模块：包括各种处理方法的实现，主要作用是把减影结果影像和原始影像处理得视觉效果更好。

5）其他模块：包括机器系统状态调整、数据开放接口、工具软件等。

2．X 线机及影像链

（1）DSA 对 X 线源的要求：首先是需要采用脉冲图像采样方式，要求 X 线球管能够承受连续多次脉冲曝光的热负荷量。其次，DSA 要求 X 线能量必须稳定。所以高压发生装置多采用三相十二波整流的 X 线机或逆变式中高频 X 线机，以保证高压输出的稳定性。近年来，高压发生器采用智能型高频逆变发生器，它体积小，重量轻、精度高、管电压和管电流由计算机控制，自动控制曝光参数，输出功率大，可达 100kW，高压范围 40 ～ 150kV，大型 DSA 的 X 线机的管电流往往在 1000mA 以上。

（2）影像链：影像链主要由影像增强器、光学透镜、摄像机和控制部分组成。影像增强器是 X 线电视的关键器件，其主要作用有二：①将不可见的 X 线图像转换成为可见光图像；②将图像亮度提高到近万倍。光学透镜的作用是投射和聚焦。摄像机由摄像管、光学镜头、偏转系统、扫描电路、补偿电路、校正电路、前置放大器等组成。主要任务是把增强器输出的可见光信号转换成为电视信号。控制器的作用主要是对视频信号加以处理，完成摄像机和监视器的同步工作。同时，还产生整机所需要的各种电源和各种控制信号。

（3）光阑控制与光通量调整：DSA 的 X 线成像系统中，影像增强器的动态范围很大，在不同的曝光剂量下都能输出良好对比度的增强图像。其动态范围响应主要依靠影像增强器和摄像机之间光学结构中的一个光阑束的控制和调节，其作用相当于照相机中的光圈。当影像增强器输出的光线很弱时，光阑开大，电视摄像机接受很多来自影像增强器的成像信息；当影像增强器输出的光线很强时，光阑缩小，电视摄像机仅接受从光阑的中心小孔中照射过来的光强信息。光阑还可屏蔽一些产生图像噪声的折射和散射光线，能有效地增加X线图像的清晰度，提高图像的信噪比。

（4）采样与曝光的匹配同步：采样是指对模拟视频信号经过A/D转变成数字图像信号的过程。采样与曝光的匹配同步涉及几个方面的情况：采样时应注意视频制式的特点，曝光时应考虑何时利用光强信息；匹配同步时应了解机器系统的反应速度以及能达到的时间精度。

在DSA的脉冲和连续减影方式中，整个血管造影期间，每一视频场X线照射量都是均匀一致的。在隔行扫描普通电视制式下的采样，每一帧图像密度无疑也是均匀的。但对于DSA的脉冲减影方式，由于摄像枪成像的迟滞特性，每一视频场图像的信号幅值不相等。所以，不能在曝光脉冲一开始就进行采样，必须考虑视频信号幅值的稳定时间。等到信号幅值稳定时进行采样，才能保证两场之间的信号幅值一致性。

3．成像系统的控制

实际操作DSA的过程中经常要使用透视，所以透视是任何时候都可能发生的随机事件。因此，所有DSA模式及操作控制均应置于手闸或脚闸控制之下，手闸或脚闸松开后状态即刻恢复。

DSA的控制方式有两种：一是所有的控制流程以计算机为主体控制机器；二是控制X线机，计算机只作部分控制。主要的控制信号有：①手闸闭合信号；②电路切换信号；③曝光预备信号；④光阑控制信号；⑤X线机准备完毕信号；⑥高压注射器启动信号；⑦脉冲曝光控制信号等。

三、DSA成像原理和成像方式

1．DSA的成像原理

数字减影血管造影是利用影像增强器将透过人体后已衰减的未造影图像的X线信号经影像增强器增强，再用高分辨率的摄像机对增强后的图像作一系列扫描。扫描本身就是把整个图像按一定的矩阵分成许多小方块，即像素。所得到的各种不同的信息经模/数（A/D）转换成不同值的数字信号，然后存储在数字存储器内。再把造影图像的数字信息与未造影图像的数字信息相减，所获得的差值信号，经数/模（D/A）转制成各种不同的灰度等级，在监视器上构成减影图像。由此，骨骼和软组织的影像被消除，仅留下含有造影剂的血管影像，从而大大提高血管的分辨率。新型DSA设备可通过数字处理，重建出不同断面图像，建立三维立体图像，即DSA-3D图像。还可以模拟血管内镜技术，协助诊断。

2．DSA的成像方式

DSA的成像方式分静脉DSA（IVDSA）和动脉DSA（IADSA）。静脉DSA又分外周静脉法和中心静脉法。动脉DSA又分选择性动脉DSA和超选择性动脉DSA。随介入放射学的发展及广泛的临床应用，以选择性和超选择动脉DSA为主。

（1）静脉DSA（IVDSA）

发展DSA最初的动机是希望从静脉注射方式显示动脉系统，因此，最早应用的DSA是采用外周静脉（如肘静脉）注射大量对比剂。但是，静脉内团注的对比剂在到达兴趣动脉之前要经各心腔与循环系统稀释。这就是说，当对比剂从外周静脉到达动脉系统时，其原来的平均碘浓度已被稀释为1/200。

归纳起来，静脉DSA有以下缺点：

1）静脉内注射的对比剂到达兴趣动脉之前要经历约200倍的稀释。

2）需要高浓度和大剂量的对比剂。

3）显影血管相互重叠，对小血管显示不满意。

4）并非无损伤性，特别是中心静脉法DSA。

（2）动脉DSA（IADSA）

动脉DSA应用广泛，使用的对比剂浓度低，对比剂团块不需长时间的传输与涂布，并在注射参数的选择上有许多灵活性。同时影像重叠少，图像清晰，质量高，DSA成像受患者的影响减小，对患者的损伤也小。动脉DSA时，对比剂直接注入兴趣动脉或接近兴趣动脉处，对比剂稀释要轻微得多，可明显改善小血管的显示。

由于DSA对于对比剂的对比信号很敏感，当血管内对比剂浓度太高时，重叠血管就不易观察。动脉DSA与血管造影相比，对比剂的用量将降低1/3 ～ 1/4。

综上所述，动脉DSA临床实践表明有以下优点：

1）对比剂用量少，浓度低。

2）稀释的对比剂减少了患者不适，从而减少了移动性伪影。

3）血管相互重叠少，明显改善了小血管的显示。

4）灵活性大，便于介入治疗，无大的损伤。

（3）动态DSA

随着DSA技术的发展，对于运动部位的DSA成像，以及DSA成像过程中球管与检测器同步运动而得到的系列减影像已成为现实。所以，将DSA成像过程中，球管、人体和检测器的规律运动的情况下，而获得DSA图像的方式，称为动态DSA。动态DSA涉及的成像技术有：数字电影减影（DCM）、旋转式心血管造影（旋转DSA）、步进式血管造影、遥控对比剂跟踪技术和自动最佳角度定位系统。

四、DSA的减影方式

1．时间减影

时间减影是DSA的基本减影方式，它是在对比剂到达前-高峰-廓清这段期间，从感兴趣区获取足够帧数的图像，继而将不含造影剂的蒙片和充盈造影剂的造影像分别输入图像处理系统中两个运算器和存储器内进行处理后，两者顺次自行相减而成。它是以时间为单一变量的减影方式。时间减影的缺点是曝光期间患者轻微活动产生的移动伪影和减影过程中两帧图像不能精确重合而造成的配准不良。

2．能量减影

能量减影也称双能量减影，是利用造影剂碘与周围组织的X线衰减系数在不同能量下有明显差异的物理特性：碘的衰减系数在33KeV上下时可出现锐利的不连续性，即K缘，而软组织无此特征。当采用脉冲发生器产生两种不同能量——即高于和低于K缘的两种X线光谱进行摄影时，则可几乎同时（相差50ms）获得两组图像，两者顺次进行数字减影处理，则可得到消除了软组织影响的含碘血管信息和骨骼影像。它是以能量为单一变量的减影方式。能量减影的缺点是不易消除骨骼影，还有线束硬变和残余信号所致的副作用。

3．混合减影

混合减影是能量减影和时间减影的组合。首先作高千伏和低千伏的双能曝光并进行能量减影，消除软组织的影像，然后将作过能量减影的蒙片和作过能量减影的造影像再作一次时间减影，形成第二次减影，进一步消除骨影像。它是基于时间和能量两种物理变量的减影方式。混合减影对消除软组织移动伪影和配准不良很有效，但在混合减影中的能量减影阶段碘信号也有丧失，严重影响小血管的观察。如果在混合减影的能量减影后，先行匹配滤过，将能量减影后的碘信号加权扩大，继而再进行时间减影，则可得到补救和改善图像质量。

重点推荐文献

[1] 王甜甜，李国侠，庞浩，包百鸣．基于MATLAB软件的DICOM图像的信息提取．中国医疗设备，2013，28（12）：61-62．

[2] 胡嘉，姬红兵．基于DICOM和HL7标准的医院放射科信息系统．计算机工程，2004，30（18）：195-197．

第6节 超声检查设备

一、概述

医学超声学是一门将声学中的超声学与医学应用相结合形成的边缘科学，是研究超声对人体的作用和反作用规律，并加以利用以达到诊断、治疗、保健等目的的学科。

超声设备在医学上应用广泛，超声诊断、超声导盲、美容保健、低强度超声治疗、超声碎石、减肥、超声手术刀等。本节只介绍属于医学影像学范畴的超声诊断仪。

超声诊断仪是微电子技术、计算机技术、信息处理技术、声学技术及材料科学等多学科合作的结晶。迄今，超声成像与X线CT、ECT及MRI已被公认为当代四大医学成像技术。

19世纪末至20世纪初，压电效应和逆压电效应相继被发现，由此揭开了超声技术发展的篇章。1917年，法国科学家保罗·朗之万（Paul Langevin）首次使用了主要由石英晶体制成的超声换能器，并发明了声纳（sound navigateon and ranging，SONAR）。随即，声探测与定位技术被成功用于探测水下潜艇。20世纪30年代，超声用于医学治疗和工业探伤，从而使超声治疗在医学超声中最先获得发展。

1942年，Dussik和Fircstone首先把工业超声探伤原理用于医学诊断，用连续超声诊断颅脑疾病。1946年，Fircstone等研究应用反射波方法进行医学超声诊断，提出了A型超声诊断技术原理。

1949年召开的第一次国际超声医学会议促进了医学超声的发展。1958年，Hertz等首先用脉冲回声法诊断心脏疾病。开始出现“M型超声心动图”，同时开始了B型两维成像原理的探索。1955年，Jaffe发现锆钛酸铅压电材料（PZT），这种人造压电材料性能良好，易于制造，极大地促进了工业和医学超声技术的进一步发展。20世纪50年代末期，连续波和脉冲波多普勒（Doppler）技术以及超声显微镜问世。在20世纪50年代，用脉冲反射法检查疾病获得了很大成功。同时也为多普勒技术及B型二维成像奠定了基础。

1967年，实时B型超声成像仪问世，这是B型成像技术的重大进步，超声全息、阵列式换能器、电子聚焦等被广泛研究，这一期间，多普勒技术被进一步研究，用频谱分析法研究血流的方式问世，20世纪60年代末，美日均研制成功压电高分子聚合物PVF2（聚偏氟乙烯）换能器。

20世纪70年代，以B超显示为代表的超声诊断技术发展极为迅速，特别是数字扫描变换器与处理器（DSC与DSP）的出现，把B超显示技术推向了以计算机数字影像处理为主导的功能强、自动化程度高、影像质量好的新水平。

20世纪80年代是B超发展最迅速的时期。在美国，由于投入使用的超声成像仪数量开始超过X线机，结束了X线统治影像诊断的近百年历史。双功能，超声诊断仪及彩色血流成像仪相继被推出，多功能超声成像仪器与多种专用显像仪器竞相发展，超声探头结构及声束时空处理技术发展迅速。机器更新换代日趋频繁。

20世纪90年代，医学超声影像设备向两极发展：一方面是价格低廉的便携式超声诊断仪大量进入市场；另一方面是向综合化、自动化、定量化和多功能等方向发展，介入超声、全数字化电脑超声成像、三维成像及超声组织定性不断取得进展，使整个超声诊断技术和设备呈现出持续发展的热潮。

进入21世纪，全数字化超声技术日渐成熟，它的发射波束和接收波束都是数字化形成，使超声诊断仪的技术水平上升到一个新的平台。近年来，又相继出现了一些新的技术，如：彩色多普勒组织成像（color doppler tissue imaging，CDTI）是一种无创性室壁心肌运动分析技术；彩色多普勒能量图（color doppler energy，CDE）使低速血流、低密度血流和深层血流的敏感性大为提高。空间分辨率和时间分辨率好，不受血流方向、角度、速度的影响；数字化多声束形成技术（digital multiple beam forming technique）是由数字声束形成技术和多声束形成技术结合而成；自组织谐波成像技术（native tissue harmonic imaging，NTHI）是基于谐波成像的原理新近发展起来的一项新技术。在此之前提出的二次谐波成像（second harmonic imaging）主要利用对比剂微泡的非线性特征，进行心肌灌注声学造影的研究。而自组织谐波成像技术主要针对心肌组织的谐振特性对心脏成像进行研究；相干图像形成技术（coherent image formative technology，CIFT）是利用波的相干性来提取相位信息的；动态三维超声成像技术等。

在探头方面，新型材料、新式换能器不断推出，如高频探头、腔体探头、高密度探头相继问世，进一步提高了超声诊断设备的档次与水平。

二、超声诊断的物理特征

1．定义

超声：为物体的机械振动波，属于声波的一种，其振动频率超过人耳听阈上限20000赫（Hz）。

1Hz——16Hz——20000Hz——100MHz

次声　　声波　　超声波

超声诊断：应用频率（1～40）MHz，常用为（2.5～10）MHz。

超声医学：超过人耳听阈的声波叫超声波，凡研究超声波在医学领域中的应用，即超声医学，是声学、医学和电子技术相结合的一门学科。

2．声源、声束、声场与分辨力

（1）声源：能发生超声（声波）的物体称为声源，

超声声源亦称超声换能器，在超声成像中，探头晶片发射时即产生超声波，所以探头晶片就是声源。

（2）声束：是指从声源发出的声波，一般它在一个较小的立体角内传播。声束的中心轴线称声轴，它代表超声在声源发生后其传播的主方向。

（3）声场：指声源发出的声波在介质内所影响涉及的范围，分为近场与远场。前者指邻近探头一段距离内，声束束宽几乎相等的区域，其长度与声源的面积成正比，与超声的波长成反比；后者指紧接近场，声束开始扩散的区域，其扩散程度的大小与声源的半径及超声波长亦有关。近场区与远场区都有严格的物理定义，两者均随探头工作频率及探头发射时的有效面积而变化。

（4）分辨力：系指超声检查时，能在显示器上被分别显示为两个点的最小间距的能力。可分为两大类：基本分辨力与图像分辨力。

1）基本分辨力：指根据单一声束线上所测出的分辨两个细小目标的能力。

轴向分辨力：指沿声束轴线方向的分辨力。与超声波频率成正比。

侧向分辨力：指在与声束轴线垂直的平面上，在探头长轴方向的分辨力。与声束的宽窄有关。

横向分辨力：指在与声束轴线垂直的平面上，在探头短轴方向的分辨力（国内有称厚度分辨力者）。亦与声束的宽窄有关。

2）图像分辨力：指构成整幅图像的目标分辨力。

细微分辨力：用以显示散射点的大小。与接收放大器通道数成正比，而与靶标的距离成反比。

对比分辨力：用以显示回声信号间的微小差别。

多普勒超声分辨力：指多普勒超声系统测定流向、流速及与之有关方面的分辨力。

彩色多普勒分辨力：彩色多普勒系统是将血管（心脏）腔内的血流状态用彩色标示并完全重叠在实时灰阶声像图上。

3．人体组织的声学参数

（1）密度：各种组织、脏器的密度为重要声学参数中声特性阻抗的基本组成之一。密度的单位为 g/cm^3。

（2）声特性阻抗：为密度与声速的乘积。单位为 $g/(cm^2 \cdot s)$。

（3）界面：两种不同声阻抗物体的接触面为界面。界面意味着声传播中的不连续，其可分为大界面和小界面两种。尺寸小于超声波长时为小界面，尺寸大于超声波长时为大界面。

4．人体组织对入射超声的作用

（1）散射：小界面对入射超声产生散射现象。

（2）反射：大界面对入射超声产生反射现象。

（3）折射：由于人体各种组织、脏器中的声阻抗不同，声束在经过这些组织间的界面时，产生声束前进方向的改变，称为折射。

（4）全反射：当入射角超过某一临界角时，其折射的声束重新进入第一种介质的现象称为全反射。如第二介质中声速大于第一介质，则折射角大于入射角。

（5）绕射：又称衍射。在声束边缘与大界面之间的距离，等于 1 ~ 2 个波长时，声束传播方向改变，趋向这一界面，称为绕射现象。

（6）衰减：声束在介质传播过程中随距离增加而能量减弱的现象，为散射、反射、束宽扩散及能量吸收的总和。

（7）多普勒效应：入射超声遇到活动的小界面或大界面后，散射或反射回声的频率发生改变，称多普勒频移，这种现象称为多普勒效应。界面活动朝向探头时，回声频率升高，呈正频移；反之，回声频率降低，呈负频移。频移的大小与活动速度呈正比。

5．入射超声对人体组织的作用

在人体组织中对超声敏感者有中枢神经系统、视网膜、视神经、生殖腺、早孕期胚芽及 3 个月内早孕、孕期胎儿颅脑、胎心等。对这些脏器的超声检查，每一受检切面上其固定持续观察时间不应超过 1 分钟。

三、医学超声成像的特点

目前，超声医学成像诊断仪的种类非常繁多，它们的突出特点是：①对人体无损伤，这也是与 X 线诊断最主要的区别，因此特别适合于产科与婴幼儿的检查；②能方便地进行动态连续实时观察，在中档以上的超声诊断仪，多留有影像输出接口，使影像易于采用多种形式（录像、打印、感光成像、计算机存储等）留存及传输与交流；③由于它可以采用超声脉冲回声方法进行探查，所以特别适用于胸部脏器、心脏、眼科和妇产科的诊断，而对骨骼或含气体的脏器组织如肺部，则不能较好地成像，这与常规 X 线的诊断特点恰恰可以互相弥补；④从信息量的对比上看，超声诊断仪采用的是计算机数字影像处理，目前较X线胶片记录的影像信息量和清晰度稍低。

四、超声诊断仪的基本结构

超声诊断仪是一个信息提取、处理和显示的综合体，其基本结构包括探头、发射电路、接收电路、扫描电路、主控电路、标距电路、显示器和记录器等部分。

1．探头

(1) 探头的定义

超声诊断仪中，同时具有超声发射和接收作用的部件，称为探头。发射作用将电振荡变成超声、穿透人体组织。接收作用将从人体组织返回的超声回波变换成电信号，馈送至接收电路。

超声诊断仪的灵敏度、分辨率和伪像的大小等都与探头有关。因此需要对其工作原理、结构组成以及使用与保养有一正确认识。

超声探头是一种电声换能器，它实现电能与超声能的相互转换。临床上常用压电效应表示：电能转变为机械能的过程称为逆压电效应，而由机械能转变为电能的过程称为正压电效应。具有压电效应的晶体称为压电晶体。超声波的产生是利用压电晶体的逆压电效应。超声波的接收则是利用压电晶体的正压电效应。

医用超声诊断换能器的压电材料通常采用压电陶瓷（钛酸钡、锆钛酸铅、钛酸铅等）、压电有机材料（PVDF）或混合压电材料（压电陶瓷与压电有机材料的混合物）组成。目前多数采用陶瓷材料制成的压电振子。它具有电声相互转换效率高、灵敏度较高、易与电路匹配、性能比较稳定、耐湿和机械强度较大、价廉、易加工等优点。

压电陶瓷也有使用频率不能太高、抗拉强度低、具有脆性、居里点不够高、压电性能受温度影响大、具有一定时间老化性，即压电性能会随时间而变化等不足之处。

衡量压电材料性能的主要物理参量有：

1）居里点：当升至某一温度时，晶片内部的分子运动加剧，刚好使偶极子重新杂乱排列，以致失去压电性能，这个临界温度称为居里点。常用的锆钛酸铅类压电陶瓷的居里点在300℃左右。

2）频率常数：压电陶瓷片的谐振频率（基频）和它的厚度乘积是一个常数，称之为频率常数（fc）。单位是Hz·m或MHz·mm。晶片的谐振频率（fs）由晶片的厚度（d）决定。晶片愈厚谐振频率愈低；反之，晶片愈薄谐振频率愈高。

3）电容常数ε，也称介电常数，表示介质的介电性能。ε愈低，晶片的极间电容量愈小，高频特性愈好，愈适合在高频段工作。

4）压电应变常数D：也称发射系数，是指在应力恒定时，单位场强引起的应力变化，或在电场不变时，单位应力变化所引起的电位移变化。发射系数D大的材料，它的发射效率高，适用于制成发射型的换能器。

5）压电电压常数G：也称接收系数，它表示当压电体的电位移恒定时，单位应力变化所引起的场强变化；或在应力不变时，单位电位移变化所引起的应变变化。接收系数G大的材料，它的接收效率高，适用于制造接收型的换能器。

6）机电耦合系数K：它表示压电体中机械能和电能之间耦合强弱的常数，可以衡量压电性能的强弱。

7）力学品质因数Qm：它与平均损耗能量成反比。能量损耗小，Qm愈大，通频带就愈窄。

8）压电材料的选择，主要取决于换能器的用途。超声诊断用换能器，属于收发兼用型，应该兼顾发射性能和接收性能，所以要选用D、G和K值较高的材料。在稳定性方面，希望居里点高一点。制作高频探头要求ε要低，而制作宽频探头则要求Qm值小的材料。

(2) 探头的基本结构

1）换能器：它是探头的功能件，具有发射和接收超声波的功能。其基本结构有：①聚焦件（提高声聚焦效能）；②匹配层（降低人体皮肤和压电材料之间的声阻抗差异，提高灵敏度和展宽频带），若在匹配层前方加入声透镜，则可提高横向或侧向分辨率；③压电子（核心部件）；④背衬块，抑制不必要的声振动，提高纵向分辨率。

2）壳体：它的功能是支撑、屏蔽、密封和保护换能器。

3）电缆：它起连接作用，前端连接换能器，末端连接插头。要求口径较细、柔软和耐用。

4）其他部分：因探头类型而异。

(3) 探头的分类

超声诊断仪的探头，按工作原理可分为两大类：

脉冲回声式和多普勒式。

1）脉冲回声式探头：此类探头由同一晶片兼有发射和接收两种功能。主要包括单探头、机械探头、电子探头、术中探头、穿刺探头、经腔内探头等。

2）多普勒式探头：此类探头由双或多晶片压电晶体分别执行发射和接收功能。它主要利用多普勒效应测量血流参量，应用于心血管疾病的诊断，也可用于胎儿监护。进行根据用途不同，分为：①常见形式：连续波（concatenation wave，CW）和脉冲波（pulse wave，PW）多普勒探头；②梅花形探头。

（4）探头的保养与使用

1）探头外壳破损、保护层和声透镜磨损或剥离脱落、电缆破损、断裂都应及时修理或更换。

2）更换探头时应关断整机电源后进行。

3）用后擦拭干净，擦拭宜用潮湿软布、软纸，勿用粗硬材料。

4）耦合剂不可渗入缝内。

5）严防碰撞、跌落。

6）暂停使用时，应冻结图像，这样可使探头暂停工作，以延长使用寿命。

7）探头的消毒，切忌有机溶剂擦拭或浸泡。穿刺探头和手术探头的消毒一般要求用气雾蒸熏法。

2．显示器

（1）显示器工作原理

常用的显示器是采用阴极射线管（CRT）。它的基本工作原理是用电场（示波管）或磁场（显像管）把阴极发射的聚焦电子束，按照某种方式控制其运动方向（偏转），依次轰击不同部位的荧光粉使之发光，由这些光电组成一幅图像。荧光屏上的发光点是组成图像的基本单位，称为像素。超声图像是由许多像素所构成，像素的亮暗反映了回声的强弱。反映在荧光屏上从最亮到最暗的像素变化过程即从白到灰再到黑的过程称为灰度。将灰度分为若干等级，即为灰阶。

（2）显示器的选择

为确保图像清晰、层次丰富和逼真，下列指标要重点考虑。

1）亮度：指在垂直于光束传播方向上单位面积的发光强度。一般显示器显示的图像应有 70cd/m^2 的亮度。

2）对比度和灰阶：对比度是指画面上最大亮度与最小亮度之比。显示器的最大对比度约为 30∶1。对比度的对数值称为动态范围。灰阶是指画面上亮度有多少级的差别。差别等级数愈多，即灰阶愈多，能表达图像的层次愈丰富。

3）分辨率：它是图像清晰程度的标志，与显示器的光点大小直接有关，常用一定显示面积上的扫描线数来表示。在一定的显示面积上，扫描线数越多，光点越小，分辨率越好。

像素、灰阶和扫描线性是显示器表达图像质量的三要素。

五、超声诊断仪的分类

超声医学影像设备根据其原理、任务和设备体系等，可以划分为很多类型。

1．以获取信息的空间分类

（1）一维信息设备：如 A 型、M 型、D 型。

（2）二维信息设备：如扇形扫查 B 型、线性扫查 B 型、凸阵扫查 B 型等。

（3）三维信息设备：即立体超声设备。

2．按超声波形分类

（1）连续波超声设备：如连续波超声多谱勒血流仪。

（2）脉冲波超声设备：如 A 型、M 型、B 型超声诊断仪。

3．按利用的物理特性分类

（1）回波式超声诊断仪：如 A 型、M 型、B 型、D 型等。

（2）透射式超声诊断仪：如超声显微镜及超声全息成像系统。

4．按医学超声设备体系分类

（1）A 型超声诊断仪：将产生超声脉冲的换能器置于人体表面某一点上，声束射入体内，由组织界面返回的信号幅值，显示于屏幕上，屏幕的横坐标表示超声波的传播时间，即探测深度，纵坐标则表示回波脉冲的幅度（amplitude），故称 A 型。

（2）M 型超声诊断仪：将 A 型方法获取的回波信息，用亮度调制方法，加于 CRT 阴极（或栅极）上，并在时间轴上加以展开，可获得界面运动（motion）的轨迹图，尤其适合于心脏等运动器官的检查。

（3）B 型超声诊断仪：又称 B 型超声断面显像仪，B 型显示是利用 A 型和 M 型显示技术发展起来的，它将 A 型的幅度调制显示改为辉度调制显示，亮度随着回声信号大小而变化，反映人体组织二维切面断层图像。它用回波脉冲的幅度调制显示器亮度，而显示器的横坐标和纵坐标则与声束扫描的位置一一对应，从而形成一幅幅亮度（brightness）调制的超声断面影像，故称B型。

B型显示的实时切面图像，真实性强，直观性好，容易掌握。它只有30多年历史，但发展十分迅速，仪器不断更新换代，近年每年都有改进的新型B型仪出现，B型仪已成为超声诊断最基本最重要的设备。目前较常用的B型超声显像方式有：扫查方式——线型（直线）扫查、扇形扫查、梯形扫查、弧形扫查、径向扫查、圆周扫查、复合扫查；扫查的驱动方式：手动扫查、机械扫查、电子扫查、复合扫查。

B型超声诊断仪又可分为如下几类：①扇形扫描B型超声诊断仪——包括高速机械扇形扫描、凸阵扇形扫描、相控阵扇形扫描等；②线性扫描B型超声诊断仪；③复合式B型超声诊断仪——它包括线性扫描与扇形扫描的复合以及A型、B型、D型等工作方式的复合，极大地增强了B型超声设备的功能。

（4）D型超声多普勒诊断仪：超声多普勒诊断仪简称D型超声诊断仪，这类仪器是利用多普勒效应原理，对运动的脏器和血流进行探测。在心血管疾病诊断中必不可少，目前用于心血管诊断的超声仪均配有多普勒，分脉冲式多普勒和连续式多普勒。近年来许多新课题离不开多普勒原理，如外周血管、人体内部器官的血管以及新生肿瘤内部的血供探查等等，所以现在彩超基本上均配备多普勒显示模式。多普勒检测法又有连续波多普勒（CW）和脉冲多普勒（PW）之分。

（5）C型和F型超声成像仪：C型探头移动及其同步扫描呈“Z”字形，显示的声像图与声束的方向垂直，即相当于X线断层像，F型是C型的一种曲面形式，由多个切面像构成一个曲面像，近似三维图像。

（6）超声全息诊断仪：它沿引于光全息概念，应用两束超声波的干涉和衍射来获取超声波振幅和相位的信息，并用激光进行重现出振幅和相位。

（7）超声CT：超声CT是X-CT理论的移植和发展，用超声波束代替X线，并由透射数据进行如同X-CT那样的影像重建，就成为超声CT，其优点有：①无放射线损伤；②能得到与X-CT及其他超声方法不同形式的诊断信息。

六、多普勒超声

多普勒超声利用多普勒原理，即从回波频率的变化来获取人体组织器官的运动和结构信息的方法。一维图是采用多普勒频谱法（D型），主要有连续波多普勒频谱诊断仪（CW）和脉冲波多普勒频谱诊断仪（PW）；二维扫查显示的是彩色血流图（CFM），主要有彩色多普勒血流图（CDFI）、彩色多普勒组织图（CDTI）、彩色多普勒能量图（CDE）和方向能量图（DPA）等；三维显示的有血管透视图和重建图。

1．多普勒频谱法

（1）脉冲多普勒是通过“距离选通”来进行深度定位，采样分析血流频谱，即获取血流信号是通过采样容积的位置和大小来进行的，但对高速血流的检测有限制。

（2）连续多普勒便于对高速血流的检测，但无“距离选通”能力。

2．彩色血流图

（1）彩色多普勒血流图（CDFI）：系在多点选通式多普勒基础上，将其所接收的信号经自相关技术处理后并以伪彩色编码方式来显示血流的变化。一般朝向探头的血流定为红色，背离探头的血流定为蓝色，湍流以绿色来表示。正向湍流的颜色接近黄色（红色与绿色混合所致）；负向湍流近于湖蓝色（蓝色与绿色混合所致）。正常血流属于层流，故显示出纯正的红色或蓝色，而红色、蓝色的亮度与其相应的血流速度成正比。

（2）彩色多普勒组织图（CDTI）：与CDFI的成像原理基本相同，利用血流滤波器滤去高频低幅血流信号而提取低频高幅的组织运动信号，并根据组织运动的速度与方向配以颜色，来显示心肌组织运动情况。临床上可应用CDTI测量心肌运动速度，对心壁运动异常进行定量评估。

（3）彩色多普勒能量图（CDE）：是基于红细胞散射的能量总积分，配以红色为血流信息的图像显示的。彩色的亮度表示多普勒信号能量的大小。血流信号的显示与血流方向无关。CDE不受流速、血管方位、声束角度的影响，不存在彩色混叠现象。显示信号的动态范围广，特别适用于末梢血流、低速血流信号的显示。

（4）方向能量图（DPA）：是结合了CDFI和

CDE 的原理和特点发展起来的一种新的显示模式，既有 CDE 对低速血流的敏感性，又有 CDFI 的方向性。可高灵敏度地展现肿瘤的血供情况，明确判断血流方向，但不能提供血流速度信息。

七、超声检查的评价

1．超声检查的优点

（1）无创检查。

（2）信息丰富、层次清楚。

（3）实时显示，观察方便。

（4）含液器官无需任何对比剂即可显示管腔结构。

（5）对小病灶有良好的显示能力：超声对人体软组织良好的分辨能力，有利于识别生物组织的微小病变。超声通过仅有 1% 的声阻抗差异的组织界面就有回声反射，对 2 ～ 3mm 的病灶就能很好显示，能做出精确的定位及定量测定。应用组织谐波技术能进一步提高组织结构的细微分辨力。

（6）能精确判定各种先天性心血管畸形的病变性质和部位，结合多普勒超声和彩色血流显像技术可实时检测人体各部位及脏器的血流特征及多种生理参数。

（7）能动态随访、床边检查。

2．超声检查的局限性

超声诊断原理的物理特性决定了其亦有一定的局限性。

（1）对含气器官如肺及高密度组织如骨骼等有声反射，显示较差。

（2）脉冲多普勒超声受到脉冲重复频率的限制，对高速血流的检测易产生混叠现象。

（3）连续多普勒超声缺乏距离分辨力，难以定位。

（4）病变与脏器界面之间声阻抗差较小时，图像显示缺乏特征，容易漏诊。

重点推荐文献

[1] 韩丰谈．医用影像设备学．2 版．北京：人民卫生出版社，2010．

[2] 徐跃．医学影像设备学．3 版．北京：人民卫生出版社，2013．

[3] 余建明．医学影像技术学．2 版．北京：科学出版社，2009．

第 7 节　核医学成像设备

一、概述

核医学的历史最早可追溯到 19 世纪末。1896 年 H Bequerl 发现了铀盐的放射性，1898 年居里夫妇分别提取出放射性的钋和镭，拉开了放射性核素和平应用的序幕。4 年后，Retherford 等研究了天然放射线的组成和规律。1928 年，Hans Wilheim Geiger 发明了盖革计数器。1932 年，Lawrence 等人建成了回旋加速器。1938 年，John Lawrence 将利用回旋器制备的 32P 用于一名患有慢性骨髓性白血病的患者，并取得了成功，从此奠定了核素治疗学。1942 年，Enrico Fermi 在美国建立了第一座核反应堆，以及人工放射性核素的生产成功为核医学的发展提供了必要条件。20 世纪 40 年代后期，闪烁功能仪和闪烁扫描仪相继问世，开创了脏器功能测定与显像的新纪元，为临床核医学显像的发展奠定了良好的基础。1950 年，Cassen 首先研制成功了逐点扫描成像的闪烁扫描机，奠定了放射性核素脏器显像的基础。1956 年，Anger 发明了闪烁 γ 照相机，以一次成像代替扫描机逐点成像，使核医学影像进入动态和静态功能显像相结合的新阶段。SPECT 的研制工作早在 X-CT 机研制之前就已进行。1963 年，Kahl 和 Edwards 等研制了一种称为横向断面扫描仪（transversl sectional scanner）的仪器，该仪器已具备现代 X-CT 机的概念。Knhl 等人当时所用的影像重建方法是简单的反向投影法（simple back projection），因而影像模糊、对比差，影像矩阵单元的活性值与实物分布无对应关系，因此，SPECT 的研制工作曾一度搁浅。1972 年，英国的 Godfrey Hounsfield 发明了 X-CT 机并用于临床。Kuhl 等人借鉴 X-CT 的成像技术并引入计算机校正，终于在 1979 年，研制成功了第一台头部的 SPECT 机，称之为 MARK Ⅳ。此后 SPECT 机迅速发展并不断地更新换代，从而使核医学显像技术从二维平面影像发展到三维立体影像阶段，并实现了显示彩色化、电视化，数据处理微机化，使解剖分辨率和对生理、生化等功能改变的显示较γ照相机有了很大提高。在单光子显像应用的同时，正电子显像研究也已开始。1960 年，Jim Robertson 等人首次利用 32 个碘化钠晶体建成一个正电子扫描装置，但是发现扫描后获得的图像的空间分辨率很差，次年他们改进了装置将碘化钠晶体排列成环状，改进了图像质量。1975 年，美国华盛顿大学的 Ter - pogossiom 等人成功地研制出六角型排列的多探测器型正电子发射计算机断层（PET），在此基础上美国加利福尼亚大学洛杉矶分校的 Phelps 领导的小组又研制出 ETAT。1978 年，第一台以锗酸铋（BGO）晶体为探测器的 PET-HEADTOME-II 问世，随后，商品化的 PET 显像装置在全世界得到广泛的应用。而随着正电子显像技术的开发与应用，核医学的显像系统一直在不断改进与完善中。20 世纪 90 年代中期，随着符合显像的 SPECT 仪进入临床，正电子显像更是进入一个前所未有的临床应用时代。新的技术与方法也是层出不穷，包括以 3D 锥束性探测技术代替 2D 扇束性探测，提高了探测效率；图像重建解析法与迭代重建法代替滤波反投影法降低系统噪声，改善了图像的质量与空间分辨率，缩短了图像采集时间。特别是解剖与功能、代谢图像的融合技术，如 SPECT 与 CT、PET 与 CT、PET 与 MR 融合等技术的开发和应用，使核医学的显像发展到功能解剖概念的时代。而核医学影像存储与传输系统（PACS）更是将核医学资源从局部利用扩展到世界共享。

二、核医学成像设备分类

放射性核素显像（radio nuclear imaging，RNI）是四大医学影像之一，是核医学诊断中的重要技术手段。目前 RNI 的主要技术有γ照相、单光子发射型计算机断层（SPECT）及正电子发射型计算机断层（PET），后两者又统称为发射型计算机断层（ECT）。

目前，核医学成像设备有γ照相机和 ECT。ECT 分为两大类：一类用于探测能够发射γ射线的放射性核素在人体内的分布，称为单光子发射型计算机断层，简称 SPECT（single photon emission computed tomography）；另一类用于探测能够发射正电子的放射性核素的湮没辐射，称为正电子发射型计算机断层，简称 PECT 或 PET（positron emission computed tomography）。

三、γ照相机

γ照相机是将人体内放射性核素分布快速、一次性显像的设备。它不仅可以提供静态图像也可以进行动态观测，既可提供局部组织脏器的图像，也可以提供人体全身的照片。图像中功能信息丰富，是诊断肿瘤及循环系统疾病的重要装置。γ照相机的探头也就是发射型计算机断层（ECT）中的单光子发射型计算机断层（SPECT）的探头。

γ照相机的构造原理如图 2-7-1 所示。

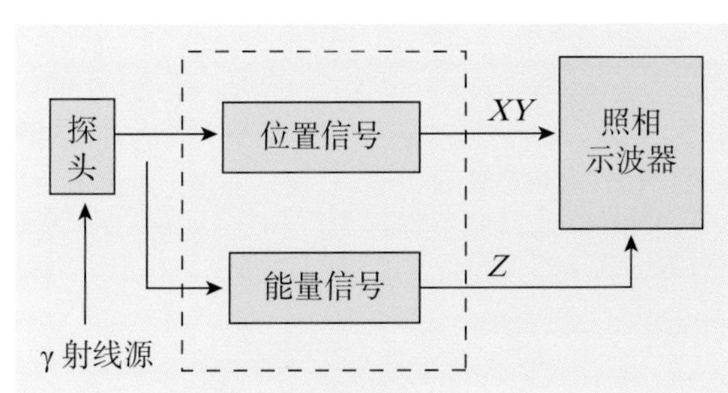

图 2-7-1 γ照相机构造原理

1．探头　探头是γ照相机的关键部件，由准直器、闪烁体、光电倍增管、电阻矩阵等部件组成，如图 2-7-2 所示。其作用是把人体内分布的放射性核素辐射的γ射线限束、定位，用多个光电倍增管将由γ射线在闪烁体激起的荧光转化为电脉冲，再将这些电脉冲转化为控制像点位置的位置信号和控制像点亮度的 Z 信号。

2．位置信号和 Z 信号　每一个光电倍增管给出的电流都要经前置放大后分别通过四个电阻形成 X^+、X^-、Y^+、Y^- 的位置信号。此外，X^+、X^-、Y^+、Y^- 四个位置信号还要在一个加法器中总合起来，再通过脉冲幅度分析器，选取需要的脉冲信号送到示波器的 Z 输入端，控制像点的亮度，此信号又称为 Z 信号。

3．显示和记录　位置信号和 Z 信号都由一个延迟电路控制，使像点按时间顺序依次形成，最后

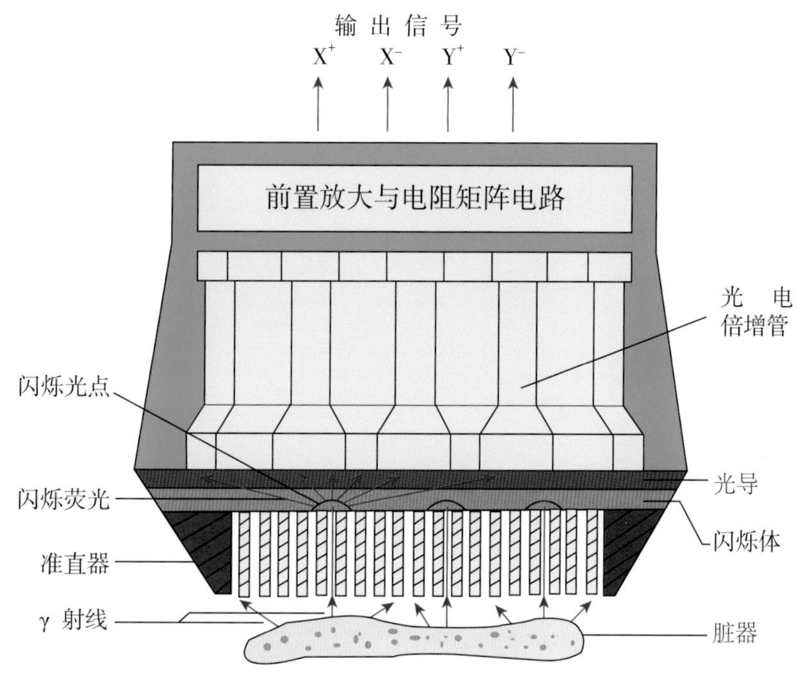

图 2-7-2 γ 照相机探头结构

形成完整的画面。示波器是γ照相机的基本显示装置。一般使用三台示波器，一台是记忆示波器用于储存图像；另外两台是与记忆示波器同步的普通显示器，一台用于照相，另一台用于医生对图像的观察。

四、单光子发射型计算机断层仪

单光子发射型计算机断层 SPECT 机是在γ照相机的基础上发展起来的核医学影像设备。它的基本构造由探头、旋转运动机架、计算机及其辅助设备等四大部分构成，如图 2-7-3、图 2-7-4 所示。

1．探头部分

（1）准直器

准直器是由具有单孔或多孔的铅或铅合金块构成，其孔的几何长度、孔的数量、孔径大小、孔与孔之间的间隔厚度、孔与探头平面之间的角度等依准直器的功能不同而有所差异。由于放射性核素是任意地向各个方向呈立体空间发射γ射线，因而要准确地探测γ光子的空间位置分布，就必须使用准直器。它安装在探头的最外层，其作用是让一定视野范围内的一定角度方向上的γ射线通过准直器小孔进入晶体，而视野外的与准直器孔角不符的射线则被准直器所屏蔽，也就是起到空间定位选择器的作用。

准直器最基本的性能指标是灵敏度和分辨率。所谓准直器灵敏度是指准直器接收来自放射源的放射线的能力。所谓准直器分辨率（空间分辨率）是指准直器探头鉴别两个紧密相连的放射源的能力，目前多用点源或线源响应曲线最大高度的一半处的全宽度即 FWHM（full width at half maximun）表示。分辨率越好，FWHM 越小。灵敏度和分辨率呈相反的关系。要求有较高的灵敏度，往往要以牺牲分辨率为代价，反之亦然。准直器的设计就是在灵敏度和分辨率之间选择最佳的折衷匹配。因此，它是 SPECT 影像装置的关键部件。准直器的性能是直接影响系统性能的主要因素。准直器的另外一项性能指标是间壁穿透率，它反映准直器小孔之间的间壁屏蔽视野外的与准直器孔角不符的射线的能力，一般要求穿透率≤ 10%。如果间壁太厚，探测几何效率将会降低；如果太薄，将使影像对比度降低。

按准直器的形态结构来区分，准直器有以下几种：

1）平行孔准直器：最常用的一类准直器。它是由一组垂直于晶体表面的铅孔组成。每个孔仅接收来自它正前方的射线，而防止其他方向上的射线射入晶体。最接近准直器处的空间分辨率最好，随距离的增加而变差，而灵敏度随距离的增加却变化不大，因γ光子的空间浓度虽随距离的平方成反比而减少，但晶体暴露于放射源的总面积却按距离的平方成正比而增加。平行孔准直器的性能由其孔数、

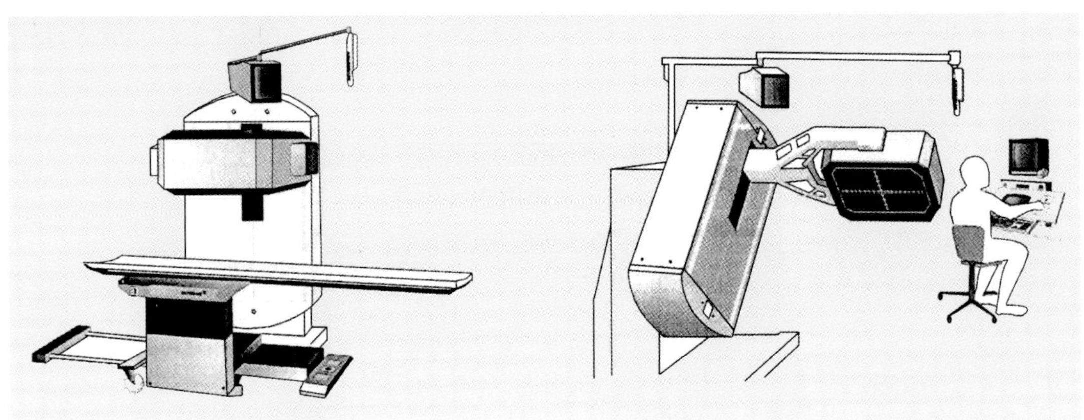

图 2-7-3 SPECT 的基本构成

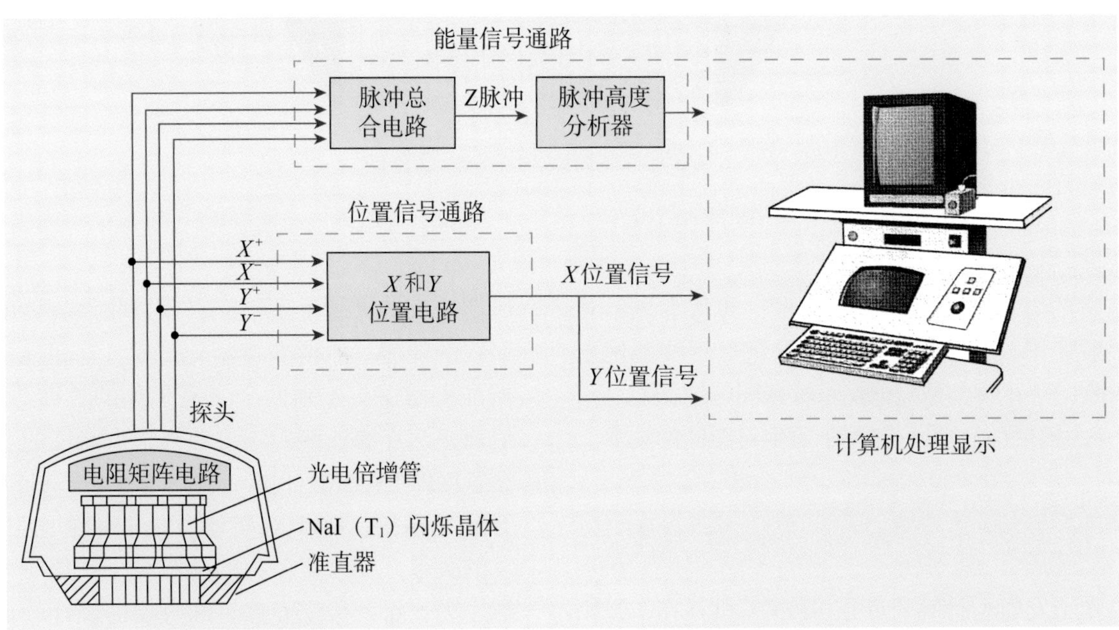

图 2-7-4 SPECT 的基本原理图

孔径、孔长、间壁厚度和准直器的材料所决定。根据准直器适用的γ光子的能量范围，可将平行孔准直器分为低能（≤ 150keV）、中能（150 ~ 350keV）和高能（≥ 350keV）3 种。根据低能准直器的灵敏度和分辨率可将平行孔准直器分为低能通用型、低能高分辨率、低能高灵敏度 3 种。孔径越小，分辨率越好；间壁厚度减少，灵敏度增加。影像大小与靶器和准直器之间的距离无关。

2）针孔准直器：它是单孔准直器，其成像原理与光学中的小孔成像原理相同，像与实物的方向相反。成像的大小与被检物距离针孔的远近有关，距离越近，成像越大。其分辨率和灵敏度与其孔径的大小有关，孔径增大，灵敏度提高，分辨率降低，反之亦然。

3）发散孔准直器：其优点是扩大有效视野 10% ~ 20%，且视野随放射源与准直器距离的增加而增大。其缺点是灵敏度和分辨率较平行孔准直器差。且随放射源与准直器距离的增加而变坏。利用这种准直器，被测物被缩小，但并不是所有的部分都受到相应的缩小，故产生影像畸变。

4）聚焦孔准直器：其优点是可以提高灵敏度和分辨率，但也容易出现影像的畸变。主要适用于总计数时间受限的动态研究。

（2）晶体

晶体的作用是将γ射线转化为荧光光子。γ射线进入晶体后，与之发生相互作用，闪烁晶体吸收带电粒子的能量使原子、分子激发，受激发的原子、分子在退激时发射荧光光子，荧光光子的数目、能量、输出的光脉冲幅度与入射γ射线的能量成正比，入射γ射线的能量越小，所产生的光子能量越小，输出的光脉冲幅度也越小，反之亦然。利用光导、光反射物质和光耦合剂将荧光光子尽可能收集到光电倍增管的光阴极上，由于光电效应，光子在光阴极上打出光电子。

目前，大多数SPECT机均采用大直径的碘化钠（铊激活）晶体。NaI（T_l）晶体是含有约0.1%铊的碘化钠单晶体。它的发光效率很高，其最强发射光谱波长为4150nm左右，能与光电倍增管的光谱响应较好匹配，晶体透明度也很好。NaI晶体的密度较大，$\rho = 3.67g/cm^3$，有效原子序数高达50，所以对γ射线的探测效率特别高。但它的主要缺点是容易潮解，必须在密封条件下保存和使用，而且质脆，容易碎裂，故使用时应避免大的震动和温度的较大变化，一般室内温度要严格控制在15～30℃之间，每小时温差不超过3℃。

晶体位于准直器和光电倍增管之间。其准直器侧面（入射面）采用铝板密封，既能透过γ射线，又能遮光；其光电倍增管侧面（发光面）用光导玻璃密封，晶体内所产生的闪烁光子能顺利地进入光电倍增管。晶体有不同规格的大小和厚度。圆形晶体的直径一般为28～41cm，方形和矩形大视野晶体在SPECT机中也广为使用。晶体厚度不仅影响SPECT机的灵敏度和空间分辨率，同时也限定了它所接受射线的能量范围。目前常用的晶体厚度为6.4～12.5cm。一般薄晶体接受的能量偏低，而厚晶体接受的能量则偏高。薄晶体在SPECT机中使用越来越普遍。它可以提高SPECT机的固有分辨率。最理想的状况是γ射线进入晶体只经过一次相互作用就以闪烁光形式发射出来，这样产生的闪烁点定位准确，分辨率好。但实际情况并非如此，γ射线进入晶体后经过多次相互作用才被光电倍增管所探测，这种闪烁点定位不精确，空间分辨率模糊。对于Tc-99m和TI-201等低能放射性核素，大部分γ射线与晶体的相互作用发生在晶体的入射面（靠近准直器）的2～5mm内。对此，如果应用厚晶体，不仅对灵敏度没有明显改善，而且明显降低了空间分辨率。例如，把晶体厚度从12.5mm降至6.5mm，空间分辨率可以提高70%，相应的灵敏度仅损失15%。目前大部分的SPECT机均采用9.4mm厚的晶体，以获得空间分辨率与灵敏度之间较好的匹配。

（3）光导

光导是装在晶体和光电倍增管之间的薄层有机玻璃片或光学玻璃片，其作用是把呈六角形排列的光电倍增管通过光耦合剂（一般为硅脂）与NaI（T_l）晶体耦合，把晶体受γ射线照射后产生的闪烁光子有效地传送到光电倍增管的光阴极上。光导有多种形状，一般其下底面为六角形，紧密地排列在晶体之上；上顶面为圆形，与光电倍增管紧密贴合。这样，当应用圆形光电倍增管时，射入光电倍增管之间间隙内的闪烁光便不会损失。此外，光导的侧面涂有对荧光反射性能良好的氧化镁涂剂，以便让更多的闪烁光进入光电倍增管，也可以防止光线从光导的侧面透射到其他光电倍增管的光阴极上。再者，在晶体和光导、光导和光电倍增管之间都充填有光学硅脂，以排除空气，减少闪烁光透过两种光介面时的损失。光导从每次荧光事件中收集闪烁光的能力和正确地把它分配到光电倍增管的能力，影响着SPECT机的空间分辨率、线性度、均匀性和灵敏度。因此，上述措施对提高整机的性能是很重要的。一般说来，薄的光导提供较好的分辨率，而厚的光导则提供较好的均匀性。

（4）光电倍增管（PMT）

光电倍增管是在光电管的基础上发展起来的一种光电转换器件，它的作用是将微弱的光信号（闪烁晶体在射线作用下发出的荧光光子）按比例转换成电子并倍增放大成易于测量的电信号，其放大倍数可高达10^6～10^9。光电倍增管主要由光阴极、多级倍增极、电子收集极（阳极）组成，整个系统密封在抽成真空状态的玻璃壳内。光电倍增管的工作原理如图2-7-5所示。

射线在晶体中引起的闪烁光打在光阴极上，通过光电效应产生一定数目的光电子。由于光阴极和各级倍增极之间都加有电压（高压电源经分压电阻R供给），使阴极产生的电子被有效地放大并集中到下一极，最后在阳极形成很大的电子流，通过负载电阻RL即得到易于测量的电压脉冲。此过程产生的电流量与入射在光阴极上的光子数目成正比。因此，输出的脉冲幅度与射线在闪烁体中的能量损失成正比。

目前，圆探头的SPECT机使用光电倍增管一般为37～91个，方形或矩形探头的SPECT机使用光电倍增管一般为55～96个。光电倍增管的形状有圆形和六角形两种。圆形晶体一般通过六角形的光导与晶体紧密相贴。六角形的光电倍增管是圆形光电倍增管的最新改进型，其主要优点是去除光导，直接与晶体相贴，消除探测间隙，提高灵敏度

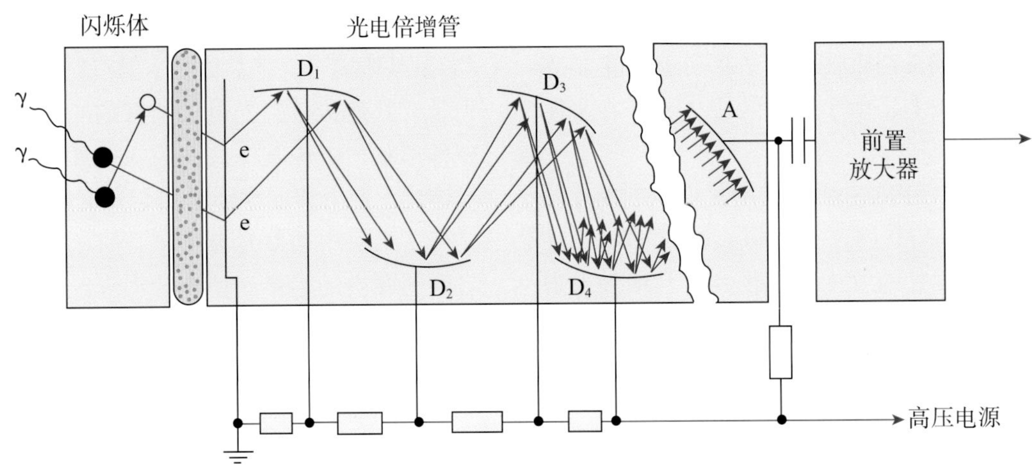

图 2-7-5 光电倍增管工作原理图

和空间分辨率。这种光电倍增管已经逐渐取代圆形光电倍增管和光导。光电倍增管在探头中呈蜂窝状排列。整体光电倍增管的性能稳定性取决于各个光电倍增管的性能参数是否一致、各个光电倍增管的工作电压是否稳定以及是否有足够长的预热时间，它们直接影响着系统的均匀性、分辨率和线性度。对光电倍增管性能影响最大的是直流高压的稳定性。而高压又是由低压交流电经整流升压获得的，所以SPECT 机都要求有稳压电源。在经常停电的地方，还要配备不间断供电电源（UPS），以保证 SPECT 机的稳定性和工作的连续性。

（5）模拟定位计算电路

此电路与光电倍增管相连接。其主要作用是将光电倍增管输出的电脉冲信号转换为确定晶体闪烁点位置的 X、Y 信号和确定入射 γ 射线的能量信号。模拟定位计算电路一般可分为两类：一类是最常用的 Anger 型，即加权电阻矩阵网络型；另一类是延迟线时间转换型，此型实际上是前者的改进型。模拟定位计算电路接受来自光电倍增管的电信号，在此转换成具有一定特征的脉冲信号。这些信号的某个物理量（电压或时间）与晶体闪烁点的位置座标成一定的对应关系。Anger 型模拟定位计算电路系将闪烁点的位置座标转换为脉冲幅度与之对应的信号；延迟线时间转换型系将闪烁点的位置座标转换为过零时间与之对应的双极脉冲信号。现以 Anger 型模拟定位原理为例介绍如下（图 2-7-6）：

图中 7 只光电倍增管按六角形排列，每个光电倍增管通过加权电阻与 X^+，X^-，Y^+，Y^-4 根输出导线连接。当闪烁事件在晶体内发生时，闪烁光便从闪烁点位置向四周发射。最靠近闪烁点的光电倍增管接受的光量最多，距离越远，接受的光量也就越少。通过计算每个光电倍增管 4 个输出脉冲信号的相对大小，便可确定 γ 射线在晶体中相互作用的位置。然后，这 4 个输出脉冲信号被送进前置放大电路和 Z 信号合成电路，以减少脉冲波形畸变和传输失真，以及确定在此闪烁事件中晶体吸收的总能量并输出能量信号 Z 脉冲。Z 脉冲信号被送进数字式多道脉冲高度分析器进行能量鉴别，以确定此闪烁事件是否为有效闪烁事件。

2．机架部分

SPECT 的机架部分由机械运动组件、机架运动控制电路、电源保障系统、机架操纵器及其运动状态显示器等组成。它的主要功能是：①根据操作控制命令，完成不同采集条件所需要的各种运动功能，

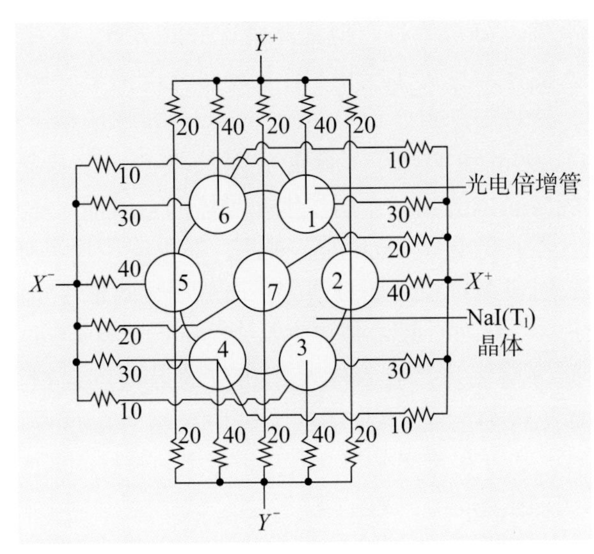

图 2-7-6 Anger 型模拟定位计算电路工作原理简图

如直线全身扫描运动、圆周断层扫描运动、预置定位运动等；②把心电R波触发信号以及探头的位置信号、角度信号等通过模数转换器（ADC）传输给计算机，并接受计算机指令进行各种动作；③保障整个系统（探头、机架、计算机及其辅助设备等）的供电，提供稳压的各种规格的高低压、交直流电源。

γ照相机型的SPECT机兼有四大功能：平面显像、动态研究、全身扫描和断层采集。尤其是全身扫描和断层采集，这两种显像方式是在探头和机架的运动过程中完成数据采集的，因此需要有高精度和良好稳定性的运动系统和定位系统，这也是SPECT质量控制的关键之一。

机架运动按其运动形式分为4种：①整体机架直线运动（whole body），此时探头处0度或180度，机架沿导轨作直线运动，检查床与导轨平行，主要适用于全身扫描；②探头及其悬臂以支架机械旋转轴为圆心，作顺时针或逆时针圆周运动，检查床与导轨垂直，主要适用于断层采集，此时探头倾斜度必须为0°；③探头及其悬臂沿圆周运动半径作向心或离心直线运动，主要作用是使探头在采集数据时尽可能贴近患者；④探头沿自身中轴作顺时针和逆时针倾斜或直立运动，主要适用于静态或动态显像时特殊体位的数据采集。在实际工作中，往往是1、3或2、3联合运动，这就是所谓的“贴身轨道”法全身扫描或断层采集，以提高探测效率和空间分辨率，但由于机架的多种运动使得数据采集总时间稍有延长。

机架运动按其控制方式分为手动控制和自动运行两种。手动控制主要适用于：①数据采集前，根据检查部位、体位、倾斜角、旋转角等要求，把探头运动到指定位置；②在全身或断层扫描前，必须将预定探头运动轨迹的数据输入计算机控制系统。如椭圆断层轨道的预置四点距旋转中心的最近点的定位；检查床的高度定位；预定全身扫描的起始位置等。自动运行主要适用于全身或断层采集，根据预置运动条件（起始角度和位置、旋转的总角度和运行的总距离等），在计算机的控制下自动运行并同时采集每个角度和位置上的投影数据。

探头及机架的各种运动方式和速度受机架内定位控制系统的控制。定位控制系统主要由3部分组成：①驱动马达控制电路；②位置信息存储器；③定位处理器。定位处理器实际上是一个微型计算机，它的主要作用是控制探头及机架转动的角度、移动的距离及识别位置。定位处理器受主计算机的控制，并将各种定位数据传输给主计算机。

在主计算机的只读存储器（ROM）中有一组标准的位置编码。每次开机后，主计算机把标准位置编码传输给机架定位处理器，并储存在定位存储器中。在机架内，每种方式的机械运动其正反两个极限位置均装有极限脉冲发生器，当运动滑块触及此脉冲器，即发出停止运动脉冲。在每个驱动马达的后部都装配有同轴运动脉冲发生器，只要马达转子每转动一周，脉冲发生器就发出一个或数个标准脉冲。机架定位处理器把接受的脉冲数与存储器中相应的位置编码相比较，以确定自身的位置。

为了保证断层扫描和全身扫描运动时，探头转动角度和机架移动距离的精确度，在每次开机后、紧急停止运动后或机架运动出错后，都要利用计算机机架位置检测和校正程序，首先进行机架位置自我检测。当自检失败时，都要重新进行机架位置设定，即重新确定各种运动方式的标准脉冲参数。标准参数有3个：角度参数、距离参数和高度参数。手动控制完成以下3个过程并加以确认：①机架或探头旋转180°和360°；②直线移动机架100cm；③将探头和检查床分别调到最高点和最低点，并确认当探头处于180°最低位和最高位时，检查床的最低高度和最高高度，即可建立3个标准参数。然后，再控制机架作各种运动直至运动到正反两个极限，直到限位脉冲器发出停止脉冲为止。这样，计算机通过计算上述平移或旋转单位距离或角度时，同轴运动脉冲发生器所发出的脉冲数，并以此为标准计算运动到正反极限的总脉冲数，即可计算出全程移动的距离或旋转的角度。

SPECT可以提供建立三维图像的信息，也可以建立任意方位的断层图像，这为临床诊断提供了方便。SPECT在空间分辨力、定位的精确度、计算病变部位的大小和体积等方面远优于γ照相；而且与γ照相比较，断层图像受脏器大小、厚度的影响大为降低，对一些深度组织的探测能力也显著提高。SPECT有利于发现早期的病变，在这方面SPECT明显优于X-CT和B超，甚至MR。

新型放射性药物的研制成功，推动了SPECT的发展。在新技术上，最引人注目的是新型的双探头和三探头SPECT机，具有采集时间短、分辨率高、计算机系统先进等优点。与单探头SPECT机相比，三探头 SPECT 机整体效率提高了 3 ~ 5 倍。该机采用了高性能、高光子通量的光电倍增管，使用了特殊的准直器如扇型准直器、超高分辨率准直器等。3 个探头沿患者的长轴旋转，增加了获得的信息量，改善了影像质量，节省了检测时间，提高了系统分辨率，而且灵敏度也大大提高。双探头 SPECT 机最新技术是在 180° 相对排列的双探头 SPECT 机的探头中加入符合探测线路或使用超高能准直器。采用这项技术的 ECT 设备不仅可以完成普通 SPECT 机的全部工作，而且可以完成一些本来在 PET 机上才能做的工作。因此被称为混合型 ECT 设备。

五、正电子发射型计算机断层仪

正电子发射型计算机断层（positron emission tomography，PET）临床显像过程为：将发射正电子的放射性核素（如 F-18 等）标记到能够参与人体组织血流或代谢过程的化合物上，将标有带正电子化合物的放射性核素注射到受检者体内。让受检者在 PET 的有效视野范围内进行 PET 显像。放射核素发射出的正电子在体内移动大约 1mm 后与组织中的负电子结合发生湮灭辐射。产生两个能量相等（511 KeV）、方向相反的 γ 光子。由于两个光子在体内的路径不同，到达两个探测器的时间也有一定差别，如果在规定的时间窗内（一般为 0 ~ 15μs），探头系统探测到两个互成 180°（±0.25°）的光子时。即为一个符合事件，探测器便分别送出一个时间脉冲，脉冲处理器将脉冲变为方波，符合电路对其进行数据分类后，送入工作站进行图像重建，便得到人体各部位横断面、冠状断面和矢状断面的影像。

1．PET 的成像原理

PET 系统的主要部件包括机架、环形探测器、符合电路、检查床及工作站等。探测系统是整个正电子发射显像系统中的主要部分，它采用的块状探测结构有利于消除散射、提高计数率。许多块结构组成一个环，再由数十个环构成整个探测器。每个块结构由大约 36 个锗酸铋（BGO）小晶体组成，晶体之后又带有 2 对（4 个）光电倍增管（PMT）。BGO 晶体将高能光子转换为可见光，PMT 将光信号转换成电信号，电信号再被转换成时间脉冲信号，探头层间符合线路对每个探头信号的时间耦合性进行检验判定，排除其他来源射线的干扰，经运算给出正电子的位置，计算机采用散射、偶然符合信号校正及光子飞行时间计算等技术，完成图像重建。重建后的图像将 PET 的整体分辨率提高到 2mm 左右。PET 采用符合探测技术进行电子准直校正，大大减少了随机符合事件和本底，电子准直器具有非常高的灵敏度（没有铅屏蔽的影响）和分辨率。另外，BGO 晶体的大小与灵敏度成正相关性。块状结构的 PET 探头。能进行 2D 或 3D 采集。2D 采集是在环与环之间隔置铅板或钨板，以减少散射对图像质量的影响，2D 图像重建时只对临近几个环（一般 2 ~ 3 个环）内的计数进行符合计算，其分辨率高，计数率低；3D 数据采集则不同。取消了环与环之间的间隔，在所有环内进行符合计算，明显地提高了计数率，但散射严重，图像分辨率也较低，且数据重组时要进行大量的数据运算。两种采集方法的另一个重要区别是灵敏度不同，3D 采集的灵敏度在视野中心为最高。

2．PET 的技术特点

（1）采用具有自准直符合计数方法：根据动量守恒，湮灭辐射产生的双光子飞行在同一直线上，但方向相反。在 β^+ 衰变发生的区域两侧，放置两个光子探测器，当两个探测器同时接收到光子时，符合电路会给出一个计数。从图 2-7-7 中可以看出，为获得投影数据要求探测在某一方向（直线）上的计数，SPECT 中的 γ 射线就要在探测器中加装准直

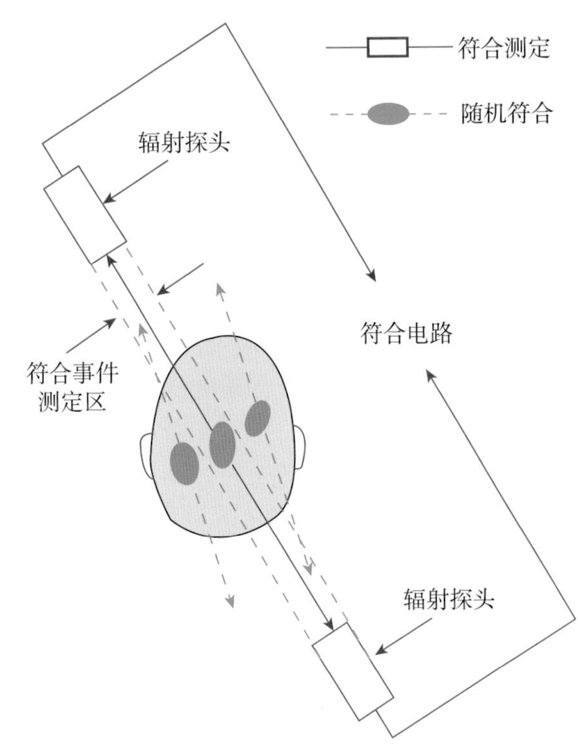

图 2-7-7 符合探测

器，这样很多的光子就被准直器挡掉了。而湮灭辐射有自准直作用，无需准直器，这样 PET 的灵敏度大大提高，引入体内的放射性剂量大为减少。

将探测器一对一对地用符合电路联结起来，每对探测器就给出一个投影数据，足够多的探测器就给出了足够多的投影数据，利用计算机按一定的算法，如滤波反投影法，就可重建放射性放射性核素在人体断层上的活度分布。

由于探头总有一定的高度与宽度，在 10^{-5}s 内，两个不相关的光子也有可能进入两个探测器，也会给出一个计数，但这个计数是假的，并不表示在投影方向上发生了一次 β^+ 衰变，这样的符合叫做随机符合，它是符合计数的噪声。

（2）衰减校正：符合探测带来的另一好处是湮灭辐射发生地点对测量结果的影响不大，而这个不大的影响还可以得到很精确的校正。PET 的量化精度可提高到 ±10%。

（3）PET 的检测系统：PET 检测系统为多环结构，如图 2-7-8 所示。

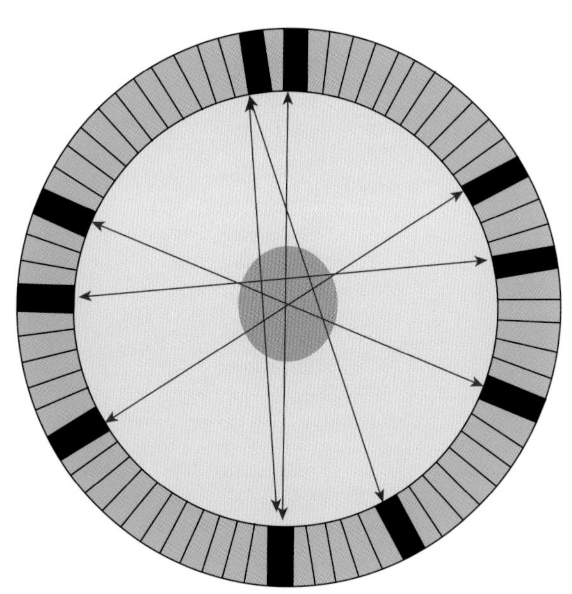

图 2-7-8 PET 探测器

多环结构检测系统一次采集可以获得多个断层图像数据。如环的个数为 n，则一次获得（$2n-1$）个断层数据，其中 n 个来自同一环内的符合探测，（$n-1$）个断层数据则来自相邻环之间的交叉符合计数。

3．PET 的技术优势

PET 与其他影像技术比较有以下一些技术优势：

（1）PET 所用的放射性制剂中的核素是构成人体生物分子的主要元素，在理论上可以显示机体进行的生理、生化过程。

（2）由于采用了贫中子核素，其半衰期极短，如 11C、12N、15O 和 18F 的半衰期都是以分钟计，有“超短半衰期核素”之称，故对人体的放射性剂量很小，在临床检查上可以进行多次给药、重复成像检查。

（3）PET 采用了具有自准直的符合电路计数方法，省去了准直器，使探测效率即灵敏度大为提高。这带来的直接好处是放射性制剂用量大为减少，成像信号的信噪比大为提高，相对 γ 照相和 SPECT 图像质量更高，患者的安全性更高。

（4）由于正电子发生电子对湮灭的距离为 1.0 mm 左右，所以 PET 图像空间分辨距离较 SPECT 提高近十倍，更有效检出 5 ~ 10mm 的病灶。

（5）因为衰减校正更为精确，PET 便于做定量分析。

（6）PET 多环检测技术可以获得大量容积成像数据，从而可以进行三维图像重建。

PET 所用的核素制剂主要是人体富有的贫中子短寿命放射性核素制剂，如 11C、12N、15O 和 18F 等。这些核素要在加速器中通过相关的核反应来产生，其特点是寿命很短，还得配有合成放射性制剂的热配室，这是 PET 设备昂贵的原因。

4．图像融合设备

图像融合技术是影像医学的又一次飞跃和革命，它通过电子计算机的处理，将不同的图像相加、重叠，互相融合在一起，形成一幅新的图像。融合过程不是简单的图像叠加，而是通过不同的软件、硬件进行数据转换、进行像素大小和层厚的匹配，进行图像空间对位与配准等，从而使不同影像相互完善和优势互补，增加信息量，形成全新的影像资料，称为解剖 - 功能影像。对于能同机采集不同影像和进行图像融合的新型显像仪器，称为功能分子影像设备或多功能影像系统，如 CT/SPECT、PET/CT、PET/MRI 设备。

PET-CT 是目前影像诊断中两种最具特色的技术：PET（功能显像）与 CT（形态显像）的最优化组合。PET 图像直接反映血流、功能、分子代谢等信息，X 线 CT 图像则具有以下基本功能：

（1）采用 X 线对正电子符合图像进行衰减校正。一般情况下，PET 图像必须采用穿透源获得人体组织密度后对图像进行衰减校正，未经校正的图像，由于存在有伪影，干扰图像的识别，严重影响临床诊断，造成假阳性和假阴性结果。采用X线CT进行衰减校正优于以前采用的放射性核素放射源穿透校正。

（2）采用CT图像对PET图像的阳性病灶进行解剖定位和鉴别诊断，单纯的PET对于生化代谢疾病具有非常高的灵敏度和特异性，但对于解剖结构的病变诊断不如CT。PET图像的光子通量低于X线光子通量，分辨率较低，致使解剖结构欠清晰，定位准确性差。采用PET/CT后，利用解剖成像方式为功能图像提供充分的解剖信息，弥补其不足，明显降低了PET诊断的假阳性，在高分辨率CT、特别是CT三维立体图像能够很容易区分PET图像上的正常生理性18F摄取和异常病变摄取，且能准确定位。

（3）采用PET/CT融合图像进行放射治疗计划拟定，以前对于放射治疗计划均采用CT图像进行解剖定位，但肿瘤的生长过程往往是代谢早于解剖结构的变化，所以为了提高疗效，降低肿瘤复发率，可采用解剖图像和代谢图像相融合的方法进行放射治疗计划的拟定。

最近出现的PET-MR是将MR和PET两种不同成像原理的设备有机、互补地结合在一起，各自发挥优点、弥补不足，从而获得一种反映人体解剖图像与人体分子代谢情况的功能图像完全融合的全新影像学图像。

（郭文力）

重点推荐文献

[1] 韩丰谈．医用影像设备学．2版．北京：人民卫生出版社，2010．

主要参考文献

[1] 郭启勇．实用放射学．北京：人民卫生出版社，2007．
[2] 韩丰谈．医用影像设备学．2版．北京：人民卫生出版社，2010．
[3] 徐跃．医学影像设备学．3版．北京：人民卫生出版社，2013．
[4] 王鸣鹏．CT检查技术学．上海：复旦大学出版社，2004．
[5] 余建明．医学影像技术学．2版．北京：科学出版社，2009．

3 放射科信息管理系统

面对现代信息技术的飞速发展，以及信息技术产业化所带来的巨大经济效益，信息技术在医疗行业得到了广泛重视，医院乃至整个卫生行业的信息化管理都面临新的重大机遇和挑战。伴随国家对医疗制度改革调控政策的出台，各级医院当前不但面临着医疗保障制度的改革，社区医疗体系的重建和医院信息化管理也都在接受新的考验。应该如何科学合理地去管理一家现代化的医院？如何更好地去提高医院综合服务质量？这些都已经摆到了医疗改革的日程之中。而且近年来，随着信息及网络技术快速发展，不同卫生医疗机构之间的卫生数据交换需求也在急剧增加，各级医院尽快实现信息化管理，已经成为医疗行业发展的大趋势。

放射科信息管理系统（Radiology Information System，RIS）作为医院信息管理系统（Hospital Information System，HIS）的一个组成部分，是应用于医院影像科进行医疗预约、分诊、影像诊断报告以及放射科各项信息统计等工作的管理系统。RIS系统能够帮助医院放射科完成常规工作流程，即从患者进入医学影像部门开始影像检查登记、进行检查、获得影像诊断结果、直到离开影像学部门，整个过程的各环节流程管理由该系统执行并实现，具体范围包括：诊断数据的信息记录和共享，诊断的信息统计和检索，病历随访及打印等。因此，RIS系统成为建立放射科信息化管理，完成传统人工管理模式向计算机数字化管理模式转化的基础，是推进和完善医院信息化管理的重要组成部分。

RIS系统数据量大、软件和硬件要求高、实时性强、临床工作对它依赖性强，需要与不同品牌、不同类型的成像设备交换数据。北美和欧洲发达国家从20世纪90年代开始，通过基于DICOM（Digital Imaging and Communications in Medicine）和HL7（Health Level Seven）标准的放射科信息系统的引进，已经开始了由传统的基于胶片的放射科体系向计算机化、数字化管理体系转变的进程。但是由于客观原因，这个系统在国内的发展时间却很短，近几年才真正的起步。

RIS系统具有很强的地域性，国外的RIS系统不完全符合我国的医疗行业实际需求，一时间很难占领国内市场。因此，国内不少的系统开发商看到了其巨大的发展前景，纷纷加入该项目的研究和开发，并且已经在一些医院进行实施；同时，国外厂商，也纷纷出资研发适合中国的RIS系统。可是，在RIS发展的过程中，绝大多数的系统开发商和用户将研究重点和更多的关注度都给予PACS系统，对RIS系统的认识，研究、规划和开发都不约而同的忽视，使得RIS系统成为医院信息化建设中一个相对薄弱的环节，甚至有些医学影像系统将RIS系统作为辅助环节，嵌入PACS系统中只作为一个功能模式。但是事实上，RIS系统不论从系统的架构、模式以及应用功能的实现等方面，都要求RIS系统整体化、系统化的去解决并实现放射科的常规流程管理。就目前的发展情况来看，这样的概念并没有形成，开发商和用户将开发范围和需求功能局限在放射科信息系统的部分功能上，仅仅涉及实现和解决影像科常规工作流程中部分环节的独立功能模块，如：报告模块和登记模块，这样的模式很难为医院放射科的信息平台建设提供一个完整的、系统化的方案。

1．国内市场RIS产品的发展现状

（1）在应用解决方案方面，大多数基于放射科内部的功能级方案，以解决基本的日常工作为主，存在偏重数据的录入和采集，忽视管理功能和相应的数据统计和数据挖掘功能、信息利用率低、系统自动化程度弱、对HIS、PACS的交互标准遵从度不高等问题。

（2）在放射科流程的自动化方面，国内的现有技术与国外尚有很大差距。国外相应的RIS系统可以通过扫描条形码，完成从患者登记、放射检查、领取报告以及报告在相应科室的浏览等一系列的操作，真正实现工作流的全自动化。语音识别系统的应用也大大减轻了医生的工作量。

（3）在信息的利用方面，仅实现了简单的统计功能，如：人员工作量统计、科室收入统计等，这些都属于某段时间数量上的统计，数据统计不够详细，进行数据分析的能力不足，很难为诊断和管理提供良好的帮助；另外，统计的自动化也是不足的。

（4）在与第三方软件的集成方面，RIS与HIS间的交互采用HL7通信标准，RIS与PACS间的交互采用DICOM通信标准。但是目前，部分产品没有严格遵从国际标准协议，使得系统间的交互变得十分困难。

2．RIS的发展趋势

（1）提高系统中先进技术的应用，如语音识别技术，条形码技术，无线网络技术。

（2）提高系统的自动化水平，如：可以定制统计、指定时间发送设定的统计结果给相关的人员、变主动查询为自动获取。

（3）提高系统的数据挖掘能力，从而为医院诊断水平，人员的合理分配和管理提供帮助。

（4）提高系统的标准化水平，从而使软件的兼容性方面得到加强。

在系统体系结构方面，RIS的应用一直停留在C/S（客户机/服务器）的二层应用结构水平。随着Internet在医院的深入应用和发展，部分全院级的RIS系统出现了，需要通过浏览器随时访问RIS系统；同时，完全基于B/S结构的HIS系统也在发展过程中出现。从兼顾业务需求和顺应Internet的发展两方面考虑。

3．RIS系统需要改进之处

（1）为了系统模块可以做到灵活性的组合，同时提高软件的可维护性，应该通过使用面向对象和组件的设计方法。

（2）由于完全的C/S结构的设计，会给后期的功能维护和升级带来一定的困难，系统应采用多层结构的思路在逻辑上实现多层结构，将大量的逻辑处理放到业务层去完成。

（3）设计多层结构中的业务层，应采用面向服务的设计方法。

（4）随着Internet的发展和硬件性能的不断提高，有更多的系统将采用Web Service去实现业务层。B/S结构、Web Servece+智能客户端结构等设计结构应该更合理的应用到RIS系统中，为RIS带来更好的跨网络访问能力和系统升级能力。

（5）为了适应集团医院和社区医院的发展趋势，系统需要在设计时考虑这方面的需求。数据库的集群技术，数据同步技术都有适量引入到放射科信息管理系统中。

第1节　RIS系统功能及结构

RIS是优化医院放射科工作流程管理的软件系统，一个典型的流程包括登记预约、就诊、产生影像、出片、报告、审核、发片等环节。RIS系统内含PACS系统，配合医学分类和检索、放射物资管理、影像设备管理和科室信息报表等外围模块，实现了患者在整个流程中的质量控制和实地跟踪、差错统计，为医患纠纷的举证倒置提供依据，从而使得放射科室的管理进入到清晰的数字化管理阶段。RIS流程由可拆卸的流程环节组成。每个环节除了完成特定的任务，还处理意外情景，包括差错处理和质量控制。完整的RIS包括了从患者进入放射科开始的一切文本信息记录、放射科的日常工作管理、病例的统计和科研的需要。和医院信息管理系统网络雷同，是保存患者的人口学信息和临床资料数据，也保存和传递患者的图形及图像资料。

RIS和HIS、PACS之间的关系：HIS和RIS保存着患者的人口学信息和临床资料数据，也保存和传递患者的图形及图像资料。PACS主要保存患者的图像数据，也使用HIS和RIS中已有的患者信息，从HIS和RIS中直接获得可避免重复输入，减少错误发生。在书写诊断报告或复查时，工作站在显示患者图像的同时，还能显示HIS和RIS中患者的各种临床记录；临床医生也可以在HIS中看到患者的检查图像，达到信息共享。做影像检查时，患者资料从 HIS 和 RIS 中传输到 PACS；对于曾有过影像检查的患者，随着患者信息的到来，PACS 能够将长期保存的图像检索调出，传输到书写报告的工作站，便于前后对照。检查完成后，图像和诊断报告随即传回到 HIS 和 RIS，临床医生能立即看到。临床医生的工作站也有图像，分析处理功能。

RIS 系统的功能包括：

1．登录、预约自动安排：自动安排登录患者在指定的时间、地点就诊。自动安排医生及其他工作人员在指定的时间、地点工作。

2．病历管理：进行患者人数统计及相关病历的获取和管理。

3．资源管理：包括人力资源管理、设备管理、消耗材料管理等资源的管理。

4．胶片、文件跟踪：管理胶片及相关文件的借出、入库等。

5．医学影像诊断报告的书写：制作、审阅、打印诊断报告书。

6．财务和报表管理：财务管理及各类统计报表的管理。

一、登记部分

患者信息的登记是整个系统信息输入的起始点，在系统中起着非常重要的作用。在医院中，登记人员往往由年龄较大、缺少计算机知识的人员担任，同时由于每天的就诊患者非常多，登记的数量非常巨大。这就要求我们在界面设计和软件操作方面进行特殊的考虑。比如，界面字体要尽量大、界面比较简洁、提示清楚等。通过对这部分工作流程的分析，需求用例如图 3-1-1 所示。

1．能够自动分配患者的编号和每次检查的流水号。

2．对于已经检查过的患者，在第二次登记时，可以调阅和使用原始信息，这样可减少信息重复的输入量。

3．能够修改和删除登记的信息，但需要有权限的控制和相应的记录。

4．需要支持通过条码扫描患者编号来查询患者的登记信息。

5．能够通过扫描仪，扫描患者的申请单。

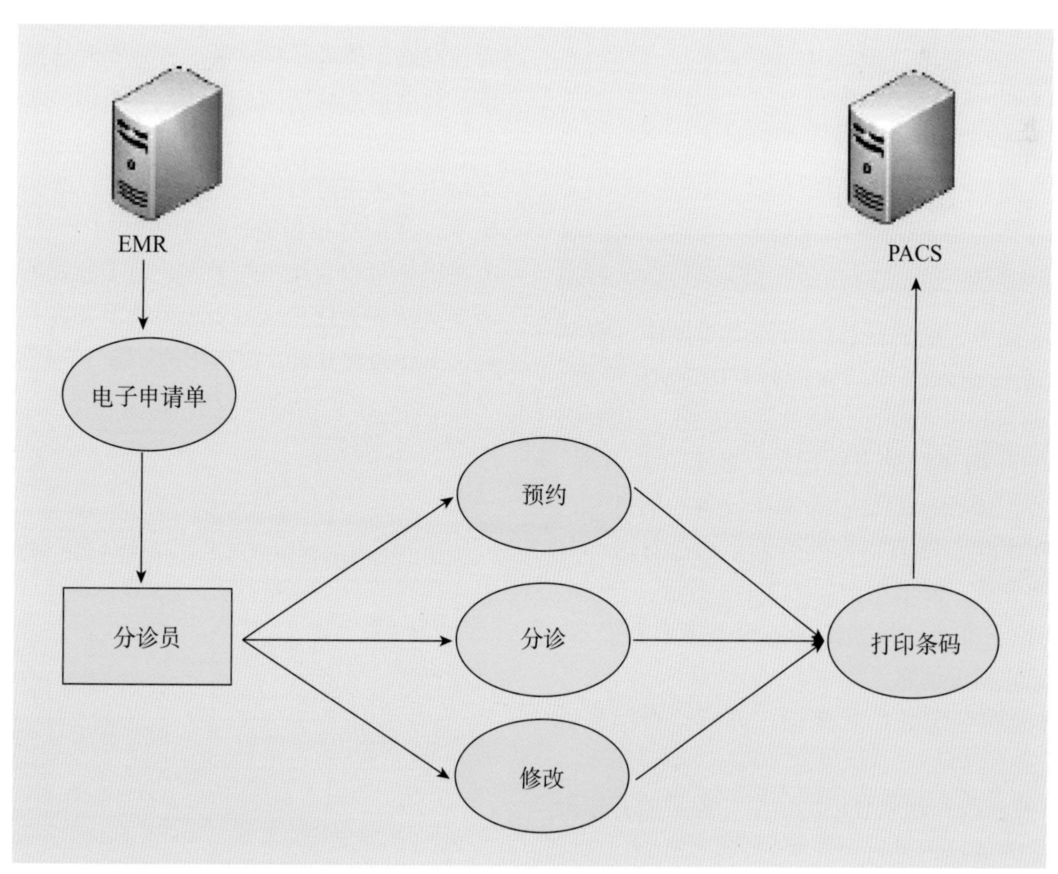

图 3-1-1　预约分诊模块用例图

6．能够根据患者编号和流水号打印条码。

7．能够通过与 HIS 系统间接口，从 HIS 获得患者的申请单信息。

8．能够通过与 PACS 设备间接口，向检查设备发送登记的信息，如姓名、编号、检查部位等。

9．提供与 HIS 和 PACS 集成的接口，支持 HL7 和 DICOM 传输标准。登记患者检查信息时的工作流程如图 3-1-2 所示。

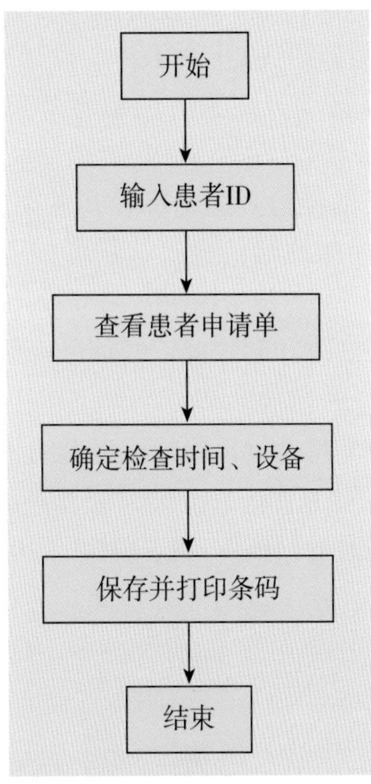

图 3-1-2 登记流程

二、技师部分

拍片过程中，放射科技师所需要对操作过程和相关信息进行输入工作。如进行 CT 或 MR 检查，通过需要对有些患者进行药物的注射工作，这时需要对注射的药物和计量进行记录；还有在拍片时，通常还需要记录扫描的层厚等操作设备的信息，这些信息都对医生诊断有很大的帮助。通过对这部分工作流程的分析，需求用例如图 3-1-3 所示。

1．快速、准确地根据设备的检查类型和设备，查询到登记的相关信息。

2．方便对选定的患者登记，进行检查信息的输入。

3．方便修改和删除登记的信息，但需要有权限控制和相应的信息记录。

4．支持条码扫描进行查询，以加快查询速度和准确性。

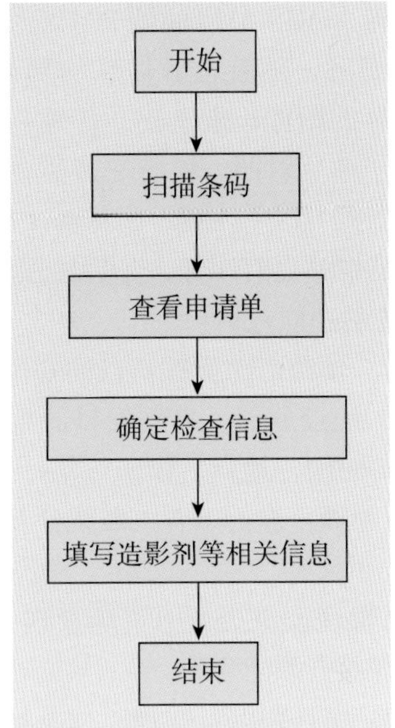

图 3-1-3 技师工作

三、诊断部分

这部分的主要工作是，医生根据患者的拍片结果，及时、准确地书写诊断报告，同时供临床科室调阅进行诊治。它是放射科工作的核心，诊断报告的及时、准确，体现了科室的工作效率和诊断水平。在我国，放射科多执行的是二级或多级审核机制，也就是说，一个初级医生首先根据影像书写诊断报告，并提交给上级医生进行审核，只有通过高级医生的审核并签字，才能将报告发放给患者，对于部分急诊报告，有些医生可以直接书写签发，对于签发的报告，医院需要负法律责任。这就要求系统需要有一定的安全机制。工作流程分析，需求用例如图 3-1-4 所示。

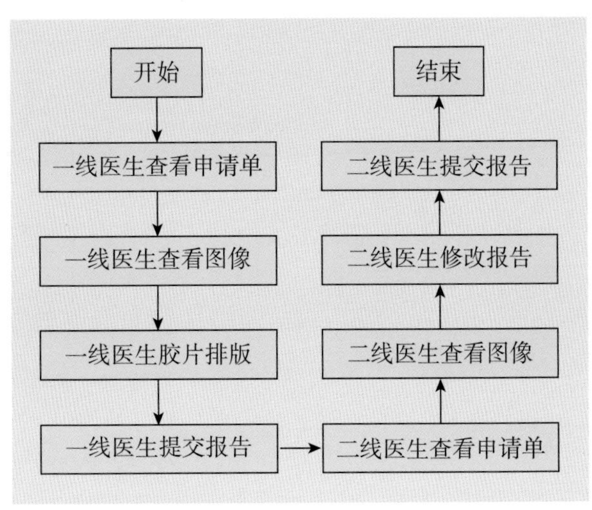

图 3-1-4 诊断工作

1. 对于不同审批阶段的报告，需要有明确的状态分类。比如：已检查、已诊断、已审核等。

2. 快速、准确地进行报告查询，支持条码扫描查询。

3. 对于每一级医生的提交，需要进行再次密码确认。不是该报告的书写医生或高一级医生将不能修改报告内容。

4. 对于审核后并打印的报告，一般不能进行修改。如果一定需要修改，需要记录修改人和修改时间。

5. 为了提高报告的书写速度，需要提供报告的诊断模板。

6. 为了能将报告的内容快速地传递给HIS系统，需要提供接口给第三方软件，需要支持HL7传输标准。

7. 能够和PACS进行集成，方便地调用PACS中的放射科影像资料。报告审核的工作流程如图3-1-5所示。

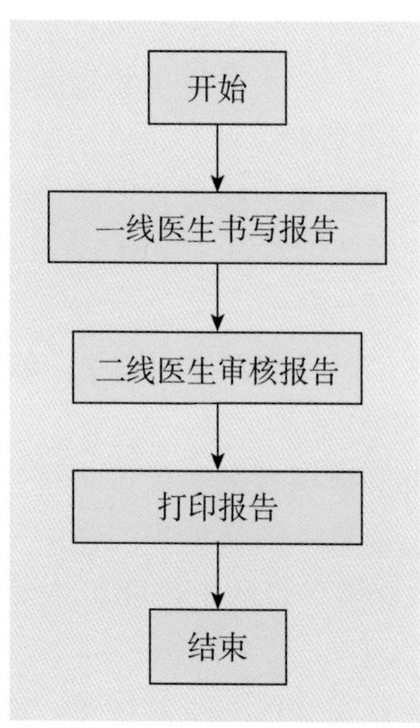

图 3–1–5　**报告审核流程**

四、临床部分

通常临床医生需要浏览放射科书写的诊断结果，以便于帮助他们进行诊断和治疗。这个模块，就为临床医生提供了一个可以快速查看放射科诊断完成的报告和影像的平台。由于临床医生仅仅是浏览报告，不需要对报告进行编辑，所以该模块较诊断模块功能简单。另外，由于程序可能会与HIS等第三方管理软件安装在同一台计算机上，这就要求就有较好的开放性和兼容性，最好能够提供一个接口，提供给HIS软件进行集成和调用。这部分工作流程如图3-1-6所示。

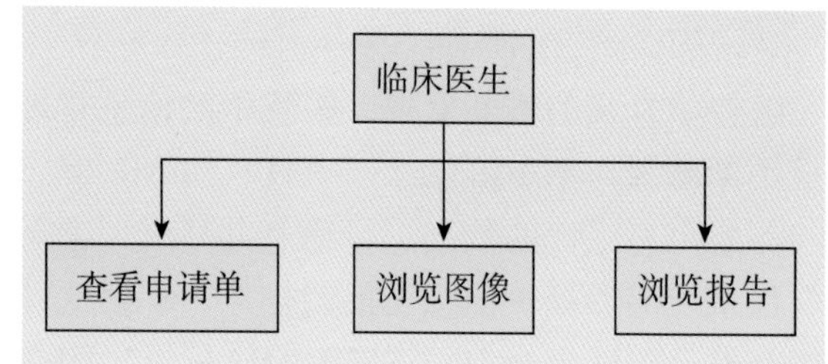

图 3–1–6　**临床模块用例**

五、统计部分

数字化后一个重要的好处就是，能够方便地对收集的数据进行查询和统计工作。在医院同样也有这样的需求，通过对工作量的统计，可以更好地进行人员考核和行政管理；对设备利用率的统计，可以指导科室更好地利用资源；对疾病方面的统计，可以总结出某种疾病的发病规律，为更好地预防和治疗疾病带来帮助。这些统计工作都将对科室的日常工作和科研，提供良好的辅助工具。

通过对这部分用户需求的分析总结如下：

1. 可以统计登记人员、操作医师、操作技术员、报告医师、主审医师等不同人员的工作量。

2. 可以统计门诊、急诊、住院等患者类型在放射科的就诊数量和比例。

3. 可以统计某检查类型中的各种检查部位在放射科的检查数量和比例。

4. 可以统计各种检查设备在放射科的检查数量和比例。

5. 可以统计某种疾病的发病数量和阳性率。

六、系统管理部分

对于一套系统来说，安装人员和系统管理员需要对系统进行相应的设置和日常的管理，这方面的需求主要包含以下几点：

1. 对于系统可以进行系统的初始化设置，如一些初始运行的一些参数。

2. 系统用户的添加和权限的设置。

3. 系统中用到的字典数据的维护，如科室信息、检查部位等。

4．对于系统中出现的错误数据需要有修改的工具。

七、与第三方软件的接口

随着信息化的不断发展，医院中的信息管理系统也不断增加，如 HIS、LIS、PACS、EMR 等。当医院需要将各系统的数据进行信息共享时，就需要各软件系统能够提供信息交换的接口，针对这种信息的交换，国际上有 HL7 和 DICOM 标准，HL7 负责与 HIS、LIS、EMR 等信息系统进行信息交换，DICOM 负责与 PACS 和放射科设备进行信息交换。根据是否遵从这两个标准，可以分为非标准接口和标准接口。非标准接口是指有两家软件厂商协商开发的通信接口，这种方式目前较多的用在与 HIS 等系统的交互上；标准接口是指按照上述的两个标准进行数据交换。无论是非标准接口，还是标准接口，交换的信息实际内容都是一样的。该系统与 HIS、PACS 系统的信息交换需求用例如图 3-1-7 所示。

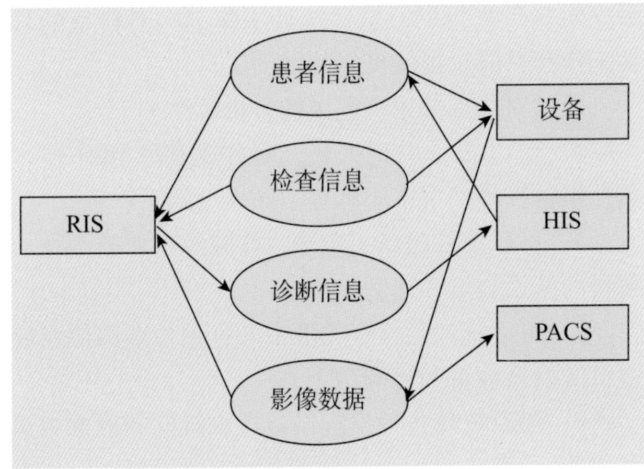

图 3-1-7　与其他系统信息交换

1．与 HIS 的接口

放射科信息管理系统通常需要与 HIS 等信息系统进行以下信息的数据交换：

（1）从 HIS 获得患者的基本信息、检查信息、收费信息。

（2）检查完成的确认信息。

（3）报告的状态信息。

2．放射科设备的接口

放射科信息管理系统，通常需要与放射科设备等信息系统进行以下信息的数据交换：

（1）能够将放射科信息系统中登记的患者信息等发送给设备。

（2）放射科信息系统能够接收设备发来的，检查的过程信息。

八、远程会诊和远程调阅资料

对于有些患者的疾病，有时本医院的医生由于经验等方面的原因，无法准确地给出诊断结果，可能需要其他医院的医生进行诊断得出结论。这时，如果系统能够提供两地医生同时在各自的系统中浏览患者信息，并联合诊断的应用机制，将能很好地帮助医生快速完成诊断，这将有效降低患者的等待时间和诊断成本。

九、系统的应用模型分析

放射科信息管理系统，作为提供信息记录和信息共享的操作平台。它不仅要为科室内人员提供服务，同样也要为全院人员提供数据共享服务。随着 Internet 的不断发展和这些技术在医院系统中应用需求的提高，远程诊断也被提到系统的需求中来。医院对于该系统的应用需求，如图 3-1-8 所示。

1．放射科内部

（1）需要满足日常工作的需求，如患者的登记、拍摄照片、报告诊断的记录、疾病的统计等工作。

（2）能够和放射科的影像设备进行有效的数据交换，如登记信息、图像检查的进展等，用来减少医生重复输入相关信息的工作量。

2．医院其他科室

因为其他科室的医生需要快速、准确的了解到相关患者的检查报告用于诊断，所以需要系统支持检查报告能够被其他科室所浏览，这也是该系统的一个重要需求。

3．远程诊断和其他操作

随着通讯技术的发展，使得两地之间进行异地同时会诊或异地调阅系统数据成为可能。同时医院在实际的工作中，也可以通过远程的方式及时了解各科室的工作情况，以满足诊断和管理的需要。如科室管理人员可以通过远程方式，及时看到当天的统计数据，报告批准情况等。

十、系统的工作流程分析

放射科信息管理系统是一个需求多样化的系统，虽然科室会有一个基本的工作流程，但因为各家医院在规模、人员水平、硬件设备的不同，通常在实际的实施中，总会存在一些特殊的需求。通过对多家医院放射科工作流程的调查和分析，工作流程如图 3-1-9 所示。

1．患者拿着有临床科室开具的申请单到放射科的登记室进行登记，或通过 HIS 与该系统的接口，HIS 将申请单发送到放射科。

2．登记人员将申请单中的检查项目和患者的基本信息记录在案，并通过 DICOM 的 WorkList 接口，传送患者的登记信息到放射科设备。

3．患者到检查房间进行检查，放射科设备通过 DICOM 的 MPPS 接口，将检查过程信息传递给 RIS。

4．医生根据检查影像信息书写报告。

5．报告的书写通常由初级医生首先进行书写；书写完毕将提交给有审核权限的医生进行审核。

6．审核医生完成报告审核后，通过系统间的接口发送给 HIS 或其他系统，这样临床科室就可以及时查看到报告了。

7．报告审核后患者可以到发片室领取报告。

根据放射科各种流程中不同用户的操作，我们将使用的角色进行分类，通过表 3-1-1 描述了放射科中不同用户角色和他们的工作职责。

RIS 系统框架如图 3-1-10 所示：

此框架根据安装的配置文件可以组合成管理，备份恢复或者单独的报告系统。

其他的 DICOM 网关和 WORKLIST 子系统则为单独的程序。

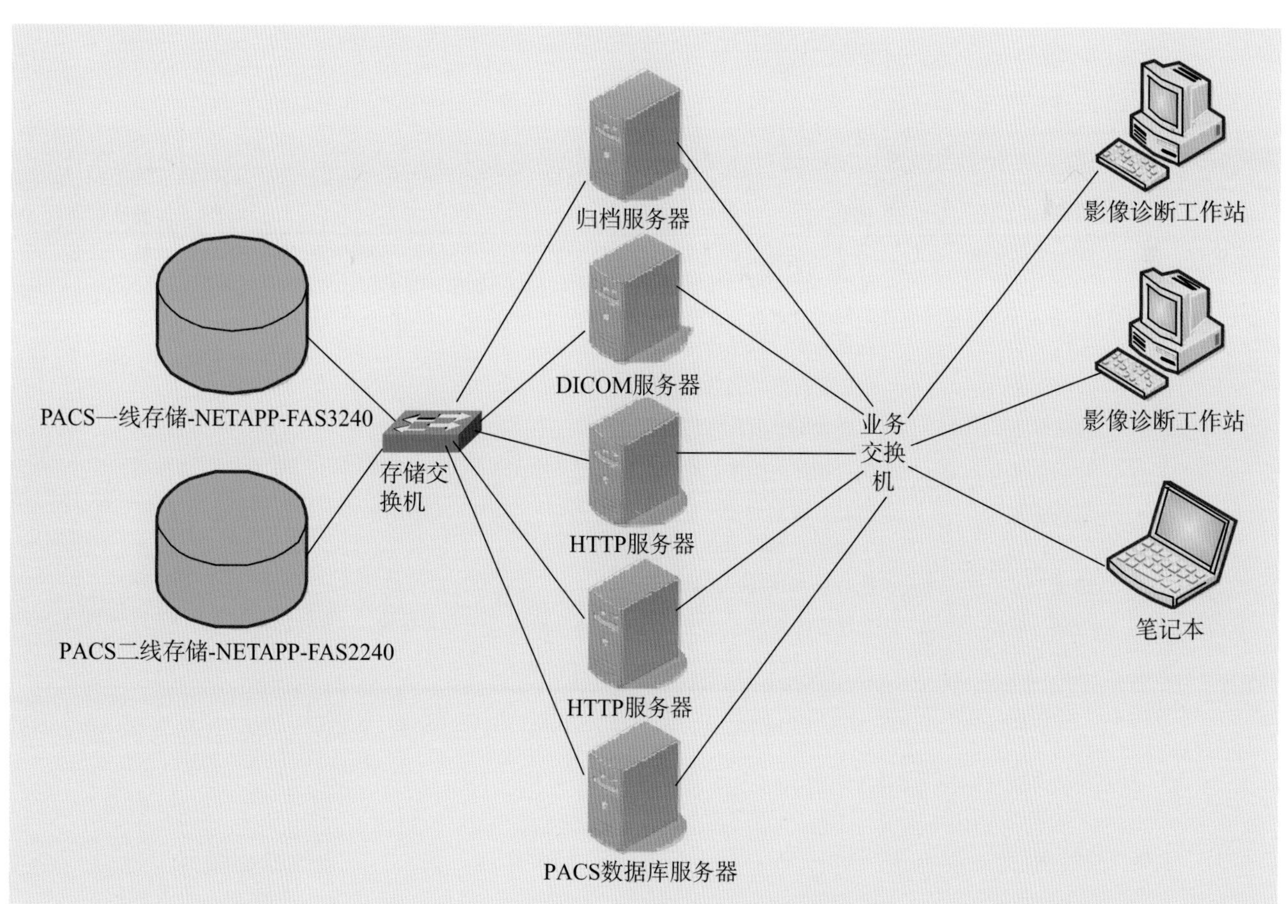

图 3-1-8　**放射科应用模型**

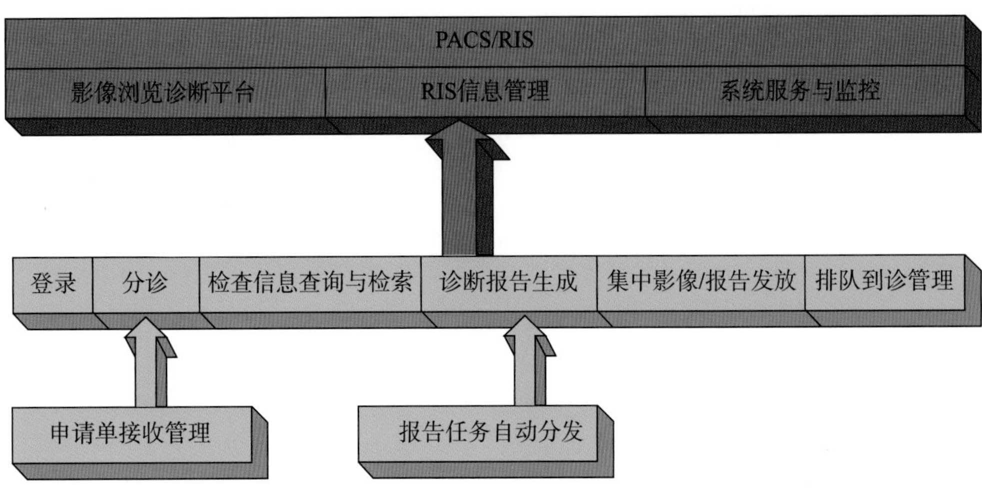

图 3-1-9 RIS 的工作流程

表 3-1-1 用户角色

分类	用户	说明	计算机技能
医院用户	放射主任医师	属于专家级用户，依靠本身的医学相关专业知识、经验和医疗设施，对患者的情况进行准确的诊断，借此提供相应的医疗措施。需要根据某种疾病类型进行分类统计，分析这种疾病的发病趋势等，具有一定的数据挖掘需求，教学的需求。	一般
	放射医师	主要进行报告的初级诊断。	一般
	临床医师	主要调阅放射科书写的诊断结果，不能修改诊断报告。	一般
	放射技师	执行拍片的操作、检查信息的记录操作等。	一般
	系统管理员	整套系统的维护、监控。可能进行科室内一些数据的统计工作，如员工工作量、某种检查类型检查量的统计等。	较强
	护士	执行患者预约和患者登记。	较差
非医院用户	安装、维护工程师	熟悉系统安装、施工，但不了解具体研发细节和技术。	强
	其他厂商	与 PACS 和 HIS 系统的连接接口和设置。	

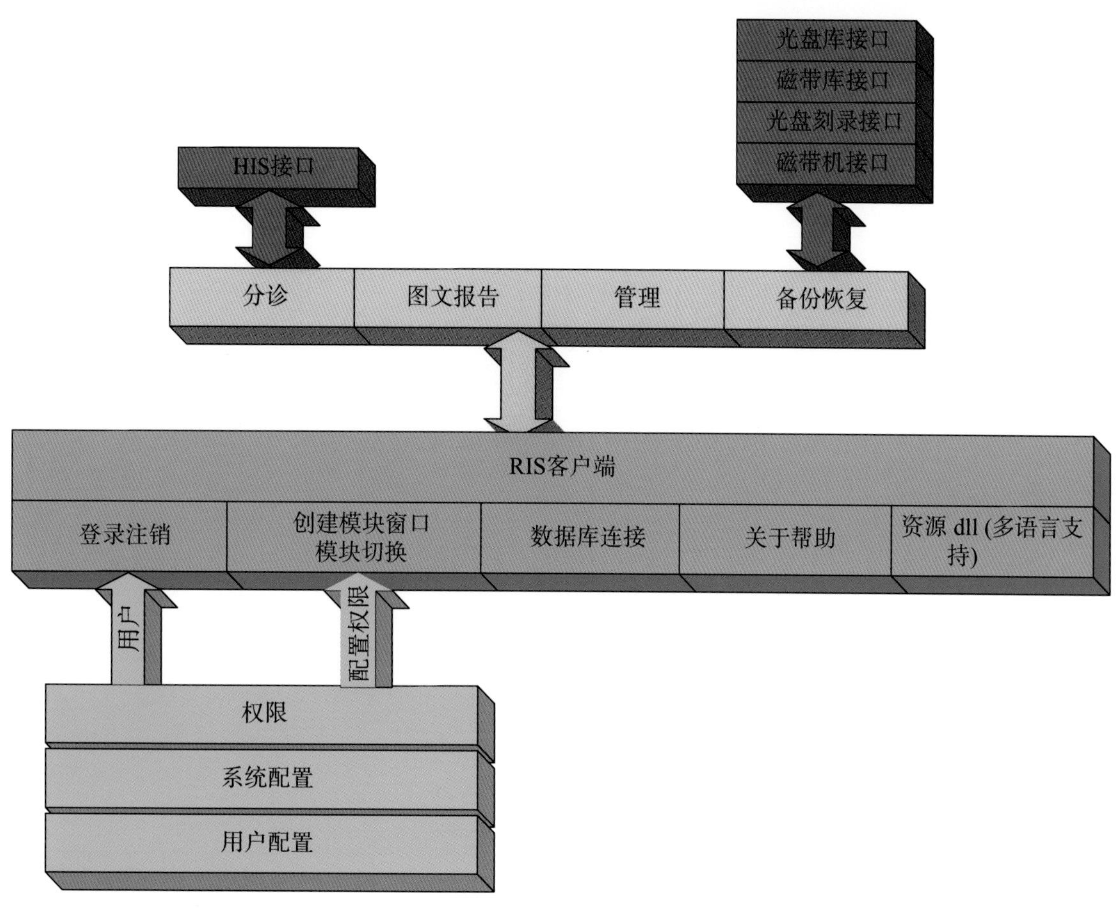

图 3-1-10　RIS 系统框架图

重点推荐文献

[1] 李海涛 . RIS 系统集成分析与设计 .2004 中国卫生信息技术交流大会论文集 .

第 2 节　RIS 和 PACS 的集成

一、分诊

1．功能

分诊子系统主要包括预约分诊、直接分诊、退分诊、分诊统计、患者信息查询和系统设置功能，如表 3-2-1 所示。

（1）预约分诊：预约分诊是用于列出当天的未处理的患者预约信息，以便与用户通过选择进行分诊。

（2）直接分诊：用户输入门诊号信息后，如果该门诊号已经存在，则系统自动显示该患者的基本信息；否则用户手工输入患者的基本信息；输入影像号、设备类型信息、检查部位信息、检查仪器信息、检查项目信息、申请科室信息和扫描费、药费、胶片费等费用信息后完成一次分诊操作。

（3）退分诊：退分诊主要用于将分诊后由于各种原因未作检查的患者检查信息删除，清除没有使用价值的信息。

（4）分诊统计：分诊统计的主要功能是统计指定时间内某一检查设备的所有分诊费用。可以设置条件进行统计，打印统计表。

（5）回访统计：医院需要对所做得检查有一定记录，以便电话回访使用。

表 3-2-1 分诊子系统

序号	功能	相关元操作
1	预约分诊	患者检查信息获取（外部系统如 HIS、预约系统等）
		检查信息结构转换
		检查信息返回方式
2	分诊操作	权限检查，包括部门权限，设备权限
		选定检查明细，内容见 PACS2.1 分诊子系统
		数据输入和存储，将选定的检查明细和相关的数据存入数据库
		完成后删除预约分诊生成的信息记录
3	退分诊	通过查询条件（检查号、检查次数）分诊的基本信息
		删除已输入的分诊信息
4	费用 / 回访统计	根据条件查询和统计费用和回访信息
		显示方式
		统计结果打印
5	查询患者信息	根据条件查询患者信息
		显示患者信息
6	分诊操作系统设置	获取当前设置
		保存修改后的设置

（6）患者查询：患者查询是根据患者的姓名、性别以及身份证号等条件查询出患者的影像号。用户按照设定的条件查询出包括影像号在内的患者信息。然后将选择的查询结果添入分诊界面的患者信息中。

（7）系统设置：系统设置的功能是让用户可以进行一些设置，从而能够更快捷地完成分诊操作或者更适应个人习惯。用户可根据自己的需要或习惯，分别选中系统提供的设置。

2．性能

直接分诊每人次＜ 40 秒，主要为信息输入时间。

可以嵌入到影像诊断系统中。

具备和 HL7 的接口，提供和其他 HIS 连接的 DLL。

3．模块结构

如图 3-2-1 所示。

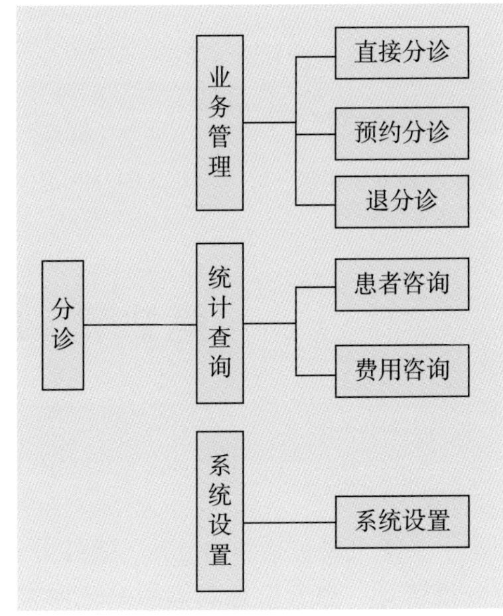

图 3-2-1 模块结构

二、管理

管理子系统包含 2.1 版本中的系统管理、科室管理以及新加的质量控制部分。具体包括基本信息维护、统计查询和质量控制（图 3-2-2）。

1．信息维护　见表 3-2-2。

2．统计查询　见表 3-2-3。

3．质量管理　见表 3-2-4。

4．性能

查询、显示查询结果时间 1 秒；可以浏览图像；醒目地标示出处理过的检查。

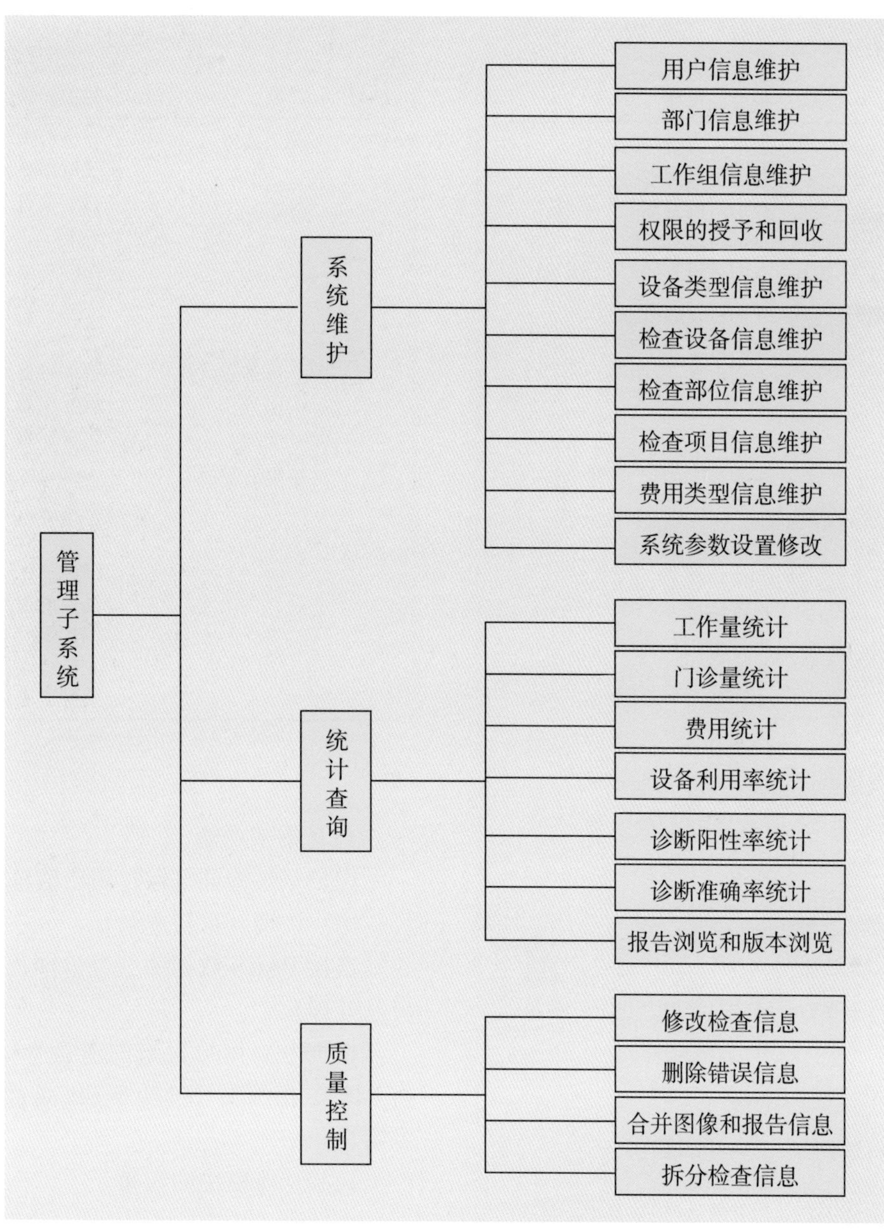

图 3-2-2 **管理子系统**

5．模块结构

三、存储和备份

1．功能 见表 3-2-5。

2．性能 要求支持磁带库、光盘库。

3．模块结构（图 3-2-3）。

四、报告编辑

报告编辑是一单独的插件，具有如下功能：补分诊、报告录入、报告录入模板管理、报告输出模板功能模块，其中报告录入具有传统的录入框模式以及所见即所得的模式，报告内容互相关联，报告样式根据定义的模板更新。补分诊为 RIS 信息的更新和补充。

1．功能 见表 3-2-6。

2．性能

报告录入模板要求以树状分类（图 3-2-4）。

要求具有共有和私有两种分类模式，并在一种分类中，模板不能重名。

考虑输出模板的一致性。

3．模块结构

功能 RIS 部分的入口程序，管理其他功能模块。

表 3-2-2 信息维护

序号	功能	相关元操作
1	查询权限	查询可以管理的科室 查询可以管理的设备 查询可以管理的工作组 查询可以管理的权限 查询可以管理的系统参数
2	用户信息维护	查询可管理科室的用户 读取信息 设置信息 添加 修改 禁用 恢复
3	科室信息维护	查询可管理的科室 读取信息 设置信息 添加 修改 禁用 恢复
4	工作组信息维护	查询可管理的工作组 读取信息 设置信息 添加 修改 禁用 恢复
5	设备类型信息维护	查询可管理的设备 读取信息 禁用 恢复
6	检查设备信息维护	查询可管理的设备 读取信息 设置信息 添加 修改 禁用 恢复
7	检查部位信息维护	查询可管理的设备信息 读取信息 设置信息 添加 修改 禁用 恢复
8	检查项目信息维护	查询可管理的设备 读取信息 设置信息 添加 修改 禁用 恢复
9	费用类型信息维护	查询可管理的科室 读取信息 设置信息 添加 修改 禁用 恢复
10	系统参数设置	查询可管理的系统参数 读取信息 设置信息
11	权限分配	查询可管理的工作组 查询可管理的权限 查询可管理的科室（用户） 读取工作组的权限信息 读取工作组的成员信息 工作组增加用户 工作组减少用户 设置工作组权限

（1）框架功能

用户登录验证（保存用户信息）。

用户注销（重新登录）。

连接 PACS 数据库（分诊中连接 HIS 库由分诊自己处理）。

根据登录用户权限创建各个功能子窗口［是所有 RIS 功能模块（包括 WEB 页面提供的模块）的容器］。

控制功能模块的切换。

自动激活指定输入法。

（2）子功能模块列表

1）分诊

- 分诊

读取服务器时间（operator time）。

保存患者信息（保存界面上录入的内容）。

- 修改

读取患者信息初始化界面，修改之后，把修改的内容保存到数据库。

- 退分诊

删除指定信息（在查询结果中操作）。

2）图文报告

录入报告信息。

诊断，描述。

表 3-2-3 统计查询

序号	功能	相关元操作
1	工作量统计	设置统计条件、分组条件（用户、设备类型、日期、科室、检查设备） 根据分组条件设置统计界面 统计 预览 打印 打印设置
2	门诊量统计	设置统计条件、分组条件（申请科室、设备类型、日期、检查科室、检查设备、检查部位、检查项目） 根据分组条件设置统计界面 统计 预览 打印 打印设置
3	费用统计	设置统计条件、分组条件（科室、设备类型、日期、检查设备） 根据分组条件设置统计界面 统计 预览 打印 打印设置
4	设备利用率统计	设置统计条件、分组条件（设备类型、科室、检查设备） 根据分组条件设置统计界面 统计 预览 打印 打印设置
5	诊断阳性率统计	设置统计条件、分组条件（用户、设备类型、日期、科室、检查设备、检查部位） 根据分组条件设置统计界面 统计 预览 打印 打印设置
6	诊断准确率统计	设置统计条件、分组条件（用户、设备类型、日期、科室、检查设备、检查部位） 根据分组条件设置统计界面 统计 预览 打印 打印设置
7	报告查询、浏览和版本浏览	设置查询条件 打印查询结果 预览、打印、设置 浏览报告、打印、设置 查询版本 浏览打印版本、打印、设置

表 3-2-4 质量管理

序号	功能	相关元操作
1	修改检查信息	设置查询条件 查询 显示指定的检查（患者、检查、报告、图像） 修改
2	删除图像、检查、报告和费用等信息 / 恢复	设置查询条件 查询 显示指定的检查（患者、检查、报告、图像） 删除某个或全部
3	合并图像和报告信息 / 恢复	设置查询条件 查询 显示指定的检查（患者、检查、报告、图像）可以多个 选择一个检查合并到另一个检查（指定保留那个报告、那个检查信息）
4	拆分检查信息 / 恢复	1．设置查询条件 2．查询 3．显示指定的检查（患者、检查、报告、图像） 4．指定利用某些图像生成新的检查，并给新的检查分诊

一线医生，二线医生，辅助医生（不同科室需要不同的组合）。

特殊病例：教学，科研，个人，会诊 [USERID，STUDYID 确定记录，存储附加信息]。

报告附加信息（文本）。

- 报告保存

生成报告版本。

保存报告信息。

打开报告格式定义。

生成并保存报告快照（& 图像）（打印）。

- 特殊

相关诊断，查询 / 浏览当前患者的其他诊断信息 / 报告。

可以嵌入影像诊断框架程序。

内镜需要病理诊断。

- 文字录入辅助

ICD10 词汇。

常用词汇。

特殊符号。

相关词汇。

报告模板。

3）报告编辑

查询。

模板编辑。

报告格式编辑。

词汇管理。

系统管理。

工作流程：患者的基本信息由 RIS 检查登录工作站录入，编写诊断报告书时先输入检查号调出患者的基本信息，同时进入诊断报告编写系统，因检查类型、检查部位已由登记员录入，医生进入诊断报告系统后只需直接选择“报告模板”即可，在模板中调用拟诊断意见，根据 PACS 的影像所见修改报告模板意见生成诊断报告。复诊患者的既往诊断报告可用检查号直接查询，若不知检查号则可用姓名（姓和名汉语拼音第一个字母）和检查时间（日期）查询。PACS 影像调阅方法如下：通过 PACS 影像工作站的影像查询系统．用检查号、姓名或检查时间查询，根据诊断需要可将患者的 CR（或常规 X 线）、CT、MRI、数字胃肠等多种检查、多次检查的影像学资料同屏调阅，也可将同一检查的多序列、多时相同屏浏览，同时可利用 PACS 图像处理功能对病灶进行测量、放大或缩小、窗宽窗位调整等后处理。基于 PACS/RIS 的科研、教学影像资料的获取：通过 RIS 诊断信息查询系统查询与科研、教学有关的病例诊断信息资料，选用其中经病理或临床证实的病例，从 PACS 影像工作站调出相应病例的影像资料，选定所需影像层面，通过系统“导出”功能实现图像软拷贝，以 JPG 格式存放于文件夹内，撰写科研论文或制作教学幻灯片时将图像调出“插入”到相应文档区或幻灯片内。

表 3-2-5 存储和备份的功能

序号	功能	相关元操作
1	服务器维护	读取服务器信息 设置服务器信息 添加服务器信息 修改服务器信息 删除服务器信息 测试连接服务器上
2	介质维护	读取介质信息 设置介质信息 添加介质信息 修改介质信息 删除介质信息 测试介质是否可用
3	在线查询	设置查询条件 查询 显示指定查询结果信息（介质、服务器、检查、图像）
4	备份查询	设置查询条件 查询 显示指定查询结果信息（磁带、检查、图像）
5	移动	设置移动源介质、目标服务器 介质中所有文件移动到目标服务器 修改源介质在数据库中的所述服务器信息 修改源服务器、目标服务器剩余容量 停止移动操作
6	删除	读取介质信息 判断介质是否备份 删除介质文件 修改数据库增加服务器剩余空间 修改数据库改介质设为离线
7	下载	按日期下载 下载介质 修改本地数据库 写日志
8	系统设置	读取设置 保存设置 自动备份 自动移动 检查剩余空间、报警
9	数据库备份	数据库备份信息表中插入备份信息 显示备份结果 打印备份时间标签（视配置而定）
10	数据库恢复	显示备份纪录 读取数据库备份 恢复数据库
11	数据备份	备份介质信息表插入备份信息 备份到磁带 修改介质信息是否备份信息 打印标签
12	数据恢复	选择恢复服务器 恢复介质、上传文件 修改数据库介质信息为在线、修改所在服务器信息 修改目标服务器的剩余空间大小
13	数据自动备份	响应设定条件 查询已满且没有备份的介质 数据备份
14	数据自动移动	响应设定条件 查询已满且备份的一线服务器的介质 数据移动
15	释放本地空间	删除本地介质 修改本地库
16	磁带信息	读取备份信息、磁带容量等信息
17	日志	显示日志 保存日志 删除日志 日志内容在应用目录下的 pacs ArchiveManagement.log 文件中同步存储

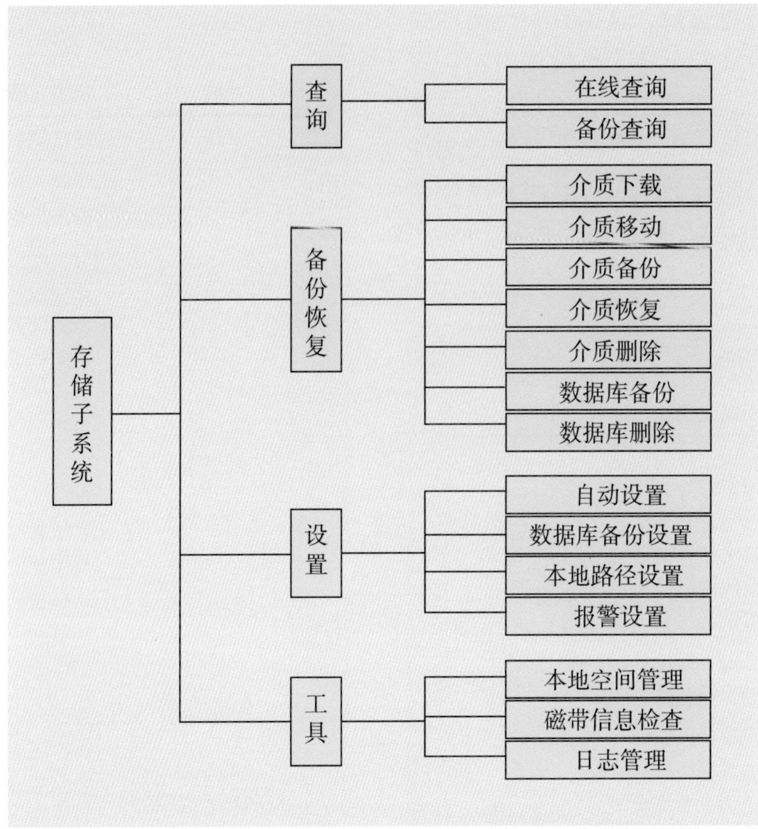

图 3-2-3 **存储子系统**

PACS/RIS 作为现代化医院的一项系统工程已越来越受到重视，国内众多医院已经或正在建设 PACS/RIS，但不少单位投入巨资建成系统后，其使用情况并不乐观。究其原因，除技术因素外，很重要的一点是放射科医生对系统的应用功能掌握不够，对系统操作不熟练，无法将系统用于日常工作中，因而导致设备闲置或使用效率不高。作者科室启用 PACS/RIS 已有 2 年多时间，医生对该系统经历怀疑—接受—熟悉—熟练几个阶段，使用之初医生对系统功能了解甚少，加之计算机水平参差不齐，当年经历了一段很艰难的起步阶段。大约有 1 年的时间医生不习惯用 PACS 工作站观察图像，而以胶片（给患者的一份硬拷贝影像）诊断为主，PACS 影像诊断为辅，对 PACS 使用主要是被动接受。但随着时间延长，PACS 图像浏览、处理功能的优越性逐渐突显，医生的工作习惯也随之改变，现在所有医生对系统都能运用自如，从当初“要我用”的被动模式转变为现在“我要用”的主动模式，工作效率得到明显提高，诊断报告生成速度明显加快，诊断报告质量明显改善。PACS/RIS 建设是否成功关键要看是否真正将该系统用起来。要使医生用好 PACS/RIS，培训工作是必不可少的环节，培训应包括两方面内容：一是技术培训；二是帮助医生转变观念，争取在较短的时间内让医生接受并掌握与诊断有关的操作技术。我们的具体做法是请公司技术人员来我科介绍 PACS/RIS 的基础知识、基本原理、工作流程及使用方法，使医生对系统有一定的理性认识。系统使用初期要求公司有一名工程技术员常驻我科工作，现场指导使用，医生在使用过程中若有疑问随时向技术员咨询，问题当场得到解决。大约经过半年时间医生基本掌握了 PACS/RIS 的使用方法。

在日常工作中体会到有以下几个关键步骤必需掌握：①资料查询；②多次检查、多种检查、多序列及多时相影像同屏浏览；③既往资料调阅；④图像导出。本系统具备以检查号、姓名和检查时间为条件的查询功能，日常工作中利用检查号查询最快捷、最方便，只有在不知道检查号的情况下才使用姓名和检查时间查询，因姓名查询是采用姓和名的第一个字母，检查时间查询是以天为基数，其查询结果通常有多个，必需结合检查部位、年龄、性别

表 3-2-6　报告编辑的功能

序号	功能	传统报告编辑
1	录入报告信息	录入内容：诊断、描述、建议
序号	**功能**	**所见即所得报告编辑**
1	模版的显示	在已定义的模板内录入信息，录入内容为：诊断、描述、建议。录入内容字体随字数更改
序号	**功能**	**共用部分**
1	报告预览	报告打印浏览（前后翻页、显示比例、关闭浏览模式）
2	辅助录入信息	ICD10、常用词汇、特殊符号、相关词汇、录入 / 输出模版选择，报告附加信息 个性信息（教学、科研、会诊、附加信息）注：具有相应的查询
3	辅助信息编辑	常用词汇、特殊符号、相关词汇的编辑
4	信息录入手段	利用写字版、录音录入
5	显示信息	临床所见、相关诊断
6	录入模板编辑	编辑录入模板
7	输出模板编辑	编辑输出模板
8	保存	生成报告板本 保存报告信息 打开报告格式定义 生成并保存报告快照（& 图像）（打印）
9	图像的选择	选择图文报告的图像
序号	**功能**	**报告录入模板**
1	模板管理	新建模版分类；新建模板；删除模板；重命名模板；移动（在不同分类、在同一分类间）
2	模板编辑	输入文本，定义字体，插入组合框，文本框，插入序号，设置对齐方式、字体等
序号	**功能**	**报告输出模板**
1	模板管理	新建模板分类；新建模板；删除模板；重命名模板；移动（在不同分类、在同一分类间）
2	页面管理	插入页面、删除页面、页面属性
3	模板编辑	添加对象、修改对象、删除对象
4	浏览	切换页面，缩放等
序号	**功能**	**共用部分**
1	模板导入 / 导出	导出 / 导入模板

等信息进行确认，其过程较烦琐，多用于复诊但未带以往影像资料患者。查询成功后可根据检查日期调阅患者当前和既往的影像资料，在 PACS 影像工作站上根据流程图所示进行影像分析，工作效率得到明显提高。RIS 按部位、诊断意见提供报告模板，加快了诊断报告生成速度，既为患者提供了规范、整洁、快捷的诊断报告书，又减少了医生用于编辑报告的时间，使医生有更多时间用于影像诊断，更好地保证了诊断质量。图像“导出”是科研、教学操作的重要环节，对有科研、教学价值的影像资料进行“导出”实现图像软拷贝，以 JPG 格式存于 PC 机硬盘内，需要时从硬盘中直接调出，操作简单、灵活，PACS 运用后我科科研、教学工作上了一个新台阶。传统 X 线胶片图像是医疗、教学、科研的保贵资料，如何妥善保存和有效利用是一个值得探讨的课题。我们采用胶片扫描方法将 X 线胶片图像转换成数字影像，并以 DICOM 格式存储，既实现了常规 X 线胶片图像的无胶片化、数字化存储，又方便了患者带走胶片，同时解决了复诊患者因时间长胶片损坏、霉变等因素造成诊断困

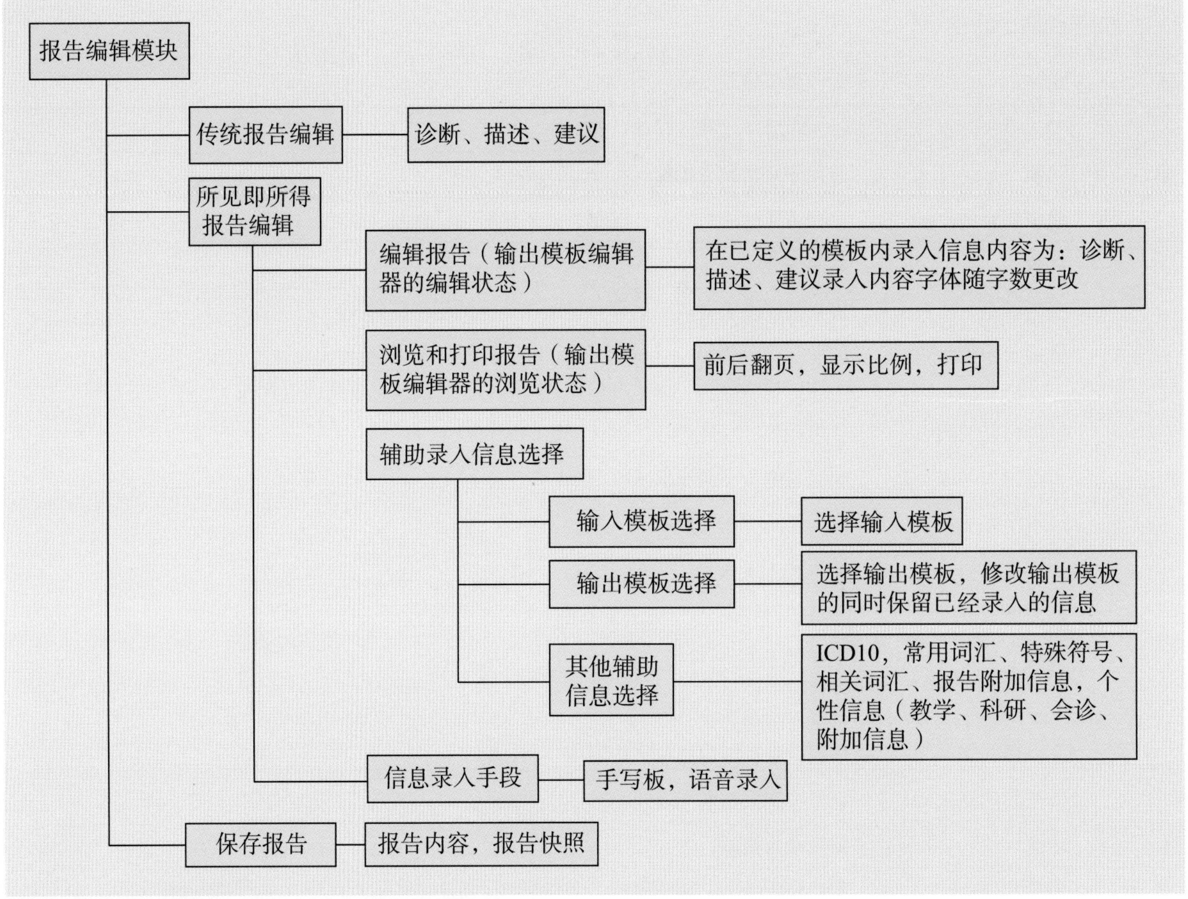

图 3-2-4 **报告编辑模块**

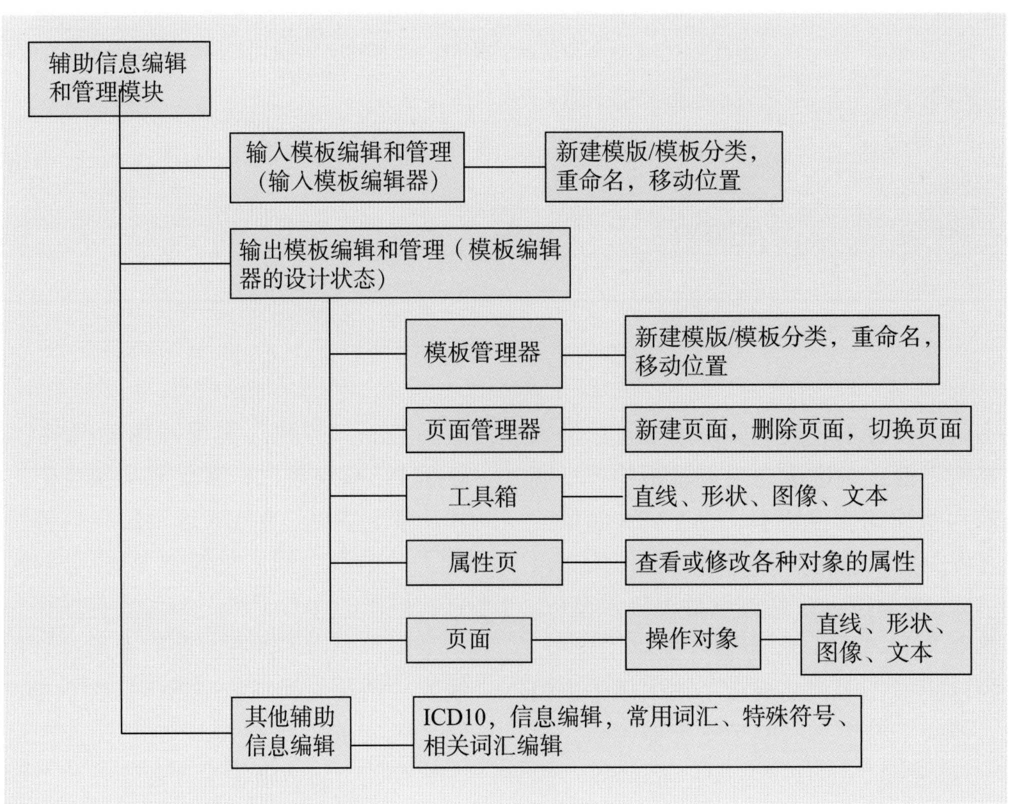

图 3-2-5 **辅助信息编辑和管理模块**

难的弊端。

总之，PACS/RIS 在实现我科医学影像数字化、无胶片化管理的同时，也给医生的日常工作带来了极大便利，明显提高了医生的工作效率。但目前系统在某些方面也有待进一步完善，如：PACS 影像工作站缺乏图像三维重建功能，因此无法在影像工作站上进行 SSD、MIP 等三维图像后处理，RIS 的诊断报告模板个别地方还存在专业术语不规范、诊断意见不贴切等现象。我们相信随着工程技术不断进步，医生对系统应用经验的不断积累，PACS/RIS 将在放射学科工作中发挥出更大的潜力。

重点推荐文献

[1] 钱凯．PACS 的现状与展望．医疗装备，2006.

[2] 袁静．王新国．PACS 系统影像存储技术现状与进展．中国医疗设备，2008，32（2）：41-44.

第 3 节　RIS 和 HIS 的集成

一、HIS、RIS 集成概述

HIS、RIS 集成实际上就是医院信息系统和放射科信息系统之间的数据融合（Data Fusion）技术。数据融合保证了患者和检查基本资料的正确性和一致性，而且患者的基本资料只需在系统上输入一次。RIS 可自动获取 HIS 中患者的相关信息，包括检查信息、病历、医嘱、检验结果等；HIS 医生工作站中也能够直接调阅影像诊断报告。

放射科号是患者放射记录的索引号，通过它可以归档和调阅该患者的放射图像和诊断报告。

RIS 是医院放射信息系统的简称，它是面向放射科的具有患者登记、检查预约、患者跟踪、诊断报告生成、数据分析、医疗档案、接口、系统管理、胶片管理等功能的信息系统。

RIS 作为医院信息系统的一个重要组成部分，不是一个孤立的系统，它必然要和 HIS、PACS 及其他信息系统相关联。这其中 RIS 系统与 HIS 系统之间要进行频繁的数据共享和信息交换。这主要包括两个方面：HIS 系统向 RIS 系统提供患者资料（如患者的 ID、姓名、性别、年龄等）信息和检查信息；RIS 系统也必须向 HIS 系统提供放射图像和报告调阅的手段。

HIS、RIS 的集成工作按照集成内容，主要包括两大模块：

1．RIS 登记集成模块。

要求实现如下功能：

（1）从门诊系统或住院系统向 RIS 系统传递 HIS 患者的关键资料数据：如患者姓名、性别、年龄、ID 号、住址、电话等。

（2）从门诊系统或住院系统向 RIS 系统传递患者的检查申请和医嘱信息：如检查项目，检查部位，期望受检日期，来源信息（门诊、急诊、住院），疾病诊断，既往病史，症状体征等。

（3）从 RIS 系统获取患者成功登记的放射科号。

（4）查询患者的登记记录。

（5）登记员工作量统计报表的生成。

2．放射图像和报告查询集成模块

能方便地按照患者的关键索引号，如门诊 ID 号、住院 ID 号、放射科号、信息卡号等查询患者在门诊和住院期间的放射图像和报告。

二、HIS/RIS 集成的要点

1．保证 HIS 患者 ID 号的唯一和放射科号的唯一，方便归档和调阅放射图像和报告。医院的门诊患者普遍存在一人多号的现象，住院患者一人多号的现象则较少，但也有发生。一人多号，必然导致患者每次查询的放射图像都是孤立的，没有相关性，很难实现放射图像的参考比较（图 3-3-1）。而且要准确地按 ID 号查询得到患者历次的放射图像是低效率的。显然由 HIS 系统的患者 ID 号作为放射图像的索引号的方法是不可行的。那么怎样才能保留临床医生用 HIS 系统的患者 ID 号进行查询的习惯，而得到历次的放射图像呢？

我们采用了图 3-3-2 的方法解决了此问题。设计思想：

（1）患者初次做放射项目，肯定没有放射科号，登记台登记成功后，RIS 系统将返回给 HIS 一个放射科号，此放射科号作为患者资料的一部分保存在 HIS 的患者主索引中。

（2）患者每次来做放射登记时，因为有一人多号的现象，所以即使患者主索引中没有放射科号，也并不能说明他没有登记过，此时在登记台将进行 AotoSearch 的操作，这是一个非常有效的机制，它通过患者姓名、联系电话、住址、年龄等的匹配方法，能查询到以前分配给此患者的放射科号，并继续使用此号作为放射号，如果没能查到匹配的结果，则通过 RIS 系统的放射号发生器产生新号，并保存到患者的主索引中。如果患者主索引中有放射科号，这说明这是以前分配的放射号，应继续使用。采用此方法使得 HIS 的患者 ID 号与 RIS 的放射号之间形成了多对一的关系，无论通过哪一个患者的 ID 号，都可以供检索和调阅该患者所有的影像和诊断报告。RIS 登记和放射号流程如图 3-3-3 所示。

2．RIS 的患者资料来源于 HIS，保证 HIS 患者资料的真实、准确性至关重要，错误的患者性别、年龄数据将直接影响诊断报告的准确性。

3．保证放射科号的准确性，为避免放射科号重号和错号，应采取有效的校验方法。

三、HIS/RIS 的集成接口

1．RIS 通过 COM 接口与医院信息系统 HIS

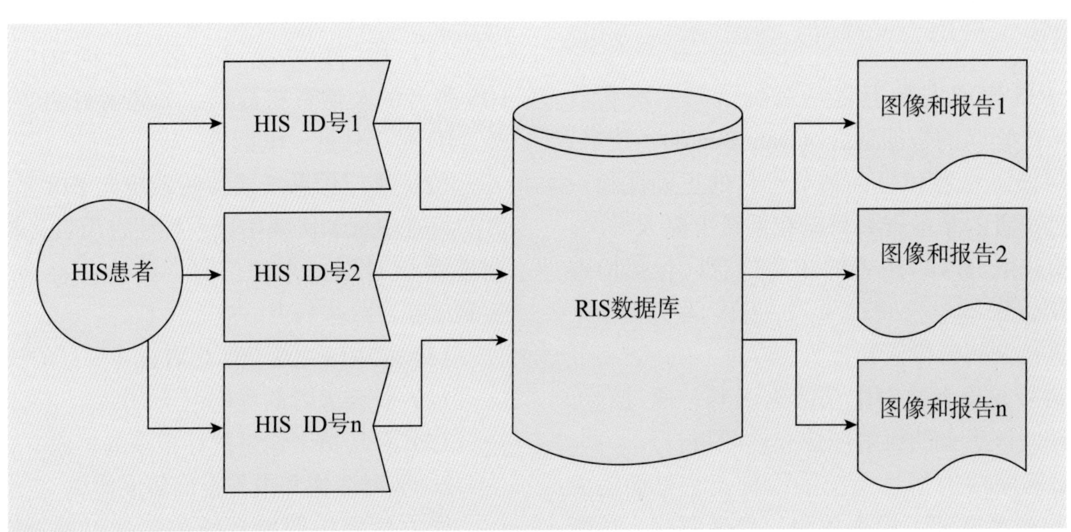

图 3-3-1 采用 HIS 的患者 ID 号作为放射科号查询示意图

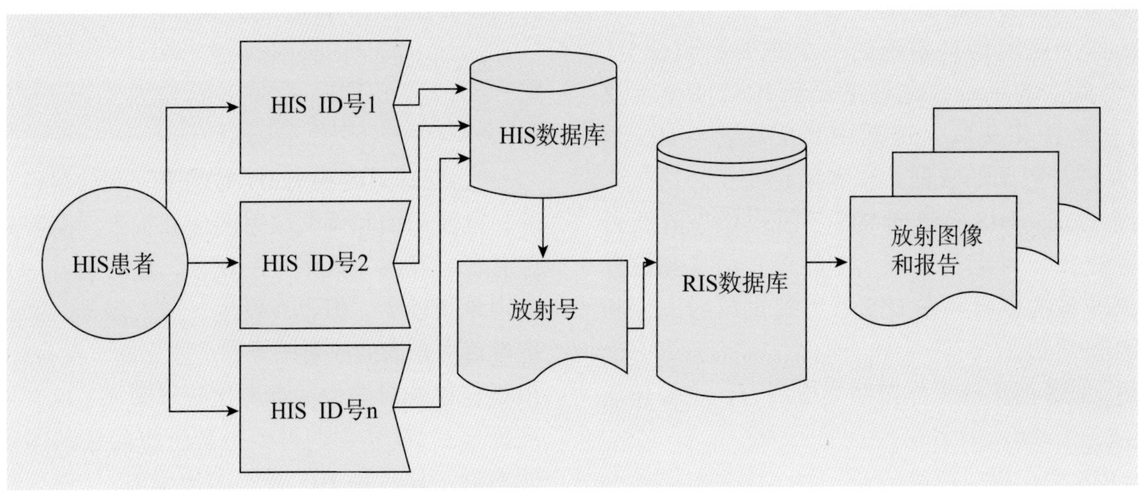

图 3-3-2 采用统一的放射号查询示意图

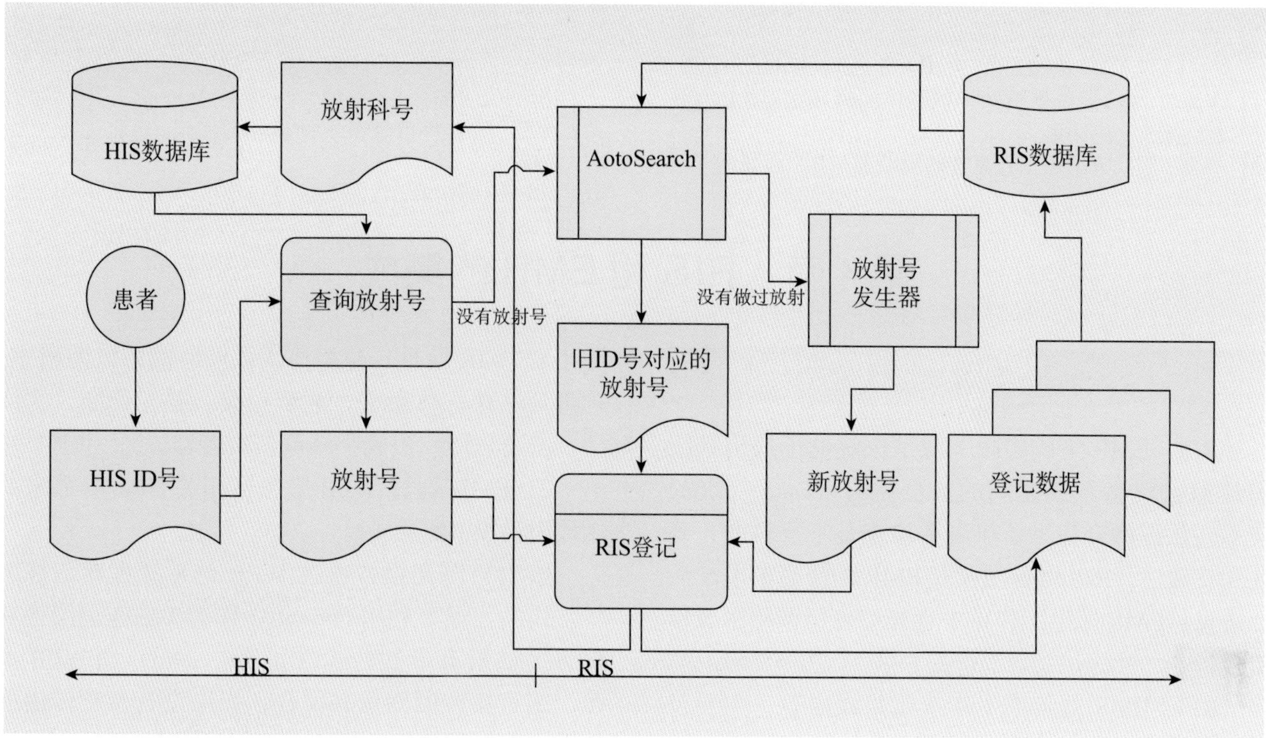

图 3-2-3 **RIS 登记和放射号流程图**

集成

（1）采用 COM 接口的方式将 Dragon RIS 登记界面与 HIS 划价模块集成。HIS 划价模块启动时，RIS 将同时启动，HIS 登录同时 RIS 也登录，但 RIS 处于隐藏状态。

（2）系统登录后，将首先见到 HIS 划价界面，放射科登记台进行对医生的检查申请校验，可以修改申请，添加药品、材料等操作。当确定某项检查将要进行时，点击 HIS 中的预约按钮，Dragon RIS 登记界面显示，此项登记所需要的患者信息、检查信息通过 COM 接口送到 Dragon RIS 登记界面。当登记人员确认正确的检查部位、检查方法等数据并保存预约后，通过调用 HIS COM 接口返回该项检查的放射号和检查号，并自动隐藏 Dragon RIS，同时 HIS 标记该检查已预约，避免再次预约。

（3）当 HIS 划价模块退出时，Dragon RIS 将同时退出。

通过 COM 接口将 RIS 登记与 HIS 集成，具有开发时间短，技术成熟，性能稳定，调用方法简单的特点，通过 RISCOM 中封装的函数，可以方便地控制 RIS 登记窗口的登录、显示、隐藏和 HIS/RIS 间参数的传递。

2. HIS 通过 WEB 服务器相关 URL 参数来调用放射科 WEB 图文报告

放射科图文报告通过 WEB 的形式发布。在医生工作站习惯上利用 Patient ID 作为参数查询图像和报告。如果有参数传递（如 patient_id）到 WEB 页面，则直接调阅图像和报告；如果没有参数传递或参数为空字符串，则在 WEB 页面能定义查询条件，再查询图像和报告。

四、总结 HIS/RIS 集成的效果

HIS/RIS 的集成，实现了医院信息管理系统 HIS 与放射科信息系统 RIS 的完美整合，既保证了患者和检查基本资料的正确性和一致性，又使患者的图像和各种诊断报告能够以替代现有的胶片和纸张的方式传输到医生工作站，使得医学影像的计算机图像处理不仅是放射科医生所独有的工具，也是临床医生诊断的重要手段，无论放射科还是临床医生都可以通过网络随时对患者的诊断信息和图像进行调用，有效地提高各级医生使用医疗影像的效率；同时也减少医院出胶片的数量，提高了医院的经济效益。

重点推荐文献

[1] 李海涛 . RIS 系统集成分析与设计 .2004 中国卫生信息技术交流大会论文集 .

[2] 胡嘉 . 医院放射科信息系统研究及其应用 . 西安电子科技大学，2004.

[3] 韩鹏 . 放射科信息系统的设计与实现 . 西北工业大学，2006.

第 4 节 RIS 和 EMR 的集成

一、RIS、EMR 集成概述

RIS、EMR 集成实际上就是医院电子病历系统和放射科信息系统之间的数据融合（Data Fusion）技术。数据融合保证了患者和检查基本资料的正确性和一致性。RIS 可自动获取 EMR 中患者的电子病历信息；EMR 医生工作站中也能够直接调阅影像诊断报告。

RIS、EMR 的集成工作按照集成内容，主要包括两大模块：

1. RIS 调用 EMR 病历模块

要求实现如下功能：

RIS 系统报告工作站可以通过患者的门诊、住院号调用患者的电子病历信息，只有查询权限，没有更改权限。可以显示病程记录、大病历等。

2. 放射图像和报告查询集成模块

能方便地按照患者的关键索引号，如门诊 ID 号、住院 ID 号、放射科号、信息卡号等，查询患者在门诊和住院期间的放射图像和报告。

二、EMR/RIS 的集成接口

1. RIS 通过 WEB 接口与医院电子病历系统 EMR 集成

RIS 系统通过 WEB 的服务器相关 URL 参数调用患者 EMR 信息，包括历次入院时间，入院科室，护理评估单，体温表，病程记录，补充诊断，大病历，普通病历，出院小结等多项内容。

2. EMR 通过 WEB 服务器相关 URL 参数来调用放射科 WEB 图文报告。

放射科图文报告通过 WEB 的形式发布。在医生工作站习惯上利用 PatientID 作为参数查询图像和报告。如果有参数传递（如 patient_id）到 WEB 页面，则直接调阅图像和报告；如果没有参数传递或参数为空字符串，则在 WEB 页面能定义查询条件，再查询图像和报告。

三、总结 EMR/RIS 集成的效果

EMR/RIS 的集成，实现了医院电子病历系统 EMR 与放射科信息系统 RIS 的完美整合，既保证了患者和检查基本资料的正确性和一致性，又使患者的图像和各种诊断报告能够以替代现有的胶片和纸张的方式传输到医生工作站，使得医学影像的计算机图像处理不仅是放射科医生所独有的工具，也是临床医生诊断的重要手段，无论放射科还是临床医生都可以通过网络随时对患者的诊断信息和图像进行调用，有效地提高各级医生使用医疗影像的效率；同时也减少医院出胶片的数量，提高了医院的经济效益。

（赵 启）

重点推荐文献

[1] 李海涛 . RIS 系统集成分析与设计 .2004 中国卫生信息技术交流大会论文集 .

[2] 胡嘉 . 医院放射科信息系统研究及其应用 . 西安电子科技大学，2004.

[3] 韩鹏 . 放射科信息系统的设计与实现 . 西北工业大学，2006.

主要参考文献

[1] 钱凯 .PACS 的现状与展望 . 医疗装备，2006.
[2] 袁静 . 王新国 . PACS 系统影像存储技术现状与进展 . 中国医疗设备，2008，32（2）：41-44.
[3] 李海涛 . RIS 系统集成分析与设计 .2004 中国卫生信息技术交流大会论文集 .
[4] 胡嘉 . 医院放射科信息系统研究及其应用 . 西安电子科技大学，2004.
[5] 韩鹏 . 放射科信息系统的设计与实现 . 西北工业大学，2006.

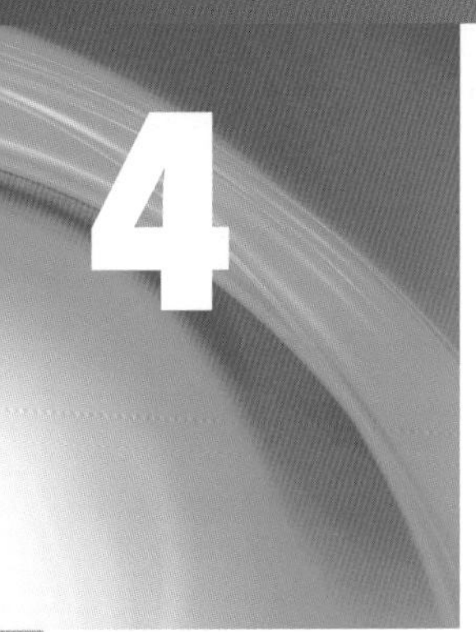

图像归档与传输系统

图像归档与传输系统（Picture Archiving and Communication System，PACS）是应用于医院的数字医疗设备如CT（计算机断层成像）、MRI（磁共振成像）、US（超声成像）、DSA（数字减影）、CR（计算放射成像）、DR（数字平板放射成像）、NM（核医学成像）等设备所产生的数字医学图像信息的接收、存储、显示、后处理、辅助诊断、输出、管理的综合应用系统，是实现医学影像信息管理的先决条件。它把医学影像通过采集数字化处理后进行显示、存储、交换和输出，实现高效的数字化管理，替代传统胶片，实现数字化阅片，极大地加快了诊断效率。

“数字放射诊断学”是DR.Paul Capp于20世纪70年代提出的，它是PACS最早的理论原型，而数字图像通信与显示的概念则是德国柏林技术大学Heins U Lemke教授提出的。

1982年1月，SPIE（国际光学工程学会）在美国加州举行了第一次关于PACS的国际会议，之后这一会议与医学成像会议合并，定于每年2月在美国南加州举行。随后日本、欧洲都建立了类似的会议组织。这些组织成为PACS理论研究的开端。

最早的PACS相关研究计划是1983年美国军方赞助的一个远程放射学研究计划，1985年美国军方又资助了另一项DIN/PACS计划，由MITRE公司管理，华盛顿大学、乔治敦与乔治华盛顿联合大学具体实施，Philips医疗系统公司和AT&T公司参与。同年美国国家癌症中心资助UCLA开始其第一个PACS相关的研究计划。

美国放射学会（ACR）和美国国家电气制造商协会（NEMA）于1982年下半年成立数字图像和通信标准委员会。该委员会由分别代表医学成像设备用户和制造商的放射学家和厂方专家组成，致力于制定数字成像设备接口的有关标准。在Agfa、Kodak、Ge、Philips、Siemens、Sony等公司的积极参与下，该委员会分别于1985年、1988年发布了ACR-NEMA1.0、ACR-NEMA2.0的ACR-NEMA标准的两个版本。该标准是医学图像领域的第一个综合性标准。1992年，ACR-NEMA在北美放射学会（RSNA）上展示了上述标准的第三个版本，该版本在1993年发布时被正式命名为DICOM 3.0，也就是我们常说的医学数字成像及通信标准。DICOM 3.0的制定是医学图像处理领域标准化的一个重大里程碑。同时，DICOM 3.0的制定也参考了其他国际标准化组织制定的标准以及放射领域之外的医疗卫生标准（如HL7等）。DICOM 3.0标准总结现有的医学图像领域的其他标准，兼顾并吸收它们的长处，同时改正了前两个版本ACR-NEMA1.0、ACR-NEMA2.0的不足之处。

DICOM 3.0的发布以及之后的不断更新，为PACS的发展提供了良好的行业环境，1993年之后，北美、欧洲、日本等发达国家纷纷建立的达到实用阶段的符合标准的PACS产品。但是由于当时相关的计算机以及网络硬件设备、存储系统软硬件相当昂贵，PACS核心技术都垄断在国际大医疗设备厂商手中，所以PACS实施的案例均集中在发达国家的大型医院，同时由于DICOM是一个语义级的标准，对于现实世界五花八门的应用需求，各种PACS系统存在的各种不同形式。

随着计算机技术、网络的不断发展，各种硬件设备、存储系统价格不断下降，同时DICOM的核心技术逐渐为更多的中小型公司掌握，使PACS的推广普及成为可能。在20世纪90年代中后期，

PACS 开始为中国越来越多的公司、研究机构作为研发产品和工程项目来实施。

国际上，对 PACS 研究越来越走向规范、走向成熟，北美放射学会（RSNA）和医疗信息和管理系统协会（HIMSS）发起成立 IHE 组织，以解决医疗信息系统工作流的定义和规划、对异质系统间信息共享，达到更佳的集成应用效果。目前越来越多的厂商对 IHE 进行研究和遵循，以提高产品的规范性和通用性。IHE 的制定也为 PACS 应用部门提供了理论指导和通用需求。

第 1 节 PACS 系统功能及结构

按照实际应用规模可以把 PACS 系统划分为三类：

1．医院级完整 PACS 系统：兼容医院内部所有医学影像设备，包含 CT、MR、DR 等放射设备，超声、病理等简单图像输出设备等。集成全院级影像网络浏览，支持数字影像文件存储、归档、网络传输及输出。

2．部门级 PACS 系统：一般指在医院放射科内部使用的局部 PACS 系统，兼容全部或部分放射科设备，提供科室内部影像传输、浏览、输出等功能。

3．区域医疗 PACS 系统：指支持远程数字图像传输、显示，在多医院间实现远程影像会诊、数字图像共享等的区域协调系统。

完整的 PACS 系统应该包括图像获取、数据库管理、在线存储、离线归档、图像显示、图像处理、胶片打印及与其他系统的接口等。

一、PACS 系统的主要功能

PACS 的起源和发展是与计算机和网络技术的发展密切相关的，传统的图像诊断方式主要是根据影像设备产生的胶片，由诊断医生根据经验进行判断，诊断方式单一。设备产生的数字信息只以灰度形式输出，无法得到充分利用。胶片存储和维护费用巨大，历史数据无法快捷调用。随着影像设备的更新换代，这种原始的诊断模式严重制约了影像学的快速发展。

随着 IT 技术的日新月异和 DICOM 等标准的出台，医疗影像设备逐步在统一标准的规范下快速发展，数字化影像诊断的模式日益完善，PACS 系统正式产生。

PACS 系统把医疗影像设备产生的数据进行采集，借助高性能计算机对数字图像进行多种分析及处理，比如图像增强、局部放大、旋转、平移、测量、标注、调整窗宽窗位等操作。为科学诊断提供更客观的依据，减少主观因素，同时也可以提供三维重建或其他计算机辅助诊断等高级功能。同时借助网络统一存储，实现历史数据可靠保存，快速调阅，减少胶片使用率，加快诊断效率。在高速网络的支持下更可以实现数字图像远程调用，全面资源共享。

PACS 系统一般具有以下几方面的功能：

1．将医院中已有的医学图像设备产生的图像通过直接或间接的方式转换为系统能够存储和处理的数字化形式。随着 DICOM 标准的逐步应用，目前的医学影像设备大部分拥有统一的 DICOM 标准接口，图像获取更加方便。

2．存储和管理医疗设备所产生的图像数据，这是 PACS 系统最重要的功能。由于 PACS 系统中存储的图像数据量特别巨大，医院每天生成的图像总量可以从几个 G 到几百个 G，需要有能够管理超大规模数据库的数据库管理系统。受存储器容量的限制，PACS 系统的数据通常要分级存储，常用数据存放在在线设备、过期数据存放在离线设备中，为减少存储容量，还要对数据进行压缩。

3．图像显示和处理，这是医生接触和使用最多的功能。在显示工作站上的软件应能满足医生最常用的功能，包括查询数据库中的图像记录，显示图像并且对图像进行一些简单的处理，如放缩、旋转、标注、测量等，高级工作站还有三维重建及 CAD 的功能。

4．与其他系统的接口。PACS 系统在医院中不是孤立存在的，需要与 RIS（radiology information system）和 HIS（hospital information system）等其他系统互连，PACS 系统应当遵循一个信息交换的标准。目前国际上的 HL7（Health Level 7）标准已为多数厂商认可。

二、PACS 系统的结构

PACS 系统按照功能可以分为图像采集、图像存储管理、图像显示及后处理、图像传输、数据库管理、数据输出模块六个部分。

1．图像采集

PACS 获取医学影像的方法主要有两种：一种是通过 DICOM 标准获取数字影像信息，主要针对符合 DICOM 标准的医学设备，如：CT、MR、DR 及部分超声等设备；另一种是通过数字采集设备把模拟图像采集并转换为数字图像，涉及设备一般不提供 DICOM 输出，如病理、内镜等。

2．图像存储管理

主要负责将医学影像进行存储、归档供其他模块或系统调用。随着医疗设备的不断更新，医学影像的数据量日益增大，对存储管理的要求越来越高。存储方式一般分为在线和离线两种，在线数据一般保存在磁盘阵列上可以随时调用；离线数据一般保存在磁带或光盘中，按照需求进行恢复后才可以进行查看。

3．图像显示及后处理

主要负责把数字图像在显示设备上输出，为了提高诊断效率及准确性，PACS 系统可以把数字影像进行后处理：

图像调整：平移、旋转、镜像、明暗度、对比度、灰度、伪彩、缩放等。

标注测量：文字、图像标注、长度、角度测量、CT 值测量等。

滤波增强：高通滤波、低通滤波等及图像增强技术。

图像后处理：包括三维重建、计算机辅助设计（CAD）等。

图像保存及转换：可以把数字图像转换为各种压缩或非压缩格式供保存。

4．图像传输

图像传输数字影像在 PACS 内部传输，并且能够发送和接收外部数字影像信息。

5．数据库管理模块：该模块是 PACS 系统数据核心，负责存储患者信息、图像信息、诊断信息等。所有 PACS 产生的非图像数据都包含在该数据库中，其他系统如 RIS 等调用 PACS 信息进行统计，管理都需要该模块进行处理。

6．数据输出模块：提供数字图像的打印、光盘刻录、报告输出等功能的模块。

重点推荐文献

[1] 钱凯．PACS 的现状与展望．医疗装备，2006．

[2] 袁静．王新国．PACS 系统影像存储技术现状与进展．中国医疗设备，2008，32（2）：41-44．

第 2 节 PACS 图像的网络传输

PACS 系统结构中，数字通信网络主要完成影像从设备获取，然后到中央存储保存，再到显示输出的传送。网络通信只要满足 TCP/IP 通信协议即可，可以采用灵活的拓扑结构。由于 PACS 系统数据量巨大，在经费许可前提下应该尽量采用高速网络，目标是为临床提供最佳的数字图像吞吐能力。

一、PACS 系统的网络结构

PACS 系统的网络节点主要由以下几个方面组成：图像采集与预处理工作站，数据库服务器，中央数据存储，图像浏览诊断工作站，图像后处理工作站，图像输出工作站等。网络拓扑图如图 4-2-1 所示。

二、PACS 系统的数据流

医学影像信息经过图像采集与预处理工作站上传到中央数据存储，同时更新数据库服务器中相关内容以供调用。图像浏览诊断工作站和图像后处理工作站查询数据库服务器，并从中央数据存储下载相关数字图像进行诊断及后处理，并回传到中央数据存储，图像输出工作站从中央数据存储下载数据并输出。

PACS 系统图像采集阶段主要遵从 DICOM 协议标准，这样可以大大简化不同厂家同类应用程序接口的复杂度和工作量。DICOM 即数字影像和通信标准。在医学影像信息学的发展和 PACS 的研究过程中，由于医疗设备生产厂商的不同，造成与各种设备有关的医学图像存储格式、传输方式千差万

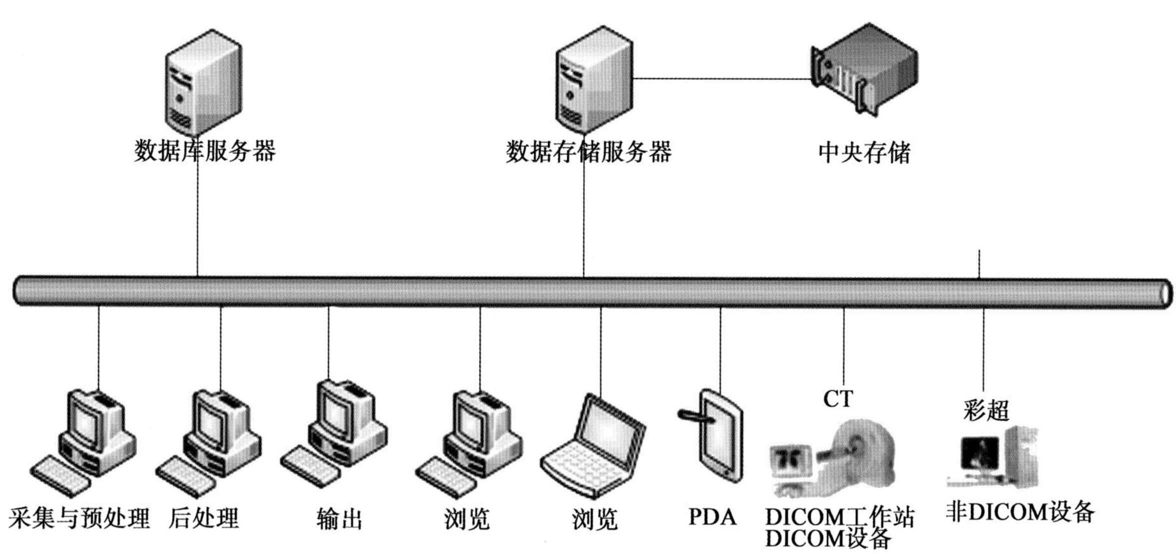

图 4-2-1　PACS 网络拓扑图

别，使得医学影像及其相关信息在不同系统、不同应用之间的交换受到严重阻碍。为此，美国放射学会（ACR）和全美电子厂商联合会（NEMA）认识到急需建立一种标准，以规范医学影像及其相关信息的交换。DICOM 标准就是在这样的背景下产生的。DICOM 标准中涵盖了医学数字图像的采集、归档、通信、显示及查询等几乎所有信息交换的协议；以开放互联的架构和面向对象的方法定义了一套包含各种类型的医学诊断图像及其相关的分析、报告等信息的对象集；定义了用于信息传递、交换的服务类与命令集，以及消息的标准响应；详述了唯一标识各类信息对象的技术；提供了应用于网络环境（OSI 或 TCP/IP）的服务支持；结构化地定义了制造厂商的兼容性声明（Conformance Statement）。DICOM 标准的推出与实现，大大简化了医学影像信息交换的实现，推动了远程放射学系统、图像管理与通信系统（PACS）的研究与发展，并且由于 DICOM 的开放性与互联性，使得与其他医学应用系统（HIS、RIS 等）的集成成为可能。DICOM 标准具有良好的可扩充性。它由多部分组成，可以单独对某部分进行扩充；在各部分中，又将易于增加和修改的内容放到附录中，方便更新。目前 DICOM 标准（指 DICOM 3.0）由九部分组成（其他部分为正在讨论中的 DICOM 扩展部分）。每一部分的标题我们大致可以知道该部分所包含的主题，其具体的内容在 DICOM 标准的文档中有着非常详实而且严谨的描述和定义，因为篇幅的缘故，我们在这里只能对其中的某些部分略为介绍，其他具体内容请参阅第五章。

三、数字通信网络设计

将在追求性能优越、经济实用的前提下，本着严谨、慎重的态度，从系统结构、技术措施、设备选择、系统应用、技术服务和实施过程等方面综合进行系统的总体设计，力图使该系统真正成为符合该大学的网络系统。从技术措施角度来讲，在系统的设计和实现中必须严格遵守了以下原则：

1．实用性和集成性

系统的软硬件设计、还是集成，均应以适用为第一宗旨，在系统充分适应企业信息化需求的基础上进而再来考虑其他的性能。该系统所包含的内容很多，系统设计者必须能将各种先进的软硬件设备有效地集成在一起，使系统的各个组成部分能充分发挥作用，协调一致地进行高效工作。

2．标准性和开放性

只有支持标准性和开放性的系统，才能支持与其他开放型系统一起协同工作，在网络中采用的硬件设备及软件产品应支持国际工业标准或事实上的标准，以便能和不同厂家的开放型产品在同一网络中同时共存；通信中应采用标准的通信协议以使不同的操作系统与不同的网络系统及不同的网络之间顺利进行通讯。

3．先进性和安全性

系统所有的组成要素均应充分地考虑其先进性。我们不能一味地追求实用而忽略先进，只有将当今最先进的技术和我们的实际应用要求紧密结合，才能获得最大的系统性能和效益。网络的安全是至关重要的，在某些情况下，宁可牺牲系统的部分功能也必须保证系统的安全。

4．成熟性和高可靠性

作为信息系统基础的网络结构和网络设备的配置及带宽应能充分地满足网络通信的需要。网络硬件体系结构应在实际应用中能经过较长时间的考验，在运行速度和性能上都应是稳定可靠的、拥有完善的、实用的解决方案，并得到较多的第三方开发商和用户在全球范围的广泛支持和使用。同时，应从长远的技术发展来选择具有很好前景的、较为先进的技术和产品，以适应系统未来的发展需要。

可靠性也是衡量一个计算机应用系统的重要标准之一。在确保系统网络环境中单独设备稳定、可靠运行的前提下，还需要考虑网络整体的容错能力、安全性及稳定性，使系统出现问题和故障时能迅速地修复。因此需要采取一定的预防措施，如对关键应用和主干设备考虑有适当的冗余。应急处理信息系统能够全天候工作，达到每周 7×24 小时工作的要求。一个高可用性的系统才能使用户的投资真正得到回报。

5．可维护性和可管理性

整个信息网络系统中的互连设备，应是使用方便、操作简单易学，并便于维护。对复杂和庞大的网络，要求有强有力的网络管理手段，以便合理的管理网络资源，监视网络状态及控制网络的运行。因此，网络所选网络设备应支持 SNMP 、RMON 、SMON 等协议，管理员通过网管工作站就能方便地进行网络管理、维护，甚至修复。

在设计和实现计算机应用系统时，必须充分考虑整个系统的便于维护性，以使系统在万一发生故障时能提供有效手段及时进行恢复，尽量减少损失。

6．可扩充性和兼容性

网络的拓扑结构应具有可扩展性即网络联接必须在系统结构、系统容量与处理能力、物理联接、产品支持等方面具有扩充与升级换代的可能，采用的产品要遵循通用的工业标准，以便不同类型的设备能方便灵活地联接入网并满足系统规模扩充的要求。

为了使所实现系统能够在应用发生变化的情况下保护原有开发投资，在设计系统时，应将系统按功能做成模块化的，可根据需要增加和删减功能模块。

冗余设计：

1．产品结构上的冗余

由于大学网络规模巨大、涉及的用户很多，如果网络特别是骨干网络出现任何的问题将导致很大的不良影响，因此对网络的可靠性和可用性要求很高。网络产品的可靠性是整个网络可靠性的基础。因此，我们在选择网络设备特别是骨干网络设备的时候，应该充分考虑网络设备的可靠性，尽量选择从产品结构上实现了冗余和无单点故障的设备。

2．网络的冗余设计

除了选择具有冗余设计的网络设备外，网络的冗余设计也十分重要，主干交换机与分布层交换机之间以采用千兆链路捆绑的技术，几条线路之间即可实现负载均衡，又可实现互相的冗余备份。

3．负载平衡

冗余的主要目的是满足可用性需求，另一个目标就是通过并行链路支持负载平衡来提高性能。

四、网络拓扑结构

综合考虑网络的稳定性、易维护性、可扩展性、带宽和成本等方面的需求，医院 PACS 系统网络建设宜采用星型结构的 1000 M 以太网。同时，在网络拓扑结构设计时，还需注意以下几个方面：①放射科和影像中心是影像设备集中的地方，与 PACS 服务器之间的网络传输压力较大，因此，最好将 PACS 服务器部署在这些科室，同时在这些科室部署高性能交换机，与 PACS 服务器直接 1000M 连接；②各大楼汇聚层交换机与核心交换机之间采用 1000 M 光纤连接，医生工作站可采用 100M 接至桌面；③划分 VLAN，缩小广播域，避免所有计算机都属于同一个网段，减少广播风暴造成的影响，同时提高网络的可管理性和访问控制能力；④ PACS 服务器与数据传输量大的影像设备可划分在同一个 VLAN 中，不经过三层路由，直接通过二层交换，以提高传输速度；⑤一般医院的终端节点数不多，因此三层路由功能可直接通过核心交换机完成，汇聚层交换机不必启用三层路由功能；⑥尽量配置冗余设备和冗余链路，一旦出现设备故障或者链路故障，可快速切换到备份设备和链路，确保系统和网络正常运行。

核心交换机位于医院网络的核心，担负着重要的数据转发功能，其性能的好坏和稳定性直接关系到整个医院网络系统的运行情况。因此在核心交换机的选择上必须仔细考虑，特别要注意以下几个方面：①转发速度：转发速度是最重要的指标之一，首先交换机必须支持1000Mbps全双工交换，考虑到目前万兆以太网技术已逐渐成熟，设备的价格也不断下降，因此在经费许可的情况下，可以考虑支持万兆模块的交换机；②稳定性：核心交换机的稳定性关系到医院网络的可用性和持续服务的能力，其稳定性、抗DoS（拒绝服务）攻击能力非常重要，有的交换机在蠕虫病毒泛滥或者网络流量过大时，可能出现CPU利用率过高或者崩溃的情况，导致网络阻塞或者中断。因此，有条件的医院应尽量选择知名厂家高性能的交换机设备；③支持VLAN和三层交换：支持802.1q VLAN和三层交换功能应是医院网络核心交换机的基本功能。有的医院全部电脑都是一个子网，全部采用二层交换，没有路由功能，这样的网络很容易出现问题，例如广播风暴、欺骗、非授权访问等，而且难以进行访问控制和审计；④可扩展性：宜采用模块式结构，当网络节点增加时可以方便地添加新的模块和接口，同时可以方便地升级；⑤可管理性：核心交换机的运行状态监测和性能统计对于网络的运行监测和故障诊断非常重要，好的交换机可以给网管人员提供大量有价值的信息。核心交换机须支持SNMP、RMON等网络管理协议，并可通过Http、Telnet或者SSH等方式远程进行配置和管理；⑥访问控制功能：基于协议（Protoc01）和端口（Interface）的访问控制功能应是核心交换机的基本功能，管理员可以通过此功能屏蔽某些病毒的扫描，切断其传播途径，阻止某些恶意用户对网络和服务器的攻击，或者设定相应的访问权限，保护应用系统的安全；⑦冗余和备份：核心交换机必须拥有系统容错能力，其背板连接、交换模块、接口模块、电源模块、风扇等都需要支持冗余，模块支持热插拔功能，避免因为核心交换机单点故障导致整个网络瘫痪。经济条件允许的医院可以考虑双核心交换机互为备份的配置方案；⑧服务质量保证（QoS），在“多网合一”的网络环境中，视频点播、电视转播等占用大量带宽的应用会与PACS等重要的业务系统争夺网络带宽资源，因此采用支持QoS的核心交换机对于保障PACS系统正常运行有重要意义。

汇聚层交换机位于医院各栋大楼的中心，某些工作站较多的科室，如影像中心、信息科或放射科等，也可部署汇聚层交换机。汇聚层交换机与核心交换机直接相连，是医院网络的骨干节点，是传输PACS图像数据的重要设备，数据吞吐量大，转发速度非常重要，必须支持1000 Mbps全双工交换。其稳定性、可管理性和容错性也很重要。另外汇聚层交换机也须支持802.1q VLAN，可与核心交换机密切配合，便于管理员根据功能和权限划分网段。由于医院的计算机数量不可能很大，一般最多也只有数百台，因此没有必要在汇聚层支持三层路由功能，路由功能只需在核心交换机上完成即可。这样可以简化网络配置，提高传输效率。

接入层交换机位于医院各个楼层，直接与医生和护士工作站连接，其带宽要求不必太高，其中与汇聚层交换机相连的端口需要支持千兆，考虑到容错性，一般需要两个1000 M端口，其他与工作站相连的端口只需支持100 M即可。有条件的医院也可选择全部端口10/100/1000 M自适应的交换机。另外在接入层交换机的选择上还要注意以下几个方面：①支持802.1q VLAN，可与汇聚层交换机和核心交换机相配合，便于管理员根据功能和权限划分网段；②可管理性：接入层交换机的可管理性对于故障诊断非常重要，一旦发现病毒或者黑客攻击，管理员可以通过相关软件或者Telnet快速定位和切断源头，避免造成大的损失；③访问控制功能：目前很多二层交换机也支持ACL（访问控制列表）功能，这对于网络管理非常有用，管理员可以将一些常见蠕虫病毒攻击的端口屏蔽，这样可以大大减轻核心交换机的负担，确保整个网络的正常运行；④生成树协议：目前的交换机基本都支持生成树协议，但是默认情况下大都是关闭的。生成树协议对于防止因环路导致的广播风暴有重要作用，我单位就出现过某个用户私自接入的交换机接成了环路导致广播风暴，每秒钟发出的数据包高达10多万个，导致整个VLAN瘫痪；⑤基于端口的认证功能：目前很多交换机都支持802.1x认证功能，以及端口与

MAC 地址绑定功能，这对于提高网络的安全性有很大帮助。

五、网络安全

医院的HIS和PACS系统处理和传输的数据与患者的隐私、医疗收费等信息密切相关，如果出现数据篡改、丢失，或者由于受到攻击而瘫痪，将给医院的正常工作带来重大影响和经济损失。因此，医院网络系统的安全性非常重要。除了常用的防火墙、网络防毒软件以外，医院网络系统还需注意以下安全措施：①入侵检测系统（IDS）：HIS和PACS系统一般都有自身的日志和审核功能，这对于一般的安全和入侵分析有一定帮助，但是一旦系统被攻破，日志可能被删除。另外，如果系统设计有缺陷，导致某些攻击可以绕过应用系统的审核功能，因此最好使用独立于应用系统的网络层审计功能。一些著名的网络安全厂商（如ISS、Symantec、Cisco、McMee等）都有高性能的入侵检测系统，开源的入侵检测系统Snort也是非常好的入侵检测系统。入侵检测系统一般部署在交换机的镜像端口上，可将流经HIS和PACS服务器的网络数据镜像到此端口，供入侵检测系统进行审计分析和记录；②操作系统自动更新。操作系统的漏洞是网络安全最大的威胁，因此重要的服务器必须及时安装安全补丁程序。大多医院的业务网都是与Internet隔离的，因此需要在内部网部署系统更新服务器（SUS），此软件可在微软站点免费下载。一旦微软发布新的补丁，可将此服务器接入Internet，与微软的服务器同步（Synchronize）后再接入内网，内部网的Windows操作系统可直接通过内部SUS服务器安装系统补丁。另外数据库和应用软件的补丁也应及时安装；③接入端认证和授权。目前很多交换机支持802.1x认证，这样计算机必须输入用户名和密码后才能联网，否则即使插上网线也与整个网络是断开的。很多交换机也支持端13和MAC地址绑定功能，这有指定MAC地址的电脑才能在某个交换机端口上联网，这样可以有效防止不受控的计算机（例如染毒的笔记本电脑）破坏整个网络；④管理规章与人员培训。世上没有百分之百安全的技术，如果没有专业的管理人员，没有周密的安全策略，再好的软硬件系统也无法保证系统安全。加强安全管理力度，提高工作人员的安全意识（例如采用安全的口令、定期更改口令等）才是最重要的安全手段。

六、基于DICOM标准实现PACS的网络技术

DICOM是面向对象的客户/服务器机制。一台计算机可以是客户、服务器、或者两者皆是。在DICOM机制中，客户和服务器被分别叫做服务类使用者（Service Class User，SCU）与服务类提供者（Service Class Provider，SCP）。所有的信息被打包为信息实体模块（Information Entity M0duleS，IE）和信息对象定义（Information Object Definitions，IOD）。信息通过OSI或TCP/IP传输端口被转换。实现DICOM消息交换网络支持后，就应该完成更高层次的DICOM支持，这就是DIMSE服务。

IOD的操作是通过消息服务元素DIMSE（DICOM Message Service Element）完成的。DIMSE定义了应用服务元素（application Service element），它包含服务与协议两个方面，允许一个DICOM应用实体要求，另一DICOM应用实体对符合信息对象进行操作，对等DICOM应用实体，通过它进行医学图像和相关信息的交换。DIMSE基于DIMSE协议提供服务。DIMSE服务用户使用DIMSE服务提供者提供的服务原语完成通信。主要的服务有：

1．服务关联的建立

在DICOM 3.0协议中，DICOM应用实体使用OSI上层服务中的关联服务和表示服务。关联控制服务元素ACSE把关联建立和关联终止服务加入表示层服务。它们作为上层服务（Upper Layer Service）而存在，允许对等应用实体间建立关联，传递消息，终止关联。例如：两台机器相连时，DIMSE使用A-associate、a-release、a-abort等关联服务，完成关联的建立、释放和突然终止。利用p-data服务完成在关联之上的数据传输。如图4-2-2所示：详细地阐明了SCU与SCP连接过程，是程序中DICOM Provider SCP程序和DICOM Storage SCU程序进行通信主要流程图，其中包括了连接的建立、传输数据、断开连接等主要过程。阐述了连接的控制过程。

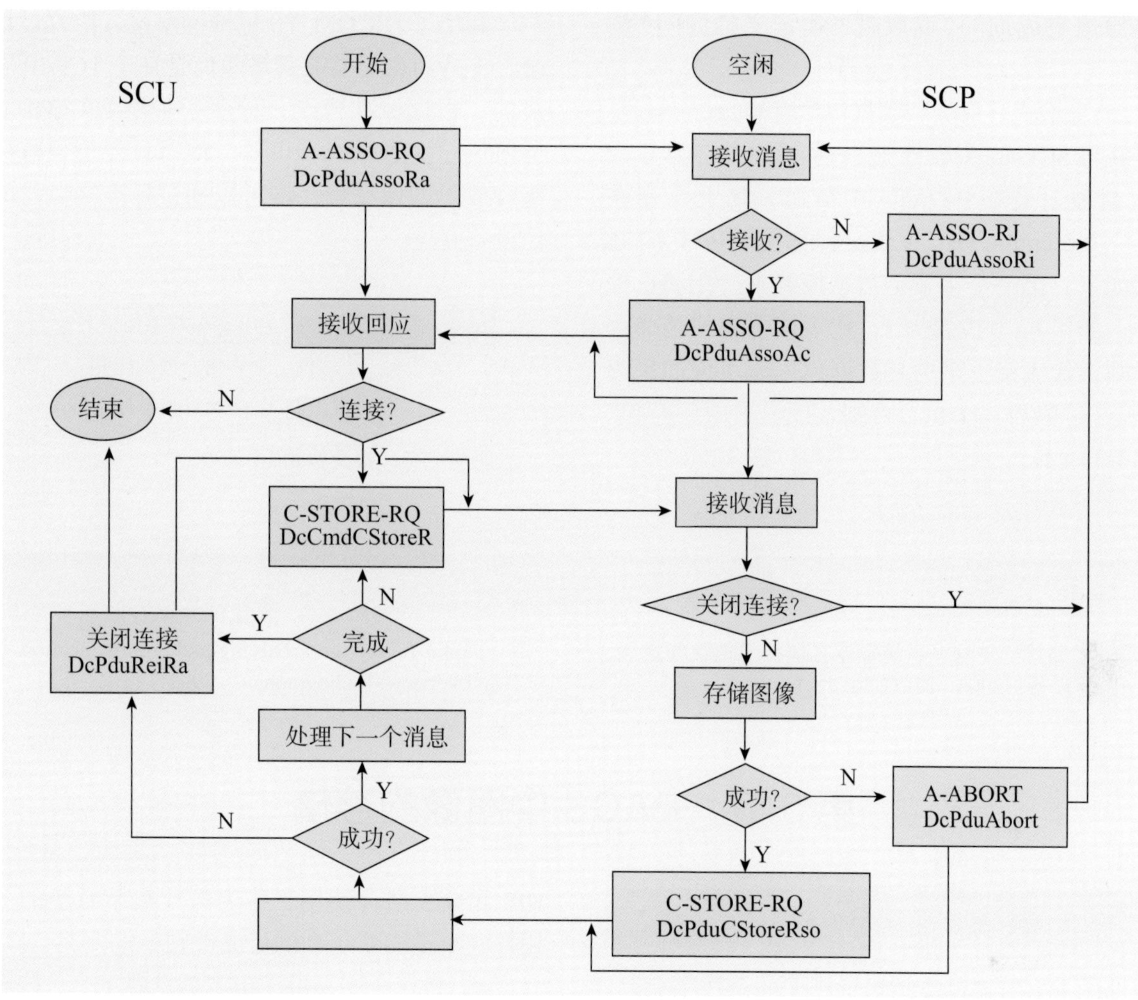

图 4-2-2　DICOM 通信流程图

当收到 A-ASSOCIATE-RQ 协议数据单元，SCP 要检查是否给予请求（主叫）AE Title 许可。同时检查是否支持应用程序上下文并产生一个适当的回应。接受请求和拒绝请求分别通过发送 A-ASSOCIATE-AC 和 A-ASSOCIATE-RJ 协议数据单元完成。

SCP 决定是否给予请求（主叫）AE Title 和被请求（被叫）AE Title 的访问权限，这些被传送的信息是 DICOM 一致性语句所规定的，在请求 - 认证中，没有加密。数据传输完后，SCU 发出释放请求（A-RELEASE-RQ PDU）和 SCP 发出响应释放请求（A-RELEASE-RP PDU）。连接可以被任何一方异常的终止（A-ABORT PDU）。

2．DIMSE 提供的服务

DIMSE 服务可分为两类：DIMSE-N，仅适用于标准（nomative）信息对象定义 IOD 的服务 DIMSE-C，仅适用于合成（composite）信息对象定义 IOD 的服务具体如表 4-2-1 所示：

表 4-2-1　DIMSE 提供的服务

名字	组
c-store	DIMSE-C
c-get	DIMSE-C
c-find	DIMSE-C
c-echo	DIMSE-C
n-event-report	DIMSE-N
n-get	DIMSE-N
n-set	DIMSE-N
n-action	DIMSE-N
n-create	DIMSE-N
n-delete	DIMSE-N

例如：用 C-STORE DIMSE-C 原语完成存储服务类的功能等。特别是利用 C-FIND、C-MOVE、

C-GET 原语完成询问 / 读取服务类定义的询问 / 读取功能。

3．消息格式（命令和数据包消息）

SCP 与 SCU 的关联建立以后，DIMSE 服务命令和数据被封装在 P-DATA 中传送。其主要存在于 PDV（Presention Data Values）部分，PDV 的封装格式如下：第一个字节是消息控制头。在消息控制头中，如果 bit 0 位置为 1，代表接下来的是命令包，否则，代表接下来的是数据包。bit 1 位如果为 1，代表这是最后一个包，否则，代表后面还有包。如图 4-2-3 所示。

利用了 DICOM 3.0 标准网络接入协议设计的系统，支持消息交换的网络通信是基于 TCP/IP 之上完成的。根据标准建议，程序中采用 DICOM 上层服务协议已注册好的端口号，使得只要符合该标准的医疗放射图像设备，均可以通过标准接口与网络通信设备互连。

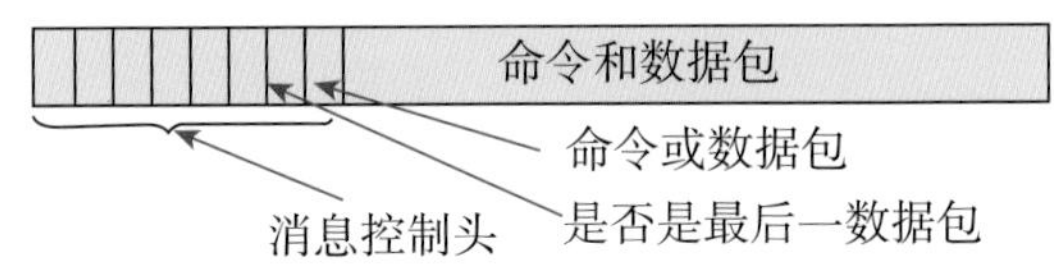

图 4-2-3 **报文格式**

重点推荐文献

[1] 袁静．王新国．PACS 系统影像存储技术现状与进展．中国医疗设备，2008，32（2）：41-44．

[2] choplin R. Picture archiving and communication system：an overview. Radiographics，1992，12:127-129.

第 3 节　PACS 中图像的存储

一、存储概述

当前的 PACS 产品支持医学图像的全数字获取、转换、解释、存储、传输和查阅。PACS 的发展也呈现出一个很大的特点：医院影像设备的发展使放射科图像数据量激增，图像的数据量为存储容量带来了很大的挑战，数据需要进行分级存储和归档，同时，数据需要备份容灾和异构存储环境的现状也越加突出，因此 PACS 系统需要一种可靠、灵活的大容量存储系统来满足其应用和发展。

由于 PACS 系统的结构特点，它对存储方面有较大的需求，具体归纳如下：

1．大容量存储。由于 PACS 系统中存放大量的医学图片资料，而且对图片的质量和精度有较高的要求，每张图片的容量从几百 K 到几十 M 不等，所以整个系统的存储容量非常巨大。

2．高速度传输。PACS 系统中还涉及到图像传输，高精度、高质量图片的传输是很重要的问题。除了对网络带宽的要求外，对存储介质的速度有较高的要求，这就对图片存储介质的速度有了更高要求。

3．高可靠性和高稳定性。PACS 系统一般是和 HIS 和 RIS 结合使用，作为医疗数字系统的关键应用，它更是需要更高的可靠性和稳定性。

4．高安全性。由于患者信息属于个人隐私，因此要保证数据存放的安全性，不能随意让人存取。

5．可扩展性。随着医疗技术的不断发展，对存储的需求量也会不断的增大，这就要求 PACS 所用的存储系统可以方便、可靠地在线扩展。

6．数据迁移。存储数据需要保留一段时间，磁盘存储的价格又很昂贵，所以需要将使用频率不高的数据迁移到价格相对较便宜的磁带上。

依据应用对存取速度和存储量的实际需求来选用存储介质，从而使存储系统的成本得以降低，这种被称为分层存储管理的理念正在 PACS 中得到应用。

PACS 系统是一种具有严格性能要求的大容量对象处理系统，需要存储大容量的医疗信息对象，例如文本、图像、视频等，为用户提供数据的存取服务，因此，对存储系统要求较高。由于每一种存储介质都有自己独特的性能，对于今天的 PACS 系统而言，已经很难单独依靠某项存储介质来满足用户的需求了。将各种存储介质在各个层次上组合起来，共同解决用户的复杂需求，已是大势所趋。

（一）分层存储管理

海量存储器需要高成本，尤其在海量存储用于存储量很大的图像、视频应用时，这些对象的典型存储空间高达几十甚至上百兆字节。按一般规律，存储器的成本、容量和速度之间直接相关，越快的存储器或容量越大的存储器就越贵。只有在成本和效率之间达成平衡，才是现实的选择。

一般情况下，人们依据应用对存取速度和存储量的实际需求来选择存储介质的类型，从而使存储器的成本得以降低，这一方法称为分层存储管理。分层存储的基本目的就是将数据引入能支持这一对象需要性能的最低成本的设备中。一个良好的归档管理系统应满足以下要求：

1．数据完整性。PACS 系统中的图像数据，应确保无遗失的数据管理和传输。

2．数据访问效率。应保证 PACS 系统数据访问的吞吐量和响应时间。

3．支持异质存储设备 / 介质。应支持不同厂商提供的、采用不同技术路线的存储设备。

4．可扩展性。系统存储容量应可以从小到大渐进平滑扩容。

5．灵活实用的存储策略规划。应充分利用分层存储系统不同性能介质的综合优势。

图 4-3-1 是一个基于分布式对象计算技术的图像归档管理系统，其基本设计思想是构造一种可伸缩、开放的系统框架，以确保系统可以在复杂的情况下满足实际运行需要，系统中有三个核心对象：虚设备对象，虚设备管理器，存储策略逻辑。

1．虚设备对象（Virtual Directory Driver）

虚设备对象是抽象的存储介质，可以是硬盘、RAID、MO Library、DVD Library 等。该设备向上提供统一的服务：统一格式的图像位置标识和统一的读、写、GetInfo 等基本服务方法。虚设备对象屏蔽了异构存储介质对图像管理层的差异，因为不同性质的介质具备不同的属性，如：存储容量、介质标识、存取速度等，虚目录设备管理器依据这些属性完成自己的功能。

2．虚设备管理器（Virtual Directory Manager）

虚设备管理器是实际的图像管理层，它管理虚设备及存储在这些设备中的图像：

（1）管理各虚目录驱动器的注册、撤销、状态监控等。

（2）负责图像在不同虚目录驱动器间的迁移；

（3）维护图像位置记录和图像在不同 Driver 实际存储位置的一致性。

（4）警戒事务处理，如某设备上存储空间已耗尽，需要将部分图像迁移到其他设备上。

在虚设备管理器中维护 PACS Image Tag，该 Tag 值惟一标识图像在系统中的存储位置，图像位置 Tag 与图像的相关信息由数据库来维护。

（二）存储系统中图像的迁移

分层存储体系统中不同的层次具备不同的性能、

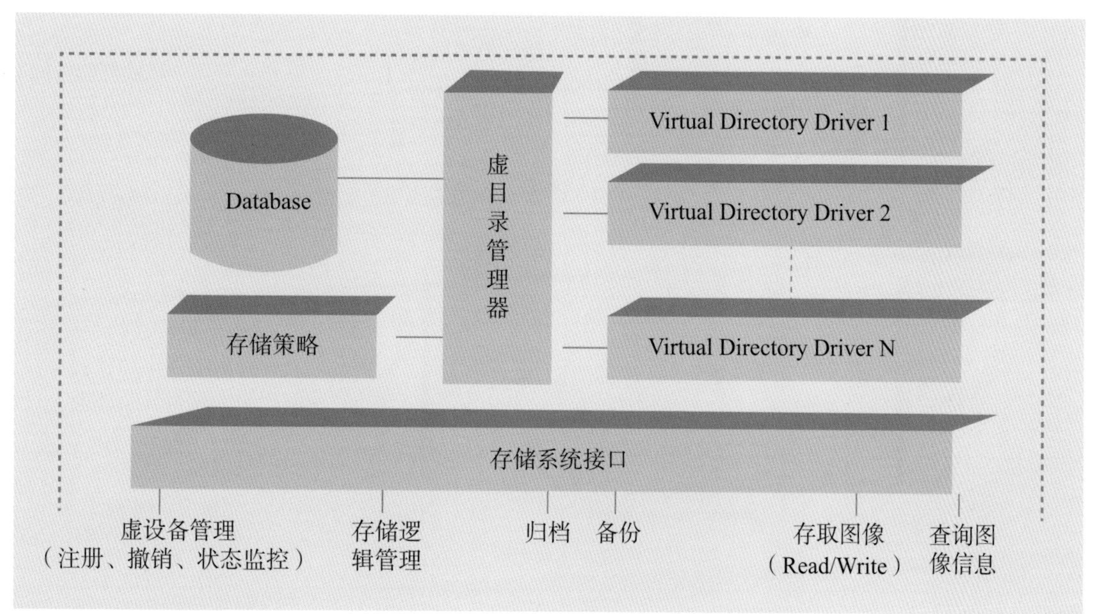

图 4-3-1　虚拟存储目录

单位价格，并相应完成不同的任务。在图像整个生命周期中，往往会在不同的设备间迁移（图 4-3-2）。根据对医疗图像访问的规律，设计图像在不同存储介质上的活动的基本准则，特别是确定哪些图像存储在有限的在线存储空间上，即图像调度策略，是设计合理、高效的存储系统的重要内容。

由于医疗实践中对图像访问比较复杂，很难用精确的数学模型来描述，因此还没有一个在理论上完备同时在实践中又可行的高效图像调度算法。

层次化的存储系统中的调度策略主要解决的是访问率的问题，具体体现在磁盘数据的选取上，即磁盘与 Cache 的替换算法上。在传统的计算机系统中，Cache 替换算法主要有先入先出原则（FIFO），最久未使用原则（LRU）和最少引用次数原则（LFU）。FIFO 算法最简单，它只是将最先进入 Cache 的数据替换出来，而没有考虑数据的使用情况；LRU 算法利用了数据的时间局部性，将最近最少使用的数据替换出 Cache；LFU 算法考虑了数据的使用频率，将使用频率最小的数据替换出 Cache。在实际应用环境中，不可能存在一个通用而高效的调度策略，一般对存储调度算法的优劣评价与客户对系统数据访问特性和规律有很大的关联性。

在 PACS 系统中对图像的访问请求存在时间局限性和访问局限性，即对图像的访问概率随时间变迁而下降，而且对阳性病例图像访问概率会相对较大，同时对同一患者的图像访问具有一定的相关性。显然一个合理的磁盘 Cache 替换算法需要同时涵盖上述特性。本文提出基于“最小频率 - 时间间隔比”（LFRR，Least Frquency - Recently Ratio）法则并结合预取策略的调度算法，综合考虑对图像访问的频率、时间间隔、图像容量大小和相关图像的访问情况。

（三）系统的可扩展性

设计一个 PACS 系统的归档服务器，必须要有长远的眼光，不能仅仅局限于当前的应用。例如随着医院规模的不断扩大会购买新的成像设备，这就势必要增加归档服务器的存储量，因此设计 PACS 核心系统的归档服务器时，要考虑可扩展性问题。

目前国际上还没有统一的存储设备标准接口规范，实际中只能采用各厂商自己提供的接口规范。在这种情况下，如果购买两家供应商的存储设备，可能需要不同的接入方法。本文提出基于虚设备分层存储体系采用分层的思想，在应用与硬件间增加了一层抽象虚设备接口层。抽象虚设备接口层是整体构架的核心，它为应用层提供了与物理层无关的访问函数集。这样物理层对应用层来说是透明的，应用层调用抽象接口层提供的函数而并不需要关心具体调用了何种物理层函数，如果物理层接口函数发生变化（如存储设备变化），那么只需重新实现对应的虚设备接口层即可，系统可以简便地进行扩容。

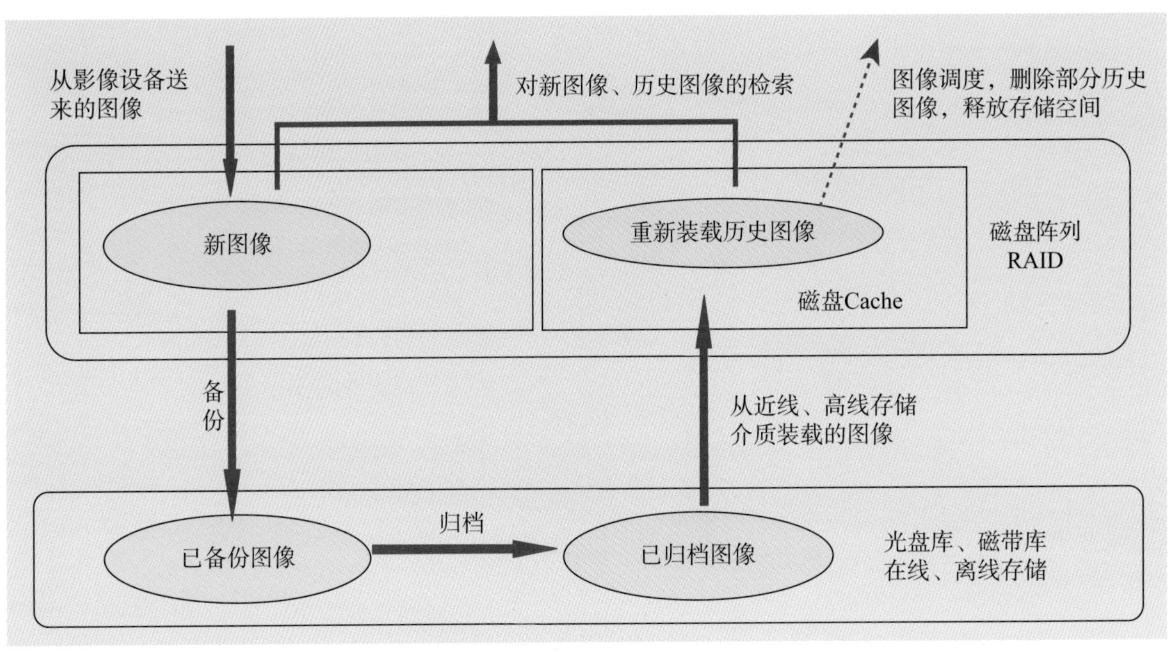

图 4-3-2 分层存储体系

二、PACS 存储原则

PACS 的数据中，患者信息和报告等字符信息保存在数据库服务器，图像数据采用文件的形式，保存在 PACS 服务器中。

医学影像文件的数据量通常很大，存储与管理影像为 PACS 系统的一个重要功能。PACS 存储设计的目的就是用适合的投资，获得最大的存储容量和稳定的数据传输率。为了增大存储容量，同时减少对存储设备的投资，将 PACS 系统的数据按照其使用的频率进行分类，划分为使用频率高的在线数据和使用频率较低的近线数据，分别采用不同的存储介质，在现实操作中，影像资料使用频率的高低，主要是跟影像的成像时间有关系。

对于时间在 3 个月以内的数据，医生调阅的机会极高，每天医生需要根据当天生成的影像进行诊断，或者调阅患者的历史诊断进行复诊，或者调阅患者几天内的影像进行会诊等。这类数据属于使用频率高的数据。对于数据生成时间在 3 个月以后的数据，他们被调用的频率大大降低，一般在患者复诊的时候，或者医生做教学或研究的时候才会调用这类数据，这类数据属于使用频率低的数据。

在线数据的数据量，可以根据投资的要求进行设定，从几百个 G 到几个 T 都可以，近线数据的数据量，则是需要 T 级别的，而且随着时间的推移，医院的影像数据量是逐日递增的，为了确保所有生成的影像资料得到很好的保存，近线的数据量应该也是可以无限扩充的。

为了保证医院数据的安全性，还需要对数据进行离线的备份，特别是在选用近线存储设备时，为了节省投资，而降低了近线存储设备的速度和安全性的情况下，更需要做近线的备份，以确保数据的安全。如果医院对于数据安全等级要求很高，可以考虑使用异地备份，定期将本地的数据传送到异地，作为本地数据的一个容灾性备份。

为 PACS 的存储分出包括“在线存储、近线存储、离线备份、异地备份”等这么多的概念，主要是为了硬件投资的方便。因为不同层次的存储，对硬件设备的要求不一样，在设计存储方案时，按照不同存储层次的硬件需求进行硬件选购，将可以大大节省存储设备的投资，而且同样可以获得较高的存储容量、存储效率和安全性。

（一）在线数据的保存

在线数据存储设备最重要的要求就是速度和安全性。但是实际上对于速度和安全性的要求是一个相对的概念，不同医院对于这些指标会有不同的解释，因此对于在线数据的存储，其性能指标就是医院本身对于 PACS 系统存储的期望值。硬件设备的性能和价格是同比增长的，在线存储设备是医院对于 PACS 感知最明显的部分，由于医生大部分的工作都是在调用这些在线设备里面保存的数据，因此在线存储设备的速度，基本就代表了 PACS 的速度。

对于在线存储的数据，因为用户的访问频率比较高，要求是存取速度快。为了实现在线存储，可以选用以下的一些存储硬件，包括 FC 磁盘阵列、SCSI 磁盘阵列、IDE 磁盘阵列等。

采用 PACS 服务器直接连接的 FC（Fiber Channel 光纤通道）磁盘阵列。光纤通道磁盘阵列可以提供非常数据访问速度，但是需要使用光纤通道硬盘，价格相对较高。

采用 PACS 服务器直接连接的 SCSI 磁盘阵列。SCSI 磁盘阵列是比较传统的磁盘阵列，在服务器上使用很广泛，技术很成熟，SCSI 硬盘的价格也比较适中。

采用 PACS 服务器直接连接的 IDE 磁盘阵列。IDE 磁盘阵列是近期出现的技术，随着 IDE 硬盘的速度越来越快，IDE 磁盘阵列在低端服务器上，有取代 SCSI 磁盘阵列的趋势，而且 IDE 硬盘本身也便宜，IDE 磁盘阵列的应用前景很好，但是 IDE 硬盘的安全性和速度还是比不上 SCSI 硬盘。

采用磁盘阵列时，根据影像数据单个数据量大，传输不如事务系统频繁的特点，适合使用 RAID 5 的磁盘阵列，该磁盘阵列的磁盘利用率为：$T^*(n\text{-}1)/n$，其中 T 为总的存储容量，n 为磁盘阵列中磁盘的个数。

（二）近线数据的保存

对于近线存储的数据，用户对于数据的访问频率相对下降，但是要求存储的容量很大，而且需要可以随着时间的延长而扩充。根据此特点，同时分流服务器数据流量的瓶颈，可以使用存储局域网来实现近线数据的存储。构成存储局域网的方式可以有几种：一是直接使用 NAS 设备；二是 PC 服务器 + 磁盘阵列；三是 PC 服务器 + 磁带库。NAS 设备价格较贵，性能较好。磁带库的容量很大，但是磁带的定位时间比较长，而且磁带库本身的投资也很大。PC 服务器 + 磁盘阵列的优点是配置比较灵活，低、中、高档都有，可以根据实际应用的需要来配置。

使用 PC 服务器 + 磁盘阵列来搭建存储局域网中的存储点，可以有多种配置方式，可以用 PC 服务器加 SCSI 磁盘阵列，或是使用较便宜的 PC 服务器加 IDE 磁盘阵列，也可以使用淘汰下来的 PC 服务器加 FC 磁盘阵列。

使用存储局域网的方式，在第一次投资时，只需购买一个存储点，当存储空间不够时，再增加一个存储点，以后每次只在存储空间不足之前，才增加存储局域网中的存储点。采用存储局域网，可以减少第一次投资的压力，而且等到当前的存储容量满后，硬件的价格也会下降，此时可以用更少的价钱购买到容量更大，性能更好的存储设备，保护了用户的投资。

图 4-3-3 为 IDE 磁盘阵列组成的存储局域网：

采用存储局域网的形式，每一个存储点直接挂到网络上，只要在数据库中记录每一个存储点的信息，就可以直接使用该存储点，从而实现了近线存储设备的无限扩充。

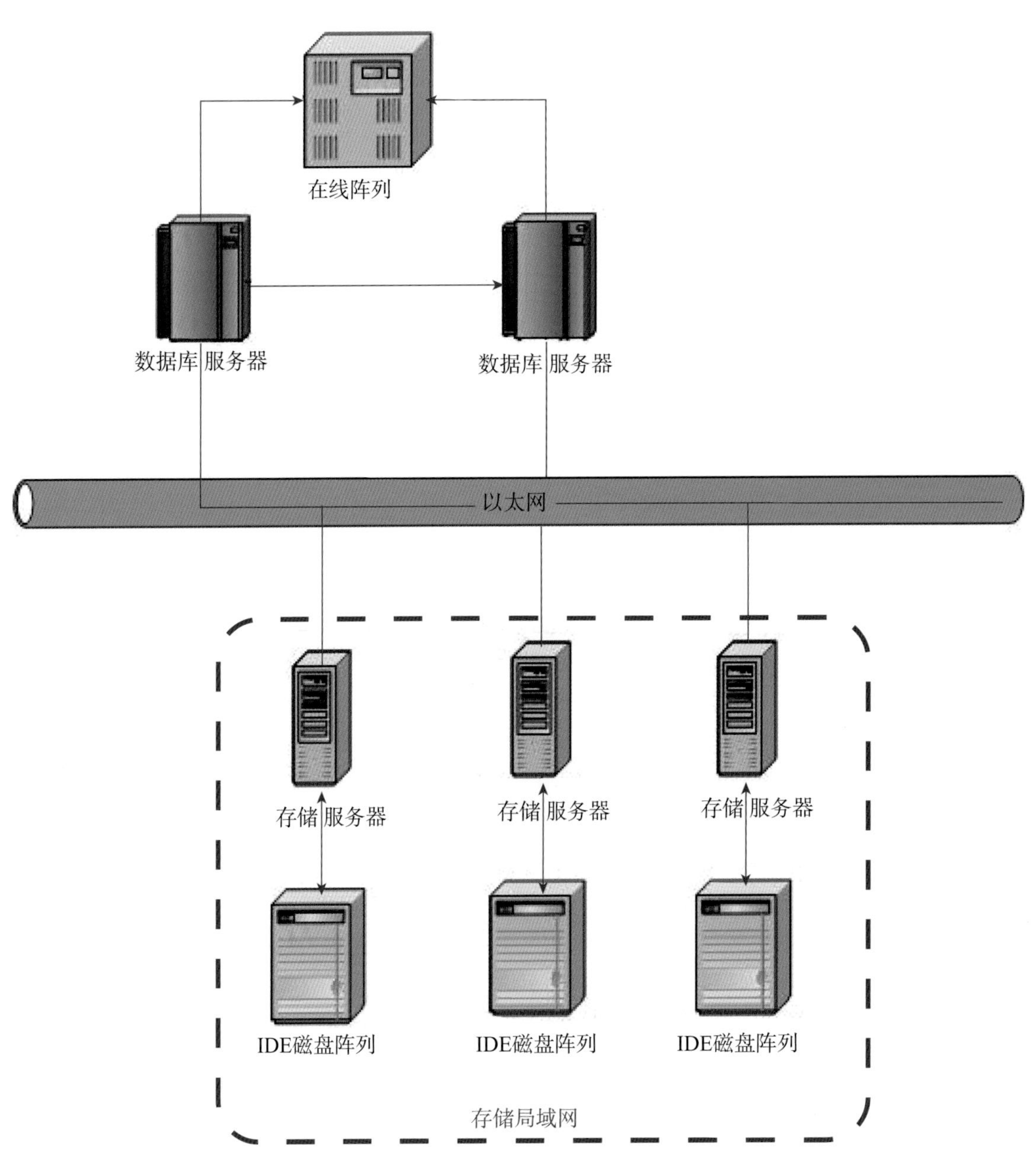

图 4-3-3 IDE 磁盘陈列组成的存储局域网

（三）离线备份数据的保存

对于医院的图象数据，除了考虑在线、近线的存储外，还需要考虑对影像资料做备份，因为影像资料的数据总量太大了，如果使用在线备份，成本特别高。为此，可以考虑做离线备份，使用磁带或DVD来做离线的备份，成本较低，而且数据的安全性也提高了。

使用磁带或DVD进行离线存储，对于用户需要重新调用的历史数据，需要人工寻找磁带或DVD盘，将相应的磁带或DVD盘放入驱动器进行读取和数据恢复。对于使用了存储局域网的情况，实际上存储局域网里的数据是可以无限扩充的，如果存储局域网内数据不被破坏，是没有必要去调用离线存储设备里的数据的。

（四）ZLPACS对存储的支持

在ZLPACS系统中，图像保存成文件，放在FTP服务器里；图像文件名和位置的索引以及患者统计学信息保存在数据库。

检索图像时，就直接在数据库中进行查询，根据查询结果，得到图像所在的位置和文件名，然后通过FTP服务调用图像。

ZLPACS软件在设计的时候，充分考虑了对存储局域网的支持，对于存储局域网中的设备划分，最小可以支持到每一个FTP目录。ZLPACS为了保证患者资料的完整性，对于患者的每一次检查，都自动强制保存到同一个FTP目录中。

在ZLPACS系统内部，只考虑每一个FTP目录。因此不论使用了在线存储设备，近线存储设备还是离线备份，不论是FC磁盘阵列，SCSI磁盘阵列还是IDE磁盘阵列或者不使用磁盘阵列，不论存储局域网中有几台PC服务器，只要其中的硬盘被设置成FTP目录，ZLPACS系统将对这些设备做统一看待，只考虑分配给ZLPACS系统的每一个FTP目录。因此在ZLPACS系统中，每一个患者的检查信息中将记录该对应的检查图像文件被保存到了哪个FTP目录中，然后被转移备份到哪个FTP目录中了。只要相应的FTP目录挂在存储局域网中，患者的图像信息就可以调阅出来。

在ZLPACS系统中，不论是选择了SAN还是FC磁盘阵列、SCSI磁盘阵列、IDE磁盘阵列作为存储设备，只要在与其相连的服务器中建立FTP服务，就可以使用庞大的存储介质了。

三、PACS存储系统设计

本段介绍了PACS/RIS数据及影像归档存储的三种存储模式：①DAS-直接连接存储；②NAS-网络连接存储；③SAN-存储区域网络。PACS/RIS厂商提供的存储方案是多种多样的，但从内部技术角度上来讲应该都与这三种存储模式有紧密的联系，医院可根据自身的实际情况，如投入的资金、对速度和安全性的要求等众多因素具体案例具体分析，选择最适合自己的存储模式。希望本文对医院建立PACS/RIS系统时有所帮助。

PACS存储管理也可称为归档管理，包括归档信息设置、服务器信息设置和归档操作等功能，通过定义数据及影像的存储规则，根据规则采用手动或自动归档等方式，将PACS系统的数据和影像从一级在线存储转移到二级在线存储或备份到数据备份设备上（离线存储）。数据和影像的存储是PACS系统的重要部分，良好的存储管理，既要具备大容量和可扩展性，保证容纳系统产生的大量数据；又要具有快速的交换通道，能够对数据进行快速的存取。当前市场上在存储方面主要有DAS、NAS和SAN三种不同的存储模式，它们在容量、速度、价格、安全性等方面各有各的优势，下面分别进行简单的介绍。

1．DAS（Direct Attached Storage，直接附加存储）是指将存储设备通过SCSI接口或光纤通道直接连接到一台计算机上。

DAS一般适用当服务器在地理上比较分散，很难通过远程连接进行互连时。这种存储方式只适用于单机版的PACS系统，因为它的缺点比较明显，比如存储量不大并发性不好等，在网络化的大中型PACS系统中一般是不会考虑使用它的。

2．NAS（Network Attached Storage，网络连接存储）即将存储设备通过标准的网络拓扑结构（例如以太网），连接到一群计算机上。

NAS产品包括存储器件（例如硬盘驱动器阵列、CD或DVD驱动器、磁带驱动器或可移动的存储介质）和集成在一起的简易服务器，可用于实现涉及文件存取及管理的所有功能，重点在于帮助工作组和部门级机构解决迅速增加存储容量的需求。

集成在NAS设备中的简易服务器可以将有关存储的功能与应用服务器执行的其他功能分隔开。这种方法从两方面改善了数据的可用性。第一，即使相应的应用服务器不再工作了，仍然可以读出数据。第二，简易服务器本身不会崩溃，因为它避免了引起服务器崩溃的首要原因，即应用软件引起的问题。

NAS 产品具有几个引人注意的优点。首先，NAS 产品是真正即插即用的产品。NAS 设备一般支持多计算机平台，用户通过网络支持协议可进行相同的文件管理，因而 NAS 设备无需改造即可用于混合 Unix/Windows 局域网内。其次，NAS 设备的物理位置是灵活的。它们可放置在工作组内，靠近数据中心的应用服务器，或者也可放在其他地点，通过物理链路与网络连接起来，无需应用服务器的干预，NAS 设备允许用户在网络上存取数据，这样既可减小 CPU 的开销，也能显著改善网络的性能。

一般 NAS 没有解决与文件服务器相关的一个关键性问题，即备份过程中的带宽消耗。NAS 仍使用网络进行备份和恢复，这就是说 LAN 除了必须处理正常的最终用户传输流外，还必须处理包括备份操作的存储磁盘请求。

3．SAN（Storage Area Network，存储区域网络）通过光纤通道连接到一群计算机上。

在该网络中提供了多主机连接，但并非通过标准的网络拓扑。大多数分析认为 SAN 是未来企业级的存储方案，这是因为 SAN 便于集成，能改善数据可用性及网络性能，而且还可以减轻管理作业。

SAN 解决方案的优点有以下几个方面：

（1）SAN 提供了一种与现有 LAN 连接的简易方法，并且通过同一物理通道支持广泛使用的 SCSI 和 IP 协议。SAN 不受现今主流的、基于 SCSI 存储结构的布局限制。特别重要的是，随着存储容量的爆炸性增长，SAN 允许企业独立地增加它们的存储容量。

（2）SAN 的结构允许任何服务器连接到任何存储阵列，这样不管数据置放在哪里，服务器都可直接存取所需的数据。

（3）由于采用了光纤接口，SAN 还具有更高的带宽。

（4）因为 SAN 解决方案是从基本功能剥离出存储功能，所以运行备份操作就无需考虑它们对网络总体性能的影响。SAN 方案也使得管理及集中控制实现简化，特别是对于全部存储设备都集群在一起的时候。

（5）最后一点，光纤接口提供了 10 公里的连接长度，这使得实现物理上分离的、不在机房的存储变得非常容易。

SAN 通过结合创新的服务器到存储体系结构和支持多个服务器共享磁盘阵列的软件，使企业配置和管理服务器存储的方式发生了革命性的变化。基于 SAN 的存储有助于公司更好地满足其不断增长的存储需求和日渐缩短的备份时间，同时对存储进行逻辑整合，以实现更高效的管理和维护。但价格昂贵也使大多国内使用者望而却步。

对于 PACS/RIS 系统来说，无论选择使用上面的哪种存储模式或几种模式的组合，都应保证通过存储、备份以及恢复系统完成如下基本功能：

- 支持多存储服务器。
- 可以自动选择存储服务器、分担服务器的负载。
- 可以进行定时归档、备份。
- 提供高在线量的在线存储。
- 可以浏览备份的数据内容。
- 可以进行数据的恢复。

这里特别地介绍一下 NEUSOFT PACS/RIS 系统的存储方案，东软充分利用海量存储上的技术积累并考虑国内医院的实际情况以及应用需求，设计了一整套完善、符合国情的存储、备份以及恢复系统作为 PACS/RIS 存储的 NAS 解决方案。

根据 PACS 系统对影像存储的特殊要求，东软提出了一级磁盘阵列存储和二级局域网存储相结合的解决方案，一级存储使用高性能的 UNIX 服务器加 SCSI 磁盘阵列做 RAID5，同时使用 VERITARS 等备份管理软件，充分保证其数据安全性，二级存储可根据用户的实际情况使用 UNIX、LINUX 或 NT 服务器加 SCSI 或 IDE 磁盘阵列做 RAID0+1。该方案相对传统的存储方式有如下优点：

一级存储速度极快，安全性极高，通过软件升级可扩展性强。

存储空间可根据用户的需要随时扩充，转移存储或备份存储。

二级存储充分利用网络上的存储资源，减少主服务器的数据访问负载。

良好的性价比：节省投资的同时存储与读取图像的操作速度快。

保证数据的高速存储在线量：由于使用网络存储技术，可使在线存储的扩容非常方便，且其影像的存储和读取速度不受存储量的影响，一般可保证两年以上的高速在线存储量。

通过存储管理子系统设置的归档管理功能，结合良好的备份和恢复机制，保证数据的安全性。

通过定时备份等方法基本解决网络备份占用带宽影响应用的问题。

四、分级存储系统设计

前面提到，医疗 PACS 存储系统目前采用分级存储的架构，通常根据医院具体情况分为二级或者三级架构，在标准的三级架构中：

一级存储作为在线存储用于 PACS 的数据库和近期的医疗图像的存储，需要满足大容量、高性能、高可靠性等特征；

二级存储作为近线存储用于存储不常用的历史数据，可帮助医院通过扩展自己的存储基础架构来跟上数据增长的脚步，通常是采用数据迁移技术，自动将在线存储中不常用的数据迁移到近线存储设备上，数据访问的频率不是很高，但保证数据共享和快速在线访问。

三级存储通常采用离线归档的方式，对整个医院长期的历史图像进行归档，要求设备可靠性、安全性好，大容量、成本低且管理方便。

根据一级、二级存储的特点，我们建议采用专有磁盘阵列，以保证数据能及时实现快速在线访问。其中我们建议可采用 IP 存储的方式，不仅兼容性强、可管理性强，降低医院的总投资成本，很好地满足数据容量的快速扩张，更重要的是通过 IP 存储方式，可以很好地建设医院的异地容灾系统。

在三级存储中，传统的方式多采用光盘库和磁带库来保存。但是光盘库和磁带库都有读取不及时、不方便的缺点，另外离线归档数据需要长期存放，但光盘和磁带库都易磨损、故障率较高，且对环境的要求较高。因此三级存储中也可以采用磁盘阵列或者 VTL（虚拟磁带库），目前 VTL（Virtual Tape Library，虚拟磁带库）技术发展很快，VTL 用磁盘和磁盘技术模拟磁带驱动器和磁带库，使用户在使用和管理上与磁带库一样，但是具有磁带库不可比拟的好处：首先 VTL 的备份介质为磁盘阵列，大大快于磁带库性能，最大带宽通常可达几百兆，磁带库一般在几十兆。可靠性更高，磁盘有 RAID 保护，出现故障可随时更换，保证备份数据安全。另外，VTL 还增强了备份数据管理特性、提高备份和恢复的速度。

分级存储的设计架构如图 4-3-4。

五、数据保护方案设计 PACS 系统数据保护需求分析

权威数据显示，导致 IT 系统数据丢失和灾难发生的原因主要有硬件故障、软件故障（系统故障、计算机病毒、人为过失等）、站点灾难这几个方面原因，当然，无论是哪种原因，我们认为数据的保护不仅是备份，其最终目的是在系统遇到人为或自然灾难时，能够通过备份内容对系统进行有效的灾难恢复。

目前 PACS 系统需要保护的数据主要有以下两个方面：

对 PACS/RIS 的数据库（图像索引）和 PACS 图像数据的数据保护：需要对在线和重要的 PACS 图像进行备份、容灾等多种方式的数据保护，应对存储系统软故障（病毒、人为过失等）、硬件故障和可能发生的灾难导致重要数据的丢失。

PACS 服务器、RIS 服务器、重要影像诊断报告工作和重要工作站的操作系统备份恢复。

因此需要对 PACS 系统从系统备份、软件故障、硬件故障、容灾等各方面进行全方位的数据保护方案设计。

数据保护方案设计：

1．对在线 PACS/RIS 的数据库（图像索引）和 PACS 图像数据的数据保护：采用 CDP（连续数据保护）设计方案，针对 PACS 系统的可能的软故障、硬件故障、自然灾难几大方面问题实施有效的数据保护，CDP（Continuous Data Protection）连续数据保护，可在数据发生任何变化时将数据有效地保护起来。CDP 技术将传统着眼于“数据备份”的备份技术，推进到着眼于快速恢复、最少数据丢失的数据保护的新阶段。其最大的技术优势就在于可进行任意时间点上的数据恢复。

2．针对 PACS 系统的可能的计算机病毒、人为过失、系统故障等软件故障问题导致的数据丢失。可采用在线 CDP 解决方案，利用 Time Mark 与快照代理功能，管理员可以为在线数据在任何时刻创建一个“Time Mark（时间标记）”，按照事先设定的时间间隔，将存储设备在线数据指定时刻点的数据视图保存下来。如果发生误操作、病毒侵袭等事件，导致在线的数据错误，通过 IV5000/IX1000 上的时

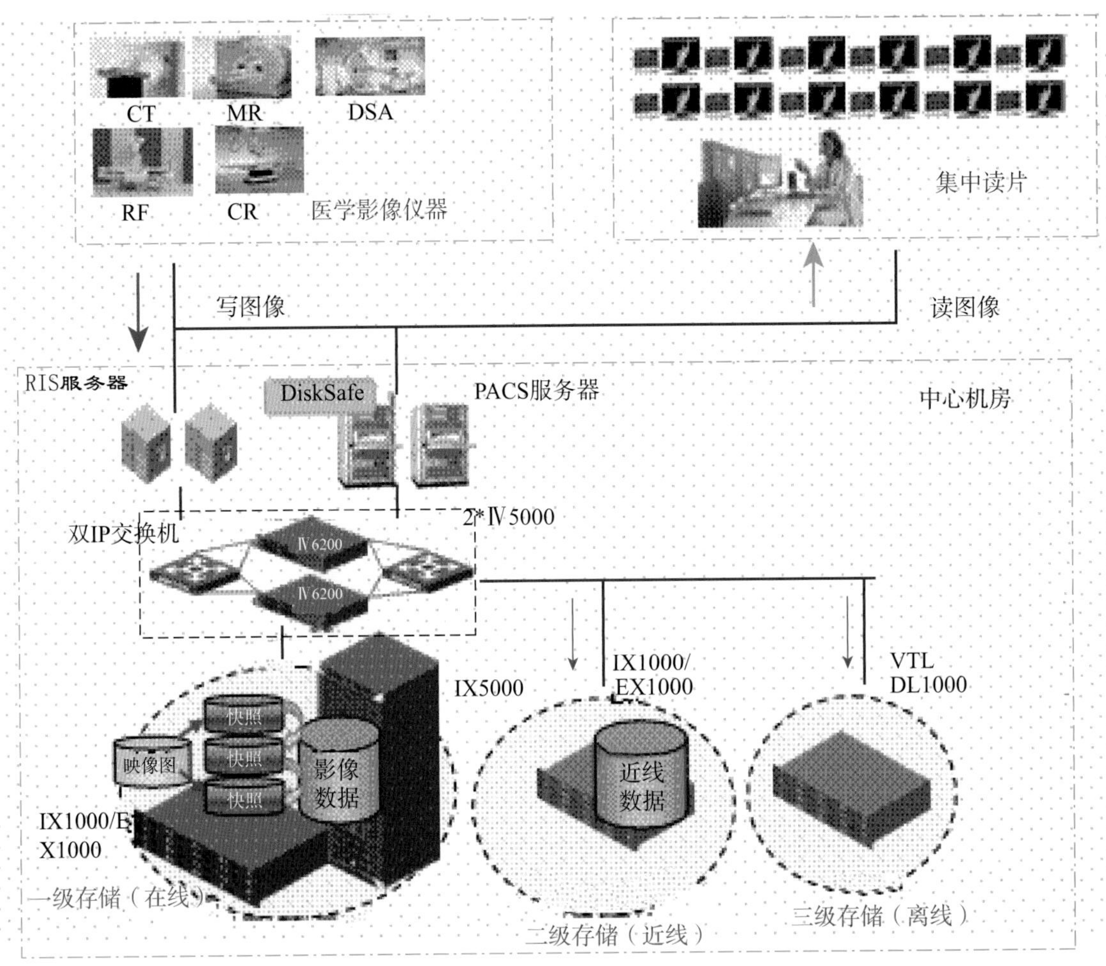

图 4-3-4 **医疗 PACS 分级存储设计**

间点标记功能就可以回溯并快速恢复到前面某一时刻数据良好的状态点，针对存储设备硬件故障原因带来的数据丢失，可采用近线备份的方式，利用存储系统的 IP-based Replication 复制功能模块将在线存储设备中的数据按照事先设定的策略复制到近线存储（二级存储）中，当在线存储不可用时，业务可切换到近线存储上，避免在线存储的硬件故障而导致的数据丢失或业务中断。

3. 容灾方案设计：对 PACS 系统重要的图像和数据，建立灾备中心，实现数据的异地备份，保证在发生灾难时对数据进行快速恢复。同样，利用存储系统的 IP-based Replication 远程复制功能将本地中心机房的重要数据通过 IP 网络线路传输到远程容灾 IX1000 存储系统存储池中。

值得一提的是，在远程容灾方案设计中，IP 存储本身非常适合跨广域的数据备份，同时利用基于 IP 的块增量复制技术、数据压缩技术和加密技术，几大技术完美结合，高效、安全地实现了跨广域的数据备份。

为了降低带宽占用，每次数据复制只将上一次复制后的变量数据复制到远程容灾中心。由于采用了先进的块增量扫描技术，数据变量不是基于文件级的变量，而是更小单位的基于磁盘块的变量，这样可以保障数据增量最小，对网络带宽的占用最低。同时，通过数据压缩和加密的功能选项，来进一步保证备份数据穿越广域网的高效性和安全性。数据直接通过存储系统传输到远程，不经过应用服务器，因此是对应用服务器零干扰的数据远程复制。

4. 主机操作系统保护 / 恢复方案设计：PACS 系统的数据做保护，还需要对 PACS/RIS 服务器、影像诊断报告工作站和重要 PC 做相应保护。通过应用端软件对应用服务器和 PC 机的 Windows 操作系统作保护，将主机应用数据或操作系统直接复制到存储上，实现数据的集中备份和管理，可以在系统崩溃或硬盘损坏时，远程启动操作系统和快速恢复受损数据，以及时恢复本地系统的运行。

六、虚拟化方案设计

同时，我们看到医院的PACS系统比较复杂，包括大量软硬件，而系统的应用和数据存储的需求也在不断发展和变化，因此，PACS存储系统的设计也需要具备高扩展性和灵活性，需要支持容量增长的高度可扩展架构和对异构存储环境的支持。但目前医院的PACS系统越来越多的呈现这样的特点：设备异构化严重、海量数据的移动困难、管理复杂、投资成本居高不下等。

在存储设计中，解决上述问题的关键技术就是存储虚拟化。虚拟化是解决异构体系架构最直接有效的技术，已广泛应用于计算和网络领域。就存储领域而言，通过存储虚拟化，用户不用再去关心存储环境中底层物理环境的复杂性，也不用再去关心设备异构与否、协议是否统一。虚拟化使存储的统一管理成为现实，用户可以通过选择完善的存储技术来满足不断增长的需要——无论是哪一家的存储设备都可以无缝集成到现有的基础存储架构中。在存储虚拟化技术的基础上，通过采用标准化的连接技术和统一的复制、镜像、快照等存储技术可以实现海量数据的快速移动和简单管理，从而为提供标准化存储服务打下坚实的架构基础。

因此，在PACS存储系统设计方案中，采用虚拟化数据管理平台，能够提供存储虚拟化、统一高效灵活的复制、连续数据快照、多模式镜像、多链路负载均衡等丰富的存储功能，可为用户搭建坚固、灵活的存储基础架构，实现动态扩展存储容量、高性能的数据处理、海量数据的快速移动、简单易用的Web管理，可以和存储设备，以及和不同厂商、不同类型的存储设备进行整合和联动，统一形成各种实用的存储解决方案，搭建一个坚固而又灵活的存储基础架构。

整体的存储系统设计如图4-3-5所示。

七、医疗存储PACS系统的现状和问题

先让我们简单分析一下目前存储在医院中PACS系统中运用的情况：

部分医院还采用DAS的方式作为PACS系统的存储系统，即采用分散存储的模式，不仅数据分散、链路结构相对落后、容量扩展性差，还缺乏相应冗余保护手段，随着医院应用规模的不断扩大，它们

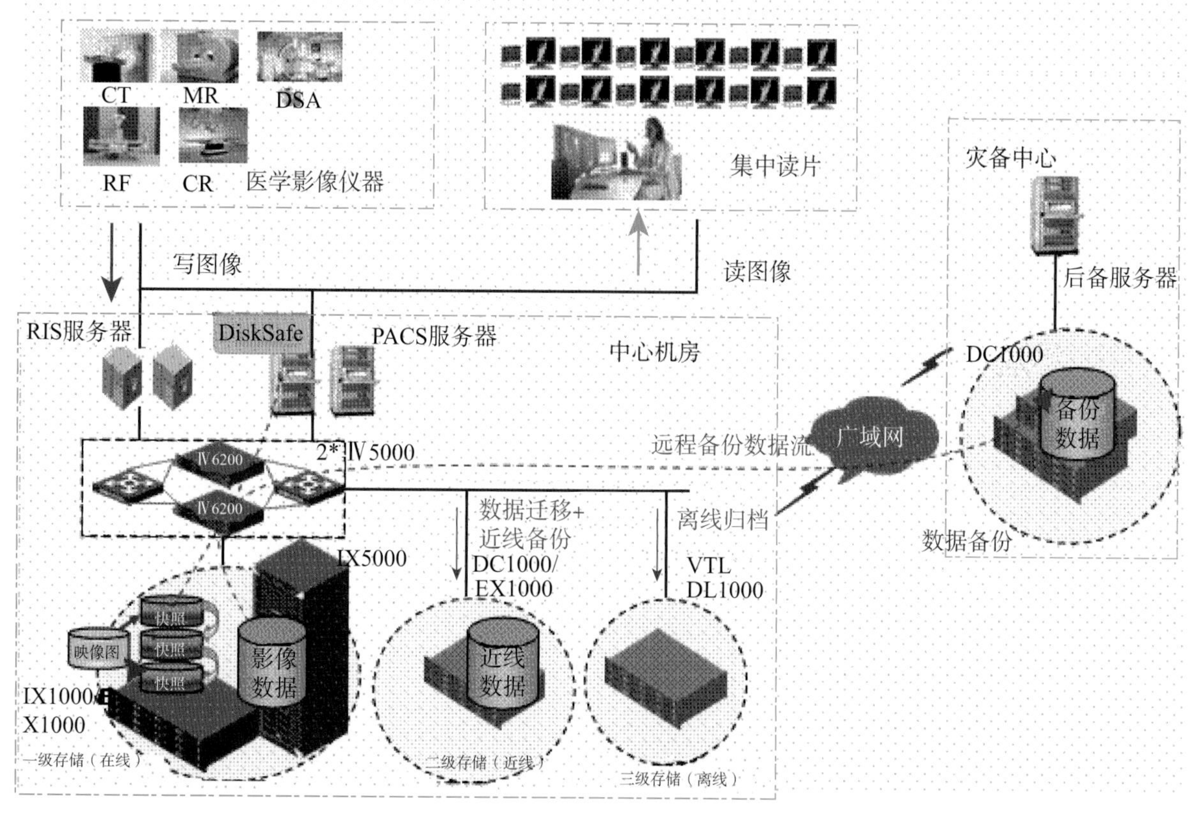

图4-3-5 医疗PACS存储系统整体设计

在数据管理方面的问题日益凸显出来。

同时，以前的分级存储系统的设计也存在较大问题，目前，随着医院数据量的激增，分级存储设计逐渐发展为在线、近线、离线的三级存储架构。但是很多医院在离线甚至近线设备中多采用光盘库和磁带库的方式，不仅数据安全可靠性较差、更不方便调取。

目前，很多大医院的PACS资源除了用户诊断和医疗，越来越多地用于医院的科研、教学，有很多PACS图像都十分地珍贵。因此需要对本地重要的PACS图像提供异地冗灾备份，来应对可能发生的灾难导致重要数据的丢失。

医院的PACS系统比较复杂，包括大量软、硬件，存储系统的应用需求和容量需求也在不断发展和变化。

PACS系统对存储的需求：

与其他行业相比，医疗行业对影像的要求更加苛刻，PACS系统对存储系统有着自身的特点和要求，我们认为主要有以下几个方面的特点：

1．PACS系统的影像图像主要是多媒体文档，并发访问量小，但是文件尺寸比较大。

2．医疗PACS系统中的数据保存量大，数据量增长速度快，部分数据将作为归档数据，需要安全地保存和随时方便地调用，需采用分级存储策略。

3．随着医院数据量的激增，分级存储设计逐渐发展为在线、近线、离线的三级存储架构。

4．数据量大，达到海量存储，诊断工作站和浏览工作站对在线图像检索速度要求越来越高，达到秒级。

5．部分影像资料用于科研和教学，重要性高，需要可靠有效的容灾数据保护方案。

6．PACS系统和HIS系统数据各有特点，特别在存储容量、访问响应速度、访问频率、存储可扩展性等方面存在差异，需要分别考虑，有条件进行分类存储。

7．随着医疗行业竞争日趋激烈，PACS存储系统的建设需要投资的总成本，降低总拥有成本（TCO），提高投资回报率。

8．PACS存储系统的设计需要具备高扩展性和灵活性，需要支持容量增长的高度可扩展架构和对异构存储环境的支持，以实现将来无缝扩容，而且不增加因扩容带来的管理开销。

通过以上分析，我们认为现代医学PACS系统的存储系统设计应具备如下特点：整个存储网络的数据共享，能够轻松管理的集中式存储管理，在线、近线、离线的三级或二级的分级存储架构，患者诊断数据的快速访问，支持容量增长的高度可扩展架构，对PACS系统和数据全方位的数据保护，实现容灾高可用性配置，支持更长的网络距离的连接，实现投资保护，提供对异构存储环境的支持，无缝扩容。

八、存储设备术语解释

RAID——Redundant Array of Independent Disk，独立冗余磁盘阵列，最初是为了组合小的廉价磁盘来代替大的昂贵磁盘，同时希望磁盘失效时不会使对数据的访问受损失，而开发出来的具有一定水平的数据保护技术。RAID就是一种由多块磁盘构成的冗余阵列，在操作系统下是作为一个独立的大型存储设备出现。RAID可以充分发挥出多块硬盘的优势，可以提升硬盘速度，增大容量，提供容错功能确保数据安全性，易于管理的优点，在任何一块硬盘出现问题的情况下都可以继续工作，不会受到损坏硬盘的影响。

RAID1——称为磁盘镜像：把一个磁盘的数据镜像到另一个磁盘上，在不影响性能情况下最大限度的保证系统的可靠性和可修复性上，具有很高的数据冗余能力，但磁盘利用率为50%，故成本最高，多用在保存关键性的重要数据的场合。

RAID5——把校验块分散到所有的数据盘中。RAID 5使用了一种特殊的算法，可以计算出任何一个带区校验块的存放位置。这样就可以确保任何对校验块进行的读写操作都会在所有的RAID磁盘中进行均衡，从而消除了产生瓶颈的可能。RAID5的读出效率很高，写入效率一般，块式的集体访问效率不错。

SAN——Storage Area Network，区域存储网，是指通过支持SAN协议的光纤通道交换机，将主机和存储系统联系起来，组成一个“网络”。服务器在访问他的存储系统的时候，不再像以前那样通过以太网（LAN）去访问存储设备，也不是通过直接连接在服务器上的外置存储系统来访问存储设备，而是好像LAN里一样，通过一个交换机（光纤通道交换机）来访问on-line storage，或者offlinestorage，而且访问这些存储设备都是基于逻辑单元号（LUN）的，也就是说，都是透过文件系统，直接对卷集进行操作的，比如直接访问 RAID 卷集。在传统的存储系统中，存储系统不是通过 SCSI 通道就是通过 FC 直接连接服务器，在 SAN 里面将这种 Channel 的技术看作了类似 LAN 中的 Network 的概念，将每个存储设备和服务器都看作一个特地构造的“网络”中的节点，但是很显然这个网是有别于局域网的，因为它是基于 Logical Unit 并且不跑 TCP/IP。SAN 就是我们为了扩展以往的存储模式，构造出的一个以 FC 交换机为骨干的存储网络。

NAS——Network Attached Storage，网络附加存储，是基于文件系统的，NAS 是连接在局域网里面的一个存储服务器，其中的数据是不排外的，同一个逻辑区域可以被多个服务器读取和修改。NAS 是和群集无关的，NAS 设备有自己的操作系统，而且价格比较低廉，走的是局域网内的 TCP/IP 协议，NAS 主要作为散布在局域网中的各个分开的存储系统，NAS 的性能、价格比较好，适合中小企业的中央存储。

九、几种参考存储方案

（一）方案一：标准的在线近线二级存储方案

将存储设备分成在线和近线两级：

在线设备：主服务器上使用 FC 磁盘阵列作为在线存储，提供强大的 I/O，存储 3 个月左右的数据。

近线设备：用 PC 服务器 + SCSI 磁盘阵列作为近线存储，组成存储局域网中的一个存储点，存储局域网可以无限扩充、分次投资，并且可以获得较好的速度和安全性，每个存储点可以保存一年以上的数据。近线设备中保存 3 个月以后的数据。

离线备份：使用大容量的磁带或 DVD 作离线备份。

特点：

1．保证了数据的全部在线，且数据的在线量可以较低的投资进行扩展。

2．符合统计出的访问概率，最大限度地节省投资。

3．性能良好，NAS 或 PC 服务器 + SCSI 磁盘阵列，附加于网络，可以从终端直接访问，避免主服务器的性能瓶颈。

4．价格合理，前期存储部分投资不大，存储部分可以逐年分步投资。

方案一的变体：

1．为了节省投资，在线设备部分，可以使用 SCSI 磁盘阵列代替 FC 磁盘阵列，或者直接使用 IDE 磁盘阵列作为在线设备。在节省投资的同时，和 FC 磁盘阵列相比，就需要忍受速度和安全性的降低。

2．在近线设备部分，为了节省投资，可以使用 IDE 磁盘阵列代替 SCSI 磁盘阵列，由于近线设备主要用于图像文件的读取，也可以适当选用性能较低的 PC 服务器。

3．需要注意的一点就是，保持近线设备的容量大于在线设备，近线设备速度慢于在线设备，近线设备性能低于在线设备，这样可以比较好地保护用户的投资。

（二）方案二：经济的方案

不从硬件上区分在线设备和近线设备，直接使用廉价的 PC 服务器 + IDE 磁盘阵列作为存储局域网中的存储点，组成存储局域网，只要实现存储局域网中存储点的无限扩充，就可以实现无限存储。

使用大容量的磁带或 DVD 作离线备份。

特点：

1．价格便宜。

2．保证了数据的全部在线，且数据的在线量可以较低价格进行扩充。

3．价格便宜，前期存储部分投资不大，对存储设备进行扩展的投资也不大。

4．容量很大，投资少，但是性能较低，速度和安全性都不高，适合对 PACS 性能要求不高，不想投资太多的中小型医院。

（三）方案三：SAN+NAS

在线存储设备使用 SAN 结构，近线存储设备使用 NAS 结构。SAN 中可以保存 3 个月左右的数据，三个月后的数据全部转移到 NAS 中，NAS 中可以保存一年以上的数据，当 NAS 中的数据满后，可以再增加 NAS 设备。

使用 SAN 可以获得非常高的性能，NAS 设备由于其本身就是服务器加磁盘阵列的结构，性能也很好，因此，整个 PACS 网络的存储性能非常好。

但是由于SAN和NAS都比较昂贵，因此采用这种方式搭建的存储结构投资很大，适合对PACS系统整体性能非常高，愿意对PACS系统投入较多的大型医院使用。

注意事项：从技术角度上来讲，搭建PACS存储系统，不推荐一下子就设计3年以上的存储量，因为存储设备硬件的价格在逐年下降，性能在逐年提高，一次性在存储设备投资过多只会造成资源浪费和后期使用的尴尬，因此，PACS存储设备的投资应该量体裁衣，适可而止。

（四）方案四：扩充磁盘阵列

第一次投资，不考虑近线存储设备，只考虑在线存储和近线存储相结合，为了获得更高的效率和更大的容量，可以考虑使用1T以上容量的SCSI磁盘阵列（暂命名为A1）作为存储设备，这样可以保存医院一年左右的数据。

一年以后，随着存储设备越来越便宜，使用跟A1相同的投资，可以买到容量更大、速度更快的存储设备A2，此时将A2作为在线存储设备，A1降级为近线存储设备。

第二年，随着存储设备越来越便宜，使用跟A1相同或更少的投资，可以买到容量、速度和安全性更优的存储设备A3，此时再将A3作为在线存储设备，A2也降级成为近线存储设备。

如此循环，则第一次投资的数量不是很大，每年的投入也不多，但是却非常有效地保证了PACS存储设备的逐年升级和扩容。

离线存储设备可以考虑使用大容量的磁带进行备份。

重点推荐文献

[1] 钱凯．PACS的现状与展望．医疗装备，2006．

[2] 袁静．王新国．PACS系统影像存储技术现状与进展．中国医疗设备，2008，32（2）：41-44．

[3] choplin R. Picture archiving and communication system：an overview. Radiographics，1992，12:127-129.

第4节　PACS带来的效益

1．数据完整性与数据共享

数字医学图像相对传统胶片最大的优势在于保留了所有图像信息，通过窗宽窗位的动态调节可以最大限度的利用高位数字图像。

传统影像胶片的异地访问，需要人力或者物力将媒介送到目的地才能完成，但是在PACS中，院内的异地访问，即放射科（影像科）以外的调用可以通过网络方便、准确、快速地完成，保证了临床医疗的需求。同样，院外或者市外、省外、国外的调用也可以通过相应的网络，为了完成数字化影像的特点，保证了任意次复制也不会改变图像的精度，最大限度地满足了临床、研究、教学的需求。

2．设备共享

PACS使原先对成像设备资源的独占更新为共享，从而可以节省医院对DICOM相关设备的投资，充分利用现有资源，提高利用率。

3．人员共享

PACS使整个系统中的包括人员（技师、医生等）在内的资源可以得到有效的整合，充分提高人力资源的应用效率。

4．诊疗水平的提高

通过对PACS形成的图像库的有效利用，可以大大提高医生的诊断水平，同时PACS为院内会诊、院间会诊提供有力的资源应用平台，使检查科室与临床科室更好地协作，共同提高医院对疾病的诊疗水平。

5．快速传输

理论上数字影像在网络中可以达到光速的传输速度，即使考虑网络因素的话，在具有良好性能价格比的网络中，患者的一次CT图像的在网络中的传输仅需要数秒时间。

6．实现工作流革新

遵循IHE的PACS可以很好地规范现有检查科室工作流程，提高各种资源的综合利用效率，提高对患者的有效服务。

7．降低成本，提高医疗收入

一方面，PACS的软硬件价格大大下降，取代传统的胶片和纸质报告，实现院内无纸、无胶片医疗，从而降低医院的医疗成本，另一方面，通过效率提高和流程变革，可以大大增加患者的流通量，从而增加了检查科室乃至整个医院的患者流通量，增加医疗收入。

8．提高管理水平

通过 PACS 的管理程序可以简单地掌握放射科（影像科）的工作状态、人员水平等管理信息。通过授权控制，简便的管理图像数据库，保证临床使用的前提下，又满足了放射科（影像科）资料保存的需要。

9．提高医院声誉

通过 PACS 对医院整体的改造，可以大大提高医院的核心竞争力，提高社会知名度，带来更好的经济效益和社会效益。

PACS 带给医院的好处：

1．物料成本的减少　引入 PACS 后，图像均采用数字化存储，节省了大量的介质（纸张、胶片等）。

2．管理成本的减少　数字化存储带来的另外一个好处就是不失真，同时占地小，节省了大量的介质管理费用。

3．提高工作效率　数字化使得在任何有网络的地方调阅影像成为可能，比如借片和调阅患者以往病历等原来需要很长周期和大量人力参与的事情现在只需轻松点击即可实现，大大提高了医生的工作效率。医生工作效率的提高就意味着每天能接待的患者数增加，给医院带来效益。

4．提高医院的医疗水平　通过数字化，可以大大简化医生的工作流程，把更多的时间和精力放在诊断上，有助于提高医院的诊断水平。同时各种图像处理技术的引进使得以往难以察觉的病变变得清晰可见。方便地调阅以往病历还使得医生能够参考借鉴以前的经验做出更准确的诊断。数字化存储还使得远程医疗成为可能。

5．为医院提供资源积累　对于一个医院而言，典型的病历图像和报告是非常宝贵的资源，而无失真的数字化存储和在专家系统下做出的规范报告是医院的宝贵的技术积累。

6．充分利用本院资源和其他医院资源　通过远程医疗，可以促进医院之间的技术交流，同时互补互惠互利，促进双方发展。

综上所述，PACS 给放射科管理带来革命性的变化，改变放射科（影像科）医师的诊断模式，并给临床意识带来了极大方便。为患者提供全新的医疗服务，同时为放射科（影像科）和临床科的科研和教学工作带来极大方便，也为远程影像学的建立与发展提供了基础条件。

重点推荐文献

[1] 钱凯．PACS 的现状与展望．医疗装备，2006．

[2] 袁静．王新国． PACS 系统影像存储技术现状与进展．中国医疗设备，2008，32（2）：41-44．

[3] 胡嘉．医院放射科信息系统研究及其应用．西安电子科技大学，2004．

第 5 节　PACS 面临的十大问题及解决方案

PACS 已经改变了传统的放射医学，越来越多的临床科室开始布署或定制专用的 PACS 版本，然而许多报告指出，PACS 目前存在很多问题。以下是医疗影像专家及资讯科技人员公认的 PACS 目前 10 个最棘手的挑战。

1．集成

随着政府加大对电子健康档案（EMR）的支持，许多医疗机构开始急于将多个供应商进行对接。PACS 与医院信息系统（HIS）的整合似乎是一个永无休止的争论。专业的图像共享软件与其他供应商的 EMR 兼容性不佳是常见的问题。PACS 与 RIS 的集成、语音识别和计费是时常的难点。

不同厂商的设备和 IT 系统之间兼容性欠佳往往使问题更加严重，然而市场正在通过规范使用需求，使得设备间实现更大程度的一体化。尽管如此，许多放射科和 PACS 管理员倾向于配置医院自己的系统，实现更多的自主权并充分利用。

“应当尽量避免因个性化定制系统降低系统间兼容性”。位于加利福尼亚州萨克拉门托的 Kaiser Permanente 医疗集团成像信息技术总监 Richard

L.Kennedy 建议。此外，硬件和软件良好的兼容性可以保证其与几乎任何平台集成。专家们一致建议临床医生和设备管理人员按此原则建立合理的设备采购计划。

2．停工

对于停工应做好规划。“每个系统都会有停工期，” Kennedy 指出，“这时你需要建立一个替代工作流程。” 系统定期和不定期的中断是不可避免的，但医疗机构不必过于追究这对于护理质量带来的负面影响。业务连续性系统是必要的，它可以像一个公用迷你 PACS 一样简单，或像一个完全多余的 PACS 系统一样复杂。

3．悬挂协议

亚利桑那州斯科茨代尔医疗成像公司 PACS 管理员 Nicole Fennell 认为，非标准化的悬挂协议是 PACS 和用户共同面临的挑战。因为不同的图像模式解码均需要花费一定的时间，可一旦这些时间叠加起来，将大大降低放射科的工作效率。随着扫描仪的不同品牌规格的增加和供应商产品链的扩大，该情况正日益恶化。

Fennell 以及位于辛辛那提贝塞斯达北医院的 PACS 管理员 Joseph Johnston 都认为，重命名或规范化每一次扫描的图像系列描述可以缓解该问题。他们都报告说，规范化的系列名称可以使 85% 的悬挂协议标准化。

4．协同性

从数字化 DICOM 预处理模式到为更进一步的图像重建而集成系统，这些集成问题都涉及到硬件。一些附加元件例如 DICOM 转换器可以帮助医生从旧 CT、血管造影和透视图片中获得更多信息。位于巴尔的摩的马里兰医学院的诊断放射学和核医学教授、信息学代理主席 Eliot L. Siegel 博士称，他希望 PACS 系统与高级可视化系统之间有更好的集成，包括共享图像存档文件，以及促使 PACS 工作站得以采用薄层数据显示厚层图像，以避免存储薄层与厚层两种数据的需要。

无论一个 IT 人员如何精通业务，都无法应对不同厂商系统的复杂接口。“我的首要任务是管理不同供应商的硬件，” 北卡罗来纳州勒诺市考德威尔纪念医院 RIS/PACS 管理员 Paul Leonhardt 指出：“合理化使用基本上是对‘螺栓紧固革命’的一次扩充。” 如果为公司内部配置或单项优势系统选择，额外的软件集成相对于新设备来说，对于供应商是一个次佳方案。

5．客户支持

停机和故障是不可避免的，而这些都可展示 PACS 厂商是否具有较强的客服支持能力。Leonhardt 指出，尽管放射科和其他专科之间的系统变得日益相互依存，不同的供应商之间仍然可能存在发生错误的“骨牌效应”。此外越来越多业务涉及远程支持，然而随着价格的上涨，服务质量不断下降。这些说明了供应商选择的重要性，不仅选择合适的 PACS 可减少错误的可能性，合适的供应商也可以大大降低未来可能发生的风险。

6．培训

有效的培训是为了解决某一个具体的问题，而不是让管理员做好解决很多问题的准备。培训可以通过一个符合成本效益的方式向管理员和医生展示 PACS 系统许多尚未充分利用或被低估的功能。“培训帮助员工了解系统的功能，使他们的工作更轻松、更高效，” 拉斯维加斯南内华达大学医疗中心医学管理学硕士、PACS 管理员 Howard Epstein 解释说。该大学医学中心的教育部门出台了一项合作计划，涉及放射学、资讯科技等，所有新的教育和医疗行政人员都将接受该课程培训，这有助于让大批员工了解相关的工作流程。

7．淘汰与更新

更换旧的 PACS 可以为临床和行政工作流程带来更多的优势，但不可否认，更换完成后的短期内往往会遇到很多问题。“这是一个痛苦的过程，” 费城宾夕法尼亚大学放射科 Steven C. Horri 博士在 2010 年北美放射学会上说。Johnston 说：“通常情况下，IT 部门并不真正了解放射工作站同一般电脑的差别，从而把他们作为普通的电脑，这是一个重大的问题。”

而新的 PACS 数据迁移往往是整个过程中最有挑战性的部分，尤其是在旧协议的处理方面，从目前公布的 PACS 数据整理来看，所有的数据项都超过了系统的寿命累积误差。(这不是一个问题，但是如果站点使用旧存档另当别论）找出共同问题和解决方案需要走很长的一段路。Horri 的建议是“与您的新的供应商签署新的协议”，由于成本总是超出预算，其实根据合同的规定，数据迁移的成本实际上由供应商说了算。

8．PACS属于哪个科室

由于专科医师慢慢开始发现PACS的价值，该系统正在慢慢地远离放射科医师。“PACS已成为企业级的工具，几乎被所有的专业使用，随着这种变化，与PACS有关的采购、升级和配置决策必然会发生变化。在某些情况下，医院会将布署重点从放射科转移到对医院结构更为核心的框架中，在这种情况下，布署决定可能会倾向于患者流量较高的科室，医院甚至希望一家公司可以提供所有的解决方案。”弗吉尼亚州Tech Carilion医学院副教授、罗阿诺克Carilion诊所医学影像信息协调员David L. Weiss博士认为。

“而医院最终选择的设备往往可能不会对放射科的工作流程进行单独的优化”。Weiss说。由于放射科医师在PACS工作站上花费的时间超过任何其他科室，这说明放射科医师需要与IT部门保持专业较强的沟通，以免因为IT原因影像PACS的布署决策。

9．人体工程学

医院可聘请人体工学专家对PACS工作站进行评估，并做出相应的改善，这样可以缓解放射科医师因“重复性压力”产生的症状，大大促进生产力。尽管技术进步加快，许多PACS工作站的界面工具并没有什么变化。Weiss指出：“虽然双按键鼠标和传统键盘仍然是计算机用户交互的主要手段，他们并不利于PACS工作流程。”他本人喜欢一个17键的鼠标。许多厂商都在通过增加可配置用户接口改善PACS的人体工程学设计。

10．灾难恢复

如同业务的连续性，灾难恢复可以防止灾难的发生成为管理人员的痛苦经历。许多医院选择冗余服务器、云存储或两者兼而有之。对于停工事先的准备可以令医生和患者免受重大损失。

重点推荐文献

[1] 韩鹏．放射科信息系统的设计与实现．西北工业大学，2006．

第6节 PACS的未来

1．应用范围不断扩大 PACS最初是从处理影像科的数学图像发展起来的。然而随着PACS标准化的进程，尤其是美国放射学会（American Collage of Radiology）和美国电器制造商学会（National Electrical Manufactures Association）DICOM（Digital Imaging and Communications in Medicine，医学数字成像和通信标准）3.0标准的普遍采用，目前的PACS已扩展到所有的医学图像领域，如心脏病学、病理学、眼科学、皮肤病学等。

2．多媒体技术逐步引入 多媒体技术是指计算机交互式综合处理文本、图形、图像和声音等多种媒体信息的技术。被誉为20世纪90年代计算机发展的时代特征。近年来，多媒体技术在教育中已广泛应用，也开始应用于医疗卫生部门。可以预料，将来的PACS将包含多媒体功能。

3．多系统的融合 RIS（Radiology Information System，放射科信息系统）是计算机刚进入放射科时建立的信息系统，也包括患者的基本数据。RIS曾经是放射科有关信息管理的基本工作。由于DICOM 3.0允许RIS数据库镶入其中，它实际上已与PACS融合了。HIS（Hospital Information System，医院信息系统）是运行在医院范围的信息管理系统，为全院提供诸如患者基本情况、治疗计划及检查结果之类的信息服务。而PACS也是以局域网为基础的。因此，只要提供一定的接口，PACS就可以从HIS获得信息；反过来，它也可以给HIS提供数据。PACS、RIS及HIS的有机结合，对于提高PACS的利用效率非常有益。

4．采用最先进的存储技术 一般来说，放射科的图像档案需保存10年以上，而一张数字化的X线片将产生上百万字节（Mb）的信息量，这就是要求PACS的归档存储器不仅要有巨大的存储容量，还要求它无“挥发性”，即能长期可靠的保护数据。光盘存储技术的发展，给医学图像的长期保存带来了曙光。

5．远程放射学中的PACS　远程放射学（teleradiology）的出现使传统的舆论观念发生了根本的变化，即放射学专家可以在千里之外的放射医学影像中心、办公室甚至家中观看通过通讯网络传来的影像资料，从而为一些小医院、边远地区的诊断提供服务。根据PACS的覆盖范围，可将其分为小、中、大三种类型。小型PACS是影像学科范围内的图像传递网络；中型PACS指面向全院的系统，即除了影像科外，还给相关科室提供影像服务；院际或城市间的PACS称为大型系统，它的特点是图像传输要借助公用通讯网在所谓的广域网上运行。远程放射学正是在大型PACS的基础上发展起来的。

6．与PACS相关项目　出版数字杂志、数字图书、数字教材等，互联网络的计算机用户可以直接订阅这些出版物。图书馆的数字化，可用计算机管理图书，并可直接在计算机上检索与阅读。

目前的数字化放射医疗部门的工作流程在一定程度上仍然是根据基于胶片的工作流程制定的，随着计算机信息系统的进一步引入，这样的工作流程应当相应地做出改变，从新的信息技术中获得更大的效益。

目前，企业范围内图像分发已经在许多部门得到了初步应用。在放射医疗科以外最需要图像显示的部门中已经采用了足够的显示技术，但还不能在任何地点方便地获得图像。RIS与PACS的集成允许在工作站显示诊断报告，PACS和RIS掌握患者在医院中的流动也很重要，这有利于图像和检查的自动预取、路由和分发。RIS与PACS的进一步集成仍在发展中。随着PACS的增长，数据库的高可用性将变得越来越关键。

PACS系统的发展向以下一些技术提出了挑战：大容量存储设备，数据库技术，用户界面，压缩和网络。

大容量存储设备分为以下四类：磁介质，光介质，磁带及其他（如全息存储）仍在发展中的介质。目前PACS使用的归档介质是DLT磁带或MOD可反复读写光盘，某些情况下也使用CDR（一次写光盘）。磁盘容量正在飞速增长，未来的方向是TB级桌面磁盘，2000年时价格下降到3美分/MB。在光学存储设备中，DVD是目前的热点，DVD目前可以作为备份介质，但作为存储介质仍有不足之处，可擦写的DVD还不成熟，也没有统一的标准。磁带的新进展包括多磁道记录、磁阻式磁头和允许随机访问的新型格式等。磁带的价格很有吸引力，但不能防潮，也不能接近磁场，对存放场所的要求比较严格。

数据库的性能、可靠性和容量与PACS系统的性能直接相关。PACS系统中图像的每一次流动都与数据库有关，但目前对PACS的数据库技术还需要有大量的研究工作。当PACS集成到HIS系统中时，其重要性将会进一步体现。随着用户对PACS的依赖性增强，数据库的高可用性技术将会越来越重要。分布式数据库将会得到广泛的应用。

在用户端，分析功能的增强和图像增强技术的集成非常重要。语音识别可以将自然语言转换为正文存储在系统中，对生成诊断报告的效率有很大的影响。基于组件的软件将会出现，软件工具（如三维显示应用）可以在应用程序和系统之间进行拖放操作，这是个人用户界面的新发展。用户界面和应用程序能根据需要分布，基于Web的显示方式是其中一例。Web技术和基于组件的软件（瘦客户端技术）将缓慢集成。

PACS需要高速通信网络支持，尤其是在放射医疗部门内部，而在临床监护时可以用低速网络。目前的发展方向之一是使用ATM，但ATM的功能还没有完全利用起来，特别是ATM传输活动影像以及影像与静止图像同传的能力。随着通信技术和Internet的发展，远程连接可以使用2M/s或更高的带宽，这将改变PACS的应用范围，特别是在家庭领域的应用将会有较大的发展。在医院内，将开发更高的带宽用于活动影像和其他信息的传输。

有人认为随着带宽和存储能力的增长将不会再有压缩的要求，但医学图像技术的发展将不断地提高对网络带宽和存储能力的要求，压缩技术也一直会体现出它的重要性。小波技术将成为标准，在归档和数据传输中得到应用。

移动、共享是医学信息发展的方向，基于“云计算”的医学影像网络化，可以综合处理各种影像，其服务器不会像过去那样只能处理自己医院中的各种影像信息，它还是一个后台计算能力极其强大，而终端非常简洁的、移动的医疗信息系统。随着手持移动终端的快速发展，包括智能手机在内的移动设备已经可以成为医生远程参考读片的平台之一。在美国，越来越多的影像科医生开始用手机为患者提供远程咨询服务。

未来PACS的发展将使多种影像达到完美融合，信息交叉互补可以非常方便地为临床医生提供三维的图像，计算机辅助诊断系统成为有力的工具，可以帮助我们监测发现一些病变；我们有很多医生通过计算机辅助诊断系统可以把其他患者诊疗信息，甚至一些疑难杂症信息随时调阅出来；区域化和广域化资源共享是PACS的一个发展目标，从医院走向社会化是医学影像发展的一个趋势。

重点推荐文献

[1] 李海涛．RIS系统集成分析与设计．中国卫生信息技术交流大会论文集．2004．

[2] 胡嘉．医院放射科信息系统研究及其应用．西安电子科技大学，2004．

[3] 韩鹏．放射科信息系统的设计与实现．西北工业大学，2006．

第7节　适合我国国情的PACS系统的设计与应用

随着医学影像技术和网络存储技术的发展，PACS系统经历了从简单到高级、由技术研究到广泛商业应用的过程。PACS系统问世以来发展到今天，已被医疗机构广泛接受并越来越普及，应用层次也从医学影像的调阅存储，向更高级应用的区域PACS 、影像后处理和计算机辅助诊断（CAD，Computer Aided Diagnoses）方向发展。众多PACS国内外厂商在国内新医改的征程中也将同时面临机遇与挑战。

下面简述PACS技术的发展趋势。

1．成像设备的快速发展要求更合理、高效的PACS存储方案

几年前设备研发厂商还引以为傲的64层CT已经被640层CT的光芒覆盖，它能够产生相当于64层扫描仪10倍尺寸的数据集。如何将爆炸性增长的影像数据安全的管理、高效的利用势必成为影响未来决策而需要解决的因素。PACS产品应致力于引导用户建立投资合理，可任意扩充，高性价比的存储模型和分级在线存储方案，轻松应对海量存储与高峰并发，并为客户解决原有系统的切割、历史数据的迁移和长期数据如何在线保存以及快速调阅等具体问题。

2．医疗成像成为医院广泛应用的手段

拍摄、检索、存储诊断影像不再集中在放射检查，数码影像的范围迅速扩展，包括了数量更为丰富、密度更大的心血管造影、数字化肿瘤、病理学影像等领域。整合单独科室的PACS解决方案，以及将安全功能和其他管理功能标准化的能力，正在促使PACS解决方案提供商考虑企业范围PACS解决方案，如何整合并合理利用被放射科、心血管科、肿瘤科、病理科各自单独管理的医疗成像数据成为关注的重心。正是因为诊断设备的DICOM兼容使得这些不同的成像设备越来越朝统一的PACS基础架构发展。CPACS标准减小了各厂家对标准理解的差异，减小了多类设备的兼容性差异。

3．影像后处理技术和计算机辅助诊断

目前，PACS系统越来越被医生所依赖。此外，医生还希望今后PACS的发展方向是更方便临床使用。他们尤其希望在PACS中增加图像后处理技术。现在，医生对CT、MRI等大型仪器的图像后处理都只能在原机上进行，并且每个PACS供应商、每个机器的处理技术方法以及处理能力各不相同，需要他们分别学习、掌握与研究，这不仅占用了他们的宝贵时间，也浪费了他们的研究精力。如果有一天，PACS的各项功能都完备了，那么就能从最大程度上满足医生的工作需求。同时，各大型仪器厂家设备应该成为PACS系统的数据输入单元，这样做有利于厂家的硬件生产、研究与开发，减少现在各厂家对各自软件的操作及昂贵的费用支出。同时要求厂家用统一的标准方式输送其影像数据，PACS可以从各个厂家的设备获得这些数据，用PACS自己的一整套、最优化的处理技术及强大的处理功能对图像进行后处理。医生只需要研究一套PACS，就可以对图像进行最优化的处理，真正实现应用、研究与需要的一体化。这将是PACS供应商今后努力研究与开发的方向和目标。此外，它已经远远超

出了PACS的现有内涵，加大了PACS供应商的研究与开发的难度。哪家PACS厂商先实现了这一目标，它就能研发出最受医生欢迎的PACS产品。

4．PACS同EMR/HIS的无缝整合

随着国内PACS用户的逐步成熟，系统间资源共享成为他们的迫切需求。PACS同其他信息系统的整合目的主要有三个：首先，可以达到信息的一次性输入，PACS和其他各个系统一次性输入形成无缝连接，提高工作效率，减少失误；其次，使当前各种各样的诊疗信息实现共享，消除信息孤岛，有利于医疗企业资源利用。这也涉及到接口的问题；第三，能够提高患者的满意度。因此，系统间的互联互通成为PACS建设者的首要工作。

IHE参考模型为系统融合建好了“梁”和“骨”，DICOM和HL7等标准恰恰填好了构架中的“血”与“肉”，至于各家PACS厂商又可以在这“血肉”之上建立属于各家风格的美丽外表，发扬特色和优势特性。整合的道路我们要以国际IHE参考模型为医院信息系统融合的基本指导方案，规范业务流程，优化实施过程，发掘符合中国国情的特色模型。

5．新医改下的区域影像数据中心

新医改环境下区域影像中心的发展趋势，是一个很大的话题。影像融合和区域影像中心某种程度上是和医疗体制改革密切相关，区域影像中心的探索和发展还有很长的路要走。区域影像中心的提出是医院内部PACS应用发展后的必然结果，是在医院内部实现患者影像信息共享后，在医院之间这一更高层次的实现，同时也是电子病历系统实施的基础和先决条件。

我们认为建设区域范围内的数据中心需要注意以下三点：首先，要基于一个稳定的、可扩展的集成平台；其次有一套明确的保证互联互通的标准；最后，要对集成平台和应用软件进行认证，要有国家级的认证机构和严格的认证测试手段，对通过认证的厂商产品和购买、应用经过认证产品的用户给予奖励。在区域卫生信息化的长期建设过程中，刺激厂商和用户双方都有实现互联互通能力的积极性。只有同时重视技术和管理两个层面的问题，通过政策和管理来推动和促进技术层面的进展，再通过技术层面的进展来逐步落实和完善政策层面的设想及规划，把技术和管理作为一个整体来考虑，才能最大程度的确保PACS建设过程的高效和结果的成功。

目前，世界很多发达国家由于电子健康档案应用系统分散以及信息标准不统一，实现信息共享和逻辑集成的方式主要选用互操作技术的发展路线。由于电子健康档案内容复杂，存储分散，信息生命周期长，要实现众多医院和各种应用系统之间的信息共享，必需选择和研究互操作技术。因为区域卫生信息网络包括各种各样的应用信息系统，必定会有多个应用系统供应商共同参与才能完成。

近几年，PACS已经从最初的单机版系统发展到科室级乃至全院级PACS，并随着集团医院内部和区域医疗机构之间对影像存储、共享和管理的迫切需求，快速发展为区域PACS系统。

传统的中心化PACS解决方案应用到广域网分布式环境中会遇到系统应用瓶颈、架构封闭难扩展和系统拥有总成本高等问题。未来解决方案应能够满足集团医院和医疗机构对于企业级PACS的高性能访问、大容量分布存储、数据备份、系统容灾和降低系统拥有总成本的要求，可以为我国医院集团企业级PACS和医疗机构间区域PACS的建设提供良好的借鉴和指导作用。在提高我国医学影像信息存储、管理和共享水平的同时，让广大患者享受到高效医疗信息服务带来的便利。

PACS在中国的发展过程中，各地都会面对许多共性的技术问题，急需制定一个高质量的技术方案来应对这一挑战。政府出台的相关产业标准规范了市场的准入，对PACS供应商起着制约同时又有技术路线指引作用，并且能够有效避免不良和恶意竞争的发生。《CPACS标准》给出的解决方案具有适应性与灵活性，使各地在规划和实施PACS系统计划时有一个参照的样本，帮助其正确区分和界定各应用系统，灵活裁减和修正出自己的技术方案。

（赵　启）

重点推荐文献

[1] 胡嘉．医院放射科信息系统研究及其应用．西安电子科技大学，2004．
[2] 韩鹏．放射科信息系统的设计与实现．西北工业大学，2006．

主要参考文献

[1] 钱凯．PACS 的现状与展望．医疗装备，2006．
[2] 袁静．王新国． PACS 系统影像存储技术现状与进展．中国医疗设备，2008，32（2）：41-44．
[3] 李海涛． RIS 系统集成分析与设计．中国卫生信息技术交流大会论文集．2004．
[4] 胡嘉．医院放射科信息系统研究及其应用．西安电子科技大学，2004．
[5] 韩鹏．放射科信息系统的设计与实现．西北工业大学，2006．
[6] choplin R. Picture archiving and communication system：an overview. Radiographics，1992，12:127-129.

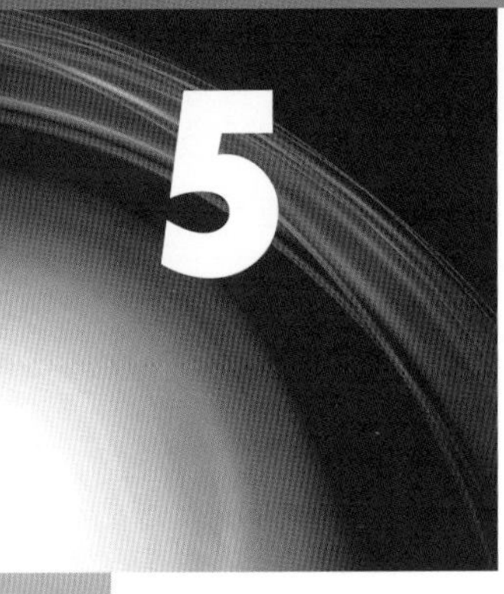

5 DICOM 标准

协议是网络系统中信息传送的先决条件，是实现数字化医院的可靠保证。医学数字成像与通信协议 DICOM 是第一个全球性广为接受的实现数字化医学影像设备间通信的标准协议，它可以利用 TCP/IP（Transfer Control Protocol/Internet Protoco1）网络环境来实现医学影像设备之间直接联网，实现不同厂商生产的影像设备对影像数据和患者数据的互操作。目前各国医疗机构、影像设备提供商和相关软件开发者都把焦点聚集在该标准协议上。

本章将主要介绍医学数字成像与通信 DICOM 标准的历史、现状及应用，最后将展望 DICOM 标准的未来。

第 1 节　DICOM 标准的历史

什么是 DICOM？ DICOM 是 Digital Imaging and Communication of Medicine 的缩写，是美国放射学会（American College of Radiology，ACR）和美国电器制造商协会（National Electrical Manufacturers Association，NEMA）组织联合制定的专门用于医学图像的存储和传输标准的名称。简而言之，DICOM 规定了医学图像及其相关信息的通信标准。它除对硬件连接的说明之外，还包括数据元素的词典，用于合适的影像显示和注释。在推出该标准之前，ACR 和 NEMA 曾调查了大量的已存在的接口标准，但没有一种是令人完全满意的。

DICOM 是随着数字化医疗设备的普及和医院管理信息系统，尤其是图像存档和通信系统（Picture Archiving and Communication System，PACS）和远程医疗系统的发展应运而生的。当 CT 和 MRI 等设备生成的高质量的、形象直观的图像在医疗诊断中广泛使用时，由于不同生产商的不同型号设备产生的图像各自采用了不同的格式，导致不同的设备之间的信息资源难以共享，使得医院 PACS 系统的实施具有很大的困难。医疗信息系统随之带来许多新的问题：不同生产商的设备能否直接连接？如何能够在不同的生产商设备之间共享信息资源？很明显解决该些问题的唯一方法就是采用统一的标准。

起初，美国医学物理学会（American Association of Physicists in Medicine，AAPM）在 1982 年开发了一种标准，用于在磁带机上记录医学图像，该标准格式的头部 Header 部分包括一些图像的描述性信息，如患者的姓名等，用于标识图像。该标准首次引用长度可变的数据元素的概念，可理解为一个标签或关键字。这个概念当时被认为是一个非常重要的突破，因此很快被 ACR-NEMA 所采纳。

随后，ACR 和 NEMA 在 1983 年成立了专门委员会，共同计划制定用于医学图像存储和通信的标准，提供与制造商无关的数字图像及其相关的通信和存储功能的统一格式，目的是促进不同设备的互联和 PACS 的发展，并提供广泛的分布式的诊断和查询功能，即发展一种标准来达到以下的目的：

1．实现不同的医学影像设备制造厂商的数字图像及其相关信息的通信；

2．发展医学影像存档与通信系统 PACS，利于 PACS 和医院信息系统（HIS）及放射科信息系统 RIS 间接口的构建；

3．建立方便查询的诊断数据库。

3 年以后，在 Agfa、Kodak、GE、Philips、Siemens、

Sony 等公司的参与下，DICOM 标准的第一个版本 ACR-NEMA 300-1985（也称 ACR-NEMA VERSION 1.0）在 1985 的 RSNA（Radiological Society of North American）年会上发布，并由 NEMA 出版。接下来 在 1988 年，ACR-NEMA 300-1988（也 称 ACR-NEMA VERSION 2.0）也正式出版，它实质上采用的是和 VERSION 1.0 相同的硬件规格，加入了新的数据元素，如支持显示设备的命令，修复了 VERSION 1.0 存在的许多不足，如兼容性，包含了 1.0 版本的全部内容，引入了层次方法来标识图像。

在 1988 年底，很多用户希望影像设备和网络之间能建立通信。VERSION 2.0 缺乏对网络强有力的支持。鉴于此，ACR-NEMA 决定对 VERSION 2.0 进行改进，并首次提出面向对象的设计方法，来对现实世界进行抽象分析。于是 ACR-NEMA DICOM（也称 DICOM3.0）便应运而生。DICOM 标准 3.0 版与以前版本比较，有以下 6 个特点：

1．可应用网络环境　3.0 版本支持开放系统互连协议 OSI 和 TCP/IP。

2．通过服务类的概念详述了对命令和交换数据的标准响应。

3．详述了兼容性水平　版本 3.0 精确描述了制造厂商怎样结构化地声明兼容性。

4．标准 3.0 版采用多部分文档，易于增加新的特性，便于升级。

5．精确引入了图形/图像、对患者的医学分析、报告等信息对象。

6．详述了唯一标识信息对象的技术，便于定义在网络上运行的各信息对象间的明确关系。这对在网络环境下清晰地定义信息对象之间的关系具有关键意义。

此标准建立的目的是推动开发与厂牌无关的医疗数字影像的传输与交换技术，促使影像存储与传输系统 PACS 的发展及与医院信息系统 HIS 的结合。允许所产生的影像资料库能广泛地经由不同地方的设备来访问，从而彻底解决由于各厂商生产的各种影像设备的图像格式各异、网络接口标准、传输方式、通信协议的不一致所造成的资源的极大浪费。只要设备厂商提供的设备接口符合 DICOM 标准，便可以在 PACS 系统中毫无障碍地交流图像与信息，从而大大推动医学影像的交换和通信的发展。

DICOM 3.0 是 ACR-NEMA 的扩展，之所以不再叫 ACR-NEMA 3.0 而改称 DICOM 3.0，是因为：

1．该标准并不仅仅是由 ACR-NEMA 联合委员会制定的，世界上其他一些标准化组织也共同参与了它的制订与发展工作。这些标准化组织包括欧洲标准化委员会 251 技术委员会（即 CEN TC251）。这个技术委员会是专门从事医学信息学（Medical Informatics）方面的研究，还有日本的日本工业放射设备（Japanese Industry Radiology Apparatus，JIRA）和医学信息系统开发中心（Medical Information System Development Center，MEDISDC）。这两个组织对 DICOM 的主要贡献在于提出了利用可移动的媒质（光盘等）来存贮、交换医学图像的标准。在制定标准的过程中，也参考了其他一些组织的有关标准，包括 IEEE、HL7、ANSI 等。

2．标准不仅仅支持医学放射图像，它是可扩展的，既支持放射学图像，也支持非放射学图像，如超声波图像（Ultrasound）、内镜图像（Endoscope）、口腔图像（Dentistry）、病理学图像（Pathology）等；既支持图像数据，也支持非图像数据，如心电图（Cardiology）波形数据、结构化报告，要做的只需简单地增加相应的服务对象类（Service Objects Pair Class，SOP）；既面向放射科，也面向医院其他科室，如心脏科、放疗科、检验科、超声科、病理科等其他科室。

2003 年发布的最新版本的标准将名称又作了进一步简化，直接称作 DICOM。

从下面的时间表可比较清楚地了解标准从最初的原型到 2003 版本的变化：

1982 年，ACR 和 NEMA 联合成立了一个委员会，制定 DICOM 标准原型；

1985 年，公布 1.0 版本（ACR-NEMA V 1.0）；

1988 年，公布 2.0 版本（ACR-NEMA V2.0）；

1989 年，开始同 HIS/RIS 系统连接的网络工作；名字改称 DICOM，以示与原先的标准有本质区别；

1991 年，公布 DICOM 的 1 ~ 8 部分；

1992 年，在 RSNA 展会上展示第 8 部分；

1993 年，批准 DICOM 的 1 ~ 9 部分成为正式标准，在 RSNA 展会上展示了全部的 9 个部分；

1994 年，增加第 10 部分——Media Storage and File Format；

1995 年，增加第 11 部分、12 部分、13 部分及其他部分补充内容；

1996 年，进行了第三次修订，更名为 DICOM 3.0，并发布 96 版，提出采用服务器/客户端的网络架构，使用面向对象方式进行分析和设计；

1998年，DICOM 3.0 98版，进行了若干明确的规定，对一些错误进行修正，网络打印补充，控制事件补充，增加二次采集图像（Secondary Capture）；

1999年，DICOM 3.0 99版，增加了化验室设备的定义，考虑转向三层结构，为同HIS系统进行更多的信息共享做准备；

2001年，DICOM 3.0 2001版本，增加了结构化报告、波形数据、网络安全概述以及软拷贝显示状态；

2003年，DICOM 2003版本。

DICOM标准是经历了一个从无到有、从简单到复杂的发展过程。在标准的制定过程中不断听取工业界、学术界、医疗界等各方面的意见和建议，注意标准的可扩充性和可扩展性，经历了ACR-NEMA 1.0和2.0的版本到目前DICOM 3.0版本，标准的组成也在不断地加以补充，目前版本主要由以下几个基本部分和扩充部分组成，如图5-1-1所示。

第一部分简单介绍了DICOM的概念及其组成。给出了标准的设计原则，定义了标准中使用的一些术语，对标准的其他部分给了一个简要的概述。

第二部分给出了DICOM的兼容性定义和方法。兼容性是指遵守DICOM标准的设备能够互相连接互相操作的能力。由于DICOM标准内容庞大，功能复杂，包含面广，到目前为止，还没有什么设备能够涵盖所有的DICOM功能，只是实现本设备必需的功能。因此，标准要求设备制造商必须给出本设备所支持的DICOM功能的说明，即兼容性声明。本部分标准内容定义了声明的结构和必须表现的信息，包含三个主要部分：①本实现中可以识别的信息对象集合；②本实现支持的服务类集合；③本实现支持的通信协议集合。标准没有规定兼容性实现的测试和验证的过程。用户在采购DICOM功能的设备时，必须注意各设备的兼容性水平是否一致，否则各设备互连时就会出现一些问题。

第三部分描述如何定义信息对象，对医学数字图像存储和通信方面的信息对象提供了抽象的定义。每个信息对象定义是由其用途和属性组成的。为方便标准的扩充和保持与老版本的兼容，在DICOM中定义了复合型和普通型两大类的信息对象类。普通型信息对象类仅包含现实世界实体中固有的那些属性。复合型信息对象类可以附加上并不是现实世界实体中固有的属性，如CT图像信息对象类既包含了图像固有的图像日期、图像数据等图像实体的属性，又包含了如患者姓名等并不属于图像本身的属性。复合对象类提供了表达图像通信所需求的结构性框架，使网络环境下的应用更加方便。

第四部分是服务类的说明。服务类是将信息对象与作用在该对象上的命令联系在一起，并说明了命令元素的要求以及作用在信息对象上的结果。典型的DICOM服务类有查询/检索服务类、存储服务类、打印管理服务类等。服务类可以简单理解为DICOM提供的命令或提供给应用程序使用的内部调用函数。这部分实际上说明的是DICOM消息中的命令流。

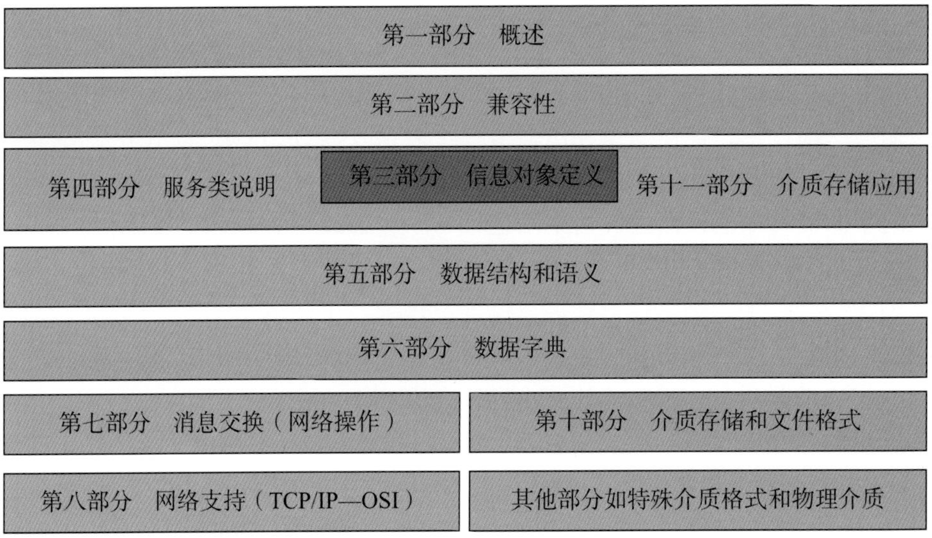

第一部分　概述		
第二部分　兼容性		
第四部分　服务类说明	第三部分　信息对象定义	第十一部分　介质存储应用
第五部分　数据结构和语义		
第六部分　数据字典		
第七部分　消息交换（网络操作）	第十部分　介质存储和文件格式	
第八部分　网络支持（TCP/IP—OSI）	其他部分如特殊介质格式和物理介质	

图5-1-1　DICOM组成

第五部分为数据结构和语义，该部分说明了DICOM应用实体如何构造从信息对象与服务类的用途中导出的数据集信息，给出了构成消息中传递的数据流编码规则。数据流是由数据集的数据元素产生的，几个数据集可以被一个复合数据集引用或包容。一个复合数据集可以在一个“数据包”中传递信息对象的内容。这部分着重说明的是有关DICOM消息中数据流方面的内容。此外也定义了许多信息对象共同的基本函数的语义，即要求的条件、完成的结果、实现的功能等。

第六部分为数据字典，是DICOM中所有表示信息的数据元素定义的集合。在DICOM标准中为每一个数据元素指定了唯一的标记、名字、数字特征和语义，这样在DICOM设备之间进行消息交换时，消息中的内容具有明确的无歧义的编号和意义，可以相互理解和解释。

第七部分为消息交换。消息是由用于交换的一个或多个命令以及完成命令所必需的数据组成，是DICOM应用实体之间进行通信的基本单元。这部分说明了在医学图像环境中的应用实体用于交换消息的服务和协议。

第八部分为消息交换的网络支持。说明了DICOM实体之间在网络环境中通信服务和必要的上层协议的支持。这些服务和协议保证了应用实体之间有效地和正确地通过网络进行通信。DICOM中的网络环境包括OSI和TCP/IP两种参考模型，DICOM只是使用而不是实现这两类协议，因而具有通用性。

第九部分为消息交换的点对点通信支持。说明了与ACR-NEMA 2.0相兼容的点对点通信环境下的服务和协议。它包括物理接口、信号联络过程以及使用该物理接口的与OSI类似的会话/传输/网络协议及其服务。

第十部分是用于介质交换的介质存储和文件格式。这一部分说明了一个在可移动存储介质上医学图像信息存储的通用模型。提供了在各种物理存储介质上不同类型的医学图像和相关信息进行交换的框架，以及支持封装任何信息对象定义的文件格式。

第十一部分是介质存储应用卷宗，用于医学图像及相关设备信息交换的兼容性声明。给出了心血管造影、超声、CT、磁共振等图像的应用说明和CD-R格式文件交换的说明。

第十二部分是用于介质交换的物理介质和介质格式。它提供了在医学环境中数字图像计算机系统之间信息交换的功能。这种交换功能将增强诊断图像和其他潜在的临床应用。这部分说明了在描述介质存储模型之间关系的结构以及特定的物理介质特性及其相应的介质格式。具体说明了各种规格的磁光盘、PC上使用的文件系统和1.44M软盘及CD-R可刻写光盘。

第十三部分是点对点通信支持的打印管理。定义了在打印用户和打印提供方之间点对点连接时，支持DICOM打印管理应用实体通信的必要的服务和协议。点对点通信卷宗提供了与第八部分相同的上层服务，因此打印管理应用实体能够应用在点对点连接和网络连接。点对点打印管理通信也使用了低层的协议，与已有的并行图像通道和串行控制通道硬件硬拷贝通信相兼容。

第十四部分是说明了灰度图像的标准显示功能。这部分仅提供了用于测量特定显示系统显示特性的方法。这些方法可用于改变显示系统与标准的灰度显示功能相匹配或用于测量显示系统与标准灰度显示功能的兼容程度。

第十五部分定义了DICOM安全模型。介绍了DICOM实体交互的安全性。由本地管理员负责建立合适的安全策略。

第十六部分定义DICOM标准中的模板和上下文本组。

早在1994年北美放射学会上，就有学者提出必须制定一套用于放射治疗数据（如射束参数、治疗计划和剂量等）在各种设备上传输的标准。放疗科通常有多个厂家的产品，如果要分别开发这些设备间专用的接口技术难度大、成本高，这不仅将增加用户的负担，而且不利于放疗科设备的集成化。在这次RSNA会议上特别成立了一个工作组，即后来的第七工作组，负责DICOM放射治疗（DICOM Radiotherapy，DICOM RT）标准的制定。参加这个工作组的成员包括放疗设备制造厂家、专业学术团体和IEC的相关成员。DICOM RT的目的就是要支持放疗相关的数据在放疗科内设备或与其他科室设备的传输，如CT模拟定位机、治疗计划系统（TPS）、加速器和激光洗片机等，患者扫描的CT图像要传送到TPS和洗片机、TPS数据要传送到加速器，DICOM RT就可以完成数据在科内各设备间的传输。有些单位的设备放置地点较分散，如CT、MR放在放射科，头部X刀、TPS放在脑外科，加速器装在放疗科，这时DICOM RT就必须支持数据在多个科室间传输。DICOM RT专门处理放射治疗设备间的数据传输，是DICOM 3.0标准的扩展，在放疗领域俗称为DICOM RT，它不是一种全新的标准，其基本概念、数据模型和图像信息模型与DICOM 3.0标准基本一致。1997年，批准了四个DICOM RT对象标准，即RT结构集（RT Structure Set）、RT计划（RT Plan）、RT剂量（RT Dose）和RT图像（RT Image），DICOM附录11中对它们进行了详细的定义。1999年制定了RT治疗记录对象标准，具体包括体外照射治疗记录（Beam Treatment Record）、近距离治疗记录（Brach therapy Treatment Record）和放射治疗综合记录（Treatment Summary Record），DICOM附录29对它们进行了详细的定义。治疗输出数据相关的对象标准正在制定中。由于目前国际上对放疗部门没有一种统一的模型，放疗信息对象需要包含许多特定的或可选的元素。从本质上讲，现在的DICOM RT对象是一个与放疗相关数据的容器，对象在传输过程中不断加入数据。

DICOM的制定是医学图像通信标准化的一个重大里程碑。DICOM的制定也参考了其他国际标准化组织制定的标准以及放射领域之外的医疗卫生标准（如HL7等）。DICOM标准总结了现有的医学图像领域的其他标准，兼顾并吸收它们的长处，同时改正了前两个版本ACR-NEMA 1.0、ACR-NEMA 2.0中的不足之处。详细地规定了传输医学图像及其相关信息的交换方法和交换格式。最重要的改进和扩充是废除了基于50针接口点对点的通信标准，取而代之的是采用了基于ISO/OSI协议和TCP/IP协议的网络互联，这一点为该标准今后在医学图像领域的推广开辟了道路。

DICOM基于操作系统提供的TCP/IP协议，实现不同操作系统的互联。通过扩展TCP/I P协议的应用层，定义一组同类应用之间的统一的通信接口，实现同类应用间的互操作。根据ISO/OSI网络协议模型的分层概念，它是一种网络应用层协议。在实现上，利用TCP/IP协议的跨平台特性，扩充定义了适合医学图像传输的应用协议栈。符合DICOM标准的两台设备采用的交换方式是DICOM协议中定义的请求/响应方式，传输数据的格式是DICOM数据流。不论图像及患者信息在具体的设备内部如何存储，在对外交换时，它们的格式都是DICOM格式。这样，就消除了不同厂家产生的图像格式不一致带来的通信障碍。

重点推荐文献

[1] 龙华飞，唐月华，陈泓伶. PACS系统中DICOM医学图像格式解析. 中国数字医学，2014，9（3）：29-31.

[2] 周峰. DICOM医学图像文件格式解析与信息提取. 廊坊师范学院学报：自然科学版，2011，11（5）：31-33.

第2节 DICOM标准的现状

DICOM标准致力于更有效地在医疗信息系统间（如PACS、HIS/RIS）、医学影像设备间（如CT、MR、CR）传输、共享数字影像。经过多年的发展，该标准已经被医疗设备生产商和医疗界广泛接受并得到普及和应用，带有DICOM接口的计算机断层扫描（CT）、磁共振（MR）、心血管造影和超声成像设备大量出现，在医疗信息系统数字网络化中起了重要的作用。

为什么要采用DICOM？

1. 从医院的管理角度来说，参照欧美各国经验，如能由上而下在整个医院建立DICOM化的环境，再依据部门需要建立不同特色的子系统以适应科室需要，就能在医院形成统一的影像规范，做到医院添加新设备时“即插即用”。由于DICOM已经成为国际医疗影像设备图像通信/交流的唯一规范，采用DICOM标准也是医院间及国际间医学图像交流的基础，例如实现远程会诊中的无损图像传输交流。同时，由于医院形成了统一的影像规范，可以对医学影像进行统一归档、存储和查询，实现无胶片化医院，节约大量的人力和资金，有效提升医院形象和等级。

2．从患者角度来看，有 DICOM 构架的医院可以大幅度缩短候诊时间，以往可能需要数次往返医院，现在只要一次就可完成就诊、照相、报告这几个过程。

3．从医生角度而言，可以方便地获取 DICOM 资料库中的各种影像资料进行科学研究和疾病诊断，同时可以快捷地获取急诊患者的影像，为抢救患者争得宝贵的时间。

近年来，由于 ACR 与 NEMA 在医疗数字影像传输规范方面的发展与努力，DICOM 3.0 已成为北美、欧洲及亚洲日本和韩国等各国在 Healthcare informatics 影像应用的标准。这些协会除了 ANSI 和 ISO 外，还包括欧洲的“Europen Committee for Standardization Technical committee on Medical Informatics（CENTC 251）”及日本的“Japan Industries of Association for Radiation Apparatus（JIRA）”。1994 年，在美国芝加哥所举办的 RSNA 年会上，就已经有 40 个以上的厂商参与 DICOM 的成果展示，他们利用 DICOM 3.0 的标准，透过网络与各医院连线，进行医学影像传输及处理的功能显示，主题包括：CR、CT、MR、US 等各类型医学影像资料。

毫无疑问，DICOM 是医学图像信息系统领域中的核心，它主要涉及信息系统中最主要也是最困难的医学图像的存储和通信，可直接应用在放射学信息系统 RIS 和图像存档与通信系统 PACS 中。DICOM 也是研究和开发具有网络连接功能，实现信息资源共享的新型医疗仪器的技术基础。医疗仪器在朝着自动化、智能化方向发展的同时，也在向着具有通信能力的遥控遥测和信息远程获取的网络功能发展，医疗仪器既是医疗信息系统中的信息源，又是系统中的信息使用者，是信息系统中的一个主要环节，网络化的医疗仪器对医学信息系统的重要性是不言而喻的。DICOM 标准的另一个特点是它定义在网络通信协议的最上层，不涉及具体的硬件实现而直接应用网络协议，因此与网络技术的发展保持相对独立，可以随着网络性能的提高而使 DICOM 系统的性能立即得到改善。DICOM 尽管提供了 OSI 的网络模型，但现在实际上网络绝大部分都是在 TCP/IP 协议下构成的，网络硬件采用的形式可以多种多样，如 100M 的双绞线 100Base-T、光纤 FDDI、综合业务数字网 ISDN 和 T1 线路等，还有速度较低的 10 兆网 10Base-T 和电话线路。只要设备具有支持 TCP/IP 协议的网络接口，在软件的支持下，就可以做到像 PC 一样实现“即插即用”，非常方便地加入医学信息系统的网络中。在这样的意义下，用 DICOM 实现的医疗信息系统，无论是 RIS 还是 PACS，都具有类似的结构。

在采用 DICOM 标准的信息网络系统中，所有 DICOM 设备之间都可以按照 DICOM 的网络上层协议进行互相连接和操作。临床医生可以在办公室查看 B 超设备的图像和结果，可以在 CT 机上调用磁共振图像进行图像的叠加融合，也可以通过网络调用存储在其他医院的图像结果。无论是本院、本地还是相距很远的外地，DICOM 设备都可以通过网络相互联系，交换信息。由于提供了统一的存储格式和通信方式，普及 DICOM 标准，可以简化医疗信息系统设计，避免许多重复性的工作，加快信息系统的开发速度。对于实现无纸化、无胶片化的医院和远程医疗系统的实施将会起极其重要的作用。DICOM 涉及的医学应用包括 CT、MR、CR、X 线血管造影、X 线透视、超声、核医学、PET、放射治疗、X 线数字摄影、X 线数字乳腺摄影、X 线口腔摄影等。

目前，流行的小规模 PACS（Mini PACS）和部分 PACS（Partial PACS）可以应用 DICOM 标准作为设备接口。如：CT 和 MR 等图像设备的共享打印系统，就可以应用 DICOM 标准作为各种图像设备和打印机的网络互联接口。在图像设备和打印机的网络互联时，图像设备来自多个制造厂商，这就意味着避免了定制不同设备的接口，减少了联接不同设备的费用和麻烦，简化了系统服务。

DICOM 标准还应用于将 PACS 联接到其他信息系统，特别是联接到 RIS 或 HIS。PACS 与 HIS 和 RIS 相联需要在两方面应用相应的标准，DICOM 标准通过各种管理服务类来简化 PACS 方面的问题，RIS 和 HIS 也应用相应标准（如 HL-7）来简化其相应问题。这样就将大大简化两种系统相联的问题。

目前 DICOM 标准主要应用于以下几个方面：

1．获得数字医学图像数据。现代的许多检查设备本身所产生的图像已经是数字化的，如 CT、MRI、CR 等。直接从检查设备中取出这些图像将是与原检查设备的图像完全一致的。

2．建立信息管理系统 由于 DICOM 标准的开放性和互连性，使得在 PACS 中应用 DICOM 标准有利于 PACS 与 HIS/RIS 的集成。

3．医学影像数据的数字化海量存储和科学管理。

4．影像资料的共享。

5．显示并处理医学影像 在 Internet 上可免费下载到支持 DICOM 标准的图像阅览软件，如 OSIRIS32 FOR WIN95、Hipax（tm）2.0 等，可在 WIN95 或 WIN98 操作系统下运行，应用 OSIRIS 图像处理软件可在 PC 上组成一个工作站，在回放和处理分析的前提下，亦可转存为静态（TIF）和动态（PAPYRUS）的图像文件以便插入到其他文档中制作由图像信息组成的文件。另外，OSIRIS 软件还具有窗宽和窗位的调节功能，还可以对感兴趣的部分（Region of Interest，ROI）进行精确的定量分析。

6．实现医学影像的院内分配和远程分配。

7．共享输出设备（如激光相机等） 即可以利用 DICOM 标准作为各种图像设备和打印机的网络接口。

目前 DICOM 主要应用于放射医学影像领域，但它的应用决不仅仅局限于此，如内镜图像、病理学图像、牙科图像等都是远程医疗系统和 PACS 中需要传输的图像，将这些图像容入 DICOM 标准可使 DIC0M 标准趋于更加完善。

我国目前的医疗影像设备大多还是模拟设备，很少有标准的数字接口，这其中包括一些普通的 CT 扫描设备，在实现远程医疗系统或 PACS 时，需要对这些设备专门增设特殊的接口，如增加 SCSI 共享硬盘接口、特殊的并行传输接口等，所需花费很高。所以一般不对这些设备直接采集数字信号。近年生产的影像检查设备均配备有符合国际统一标准的 DICOM 图像输出接口，这大大简化了数据采集工作。而在信息系统中，为处理标准接口图像通常需要在系统中建立一个 DICOM 服务器用于采集图像和管理图像。对于那些不具备 DICOM 标准输出的医用影像设备所得到的常规图像胶片可经扫描后录入光盘柜（含数个光驱、机械手、光盘架）供医院信息系统（HIS）调用，光盘柜可管理 600 张 CD-R 盘并可解决图像存储问题，当然这对医院的 HIS 系统具有较高的要求。

从目前的发展来看，DICOM 已经成为普遍适用的医学影像格式与传输标准，即大部分医学图像设备及 PACS 系统都使用 DICOM 作为其互连标准。美国、欧洲、日本的医学影像设备的主要制造商，都已经支持 DICOM 标准。在他们的有力推动下，DICOM 标准正迅速发展，已经由初期的仅仅限于放射医学的影像交换协议，发展成为无所不在的、涵盖了多种服务（打印、存储、工作流支持及最新的安全策略）、多个医学领域（放射医学 、心脏医学、眼科学）的标准。而目前国内在这方面的工作开展得还不够，大部分国内生产的医学图像设备、PACS 系统都是非标准化（非 DICOM 接口）的。因此，随着中国和国际医学的接轨，及早认识和研究 DICOM 标准，用 DICOM 对影像设备标准化，建立标准化的 PACS 系统，是具有重要意义的。

DICOM 标准还在不断发展和完善中，可以到 Internet 上 DICOM 的相应网站上去寻找其最新信息，也可以到国外一些著名的医学影像制造厂商的站点上去看一看，一定会有不少收获。

重点推荐文献

[1] 楼磊．运用第三方软件实现 DICOM 医学图像的格式转换．数理医药学杂志，2014，27（4）：444-445．

[2] 胡嘉，姬红兵．基于 DICOM 和 HL7 标准的医院放射科信息系统．计算机工程，2004，30（18）：195-197．

[3] 杨朝辉．基于 ITK 读写 DICOM 医学图像文件．北京生物医学工程，2014，33（5）：518-523．

第3节 DICOM标准简介

一、标准中涉及的基本概念和定义

DICOM标准涉及到医学图像、数据通信、管理信息系统等领域，在标准中又采用了面向对象的描述方法和实体-关系E-R（Entity-Relation）模型，从而引入了大量的各专业方面的术语，给标准的阅读和理解带来困难。下面简要地将标准中涉及的常用的技术词汇和缩略语给予解释。

1．实体（Entity）：表示一个或一类有相同特性个体的应用对象。在计算机系统分析中，凡是可以区别并被人们识别的事、物、概念等，都可以被抽象为实体。实体一般具有若干特征，称为属性。如：患者是一个实体，具有姓名、性别、年龄等属性。图像也是一个实体，它有图像尺寸、图像数据等属性。

2．联系（Relation）：表示实体之间的相互关系。如患者实体与分析实体之间存在着引用联系，打印机实体和胶片实体之间存在着打印的联系。

3．E-R模型：描述现实世界的一种信息模型。通过定义实体以及实体间的联系，表现系统的需求和功能。通常以E-R图的方式表示。在DICOM中，用方框表示实体，菱形表示联系，用带箭头或不带箭头的线段将实体（方框）与联系（菱形）连接表示它们之间存在联系。这是面向对象分析方法所采用的主要表示方法，是对客观世界的一种抽象。

4．对象（Object）：外部世界事物在计算机内部的表示，是事物属性值和处理方法的集合。对象具有封装和继承的特征。封装是指对象将属性和方法集合在一起，一般情况下只提供给自己和派生对象使用。继承是指当一个对象是由另一个对象（父对象）派生出时，它就自动具有父对象所具有的属性和方法。面向对象的方法就是以对象技术为中心，分析系统中各种信息之间的关系，抽象出系统各层次的对象模型，给出准确的系统描述，并在计算机系统中给予实现。应用面向对象的方法，可以提高开发效率，实现软件复用。

5．信息对象定义（Information Object Definition，IOD）：信息实体的抽象，是DICOM命令的作用受体。

6．服务类：服务类是对现实中医学信息的传递和通信的抽象概括，它包括作用于信息对象的命令及结果。DICOM服务类提供客户/服务角色，通过网络要求DICOM服务的应用实体称为服务类使用者（SCU）。提供DICOM服务的应用实体称为服务类提供者（SCP）。

7．服务对象对（Service Object Pair，SOP）：DICOM信息传递的基本功能单位。包括一个信息对象和一组DICOM消息服务元素。

8．协议：计算机网络中为保证能正确地传输数据而必须共同遵守的通信规则和格式。这个协议包括：①哪些服务可以操作，命令和数据如何相互交流；②传输规则，消息流（包括命令和信息对象）如何在通信过程中进行编码。

9．ISO-OSI：国际标准化组织（ISO）所定义的开放系统互联（OSI）的七层网络参考模型。作为一个严格的网络模型，对于计算机网络的研究和发展起了重要的作用，但是由于种种原因在实际中并未得到广泛的普及使用。DICOM标准在制定时，OSI正是发展的高潮，因此也作为DICOM中主要的网络参考模型。

TCP/IP：是传输控制协议/互联网协议，它首先在UNIX系统中使用，随后成为计算机网络中不同种类计算机之间通信的主要通信协议，是互联网的基础。

二、DICOM的信息模型和信息定义

1．概述

DICOM标准是要解决在不同的地点、不同设备制造商、不同国家等复杂的网络环境下的医学图像存储和传输的问题。要在这样复杂的情况下能够实现准确的无歧义的信息交换，当然存在许多技术问题，基本问题有语法和语义两大类。所谓语义的问题就是指交换信息的具体含义。通常人们都是用自己的语言（称自然语言）进行交流，但世界上使用的自然语言种类繁多，还存在二义性问题，表达的意思存在多种含义，使得计算机处理有困难，这在医疗技术方面更是要解决的问题。因此DICOM中专门定义了自己的“语法”和“词汇”。DICOM的“词汇”是用一对整数表示的，称

为标记（Tag），用数据字典给出详细的定义和解释。另外用UID的方法给出唯一标识。语法则是指信息组成的规则。在DICOM中，数据种类相当多，被分成各个层次，有信息对象定义（IOD）、消息（Message）、命令集、数据集、数据元素、传输语法等。只有通信双方按约定的统一的方法组织数据，才可能准确获得对方传输的信息。下面就DICOM标准中数据的定义、表示以及组织所涉及的概念和方法加以介绍，并通过一些具体实例帮助读者理解。

2．数据组织形式

（1）唯一标识符UID：这个标识可被用在世界上不同地点的多制造商环境中。为保证每个标识的全球的唯一性，使用了下面的字符串（称为唯一标识符或UID）产生机制：

＜根＞.＜后缀＞

根部分是由权威部门支持的，它保证没有其他人或机构再使用这个根标识。这个数值由标准化组织分配给公司或医院，但也必须保证在它们自己内部网络中也是唯一的。通过使用一个唯一的系统标识，每个系统在世界范围内有一个唯一的根。后缀是由系统在产生实例时动态产生的。例如："1.2.840.113619.2.16.1.120.940481283.2.61"是GE的心血管造影系统产生的一个UID。

一旦一个实例通过UID标识，必须一致地使用它。若制作了复件或未加修改的再生成，它必须使用相同的UID。否则相同信息的两部分将存在不同的标识，这会导致混乱。在DICOM中UID也用于标识有关的属性，如：

"1.2.840.10008.1.1"是验证服务类。

"1.2.840.10008.1.2"是DICOM默认的隐式LittleEndian传输语法。

"1.2.840.10008.5.1.4.1.1.2"是CT图像存储。

（2）标记Tag：标记是用一对16进制数表示的，前面的数是数据元素的组号，后面的是元素号。组号为偶数的是标准数据元素，具体含义可以在DICOM的数据字典中查到。DICOM的数据字典定义了许多数据元素标记，涵盖了大多数的应用需要。组号为奇数的为私有数据元素，由用户在使用过程中自己定义。例如：在DICOM中（0007，0000）表示组长，（0008，0020）表示研究日期，（0018，1088）表示心率。

（3）值表示法：DICOM标准中，对每个属性都定义了值表示法。值表示法具体描述了属性值如何进行编码。

值表示法有隐式和显式这两种形式。隐式就是采用预先规定的表示方法，通过标记从数据字典中查到DICOM对这个属性表示方法的规定，从而正确解释属性值的内容。显式是用两个字符明确表示值的表示方法，如AE表示应用实体，AS表示年龄字符串，DT是日期和时间，FD表示双精度浮点数等。

值表示法的知识是信息交换双方所共享的。对某个属性（以标记标识）的解码和编码过程必须仔细选择正确的值表示法。共享这个信息有两种可能的方法：共享包含所有可能属性的数据字典，或把数值表示法作为数据元素的一部分。后一种方法增加了信息交换的开销，但比用共享数据字典更灵活，尤其在多制造商环境，数据字典同步更新很困难。

（4）传输语法：在SOP实例数据集能被交换之前，数据集编码到字节流的编码方式是固定的，或者是网络交换中协商的，或者在介质上是与数据存储在一起的。编码方式由传输语法指明。

传输语法定义了三个方面的内容：数值表示法如何指定；多字节数在存储或传输时的字节顺序，是低位字节先存储或发送（Little Endian），还是高位字节先存储或发送（Big Endian）；封装情况下的压缩格式，是采用JPEG还是RLE的压缩算法，是有损方式还是无损方式等。

例如，对于一个32位无符号整数12345678H，在LittleEndian方式下的字节顺序为78、56、34、12，而在Big Endian方式下的字节顺序则为12、34、56、78。

传输语法的处理是服务提供方的一部分，但双方都要初始设置正确的对双方都可接受的传输语法。传输语法是由一个UID标识。DICOM默认的传输语法是隐式VR Little Endian传输语法，并采用无损方式的JPEG压缩算法。

（5）数据元素：DICOM通过数据元素标记唯一标识的。一个数据元素包含了数据元素标记、值长度和数据元素值。数据元素的值表示法是否存在决定于协商的传输语法。对隐式VR的传输语法，数据元素没有也没必要有值表示法。而在显式VR下，存在表示长度方法上不同的两种形式。

数据元素有标准数据元素和私有数据元素两种类型。标准数据元素具有偶数值组号，私有数据元素具有奇数组号，自DICOM 3.0以后，数据组号并不传递任何语义上的含义。数据元素中值域的字节长度必须是偶数个，不足的部分填充空格。

（6）数据集：数据集是由若干个数据元素组成，按数据元素标记中的组号以及元素号数值增加的方式进行排序，依次排列。一个数据元素在数据集内至多只能出现一次。但是在嵌套的数据集中可以再次出现。显式和隐式 VR 在数据集精确嵌套数据集中并不同时存在，一个数据集是否使用显式或隐式 VR 以及其他特性，取决于传输语法的协商。

数据集的作用有两个：

- 作为信息对象定义 IOD 中的信息对象模块 IOM。
- 作为信息交换中消息（Message）携带的数据内容。

3．信息对象定义 IOD

一个信息对象定义 IOD 是信息实体的集合，而信息实体是信息有关成分的组合。每个实体包含有关现实世界单个条目信息，如患者、图像等，称为属性。一个属性描述了信息某一特征，如患者姓名等。相互关联的属性组合到信息对象模块 IOM 中。IOM 以数据集的形式出现，可以使用在多于一个 IOD 中。这些 IOM 具有属性的语义描述，可以组合到一起。

在 DICOM 中，一个 IOD 可以由单个信息实体（称普通 IOD）或多个信息实体组合（称复合 IOD）组成。实现管理功能（通常是单一条目）的服务类使用普通 IOD，而那些处理图像数据流（具有复杂信息结构）的服务类使用复合 IOD。

DICOM 定义了在医学环境中所需的大部分的信息对象，详细规定了这些对象的组成格式、要求、相互之间的关系等等各方面的内容，如患者、CT、磁共振、核医学、超声等，具体内容可参见标准的第三部分“信息对象定义”。患者 IOD 是最基本的普通 IOD，DICOM 对其定义如下：

- SOP 公用模块

SOP 类 UID，SOP 实例 UID，特殊字符集，实例生成的日期和时间，生成者 UID，实例号。

- 患者关系模块

引用研究序列，引用访问序列，引用患者别名序列。

- 患者标识模块

姓名，ID，发行者，其他 ID，其他名，出生日，母亲生日，医疗记录定位。

- 患者人口统计信息

年龄，职业，数据保密限制描述，出生日期，出生时间，性别，保险计划代码序列，身高，体重，住址，军阶，服务机构，居住国家，电话号码，种族，宗教，注解。

- 患者医疗信息

医疗警告，对比敏感，吸烟情况，患者其他病史，怀孕情况，上次月经日期，特殊需求，患者症状。

4．图像信息模型

DICOM 图像信息模型是从放射科处理图像的方式中衍生出来的，它是基于来自不同形态方式上的假设。图像从多种形态上被收集到患者的病历中。患者病历中的图像是以检查的类型（与图像系列有一定的关系）排序。每一种形态类型的用户对这些排序都有自己的术语，如检查、运行、扫描、切片等。当不同来源的图像数据集合到一个单一的环境中，必须将不同来源的图像数据排序，这仅在所有图像数据依照同一个信息模型构造时才有可能。在 DICOM 的信息模型上主要有四个层次，分别是患者、研究、系列和图像层次。这四个层次分别对应了相关类型的信息的生成阶段和不同来源。

（1）患者层次

患者层次包含属于某个研究的患者标识和人口统计信息。由于一个患者可能存在多个研究，患者层次是最高层次。然而在通常的实践中是使用研究层次用于对单个的检查请求由不同系统处理的信息的收集。

（2）研究层次

研究层次是在信息模型中最重要的层次。一个研究是某个特定类型检查请求的结果。在一个放射科的所有活动都围绕着研究的正确处理。在研究层次上，保持着标识信息，并可以包含有与同一个研究有关的医院管理信息系统中的信息引用。 一般一个请求可能会涉及不同形态的检查过程，这导致一个或多个图像的序列取决于检查所定义的协议。研究作为“根”将所有图像数据收集到一起。一个患者可能由于其他或以前的检查而有多个研究。

（3）序列层次

在研究层次下收集了所有的图像序列。序列层次标识了生成图像的形态类型、序列生成的日期、检查类型的细节和使用的设备。序列是来自单一形态有关图像的集合。图像组合到序列中的方式取决于它们的临床用途。而图像在形态上是如何获取的对分组并不重要。但是不同的属性将获取标识，并在显示图像时表现出来。在许多情况下，图像关系是通过获取发生的方式定义的。当按顺序地获取具有空间或普通的关系时，这种获取结果的图像可以组成到一个序列中。当存在于图像之间的关系不再有效时，必须开始新序列。

（4）图像层次

信息模型的最低层次是图像层次，每个图像包含获取和位置以及图像数据本身，取决于方法的类型。图像层次包含有一幅（单幅）、两幅和在相对短的时间内收集的多幅图像（多帧图像）。多帧图像的使用节约了高层次上信息的重复，但这仅在帧之间关系可以用简单方法描述时才有可能。例如时间或系统移动的增量在所有帧之间都是相等的。生成多帧图像比单帧图像更复杂，会消耗更多的资源。帧之间的关系、方法的能力、产生图像数据的数目，可用来确定是单帧系列还是多帧系列更适用。

三、DICOM 的消息交换和网络通信

正如 DICOM 标准本身的命名那样，DICOM 标准要解决的一个主要问题就是网络传输，也就是在各种各样的网络硬件和软件的环境下，如何能够实现医学图像可靠地高效地传送到期望的目的计算机中。为此，DICOM 标准采取的策略是在成熟的标准化的网络环境基础上增加对医学图像的支持，而不是从最低层开始定义，这样就可以直接利用现有的网络硬件和软件资源，促进 DICOM 标准的开发和应用。

1．DICOM 网络的层次模型

在 DICOM 标准的制定中，主要采用了在实际中广泛使用的 TCP/IP 协议和影响较大 OSI 网络协议，作为对 DICOM 网络支持的基础。在这两个协议之上分别定义了 DICOM 自己的基于消息的信息交换的上层协议 DIMSE（Dicom Message Service Element）。为保持与以前版本的兼容，仍保留了对点对点打印的支持。DICOM 网络的层次模型如图 5-3-1 所示。

在这个模型中，圆角框部分是 DICOM 标准中所定义的部分，虚线框表示具体的应用程序，由用户根据需求自行定义。方框部分则是在其他标准中所定义的，DICOM 标准只不过直接使用。

应用程序与 DICOM 应用实体之间的应用程序接口（API）并不是在 DICOM 标准中说明，而决定于实现。一般这个 API 提供了对其他应用的连接、构造和处理 SOP 实例并传送到远方应用等这类函数。

对应用层，对应用实体提供了两组服务：联系控制协议（ACSE）和 DICOM 消息协议（DIMSE），它们都必须对 DICOM 实现有效。ACSE 是一个标准的 OSI 协议。DIMSE 的 DICOM 服务，是应用实

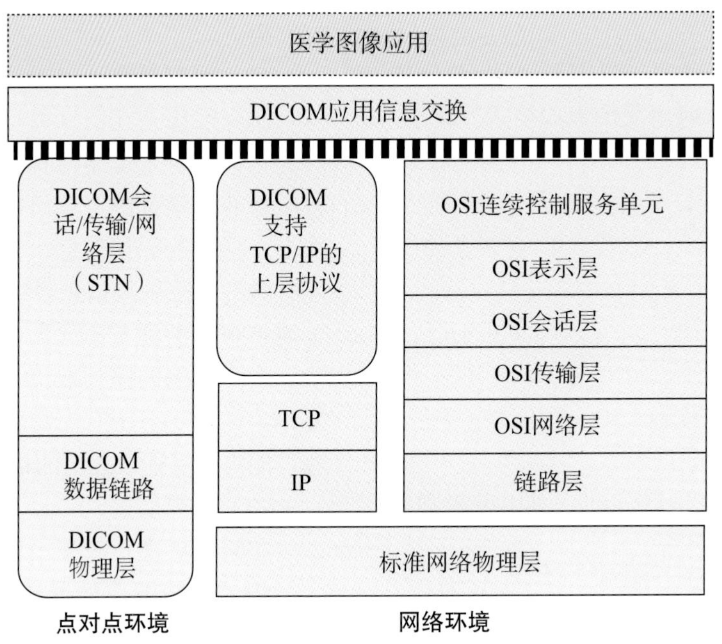

图 5-3-1　DICOM 网络层次模型

体中提供的服务的一部分。

在ACSE和DIMSE应用之间的接口是DICOM标准中说明的DICOM接口。这个说明描述了对ACSE和DIMSE请求的每一个功能所要求的每一个参数，是DICOM应用上下文的一部分。

TCP/IP栈和OSI应用服务扩展的组合广泛地应用在通过网络来实现DICOM。由于TCP/IP没有定义高层，DICOM所要求的应用、表现和会话层功能在DICOM标准中组合为一个层，称为DICOM高层或DUL。

DUL对TCP/IP协议栈使用了相同的DICOM接口。在低层DUL具有与TCP层的接口。在应用实体之间的DICOM联系映射到一个TCP连接。表现地址映射到一个TCP端口号，与IP号或主机名相结合。这个IP号和TCP端口的组合称套接地址。在网络中这个组合是唯一的。

在DICOM 3.0版本中，点对点环境是为保持与以前版本的兼容而保留的。

2．工作过程

DICOM标准及其体系结构是一个庞大、复杂的系统，其内部概念新、定义多，为便于扩展，其各部分均采用较独立的但相互关联的模式，这些特点使现实DICOM通信成为复杂的工程。由于DICOM标准是按照ISO/IEC Directives的《国际标准结构和草案规则》采用自顶向下并按层次方法设计的，实现DICOM也可按层次方法自底向上进行。这种层次设计方法可使各层设计相互独立，只要上下层之间的接口不变，不用关心各层内部如何实现，有利于各层程序的升级和修改。而且该方法也有利于对多种底层通讯协议的实现，也有利于DICOM实现在不同的操作平台上的扩展和延伸。

根据DICOM标准自身的层次结构，可分三层实现DICOM通信，即底层DICOM消息交换的通信支持类的实现、中间层DICOM服务元素和服务对象对类（SOP）的实现、上层信息对象的实现。

在实现DICOM通信的过程中，由于网络环境的异构性，必须先进行联接协商，确定所传送数据的类型及编码方式，协商成功后再进行真正影像数据和相关信息的传输。根据层次实现方法的思路，可以先实现通信双方建立连接通道的底层支持类，然后实现相关的DICOM通信服务类，最后将要传送的影像数据和相关信息封装成信息对象类在前两层类的基础上发送出去，而实现DICOM通信过程。

对于一次DICOM的通信，具体过程为：

- 应用程序通过API发出DICOM功能服务要求；
- DICOM服务器构造应用实体，将API参数放入应用实体上下文；
- 应用实体根据上下文功能要求调用对应的DICOM上层服务功能；
- DICOM上层服务将相关参数组成TCP包传递给TCP Socket；
- 操作系统的TCP/IP服务通过物理网络将数据传送到目标计算机；
- 目标计算机在接收到信息后，回送应答信息。

上面的通信过程只是一个非常示意性的概要说明。由于在网络中会出现的情况非常复杂，实际的通信联络的过程和内容是繁琐而具体的。在两台计算机（网络中称主机）之间进行DICOM通信时，DICOM需要就传输语法进行协商，首先由通信的请求方使用默认的传输语法给出自己可以用的传输语法清单由对方选择，通信的另一方则根据自身的硬件和操作系统等软件情况选择合适的传输语法，并回答对方，这样就确定了在其后通信中所采用的传输语法如图5-3-2所示。传输语法的协商只是DICOM网络通信中的一小部分，还有很多其他方面内容必须在通信的联系过程中确定。具体可以查阅标准。

下面以CT图像的DICOM存储服务为例说明DICOM通信的实现过程，其实现过程如图5-3-3所示。

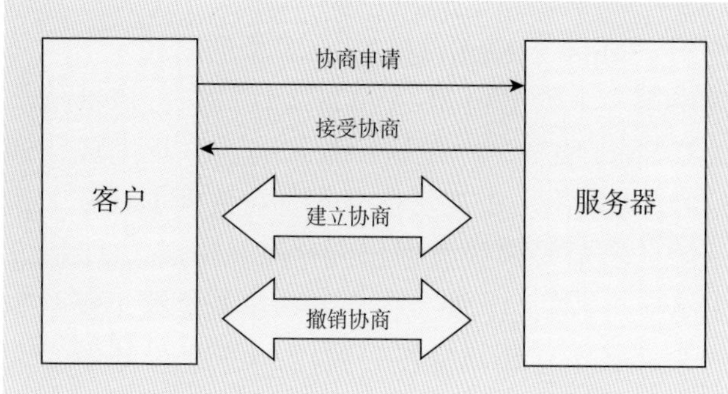

图5-3-2 DICOM通信过程

首先，CT机（SCU）向PACS工作站发出一个连接请求①，PACS工作站应答并发送连接响应②，然后CT机向PACS工作站发出一个C-Store请求③，PACS工作站收到C-Store服务请求后向CT机

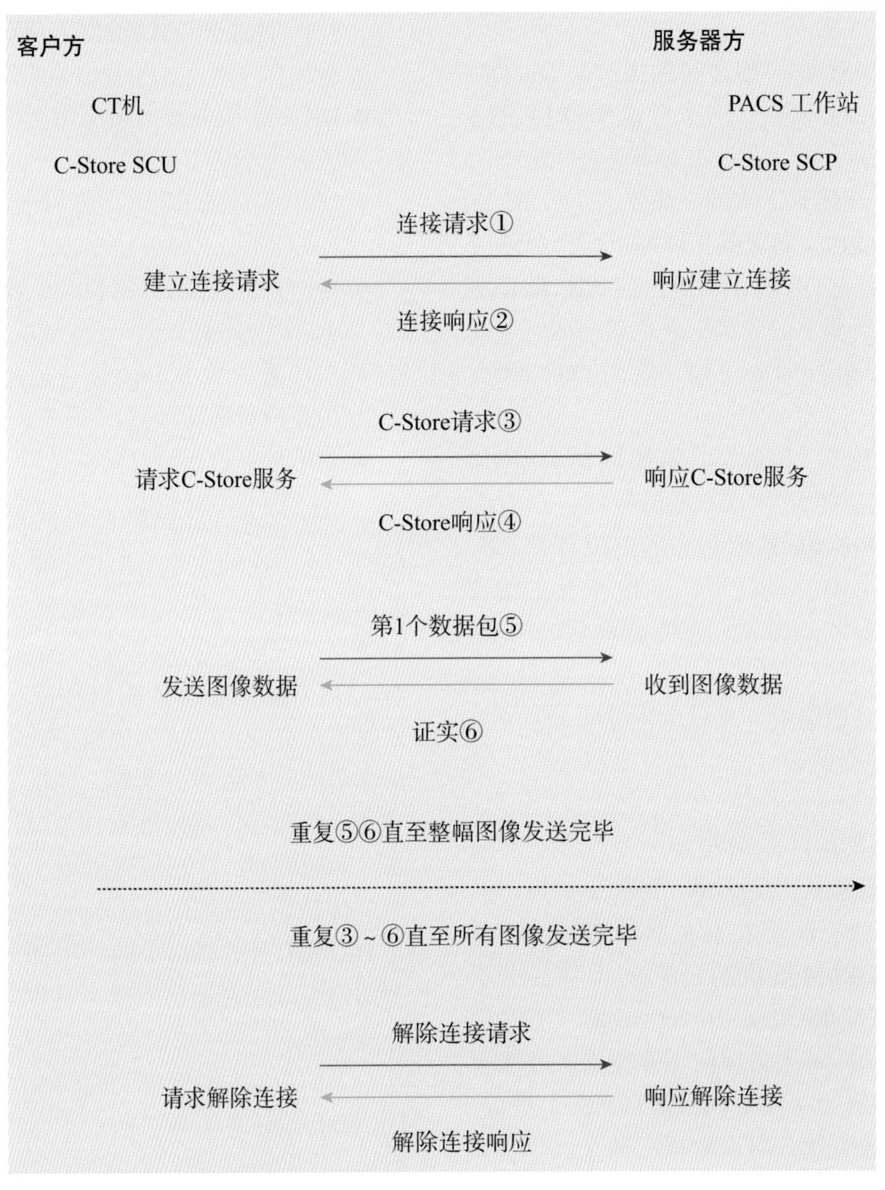

图 5-3-3 **发送与接收图像 DICOM 通信过程**

发出 C-Store 响应④，接着，CT 机向 PACS 工作站发出第一个数据包⑤；PACS 工作站执行该被请求的 C-Store 服务，存储这一数据包。一旦完成，即给 CT 机发出一个证实信号⑥。在接到 PACS 工作站的证实信号确证数据包已存储完毕后，CT 机发出第 2 个数据包。重复⑤、⑥两步直至第 1 幅图像的全部数据包传送完毕。此后，CT 机发送第 2 个 C-Store 服务请求给 PACS 工作站以传送第 2 幅图像，重复③～⑥步直至这一检查的所有图像全部传送完毕。CT 机发送解除连接请求命令，PACS 工作站发出解除连接响应命令，然后断开连接。至此整个工作全部结束。

在 C-Store 服务的通信的编程过程中，将 C-Store 的请求转换为 C-Store-RQ 消息，C-Store 的响应转换为 C-Store-RSP 消息。在实现时，将 C-Store 协议中的 C-Store-RQ 消息和 C-Store-RSP 消息分别封装为其名字对应的 C-Store-RQ 和 C-Store-RS 两个 C++ 类，它们都有一对 Write 函数和 Read 函数，这两个函数调用底层 DICOM 网络通信服务的 PDU 类的 Write 函数和 Read 函数发送和接收各自对应的 C-Store 服务消息。

发送方 C-Store-SCU 通过 SOP 类相关函数将医学图像及其相关信息的上层信息对象数据传送给 C-Store-RQ 类，由 C-Store-RQ 类将信息组成 C-Store 命令集合和数据集合，从而形成 C-Store-RQ 消息，再由 C-Store-RQ 的 Write 函数通过 PDU 类的 Write 函数将该 C-Store-RQ 消息传输出去。

接收方 C-Store-SCP 采用 C-Store-RQ 类的 Read

接收C-Store-RQ消息，并经上层SOP类及相关函数检查且存储信息后，通过C-Store-RSP消息经PDU传送给发送方。发送方收到C-Store-RSP消息并根据其响应内容由上层SOP类决定下一个步骤。

上述C-Store-RQ和C-Store-RSP类作为DICOM通信的中间层服务类，其底层支持的有关类及CT图像信息类限于篇幅，具体原代码从略。而DICOM标准中其他服务如查找、回应等与存储服务有关的通信同上述过程类似。

3．数据结构

在DICOM的各个网络层次上，使用了多种数据结构，下面介绍主要的两个数据结构。

（1）消息（Message） 在DICOM的网络接口中，信息是通过DICOM消息通信的。一个消息是由命令集与后面有条件的数据集复合而成的。命令集用来指明待完成的在数据集上的操作和通告。

命令集由若干个命令元素构成，命令元素包含有DIMSE协议指定语义的命令集中每个独立域中的编码值。每个命令元素由一个显式标记、值长度和值域复合而成。

（2）协议数据单元（Protocol Data Unit，PDU）：协议数据单元（PDUs）是在对等实体间交换的信息格式，它用于将DICOM消息经DIMSE协议发送到对方。一个PDU将由协议控制信息和用户数据组成。PDUs由强制固定字段和紧随其后的可选值字段构成，可选值字段包含一个或多个条目或子条目。DICOM UL协议由P-DATA-TF PDU、A-ASSOCIATION-RQ PDU、A-RELEASE-RQ PDU、A-ABORT PDU等七种协议数据单元PDUs组成。

4．DIMSE联系协议

与其他通信协议一样，DICOM也使用了对等的观点对协议进行解释和说明。所谓对等的观点是指通信双方的操作是在同一个层次上进行，例如，在说明数据链路层的操作，就认为发送的数据是传送到对方的数据链路层，对方的回应信息也来自数据链路层，而不考虑接收方数据链路层再向上层的信息交换。

两个应用实体之间的用于信息交换的连接称为联系（Association）。对一个联系，许多通信内容都是作为上下文（Eontext）被确定的，其中的内容可以发生变化，这种变化实际上体现了信息的交换。在DICOM标准中定义了这个上下文（称应用上下文），双方必须根据这个上下文的定义协调动作。

一个应用上下文用UID标识，并在联系初始化中传递到对方。通过比较应用上下文的UID，对方能够决定是否能够处理这个联系的请求。它可以为联系接受建立或拒绝它。

一个应用上下文覆盖了信息交换的全局功能。通过联系，哪一种类的信息交换能够发生是由SOP类和这些SOP类的服务类定义。联系的启动方建议的SOP将使用的类型、每个SOP类的SCU/SCP（服务类用户/服务类提供者）角色和信息的表示方式，取决于另一方的能力，它可以接受或拒绝每一个单独的SOP类。

经过这个协商过程，双方都知道对方的能力和限制。实际的信息交换能够根据服务类和SOP类角色进行。当联系不再需要时，联系被终止。

在联系的初始化过程中，协商的每一个SOP类，必须在两个进程之间达成协议，涉及两个进程之间使用的传输语法。启动方建议所有的特定SOP类能够处理的传输语法，另一方选择其中一个传输语法。经过协商双方SOP类都接受的表现上下文被确定。

一个表现层上下文通过双方都同意的数标识，称表现上下文ID。在一个联系的上下文中可能存在许多表现上下文。表现上下文ID标识了发生信息交换的SOP类。

以上联系中的信息都是封装在PDU中经过TCP/IP及物理层传送到对方的。

DICOM的网络功能，采用了标准化的低层结构，有很好的应用基础，受硬件技术发展的影响小，能够在网络性能提高的同时直接受益。这使得支持DICOM功能的设备有较长的生存期，是医疗信息网络化的基础和支撑。

四、DICOM的介质存储功能和文件格式

在上一部分中，我们介绍了DICOM标准中的网络传输功能，即利用通信线路进行DICOM信息交换。这一部分将介绍通过存储介质而进行的信息交换。将图像、诊断、检查的结果等信息存储在如软盘和光盘等存储介质中，实现在不同的系统之间在不同的时间内进行信息交换，也可以实现信息长久的保存。

通过介质进行信息交换，与通过通信信道进行

信息交换，两者既有联系又有区别。它们都使用了DICOM的消息交换机制，但用介质实现信息交换时，交换信息的应用系统双方不是在同时工作，由此而带来与网络信息交换的不同之处。

1．介质存储模型简述

从DICOM通用通信模型上可以看出介质存取模型也是具有层次性的，这三个层次分别为：

（1）物理介质层

物理介质层定义了介质的物理特性，如：物理介质格式参数、维数、机械特性、存储属性及比特流信息的组织等。例如，在PC环境下的3.5英寸双面高密软盘是DICOM标准中定义的一种物理介质，其相应的参数说明就是对应的物理介质层，它应该符合ANSI X3.171的规定。

（2）介质格式层

介质格式层是由操作系统决定的。它规定了存储介质上具体的数据组织形式以及文件系统进行的操作，它同时也定义了该介质上的目录结构。例如，一个3.5英寸的软盘在不同的操作系统中的数据结构是不同的。在MS-DOS及WINDOWS中，它采用的介质格式是FAT16格式的文件分配表，而在UNIX中使用的是超级块构成的链表。无论什么介质格式，它们都应该至少可以提供DICOM的文件服务功能，并且通过文件服务限制对文件内容的直接操作的权限，以确保DICOM数据格式层独立于介质格式和物理介质的选择。

（3）DICOM数据格式层

DICOM数据格式层包括4个方面的内容：DICOM介质存储服务/对象对（以下简称SOP类）及与之相联系的信息对象定义、DICOM文件格式、DICOM介质存储目录SOP类、DICOM介质存储应用卷宗。下面分别详细说明。

2．介质存储SOP类及信息对象定义IOD

介质存储服务类定义了一组用存储介质进行数据交换的服务。一般来说，使用存储介质有下面两个原因：一是在两个进程之间交换的图像暂时存储在介质中，但没有有关处理的进一步说明，仅仅是传送信息而已。二是用于打印的图像是以胶片会话的方式来组织，接收进程必须处理介质中的打印管理信息，有关打印任务进展的状态信息也是在存储介质上反映出来。

在这个服务类中一个进程扮演的角色与在网络情况中是不同的。在网络中双方的角色有SCP和SCU之分，而在存储介质中只与介质上的操作有关。介质存储服务类定义了三种角色：文件集生成者（FileSet Creator，FSC）、文件集读者（FileSet Reader，FSR）和文件集更新者（FileSet Updator，FSU），显而易见，这些名字都是指允许的操作。

使用在这些服务类中的SOP类中的服务元素说明了在作为文件集或完全文件集管理的SOP类实例上的操作。这些服务使用的IOD定义了信息必须存储在一个文件中。这个信息可以是普通和复合对象的混合。

这个服务类仅处理一个文件中信息的存储，而不管其内容。例外的是有一个特殊的SOP类，介质存储中的目录存储类处理有关文件集和目录（DICOM DIR）的信息。

介质存储服务类的其他SOP类与用于图像数据的患者管理、研究管理、结果管理和打印管理的网络存储服务类中的SOP类相同。存储在文件中的SOP实例能够由对应的SOP类的服务类在使用介质存储服务类的服务存取后直接使用。

3．目录结构

除了DICOM影像及相关的SOP类（如诊断结果、病历信息）之外，还有其他用于管理介质存储的SOP类。这种SOP类就是DICOM标准PS3.4中定义的介质存储目录类。它们的实例就是相应的DICOM DIR文件。

由于在DICOM标准中规定了多种通用的存储介质，如容量为230M、650M、2.3G等光盘，这些大容量的外存储器，必须采用多级目录管理才能有效地使用。DICOM正是通过DICOM-DIR文件实现对多级目录管理的支持。

在一个存储介质上，DICOM的文件组织是按照患者、研究、序列、图像这四个层次进行的。患者、研究、序列具有目录的性质，可以根据需要选择，也可以省略，图像则是以最终的文件形式出现。

介质目录描述文件，即DICOM-DIR文件，总体说明了整个介质上DICOM文件的层次性结构信息，在文件内部是通过子-兄节点的二叉树形式链接而成的。

这样对介质中任何图像文件进行操作时，只要检索该目录文件即可得到文件的位置信息，由此对文件进行操作。这种组织方式的优点是它与具体的文件系统的实现是独立的。操作系统中的文件子系统只要能提供基本的文件操作功能，即可实现逻辑上的患者—图像文件的层次结构，而不依赖于操作系统对多级子目录的支持。

4．文件格式

DICOM 文件提供了一种封装方式，将 DICOM 信息对象定义 IOD 的一个 SOP 实例以数据集的形式封装在一个文件中。数据集的字节流位于 DICOM 文件元信息之后，每个文件包含一个单一的 SOP 实例。这个实例包含有一帧或多帧图像。

（1）DICOM 文件元信息

文件元信息包括已封装的数据集的标识信息。文件头由 128 字节的预定义的引导加 4 字节 DICOM 前缀以及文件元信息构成。每个 DICOM 文件均有这样一个文件头。

预定义文件头可以根据应用卷宗或实现实例的要求灵活应用。DICOM 标准对这个固定长度的预定义头没有任何结构性的要求，它不必像 DICOM 数据元素在结构上要有一个标识和长度信息。这是为了让 DICOM 文件数据易于和许多通用计算机图像格式相兼容。无论预定义头是否包含信息，DICOM 文件格式应当遵循这部分要求。而数据集中的内容则应当与文件元信息所表述的 SOP 类相一致。

如果预定义头没有被应用卷宗及实现实例使用到，此 128 字节应当被置为 00H，以便于识别此 128 字节是否载有应用信息。例如，这个预定义头可能用来向一个多媒体应用程序进行授权以决定其对 DICOM 数据集内影像的操作权限。这样在同一个文件上可以有两种操作方式：利用预定义头的多媒体应用程序和忽略这个预定义头的 DICOM 应用。

DICOM 四字节前缀应当包含特征字串 DICM（大写且字体采用 ISO8859-G0 字符集，即常用的 ASC Ⅱ 编码），这四个字节没有标识及长度信息。预定义头及词缀后是一系列 DICOM 元素。它们包含标识及长度信息。

（2）数据集的封装

在 DICOM 介质存储应用中，每个文件应包含描述唯一的一个 SOP 实例的数据集。这个 SOP 实例属于某个 SOP 类以及对应的 IOD，如一个研究、序列或存储等。

正如特定的 IOD 可以被定义为多帧一样，一个文件可能包含有一个以上的影像帧，由 SOP 实例中具体内容确定。用于数据集中的编码必须是 DICOM 文件元信息中传输语法 UID 标识的那一种。

由于 DICOM 数据集内并不包含它的长度信息。DICOM 文件服务提供的文件结束提示是数据集结束的唯一标志。

（3）文件管理信息的支持

DICOM 文件格式不包含文件管理信息，为的是不与介质格式层发生功能上的重复。如果一个特定的 DICOM 应用卷宗需要，介质格式层应包括下列信息：文件描述表自身的信息；文件入口的统计（如创建时间、日期）；应用程序文件权限控制；物理权限控制（如写保护）。

如同前面所说，介质应用层是由操作系统实现并提供的。

当前版本的 DICOM 标准不涉及介质及文件权限控制服务之外的介质交互安全性的控制。特定的介质格式层可能支持这种安全性机制。超越物理介质层及介质格式层安全性的管理需求，将体现在新的有关介质存储的 DICOM 标准中。

5．介质存储应用卷宗与可用的存储介质

介质存储应用卷宗定义了应用系统对 DICOM 介质存储模型中不同层次的选择，目的在于满足使用介质进行信息交换的特殊需要。这种选择由规范化的介质存储应用卷宗来表述，DICOM 标准要求具体实现之间的介质信息交换必须遵循系统的介质存储应用卷宗。这种一致性的描述允许用户对不同的实际系统进行选择，以保证系统之间的互操作性。

介质存储应用卷宗一般包括以下内容：

（1）用应用卷宗表达需求的描述及其应用的上下文。

（2）数据格式层的选择。

（3）介质格式层的定义，DICOM 标准中规定了可供选择的物理介质、介质格式以及相关服务如何映射到 DICOM 文件服务。

（4）选择合理的传输语法。

（5）其他一些有助于互操作性的特殊限制，如：文件最大长度支持的选项等。

6．DICOM 支持的影像压缩方法

医学图像的压缩无疑是降低应用系统成本、提高网络传输效率、减少存储空间的一个重要方式。DICOM 标准加入了对图像压缩算法的支持，DICOM 已宣布支持的压缩算法有：① JPEG（ISO 10918-1）- 全部有损（DCT）、无损、Huff-man，Arithmetic 熵编码；②游程长编码 RLE；③ JPEG-LS（ISO 14495-1）（DICOM CP-174）无损和近无损。

在 DICOM 标准的传输语法中，为其支持的压缩算法设置了相应的唯一标识值（不同的编码过程，对应有不同的唯一标识值），如唯一标识值1.2.840.10008.1.2.4.80代表JPEG-LS编码过程无损模式。

重点推荐文献

[1] 余奇，许迅．DICOM标准简介及其在眼底病影像资料分析中的应用前景．中华生物医学工程杂志，2014，20（2）：83-86．

[2] 龙华飞，唐月华，陈泓伶．PACS系统中DICOM医学图像格式解析．中国数字医学，2014，3：29-31．

[3] 楚振升，李亚．兼容DICOM设备的连接方法改进．中国医疗设备，2011，26（7）．57-58

第4节 DICOM标准在PACS中的必要性

随着DICOM标准的不断完善，世界医学影像设备的主要供应商都宣布支持DICOM标准。DICOM标准已成为北美、欧洲及亚洲日韩各国在医疗信息影像系统建设中的唯一标准。我国的医疗信息综合系统和PACS的建设虽然起步比较晚，但发展很快。在系统的建设和实施中为了确保它们能够实现开放互联并具备与国际接轨的能力，DICOM成为必须遵循的国际标准。

基于DICOM的PACS是实现医学图像自动获取、显示、图像后处理、传输、存储、查询、检索、诊断报告书写、查看成像设备运行状态等功能复合型医学图像管理系统。在国内，基于DICOM标准的PACS研究和发展仍处于起步阶段。目前，北京天坛医院、北京宣武医院、北京协和医院、中国医科大学盛京医院等大型医院都已经使用了基于DICOM标准的PACS系统，基本实现了数字化。

一、DICOM标准在PACS中的应用

DICOM的应用主要分三类，包括DICOM图像格式（DICOM和非DICOM格式的转换，DICOM图像压缩等）、DICOM通信、DICOM图像采集。

DICOM图像格式：DICOM图像格式的转换主要集中在静态或动态非DICOM和DICOM医学图像之间的转换。为了便于携带、浏览和其他系统兼容，有时也需要把DICOM图像转换成非DICOM图像。DICOM文件和非DICOM文件格式的转换必须清楚DICOM和非DICOM文件格式及其相关规则。DICOM图像的转换一般依靠现存图像编程软件对DICOM和非DICOM图像进行解析并做相应的格式变换处理，或采用网关服务器的方式进行自动的非DICOM图像向DICOM图像转换。图像转换一般来说都采用处理图像能力较强的面向对象编程语言（如C++、PASCAL等）及专门的数值计算和图像处理编程软件（如Mathematica，Matlab等）来实现。

DICOM通信：DICOM通信主要基于客户端/服务器模式，并通过SCU和SCP服务类交互实现信息传输。DICOM标准是PACS系统所遵守的通信协议。DICOM医学图像存储、管理、检索等相关应用都要建立在TCP/IP协议上的DICOM上层协议层。DICOM通信是采用面向对象方法进行信息的传递，方便了面向对象语言对通信模型的开发和设计。DICOM通信的实现一般是依靠C/S模式的软件或硬件方式，并可采用面向对象的方式实现SCP和SCU的交互。采用面向对象的方式设计DICOM通信模型易于实现，而且能够直接和PACS系统及TCP/IP网络协议兼容，便于实现医院内部各系统之间的无缝连接。

DICOM图像采集：DICOM图像的采集主要是依靠PACS系统进行自动化网络的采集。PACS进行完全自动的医学图像采集，在大多数情况下采集图像的质量和完整性都比较好，但是由于人为的设置和干预，使得部分图像在采集中丢失。为了减少误诊和缩短患者的诊断时间，国内外许多学者对丢失图像的恢复作了细致的研究。大量研究证明，DICOM Q/R更能达到实践的标准，在获得几百个图像序列的时候没有一个图像丢失，为避免和减少人为改变DICOM通信设置而带来的PACS图像获取数据库数据的丢失，DICOM Q/R是很好的功能单位。可见DICOM Query/Retrieve服务类能够进行丢失图像的快速准确恢复，挽回医院的损失和节省患者的

重复检查费用。DICOM Q/R 无论是运行于网关服务器上还是工作站上，都是采用面向对象可编程技术，这就为实现各医院面向对象的不同需求提供可能。

二、PACS 系统遵循 DICOM 标准的必要性

DICOM 标准颁布后，很快便成为 PACS 系统体系及基本概念的组成部分，并为国际上几乎所有主要的医学影像设备提供商和 PACS 提供商所接受和遵从，成为应用于医学影像学设备和医学影像学信息系统领域的国际标准。医学影像学环境的信息化过程必须面对和解决两大问题：①医学影像设备的多源性（Multi-Vendors）；②医学影像学数据的共享和异类系统及不同信息化环境间的通信。DICOM 标准是这两个问题获得解决的根本途径。

强调 PACS 系统执行完整的 DICOM 标准遵从将使医院获益匪浅，例如：

1．在设计和构建自己的系统时可不必担忧影像设备的多源性（Multi-Vendor）和多样性而导致的系统实现障碍，以及系统将来的扩展和升级换代的困难。

2．在设计和构建医院自己的系统以及系统升级规划时，不必依赖于某一特定的 PACS 系统提供商，即医院完全可以从多个不同的 PACS 产品（遵从 DICOM 标准）中选择适合自己需要的组件构建特定需求的系统，从而在系统投资和系统功能的适用性方面获得最大程度的优化。

3．DICOM 标准作为一个被绝大多数医学影像设备和系统提供商遵从的国际标准规范，毫无疑问是医学影像设备和系统间开放性和影像互连（Inter-Connectivity）及互操作性（Inter-Operability）的根本保证，医院选择完整遵从 DICOM 标准的 PACS 系统产品可确保投资的可靠性和持续有效性，不至于因为影像设备和系统的淘汰、改变或升级过程而失效，即强调 PACS 对 DICOM 标准的完整遵从可以最大程度地为医院 PACS 投资提供最佳的保护。

三、系统对 DICOM 标准遵从的含义

DICOM 标准本质上主要是作为一个通信标准或通信协议规范，其在 OSI（Open System Interconnection）模型的上层执行。近年来，随着 DICOM 标准定义和规范内容的增多和范围的扩展，目前的 DICOM 标准（Part1-Part16）已经涵盖了与医学影像的应用、操作以及医学影像工作流和管理流程的执行、控制等众多范畴和领域。从发展趋势看，DICOM 标准最终可能会形成一个庞大的标准体系，DICOM 标准面向对象的结构设计完全可以支持和容纳这种扩展，成为医院信息化环境中最为重要和被主要应用和执行的标准。由此，仅仅遵从 DICOM 标准通信部分规范是不足以确保 PACS 系统的开放性特征的，就目前的发展而言，至少应在影像通信（Part 8）、数据管理（Part 6）和影像存储结构和格式管理（Part 10）三个层次上执行完整的 DICOM 标准遵从，以保证提供较为可靠的系统影像数据管理过程的开放性特征。

我们通常所提到的 DICOM 标准遵从往往是指对 DICOM 标准通信规范的执行和遵从。这类遵从，对每一次具体的 DICOM 通信实现过程而言，实际上是对某一特定的与通信相关的 SOP 类（Service Object Pair Class）的执行过程。因此，从用户的角度看，PACS 系统对 DICOM 标准遵从的含义，主要指系统和设备间在通信过程中对完整地执行并实现 DICOM SOP 类机制的支持。执行 DICOM 通信（例如从 CT 扫描设备传送影像至 PACS 服务器）的双方（CT 和 PACS 服务器）都必须完整地遵从并执行 DICOM 标准 Part 8 的有关定义和规范，以保证通信的成功以及影像对象在通信完成时不发生任何改变。在实际的情形，部分 PACS 提供商的执行过程可能存在两类不能接受的操作：①在通信完成后 DICOM 影像对象的头信息（Header 信息）与影像信息（Pixel 信息）被分离，各自分别进行管理。虽然分离的头信息和影像信息可以被重新合并为一个完整的 DICOM 影像对象，但应该很难被恢复至原始分离前的 DICOM 影像对象和类型，至少原始 DICOM 影像对象中包含的属于影像设备提供商自定义部分的信息可能不复存在了，而这部分信息对影像设备提供商的影像设备操作和处理该类影像可能是有价值的。②通信过程结束后将 DICOM 影像对象转换为 PACS 提供商专有的数据格式执行管理和存储。这种方式几乎完全窒息了 DICOM 通信提供的全部优势，DICOM 通信过程不过成为了数据格式转换网关（Convert Gateway）的一部分。无论这类 PACS 提供商有多少理由来证明这种方式的合理

性和可靠性，毋庸置疑，这种方式对用户宝贵的影像数据的长期有效性存在着威胁和危险性。

PACS 系统数据库的主要数据信息来自 DICOM 影像的 DICOM 通信过程，这类数据信息应该已经在 DICOM 标准 Part 6 被定义和规范，因此，遵循 DICOM Part 6 对数据属性、类型、结构和层次的定义执行 PACS 数据库的设计，是保证 PACS 系统良好的兼容性、扩展性和适应性的根本途径。DICOM 标准定义了一个庞大而细致的数据属性和结构体系，不同的 SOP 执行过程其操作的数据对象属性定义也可能存在差异，因此，一个在数据属性、类型、结构方面缺乏与 DICOM 定义匹配的 PACS 数据库结构，对用户而言，是存在着潜在的兼容性问题隐患的。

此外，DICOM 标准对医学影像及其相关信息对象的处理和管理，比如文件和目录结构及媒质存储、压缩方式等亦有细节的规范，为完全基于 DICOM 标准定义的方式执行医学影像及其相关数据的处理和管理过程提供了实现的方法和依据。影像对象的存储格式和管理结构的标准遵从，尤其是长期存储（备份）过程执行 DICOM 标准 Part 10 规范，是保证 PACS 影像数据长期有效性的关键环节，因为这可以保证全部的影像数据完全独立于特定的 PACS 提供商而被操作、处理和导出。在这一点上，同样应该强调执行 DICOM 标准和定义的压缩算法，某些 PACS 提供商影像数据压缩采用了专用的压缩算法或压缩处理过程，无论其声称可能会带来多少长处，但其丧失了对用户影像数据而言可能是性命攸关的开放性特征。因为，站在用户的角度，至关重要的不是 PACS 系统本身，而是系统运行期间积累和管理的影像数据，一旦该 PACS 提供商因各种原因不能继续执行对用户环境中 PACS 系统的维护和支持或用户准备执行系统更替，由于其影像数据存储格式的非开放性，用户便可能因此损失既往积累的宝贵的影像数据，而完整遵从 DICOM 标准所具有的影像数据的开放性特征可保证用户既往积累的影像数据信息能够被顺利地导出并导入新的系统，从而使影像数据和信息具有完全的安全和持续有效性。

四、DICOM 标准遵从过程中的一些问题

1．对 DICOM 影像文件的识别和读取不等于对 DICOM 标准的遵从。作为一个公开的标准，DICOM 标准对影像文件格式和结构定义也是完全公开的，这使一些基于专有的协议和结构建立的 PACS 系统同样能够容易地实现对 DICOM 影像数据的识别、读取、回写等操作，仅支持此类操作的系统很难被称为 DICOM 标准遵从系统，如果其完全未执行任何 DICOM SOP 的操作过程，也不可能为用户提供 DICOM 标准遵从系统的任何兼容性和开放性特征。

2．不应满足于系统对 DICOM 标准的部分遵从。某些 PACS 系统通过所谓采集工作站执行类似网关样软件模块（如执行部分 DICOM Storage 服务相关的 SOP 类）功能，从 DICOM 影像设备获取 DICOM 影像数据，之后转换为某一特定的影像格式，并以系统提供商专属的影像数据管理结构和格式执行存储管理。这类系统仅仅在个别环节提供了有限的 DICOM 通信过程遵从，最终仍转换为一个专属的、非开放性的系统管理过程，因此，其可能为用户提供的兼容性和开放性方面的价值极其有限。用户在论证某个特定的 PACS 系统产品时，可明确一点：遵从 DICOM 标准的成像设备（如 CT、MR、DSA 等），可以也应该是直接与 PACS 服务器连接和通信，如果某个提供商的 PACS 系统架构描述中，在成像设备（如 CT、MR、DSA 等）与 PACS 服务器间的连接通路中存在着类似采集工作站之类的设备考虑，那么，有必要对此类工作站的作用提出质询，或许那可能是一个网关样的设备，DICOM 影像在进入 PACS 服务器管理框架时，或许已经被执行了非标准转换过程。

3．一类观点认为 DICOM 通讯使系统缺乏安全性，不宜常规采用，其实这属对 DICOM 标准的误解。建立 DICOM 标准的目的是解决系统的开放性和异类系统间通信的兼容性和互操作性问题，安全性非 DICOM 标准的根本任务。PACS 系统的安全性目前多是通过软件的方式或有限度借助某些特定安全协议实现。尽管 DICOM 标准也对安全性的问题作了概括性的定义（Part 15），但并未作强制性的定义，系统的安全主要还是应该在一个全局性的层面进行规划和考虑，对安全性的考虑和实施显然必须以不损害系统必要的开放性为前提，否则可能会有违发展 DICOM 标准的初衷。因此，安全性不应成为放弃执行 DICOM 标准而采用专属的、非开放性协议标准的理由。

4．用户对 PACS 系统规划的 DICOM 标准论证

应提出明确的SOP类执行的需求。DICOM标准的SOP类是一个复杂的体系，包含了众多的Services和IOD（Information Object Definition）定义，成功的DICOM标准通信的实现，要求特定的SOP遵从确认和SCU/SCP（Service Class User/Service Class Provider）角色匹配以及必要的DICOM遵从水平的满足，即两个提供DICOM遵从的设备不一定能够建立成功的DICOM连接和通信，因为不同的影像设备（影像类型）会要求不同的DICOM SOP遵从，如果必要的SOP类型、SCU/SCP角色要求不能满足，两个DICOM遵从设备间的某一特定的通信过程同样会归于失败。DICOM遵从设备之间不能成功通信的情形，有人将其归结于不同的PACS提供商可能执行了不同的DICOM标准，这其实是一种误解，DICOM标准只有一个，不同的PACS提供商可以从不同的方式去实现某一个SOP执行过程，但不同的方式达成的结果和目标必须符合DICOM标准规范和定义的框架。这类失败，或许更多的情形是因为DICOM SOP执行过程的要求未获得满足，譬如，IOD类型不符或通信角色不匹配。因此，在用户和PACS提供商之间的交流中笼统地要求或答复“支持DICOM标准”，很难满足不同的影像设备对SOP类型、范围和水平的需求，在以后的实践中出现连接和通信的失败是完全可能的。

5．响应速度的考虑。DICOM通信由于存在多层次和多水平的确认过程，其通信速度较多数通信协议慢，对每一个独立的通信过程而言，这种差别应该是在毫秒级水平。在实际的应用中，医学影像的网络查询和读取响应时间的瓶颈主要在数据的定位（包括短、长期存储）、迁移（如长期转存至短期）过程（秒级水平），因此，解决PACS系统响应速度问题的关键是解决影像数据查询和转运过程的管理，这一系统响应速度的瓶颈未解决，采用任何通信协议都不可能得到需要的响应速度。

五、基于DICOM标准的PACS系统分类

PACS的应用广泛，可以按照应用范围和用途划分为不同的类型。

1．按应用范围大小

Mini-PACS：一般是单一科室或单一影像的模式使用。Mini-PACS能够进行一般的患者信息查询和获取，并进行医学图像的浏览和简单处理。

PACS：一般是普通放射科的PACS，能够对CT、MRI、CR/DR、X线类图像等各类医学图像进行采集、存储、传输，并可以实现对图像色阶变换、测量和分析等处理，还可以进行详细的患者信息查询、报告的编辑、自定义报告等复杂操作。

Enterprise-PACS：又称全院PACS或企业级PACS，能够支持CT、MR、超声波、核医学与正电子和所有X线类图像的后处理、传输等操作。其覆盖的范围较前两者广，是实现区域化医疗和远程医疗的重要基础。

2．按功能用途

图像后处理：几乎国内外所有的PACS系统都有强大图像后处理功能，因为一款好的PACS系统不仅可以进行基本的医学图像存储和传输，还应该能够满足医生快速准确对患者进行诊断的需求。

诊断报告：国外对结构化的诊断报告研究一直没有停止过，如Mariana Kessler Bortoluzzi等提出了把诊断报告按照DICOM SR标准统一化，并能够实现医院信息共享且人性化界面的报告编辑器。

系统共享的数据：PACS只有和HIS等大型医疗信息系统相衔接，并和专业化的终端影像处理及诊断系统相结合，实现医院看病过程的信息化，才能逐渐实现区域化医疗甚至全国的信息化医疗。Michel Feron等研究了放射部门和HIS结合的整体性工作流程方法，形成商业性的PACS，为设计全院信息化平台提供了很好的借鉴。还有人基于PACS，并结合DICOM、数据库技术及网络互联设计了一套不同HIS系统间异构数据源共享框架方案，为实现医学影像数据的远程共享提供了可能性。M．Magliulo等提出一种RIS、HIS、PACS无缝相互连接的“RadGate”网关技术，实现了医学图像数据的WEB共享和传输。

图像归档：软件ORACLE 11g提供了专门为DICOM医学图像高压缩比处理，并且可以方便的进行DICOM图像检索和提取，为PACS系统的医学图像存储提供长远的发展空间。程梦云等构建了基于DICOM的3层医学图像数据库系统，实现了医学图像的海量存储、快速查询和即时显示等功能。

重点推荐文献

[1] 张皖，孙健永，张建国．基于 ARP 协议的 DICOM 测试方法研究．中国数字医学，2011，6（4）：107-108．

[2] 蒲立新，曲建明．DICOM 放射治疗中结构集文件的创建．中国数字医学，2011，6（2）：102-105．

第 5 节 DICOM 与 HL7

随着计算机技术的飞速发展，医疗信息的管理也进入了数字化的时代。很多医院已经建立了自己的 HIS 与 PACS，但是由于这两个系统对所管理的信息的侧重点不同，因此使用的标准也不相同。目前绝大多数 PACS 均采用 DICOM 协议，而 HIS 采用 HL7 也是大势所趋。正是由于 PACS 和 HIS 所管理的信息的内容有所不同，所以需要将这两方面的信息结合起来才能完成对一个患者的综合诊疗。因此，在 HIS 和 PACS 之间进行通信是十分重要和必要的。本小节分析了 HL7 和 DICOM 的联系，并对实现 DICOM 和 HL7 之间的数据交换进行了讨论。

一、卫生信息交换标准 HL7

1987 年，由 SamSchultz 博士在宾夕法尼亚州立大学医院主持的一次会议促成了 HL7（Health Level 7）组织和通信标准的诞生。随着许多用户、厂商、顾问组织的加入，HL7 队伍在逐渐壮大，于是成立了 HL7 工作组。HL7 的主要应用领域是 HIS/RIS，目前主要是规范 HIS/RIS 系统及其设备之间的通信，它涉及病房和患者信息管理系统、化验系统、药房系统、放射系统、收费系统等各个方面。HL7 的宗旨是开发和研制医院数据信息传输协议和标准，规范临床医学和管理信息格式，降低医院信息系统互连的成本，提高医院信息系统之间数据信息共享的程度。

Health Level 7 中的“Level 7”是指 OSI 的七层模型中的最高一层，第七层。但这并不是说它遵循 OSI 第七层的定义数据元素，它只是用来构成它自己的抽象数据类型和编码规则。它也没有规定规范说明如何支持 OSI 第一到第六层的数据。

HL7 并没有提供一个完全的“即插即用”解决方案，因为在医疗机构的传输环境中有两个重要的影响因素：

1．医疗机构的传输环境中缺乏处理的一致性。

2．产生的结果需要在用户和厂商间进行协商。

因此，它提供的是一个可在较大范围内选择数据和处理流程的灵活系统，并尽可能的包括所有已知的程序（触发器 Trigger）和数据（段 Segment 和域 Field）要求。

在 HL7 通信协议中，消息（Message）是数据交换的基本单位。HL7 的消息是自动生成的，它将 HL7 标准文档自动转化为一个 HL7 规则数据库和部分程序数据结构代码。实现一个通信标准的具体工作是生成数据结构，以及实现一个构造器（Builder）和一个解析器（Parser）。数据结构表现了标准中各个数据对象的相互关系。构造器将数据结构中的数据转化成能在电子数据交换媒介中传输的数据串。而解析器能够将数据串解析回原来的数据结构。HL7 标准是一个文本结构的文档。首先，利用一些文字处理工具将文档中的各个数据定义抽取成数据结构，再将结构的形式存入预先定义的 HL7 规则数据库。然后，开发一种代码生成器，它根据规则数据库的内容，自动生成某一种计算机语言代码。最后，可将这些代码加入实际应用的程序框架。

二、HL7 事务、事件和消息

HL7 定义了多种事务来完成医疗系统之间的数据交换。如入院事务、查询事务、观察报告事务等。每种事务中又包含多个事件，每个事件都完成事务的一个具体方面。如入院事务中就有入院事件、出院事件、患者转移事件等。每个事件中又包含几个消息，通常都有两个消息：一个是初始消息，一个是应答消息。不同的初始消息和应答消息组合成不同的事件，例如患者入院事件就由入院消息（初始消息）和确认消息（应答消息）组成。

消息是不同的系统之间进行数据交换的最小单

位。每个消息由若干个段（Segment）组成，一个段包含一类医疗信息，如PID段包含了患者基本的信息，OBX段包含了观察结果的信息。每个段又分为若干字段（Field），一个字段又分为若干元素（Component），每个元素还可以分成若干子元素（Subcomponent），子元素不能再分割。因此，HL7消息的最小单位就是子元素。

三、DICOM与HL7之间的联系

HL7和DICOM是信息系统-影像系统ISIS（Information System-Imaging System）模型中的重要组成部分。ISIS模型是HL7和DICOM现实世界模型的一个公共映像，确保它们之间的一致性。如：在DICOM第3章的附录G中谈到：服务期是一个管理上的概念，它出现在扩展模型中，以便为将来适应其他标准组织，包括HL7、CEN TC 251等支持的公共模型，即ISIS，铺平道路。

在HL7的第7章中对计算机系统间传送结构化的、面向患者的临床数据所必需的事务（Transaction）进行了描述。其中谈到：事务所携带的是作为文本、数字或绝对值报告的信息。消息并不携带图像本身，图像的有关传输及标准见DICOM标准。实际上，HL7用来指导生成HIS和RIS系统，主要涉及文本信息及其管理；而涉及到图像信息时交由支持DICOM标准的PACS系统处理或调用。

图5-5-1以集合的概念清晰地说明了两个标准使用的应用范围：HL7的应用范围更加广泛，图中所列出的仅是一个医院内部的部分情况，今后它的发展可能跃出一所单独的医院的围墙，而成为各个医院之间以及医院和社会其他部门行业之间的统一接口。但是在调用图像存储和传输这一部分时，它是采用DICOM标准的。

HL7被用于把波形观察转换为通用的临床信息系统。DICOM波形信息对象的定义已经被特别的与HL7波形信息格式在语义层上协调了，包括信道属性定义和同步获取信道的多元组的使用等。通用对象模型的应用允许在DICOM的波形交换和HL7的波形交换之间进行直接的代码转换和协同，也可以被看作是两个信息系统之间的不同的语义的通用的语义工具。

HL7允许传输封装成HL7信息的DICOM SOP实例（信息对象）。由于DICOM与HL7波形在语义上是协调的，所以DICOM波形服务对象对的实例不需要用压缩数据传输，它们可以以HL7波形获取形式的原有形式传输。

四、DICOM中关于DICOM和HL7之间接口的规定

当我们在影像获取设备、影像扫描设备、影像存储设备、影像后处理工作站等设备之间交换影像

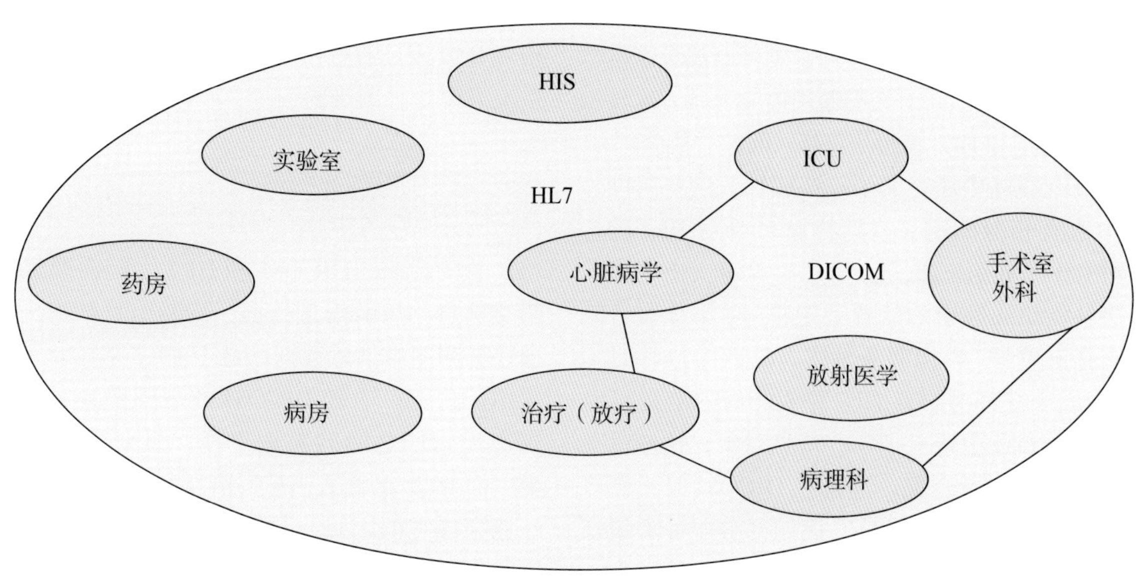

图5-5-1　DICOM与HL7在医院的应用

时，必须寻找一种把数字化影像及其信息输入/输出的影像设备。在没有一种工业化的标准之前，每一种影像设备上都必须有一个专门的接口。放射科的影像设备来自多个厂家，它们之间数据都不兼容。为了实现设备的互联，医院必须专门开发或者购买相应的接口。所以首先需要各个设备都支持一个标准，如DICOM标准，这样各个设备就可以自由的交换数据；如果设备支持不同的标准，如分别支持DICOM和HL7，则要求在他们之间建立接口。

在DICOM中作了一些规定，以利于DICOM和HL7之间接口的实现。例如：

1．自从DICOM标准出版以来，做了很大的努力来协调DICOM标准的信息模型和其他相关标准的模型之间的关系，尤其是HL7模型和CEN TC 251 WG3 PT 022模型。这是可以更好地与医院中各种实际情况结合，根据这些情况调整模型。在讨论模型的时候，信息实体的定义和它们的识别参数起了重要的作用。

在DICOM服务类说明里的附录M：识别参数的处理技术里显示了哪个识别参数可以包括在图像SOP实例和它们相关设备执行程序步骤（MPPS）SOP实例中。阐明了不同的情况，来描述带有信息系统的设备的多种层次的整合，以及关联暂时不可用的情况。

DICOM标准中第3部分的附录J：定义了一些波形信息对象。DICOM波形信息对象的定义已经被HL7波形信息格式在语义层上协调了。应用通用对象模型允许在DICOM的波形交换和HL7的波形交换之间进行直接的代码转换和协同，也可以被看作是两个信息系统之间的不同语义的通用语义工具。这显示了DICOM波形和HL7波形信息格式间的一致性。

2．在DICOM中还定义了一些属性，这些属性在HL7中也有相似的定义，这样就可以与HL7的环境协同工作。如第三部分：信息对象定义中的影像服务请求模块属性中的放置者定单号/影像服务请求和填充定单号/影像服务请求，这两个属性是用来描述相应的定单号，在HL7中有相应的定义。

3．在DICOM中定义了一些信息对象，这些信息对象在HL7中也有定义，这是在DICOM第三部分的信息对象定义部分。另外在第四部分服务类说明里规定了一些识别参数。这些结合起来就可以在DICOM和HL7之间进行接口通信。

4．DICOM提供了PACS和HIS的接口。DICOM不仅规范了医学图像存储和通信的标准，而且也提供了患者统计信息、检查信息和诊断报告等与图像相关信息的规范和服务，DICOM标准的这部分被称为“DICOM和HIS接口”。

5．通过DICOM与HL7网关实现PACS和HIS的接口。在PACS和HIS间建立DICOM/HL7网关，实现PACS和HIS的通信。通过该网关，影像科室医生在诊断工作站书写影像诊断报告时，可自动获取HIS中患者相关信息，包括检查信息、病历、医嘱、检验结果等。

可以从DICOM信息流中获取患者ID，再从HIS服务器中查找到对应的记录，并按照HIS中的入口信息修改DICOM中的入口信息，修改后的信息存入HIS服务器和影像服务器。在影像服务器中，信息按照DICOM的“实体-关系”（Entity-Relationship）数据结构模型（患者层→检查层→系列层→影像层）生成DICOM文件。由于在HIS的检查记录表增加了关联字段，HIS的工作站能通过该网关直接查找PACS上的影像。

该网关的优点是：可以达到两个系统的充分集成，如：患者入口统计信息不必重复录入，可以实现大部分的PACS和HIS/RIS交互功能，可以实现图像提取，图像自动路由等PACS的智能功能，给用户的是统一集成的用户界面，能够自动检索数据从而节省人工输入关键字来检索的时间，能够统一管理数据的存取权限等。

其缺点是：相互集成的PACS和HIS/RIS必须相互开放或具有标准化接口，这对某些现存产品或系统来说是很困难的。

五、DICOM和HL7之间的交换信息

总的说来，DICOM和HL7之间需要通信的有四类信息：患者信息数据、诊断信息数据、波形信息数据和图像信息数据。由于HL7是对整个HIS都适用的协议，它比DICOM的范围要大得多。因此要实现它们之间的数据交换，需要以HL7作为桥梁。而HL7定义了一系列消息和触发事件，可以很好地完成它们之间的数据交换。以下就这四种信息数据分别讨论。参考的协议版本为DICOM 3.0以及HL7 2.3.1。

（一）患者信息

患者信息是医疗信息管理系统中最基础的信息，它包含患者的基本信息和入院信息。DICOM 将患者的信息封装在“患者识别模块”和“患者统计模块”中，而 HL7 的 PID 段包含了患者的基本信息。

1．患者基本信息

表 5-5-1 给出了 DICOM 和 HL7 共同关心的主要的患者基本信息。

2．患者基本信息的交换

HL7 定义了以下四种事务来进行患者基本信息的交换。

（1）患者入院事务将患者基本信息放在 ADT（入院管理消息）的 PID 段中发送给 PACS，通知有一个患者入院、转院或者出院。PACS 收到消息后使用 ACK（确认消息）对 HIS 做出应答。

（2）医嘱事务将患者基本信息放在 ORM（一般医嘱消息）的 PID 段中发送给 PACS，通知患者需要拍片服务。通常在消息中患者的检查信息会一并发送给 PACS，PACS 使用 ORR（一般医嘱应答消息）做出应答。

（3）查询事务将患者基本信息放在 QRY（原始模式显示查询消息）的 QRD（查询定义）段中发送给 PACS，通常是通过患者的姓名和 ID 号码以及特定的查询条件来获取需要的数据。PACS 可以使用 DSR（显示应答消息）立即将查询结果发送给 HIS，也可以先发送一个查询确认消息（QCK），表示已经收到查询请求，然后在以后的某个时间再将查询的结果通过 DSR 发送给 HIS。

（4）财务事务将患者基本信息放在 DFT（细节财务消息）或者 BAR（添加 / 修改账单消息）的 PID 段中发送给 PACS，通知 PACS 对患者进行的各种财务事项。如添加一个新的账号、删除账号、传递财务细节、修改账单等。PACS 使用 ACK 消息做出应答。

（二）诊断信息数据

诊断信息数据（不包括图像信息）是医生在对患者检查后的结果。DICOM 将诊断信息封装在“患者检查模块”和“一般检查模块”中。而 HL7 的 OBR 和 OBX 段中包含了患者的检查信息。

1．主要患者检查信息

DICOM 和 HL7 共同关心的主要患者检查信息包括检查日期、检查时间、检查部位、检查描述以及检查医师的信息。DICOM 中这些信息都包含在一般检查模块和患者检查模块中，见表 5-5-2。

2．患者检查信息的交换

HL7 定义了医嘱事务和查询事务来进行患者检查信息的交换。医嘱事务和患者基本信息中叙述的相同，主要是 HIS 将初步的检查结果发送给 PACS，以备参考。查询事务可以用来查询患者拍片前所作的初步诊断信息（PACS 查询 HIS），也可以用来查询根据拍片的结果所做出的诊断信息（HIS 查询 PACS）。HL7 定义了多种查询和应答消息类型，如内置查询语言查询 EQQ、虚表查询 VQQ、存储过程查询 SPQ、事件重放查询 RQQ 等。对这些查询的应答可以分别是增强显示应答 EDR、虚表应答 TBR、事件重放应答 ERP 等。检查信息包含在 DSR 和 EDR 消息的 DSP 段、TBR 消息的 RDT 段中。

（三）波形信息数据

1．波形信息的内容

波形获取是医学影像环境和通用临床环境的一

表 5-5-1　患者的主要基本信息

DICOM		HL7	
信息名称	所属模块 / 标签	信息名称	所属段——字段（序号）
患者姓名	患者识别模块 /（0010.0010）	患者姓名	PID-5
患者 ID	患者识别模块 /（0010.0020）	患者 ID	PID-3
患者出生日期	患者统计模块 /（0010.0030）	患者出生日期	PID-6
患者出生时间	患者统计模块 /（0010.0032）	患者出生时间	PID-6
患者性别	患者统计模块 /（0010.0040）	患者性别	PID-8

表 5-5-2 主要患者检查信息

DICOM		HL7	
信息名称	所属模块 / 标签	信息名称	所属段——字段（序号）
检查日期	一般检查模块 /（0008.0020）	检查日期	OBR-7
检查时间	一般检查模块 /（0008.0030）	检查时间	OBR-7
检查部位	一般系列模块 /（0018.0015）	样本来源	OBR-15
检查医师	一般检查模块 /（0008.0090）	检查医师	OBR-16
诊断描述	一般检查模块 /（0008.1080）	诊断信息	OBR-31

部分。DICOM 中波形标准化的领域是包含图像上下文的波形获取，可以将它和由采用 DICOM 协议转换和管理的其他数据放在一起进行分析。HL7 用来把波形观察转换为通用的临床信息。DICOM 波形信息对象的定义已经与 HL7 波形信息格式在语义层上进行了协调。DICOM 和 HL7 的波形信息都包括四方面的内容：波形信道、波形时间、波形数据、波形注释。DICOM 把波形信息封装在波形模块、波形识别模块和波形注释模块中。HL7 通过定义四个子类型的 OBX 段来进行波形信息的传递。这四种 OBX 段分别定义为：① CHN 子类型，以一个通道定义（CD）数据类型定义了一个通道；② TIM 子类型，以时间串（TS）的形式定义了波形的开始时间；③ WAV 子类型，以一元数字序列（一元通道）或者多元数字序列（多元通道）数据类型携带波形数据；④ ANO 子类型，以编码条目（CE）的数据类型携带波形注释，同时指明了注释适用的波形的时间点。

以下就波形的四个方面的内容分别进行说明。

（1）波形信道

表 5-5-3 列出了 DICOM 中波形模块通道定义序列属性和 HL7 中的 CD（通道定义）数据类型之间的对应关系。

在 DICOM 信息对象定义中，采样频率是用多元组定义的，也就是说采样频率是一组值，每个信道的采样频率都可以是不一样的。而在 HL7 中，如果 OBX 段 WAV 子类型为 NR（一元数字序列）数据类型，则 CHN 子类型中定义的采样频率就是这个一元通道的采样频率，如果 OBX 段 WAV 子类型为 MR（多元数字序列）数据类型，则所有的通道都具有相同的采样频率。

（2）波形时间

HL7 中在 TIM 子类型的 OBX 段中发送一个波形数据的开始时间，而在 DICOM 中，波形数据的开始时间需要两个时间属性采样数据时间点（0008，002A）和多组时间偏移（0018，1068）的组合来得到对等的时间串。因此，DICOM 中可以为不同的

表 5-5-3 DICOM 和 HL7 信道定义的联系

DICOM 属性	HL7 CD 数据类型组成
波形信道编号（003A，0202）	信道标识（编号 & 名字）
信道标签（003A，0203）	
信道源序列（003A，0208）	波形源
信道资源调节序列（003A，0209）	
信道灵敏度（003A，0210）	信道灵敏度和单位
信道灵敏度单位序列（003A，0211）	
信道灵敏度修正因素（003A，0212）	信道标准参数（正确因素 & 基准 & 时间偏移）
信道基准线（003A，0213）	
信道时间偏移（003A，0214）	
（组）采样频率（003A，001A）	信道采样频率
信道最小值（5400，0110）	最小和最大数字值
信道最大值（5400，0112）	
信道偏移（003A，0218）	HL7 中没有定义
信道状态（003A，0205）	
低通滤波器（003A，0220）	
高通滤波器（003A，0221）	
槽口滤波器频率（003A，0222）	
槽口滤波器带宽（003A，0223）	

波形数据定义不同开始时间。而在HL7中，不管是一元通道还是多元通道使用的都是同一个开始时间。采样频率具有类似的情况。理论上HL7也可以实现多采样频率和多开始时间的传输，因为只要将WAV子类型设为NR（一元数字序列），每次只传输一个信道的波形数据，通过多次发送四个子类型的OBX组就可以传输多个信道的波形数据。但是这样做是以效率下降为代价的。可见HL7在波形传输的灵活性上比DICOM稍差。

针对这个问题，协议提出了一种解决的办法。由于采样频率是CHN子类型的OBX段的第五个字段的元素（component）。因此只要将这个元素分割成若干（个数由通道的个数决定）子元素（subcomponent），每个子元素包含一个通道的采样频率，这样就可以用一个CHN子类型的OBX段发送多个采样频率。同理，由于波形开始时间是TIM子类型的OBX段的第五个字段，因此只要将这个字段分割成若干（个数由通道个数决定）元素，每个元素中包含一个通道的波形数据的开始时间，就可以在一个TIM子类型的OBX段中发送多个开始时间。需要注意的是，通道的采样频率和波形开始时间必须一一对应，即第一个通道的波形开始时间是OBX段的第五个字段的第一个元素，第二个通道的波形开始时间是OBX段的第五个字段的第二个元素，依次类推。采样频率的情况和此类似。

（3）波形数据

DICOM将波形数据封装在波形模块中，HL7则通过WAV子类型的OBX段来装载波形数据。由于DICOM波形编码为二元编码形式，因此它需要指明几个数据元素以进行精确编码。这几个数据元素如表5-5-4所列。

由于HL7直接采用ASCII编码来标识波形数据，因此无需进行说明。

表5-5-4 DICOM波形数据元素

波形通道数	(003A，0005)
波形采样数	(003A，0010)
波形比特存储	(003A，021A)
波形比特分配	(5400，1004)
波形采样间隔	(5400，1006)
波形填充值	(5400，100A)

需要注意的是，在HL7的格式中，波形数据是以字符类型的数据串的形式传输的，而在DICOM中是以编码条目的形式，所以在接口中要充分考虑两种格式的转换。

（4）波形注释

在HL7中，波形注释在一个ANO子类型的OBX段中发送，采用CE数据类型（编码条目）。这正好符合DICOM注释采用的编码项目序列。但是，HL7仅仅是对在一个时间点上的波形做出注释，而DICOM则可以对由时间或者明确的采样位置确定的一段波形做出注释。

2．波形数据的交换

HL7定义了两种触发事件来进行波形数据的交换。

触发事件w01（波形结果主动更新）：当对患者的身体检查生成波形数据时（如心电图），波形数据被主动发送给有关的部门。此时的消息类型为ORU（主动更新消息）。由于采用四种不同子类型的OBX段来传输波形数据的不同内容，因此在w01消息中需要连续发送CHN子类型OBX段，TIM子类型OBX段，WAV子类型OBX段，ANO子类型OBX段。此四个类型的OBX段组成一组来装载一个一元通道或者多元通道的波形数据。由于在一个w01事件中可能会发送多组波形观察数据，因此HL7通过将同一组OBX段的第四个字段（观察子ID）设为相同的值来将一组相关的波形数据联系在一起，使得接收系统在进行消息解析的时候不至于产生混淆。

触发事件w02（波形结果查询应答）：当收到请求波形数据的查询结果时，将波形数据作为查询应答发送给查询发出系统。此时的消息类型为QRF（查询应答过滤）。波形数据的组织和传输与w01相同。

（四）图像信息数据

1．图像信息的传输方法

由于HL7的消息都是基于纯文本的形式，组成消息的单元均为ASCII码，因此，在HL7消息中是不能实际传输图像数据的。为此，HL7定义了一种RP（引用指针）类型的OBX段，在这个段中给出图像的“引用地址”。于是，当接收方解析消息之后，如果需要实际的图像，则使用这个“引用地址”并通过其他的接口来获取实际的图像。

当OBX观察结果段的观察值类型字段（OBX-

2）为 RP 时，它的观察值（OBX-5）字段中包括以下元素：

< pointer(ST) >< application ID(HD) >< type of data（ID）>< subtype（ID）>。

其中：pointer 的值即为图像的地址，类型为字符串（ST）；application ID 的值为存储图像的系统的名称，它的数据类型为层次命名（HD）类型，它包含以下子元素：

Components：< namespace ID（IS）>< universal ID（ST）> < universal ID type（ID）>

其中 namespace ID 的值为存储图像系统的名称编码，它的类型为用户定义编码表 IS 类型，所有的系统的名称都被编码并存入一个用户定义的编码表中，通过系统的编码就可以在表中查到相应的系统的名称。这个编码有时只能在局部范围内使用。如果它不能在全局范围内确定系统的名称，则需要使用 Universal ID，此为系统的全局 ID，可以在全局范围内唯一确定系统的名称。Subtype 为全局 ID 的数据类型，主要的类型有 DNS（域名服务），UUID（数据通信设备全局唯一标识符），也可以是 Random（任意类型），这需要通信双方协商好类型的确定以及解析的规则。

另外，字段的第三个元素数据类型 Type of Data 为图像的类型，一般为 image，如果是其他应用类型的数据，尤其是不能解释的二进制数据，则图像类型需设为 Application。例如调用 DICOM 的结构化文档（SR）时，由于 HL7 中没有特别说明 DICOM 的 SR 文档，因此图像类型就要设为 Application。

由于系统一般都把图像存储在数据库中，因此在 pointer 元素中也可以为用某种查询语言（如 SQL）写的查询语句，而在 application ID 中指明数据库的地址。这样，接收系统在解析消息之后，可以直接在指定的数据库中通过指定的语句查找所需要的记录。

2．使用 HL7 消息传输图像信息

HL7 使用观察报告事务和查询事务来进行图像信息的交换。

观察报告事务使用 ORU 消息将图像的存储地址以及相关信息通知给各个系统。ORU 消息的 OBX 段的类型被设置为 RP，OBX 段的观察值字段中存放的是图像的地址信息（或者查询语言）以及保存图像的系统的信息。

查询事务主要是将图像的信息以及保存图像的系统的信息作为查询的结果发送给查询发出系统，结果信息放在 ORF 消息的 OBX 段的观察值字段中，OBX 段的类型被设置为 RP。

随着医院数字化进程的逐步深入以及不同医疗数据交换的日益频繁，HL7 肯定会和 DICOM 进一步融合在一起，形成一个完善、高效、应用广泛的医疗数据交换协议。

重点推荐文献

[1] 王甜甜，李国侠，庞浩，包百鸣．基于 MATLAB 软件的 DICOM 图像的信息提取．中国医疗设备，2013，28（12）：61-62．

[2] 胡嘉，姬红兵．基于 DICOM 和 HL7 标准的医院放射科信息系统．计算机工程，2004，30（18）：195-197．

第 6 节　DICOM 的未来

随着信息技术的发展，DICOM 标准在 PACS 中的应用暴露出一些弊端：在基于 DICOM 标准的 PACS 系统中，其核心是 DICOM 网络，所有进出 DICOM 网络的医学图像数据及其相关的文本信息都要经过网关或者接口进行格式和通信协议的转换；医学图像和相关文本信息位于不同的系统（PACS、HIS 等），信息分散，使系统不能完全共享；随着系统的不断升级、复杂化，DICOM 系统的容错性、开放性、互联性以及可维护性显得越来越困难。

CORBA（Common Object Request Broker Architecture，公共对象请求中介结构）技术的出现为分布于不同网络节点的对象相互协作提供了便利的条件。CORBA 支持在物理上分散的资源在逻辑上进行一定的耦合，构成一个整体可以容易地进行数据共享和区域互联。CORBA 是基于分布式对象技术，把图像和文本信息都看作组件对象进行处理，并利用流行的面向对象处理技术对PACS和HIS等系统进行分布集成。CORBA具有代理服务性、客户端和服务器独立性、兼容性、分层设计性、分布对象设计性等优点，这为把CORBA技术引入PACS提供了前提。

为实现远程数字医疗、区域化PACS、国家甚至全球的PACS，CORBA技术可以和DICOM标准结合的方式，充分利用两者的优势。由于DICOM的弊端，DICOM标准将只限医学影像成像设备和显示工作站间，还有其他采用DICOM协议的工作站与工作站间的通信。而主流的网络设计框架将采用分布对象设计的CORBA技术，CORBA基于三层的PACS体系结构技术将逐渐取代DICOM标准的PACS两层体系结构，这使得通信更具兼容性和信息共享性，也是真正实现医院远程医疗的重要手段。

随着医院信息化系统的发展和远程医疗的构建，基于DICOM的PACS系统将朝着分布式网络结构、大容量医学图像压缩存储、快速渐进式传输、医学图像复杂的处理和诊断、高效化的数据访问、集成化通信的智能医院信息系统方向发展。

DICOM标准具有前瞻性，该标准同时也成为与时俱进中的标准，根据目前使用该标准的用户在使用过程中遇到问题的反馈，各个成员组织将会提出增强标准的提案来应对。在未来版本的标准中，所有相关提案都将被考虑，但是更新标准的必要条件是保持与以前版本的有效兼容性。在这个标准的未来制定过程中，将会有来自用户和制造商的建议和评论，并将有关质询及有关建议和推荐提交至NEMA的诊断成像和治疗系统部分。

医学影像的范围远不只放射医学图像。如内镜探测（Endoscopists）、病理学者、牙医以及皮肤科医生（只举出四个特殊领域），所有产生的图像都是他们研究领域的一部分。最近，这些领域的专业人员在ACR-NEMA的特别工作聚会上开始筹划如何利用DICOM系统。DICOM的目标导向性设计使这个过程相对简明，专业人士可以为建立合适的信息实体提供意见，然后ACR-NEMA可以帮助把它翻译成DICOM标准。第一项工作是对内镜检查法中（包括在肺部、肠胃、泌尿和整形科的应用）彩色成像信息对象的定义。这个模型以一个新信息对象和三个新的标准的形式产生了第一个非放射性合作成果。美国心脏病医学院（ACC）着手处理ACR、NEMA关于他们的在两个心脏插管实验室之间的冠状血管造影和脑室造影存档和交换问题。大多数新的心脏实验室设备产生数字图像，但是和CT、MR一样的是，制造商使用享有所有权的存储媒体和格式化磁盘。传统的35mm胶片避免了这个问题，可是当图像是以数码形式开始的时候，这并不是一个有效的解决方式。心脏病学者联合来自心脏病和介入学会的血管造影学者和介入放射学专家，组织了两个特别工作小组，并且命名为“X射线血管造影信息对象”。这将作为新内容添加到第三部分中去。

这也面临着将这些信息以可移动的方式记录下来的问题，由于大多数心脏和血管造影术实验室的非网络化本性，同时也因为为其他可能独立操作的专家提供电影图像的可能性，因此这点就显得尤为重要。为了满足这种需要，发展交换媒体标准工作已重新活跃。这种工作组已经完成了DICOM中描述媒体存储以及文档格式化的第十部分，该部分是一个“媒体 - 独立”定义的集合。

每个需要记录文件到媒体的应用程序可能需求不同的媒体。例如，心脏病专家需要一个高容量并且能够快速访问的媒体作为35mm胶片的替代品。非心脏病的超频率影像专家则可能不需要如此大的容量，尽管他们可能需要电影反复循环的能力。针对这个原因，DICOM的十一部分和十二部分将很快定义出媒体交换标准对于媒体水平的全部的方法。每个应用将会有一个应用轮廓，它将是个垂直的“片”贯穿整个DICOM层。在这种作用下，它将为一个指定的应用详细说明这个SOP类、转移语法、目录结构、基本文件senice、媒体格式以及需要的物理介质。不同于网络连接通信，这些轮廓部分是必需的，因为媒体离线通信制约了协商过程。

DICOM的第10部分是在日内瓦大学Papyrus小组的能力合作下完成的。Papyrus是一个文件格式的标准，它已应用多年，并且使用ACR-NEMA数据系统。新Papyrus版本应符合DICOM。

放射医学对于影像的巨大兴趣及在电子医学记录上的全面的兴趣，鼓舞了医学信息标准相关组织和专业团体的发展，包括由美国国家标准委员会（ANSI）赞助的健康信息标准计划组（Healthcare Informatics Standards Planning Panel HISPP）。ANSI是美国在国际标准组织（ISO）中的代表，是与CEN交换信息的正规渠道，这个CEN组织担负着欧洲的医学信息标准的制定。ISO同时与日本的标准组织提供官方信息。随着标准的发展，如果最终产品是兼容的，那么通过 ANSI HISPP 的协调就变得很重要。着眼于国际影像设备商业的本性应该能对解释标准走向无国界的重要性起作用。

毫无疑问，DICOM 是应用于工业和专业领域的最有效的医疗成像标准方案。由于它的内容的容量，它是一个复杂的标准，同时它是可实现的和有益的。它提供了在迅速实现对当前产品支持的实际目标和一个固化的模块基础之间一个正确的平衡，这样就保证了一个与未来需要一起发展和响应的能力。DICOM 中的工作量部分原因是从其他使用图像的领域中获利的。通过专业领域中有用的技术的使用，可以定义信息对象和服务，然后使用 DICOM 的结构来实现。

DICOM 随着概念的延伸和扩充而发展。除此以外，DICOM 开发者的目的之所在不是要从事所有医学信息学。从名字中可见，它关注的是医学成像。其他人应该能够从已经做的工作和提供的概念中获得益处，这是 DICOM 开发者的目标之一。

由于 HIS、RIS、PACS 和 LIS 等各种系统之间组合的日益需要，DICOM 标准将与其他标准（如 HL7 和 SNOMED）联系更加紧密，DICOM 标准的制定也将与其他标准的制定机构（如 HL7、IHE、ASTM 和 ISO TC215 WG2）更紧密地配合。

DICOM 标准是第一个广为接受的医疗设备间通信的国际标准，它作为一个计算机和医学相关联的纽带起着非常重要的作用。DICOM 标准作为一种新兴的医学图像传输标准，它的应用范围在医学图像领域内不断扩大，其具有的面向对象特征、开放性使其自身得到不断的发展和完善。

当前，医学信息数据通信领域正在经历一个飞速发展的阶段，大量新的医疗设备、计算机诊断系统和诊疗理念不断丰富着这一领域。因此，DICOM 标准从诞生之日起就是一个开放的标准，它不断的进行着自我完善、扩充和演化的过程。为了适应这种内容不断扩充和更新的需要，DICOM 标准采用了广义的信息对象定义 IOD（Information Object Definition）的概念，不仅包括医学图形和图像，也包括大量相关的检查、报告等广义的信息对象，并且通过唯一表示 UID 的方式在网络环境下唯一地确定这些信息对象。在此基础上，DICOM 标准定义了大量不同的服务类（Service Class），用以完成不同的服务功能。因此，对于不断更新的医疗设备及其各种类型的数据，可以通过修改或定义新的 IOD 使得标准与之相适应并得以扩充；而对于新增的功能，则可以通过定义新的服务类来完成。这样就达到了不需要对 DICOM 标准的整体架构进行修改的情况下，完成标准本身不断扩充和更新的目的。也就是说，DICOM 标准可以在不断吸收新特性的同时，仍能很好地保持与原先版本的兼容性。

DICOM 标准是目前医学影像存储与传输的工业标准，是 PACS 系统实现的基础。DICOM 标准虽然主要应用于诊断的医学成像中，特别是在放射学科、心脏学科和其他相关学科，但是它仍然可以广泛用于在临床医学图像和非图像的相关信息的交换。在 DICOM 标准中详细定义了影像及其相关信息的组成格式和交换方法，利用这个标准，人们可以在影像设备上建立一个接口来完成影像数据的输入 / 输出工作。DICOM 标准是以计算机网络的工业化标准为基础，它能帮助更有效地在医学影像设备之间传输交换数字影像，这些设备不仅包括 CT、MR、核医学和超声检查，而且还包括 CR、胶片数字化系统、视频采集系统和 HIS/RIS 信息管理系统等。目前，世界医学影像设备的主要供应商都宣布支持 DICOM 标准。无论在提高医疗诊断水平方面，还是在提高与医学影像及其信息有关的经济效益方面，DICOM 标准的出现为医疗机构带来全新的机会。

（尹建东）

重点推荐文献

[1] 王华，赖声礼，江悦华．适用于 DICOM 图像网络传输的改进零树编码方法．华南理工大学学报（自然科学版），2001，30（12）：26-29、40．

[2] Torres，J. S，DamianSegrellesQuilis，J，Espert，I. B，García,V．H．Improving knowledge management through the support of image examination and data annotation using DICOM structured reporting．Journal of biomedical informatics，2012，45（6）：1066-74．

主要参考文献

[1] 董斌．医学影像存档与通信系统的开发与应用．医疗设备信息，2006，21（1）：16-18．

[2] 徐遄，吴勇，贾克斌，等．数字医学影像与通信的重要标准——DICOM 标准．中国医学影像技术，2002，18（9）：952-954．

[3] 赵越，韩滢，王之琼，等．DICOM 技术在 PACS 系统中的应用综述．中国数字医学，2009，4（2）：57-60．

[4] 赵贵军，张大波．PACS 系统中的 DICOM 标准概述．微计算机信息，2006，22（16）：259-261．

[5] 孟成博，张继武．HL7 与 DICOM 之间数据交换的分析与实现．医学信息，2004，17（12）：787-793．

[6] 张崴，牛玮．医学数字图像和通讯标准——DICOM．现代医药卫生，2005，26（1）：111-112．

[7] 吕晓东．医学数字影像通讯（DICOM）标准及其应用．医疗卫生装备，2001，22（1）：43-44．

[8] 黄志聪，庄天戈．DICOM 标准的发展及最新的变化．中国医疗器械杂志，2004，(3)：203-208．

6 数字医学图像的处理技术

第 1 节　数字医学图像及获取

一、数字医学图像概述

尽管目前尚未有对图像的一个精确的定义，但图像是我们生活中最重要、最丰富和最直观且具有不言而明的信息。对图像的理解可以从两个方面来看，图是物体透射光或反射光的分布，像是人的视觉系统对图进行接收后在大脑中形成的印象或认识。前者是客观存在的，而后者是一种人为的感觉，图像则是这两者的结合。从广义上讲，图像是自然界景物的客观反映，是人类认识世界、感知世界和认识人类本身的重要源泉。也可以说，图像是用各种观测系统以不同形式和手段观测客观世界而获得的，可以直接或间接作用于人眼，进而产生视、知觉的实体。实际上人的视觉系统就是一个观测系统，通过它得到的图像就是客观景物在人眼中形成的影像，因此图像信息不仅包含光通量分布，而且包含人类视觉的主观感受。

数字医学图像通常由众多不同的医学成像设备观测客观人体后间接获取的，成像设备不同导致获取的成像类型也不同，包括了计算机 X 线照相术（CR）、数字 X 线照相术（DR）、计算机断层摄影术（CT）、磁共振成像（MRI）和超声等。随着信息放射学的发展，尤其是图像存储与传输系统 PACS 和远程放射学 Tele-Radiology 的发展，通过网络将该些不同的数字成像设备进行互联并将医学图像传输至专业显示器上进行判读。

（一）数字图像术语

在自然的形式下，图像并不能直接由计算机分析，因为计算机只能处理数字而不是模拟的信息，所以一幅图像在用计算机进行处理前必须先转化为数字形式。为了更好地理解数字图像处理，先介绍一些专业术语。

1. 数字化

数字化就是对模拟图像信号离散化的过程，包括空间离散化和幅值离散化，如图 6-1-1 所示为将

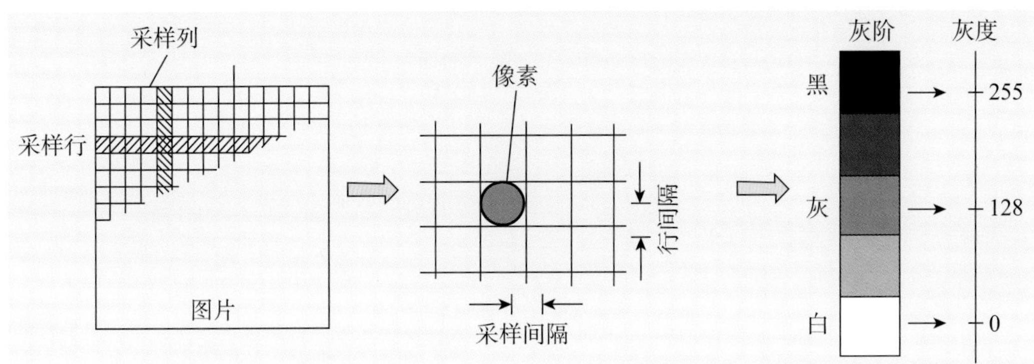

图 6-1-1　图像的数字化过程

一幅图像从其原来的模拟形式转换为数字形式的处理过程。

2．扫描

扫描是指对一幅图像内给定位置的寻址，在扫描过程中被寻址的最小单元是图像元素，即像素。对摄影图像的数字化过程就是对胶片上一个个小斑点的顺序扫描的过程。

3．采样

采样就是对图像进行空间上的离散化处理，即将空间上连续变化的图像离散化。也就是用空间上部分点的灰度值来表示图像，这些点称为像素。采样通常是由一个图像传感器元件完成，它将每个像素的亮度转换成与其成正比的电压值。

4．量化

经过采样的图像，只是在空间上被离散为像素的阵列，而每一个样本灰度值还是一个有无穷多个取值的连续变化量，必须将其转化为有限个离散值，赋予不同码字才能真正成为数字图像，这样的转化过程称为量化。简单地说，量化就是对图像灰度值的离散化处理，也就是对每个样点值数值化，使其只与有限个可能电平数中的一个对应。

5．分辨率

图像的分辨率主要有两个重要指标：一个是空间分辨率，一个是密度分辨率。密度分辨率是指值的单位幅度上包含的灰度级数，即在灰度级数中可分辨的最小变化。若用 8 比特来存储一幅数字图像的每个像素，其灰度级为 256。而空间分辨率是指图像中可辨别的最小细节，采样间隔是决定空间分辨率的主要参数，一般情况下如果没有必要实际度量所涉及像素的物理分辨率和在原始场景中分析细节等级时，通常将图像大小为 $M \times N$、灰度等级为 L 的图像称为空间分辨率为 $M \times N$、密度分辨率为 L 的图像。

（二）数字图像的表示方法

扫描、采样和量化这三个步骤组成了图像数字化的形成过程，实际上就是用一个数字矩阵来表示一个物理图像，如图 6-1-2 所示。

由上述所知，医学图像是通过各种扫描系统以不同手段和形式获得的，可以直接作用于人眼，进而使人产生相应的直觉。客观世界是三维的，但一般情况下从客观景物得到的图像是二维的。一张普通的 X 线黑白胶片图像上的灰度是空间位置的连续函数，该图像的空间位置也是连续变化的，该种图像称为模拟图像，此时数字计算机无法对其进行输入和运算化处理。如果将一幅模拟图像在坐标空间和强度及颜色上都离散化，即将图像分成有限个像素区域，用一个整数表示该像素的灰度平均值，即一幅图像可以用一个二维数组 $f(x, y)$ 表示，x、y 表示二维空间中一个坐标点的位置，f 表示该点处的灰度值，数字图像 $f(x, y)$ 所有像素构成的阵列称为图像阵列，如公式 6-1-1 和图 6-1-3 所示。对于彩色图像可用红（R）、绿（G）和蓝（B）三个矩阵表示，也可组成混合矩阵，此外还可用三维矢量矩阵表示彩色图像。

在数字图像处理中，为了减少计算量，常将

$$F(x,y)=\begin{bmatrix} f(0,0) & f(0,1) & \cdots \\ \vdots & \vdots & \vdots \\ f(M-1,0) & \cdots & f(M-1,N-1) \end{bmatrix} \quad \text{公式 6-1-1}$$

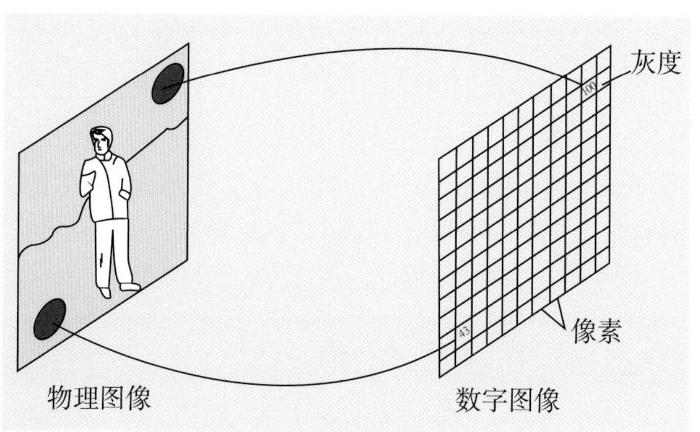

图 6-1-2　物理图像及对应的数字图像

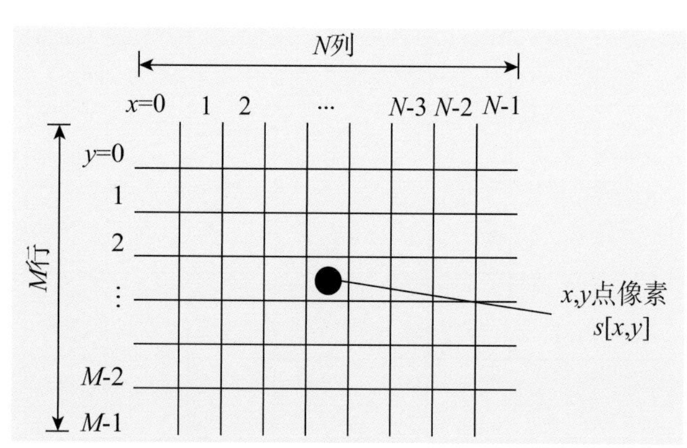

图 6-1-3　图像矩阵的表示方法

灰度图像转为二值图像处理。所谓二值图像就是只有黑白两个灰度级，即像素灰度级非 0 即 1。由于二值图像的特殊性，因此二值图像还有一些特有的表示方法，如链码（又称 Freeman 码），很适合表示由直线和曲线组成的二值图像，以及描述图像的边缘轮廓。在这种情况下，采用链码比矩阵表示能节省很多的比特数。根据斜率分别是 45°、60° 和 90° 的倍数，可组成八方向、六方向和四方向链码。常用链码形式是四方向和八方向，如图 6-1-4 所示。

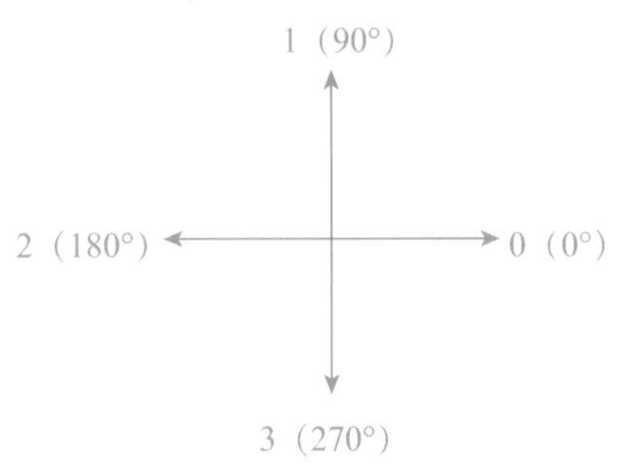

（a）四方向链码

（b）八方向链码

图 6-1-4 **四、八方向链码图**

用八方向链码表示曲线的例子如图 6-1-5 所示，起点从左上角的圆点开始。假设在曲线上叠加一个水平线和垂直线间距均为 d 的小正方网格，曲线在每个小正方网格中都用最接近的方向码表示，则图中的曲线可用链码表示为：001705744256743。

（三）分辨率与数字图像的关系

图像空间分辨率的大小一般由具体的应用和成像系统的容量决定，一般图像矩阵中行与列的数目都是 2 的倍数，这主要由成像数字系统的二进制特性决定的。一幅图像中包含的像素数目等于图像矩阵行与列的数目的乘积。如果构成图像的像素数量较少，像素的尺寸大，可观察到的原始图像细节较少，图像空间分辨率较低；若像素数量多，像素尺寸小，可观察到的图像细节就比较多，图像的细节可见度就高。描述一幅图像需要的像素量又是每个像素的大小和整个图像的尺寸决定的。在细节可见度一定的条件下，图像大比图像小需要的像素多，每个单独像素的大小决定图像细节的可见度。像素数量与像素大小的乘积决定了视野的大小。若图像矩阵大小固定，视野增加时，图像细节可见度降低。像素量与图像质量之间的关系，如图 6-1-6 所示。

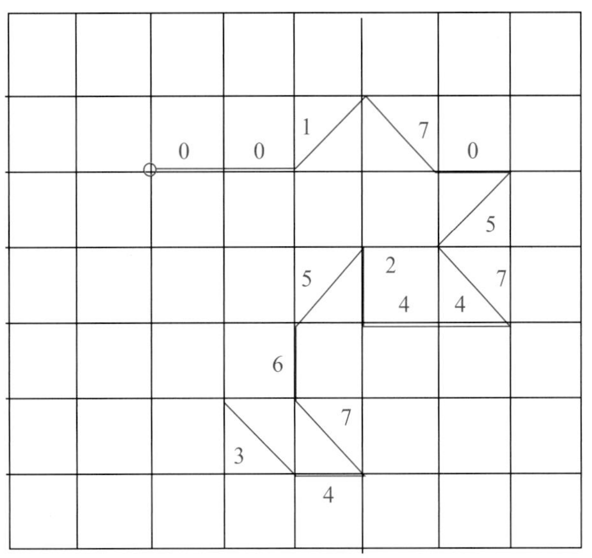

图 6-1-5 **用八向链码图表示的曲线**

由于计算机处理和存储的数字图像采用的是二进制，即非 0 即 1，而非传统的十进制，两者的区别在于二进制的数总是可以用基数 2 的倍数来表示，而十进制的数则要用基数 10 的倍数来表示。模 / 数（A/D）转化器将连续变化的灰度值转化为一系列离散的整数灰度值，量化后的整数灰度值即为灰阶。量化后的灰度级的数量由 2^N 决定，N 即为二进制的位数，如每个像素的灰度精度范围从 1 到 8 位时，则可以表示出 256 个灰度级。灰度级数量与数字图像质量之间的关系，如图 6-1-7 表示。

二、医学图像的特点

由于医学图像是用于诊断和治疗目的，其质量好坏与人体的安全和健康紧密相关。所以要求医学

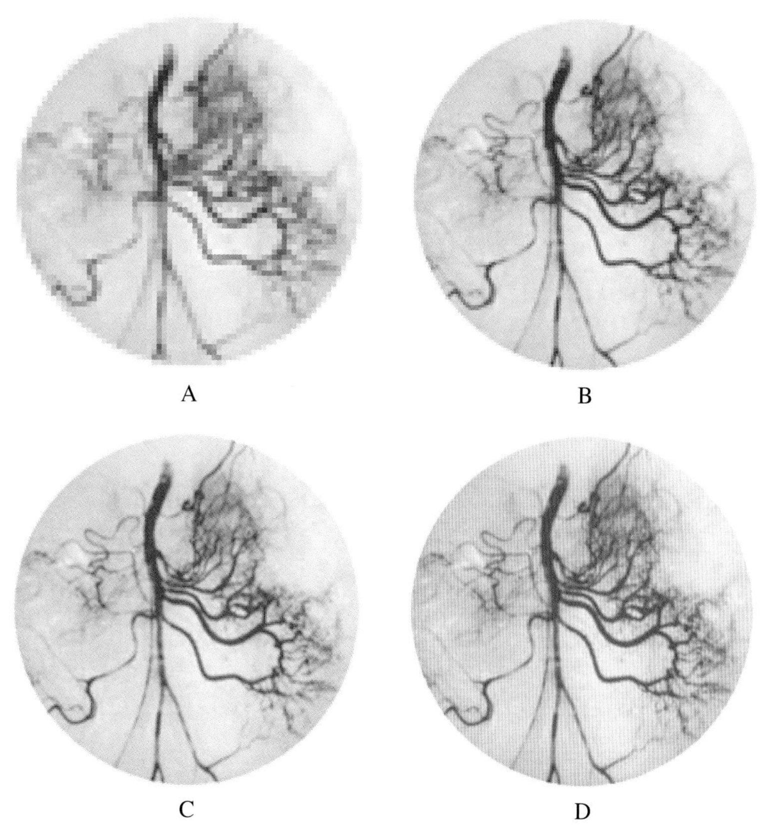

图 6-1-6 **像素数量与数字图像质量之间的关系**
A 为 69×66 像素，B 为 138×132 像素，C 为 207×198 像素，D 为 276×264 像素

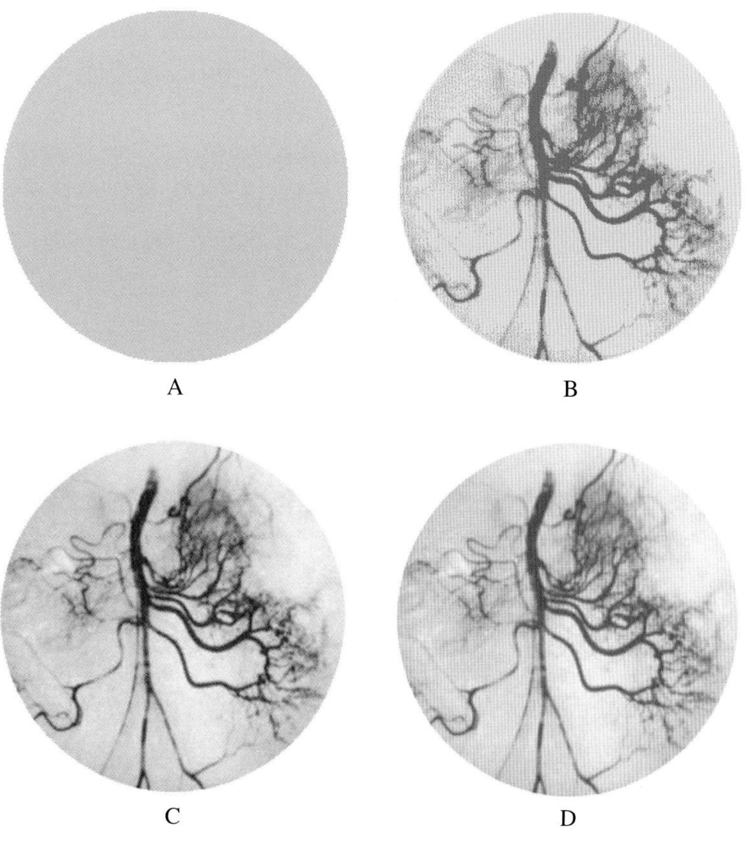

图 6-1-7 **灰度级数与数字图像质量之间的关系**
A．2^1=2 级，B．2^2=4 级，C．2^6=64 级，D．2^8=256 级

图像必须是高质量的，不但要求较高的空间分辨率，同时每个像素还必须有较高的灰阶值，即密度分辨率。加州大学洛杉矶分校医学院放射系曾通过实验指出，观察气胸或肺间质异常或骨髓的细微裂纹，需要空间分辨率为4096×4096、12bit灰阶的图像；而在乳房摄影上发现微钙化病灶或对比度低的乳腺肿瘤则要求有空间分辨率高达6144×6144和12bit灰阶的数字图像。通常情况下，人眼只能观看6bit灰阶值的图像，但是医学图像往往要求具有12bit以上的灰阶，这是因为对于高灰阶的医学图像可以通过窗口/窗位技术将图像的细节信息完全显示出来，从而更好地确定病灶区域和更准确地进行疾病诊断。例如，医生在观察患者的胸部CT图像时，能够通过灰阶值的不同设置得到观测肺和骨质部分的窗口。表6-1-1列出了典型医学成像模式数字图像的大小和灰阶值。

三、数字医学图像的标准

为使医学图像信息在不同设备和系统之间进行自由的信息传输、交换和共享，众多医疗设备厂商必须制定和遵守统一的通信接口和数据存储格式的标准。目前涉及医学图像信息的主要医学工业标准有两个：第七套医院健康标准（Health Level 7，HL-7）和数字医学成像和通信标准（DICOM）。

（一）HL-7标准

HL-7标准发布于1987年，其通信协议汇集了不同厂商用来设计应用软件之间接口的标准格式，它允许各不同的系统之间进行一些重要资料的通信，其大大简化了不同开发商开发医院计算机应用系统间的接口，该标准的重点是规定了关键文本信息在医疗信息系统（如HIS、RIS和PACS）间交换时的数据格式和通信协议。

HL-7规定了患者的姓名、出生日期、病案记录号、检查类型和图像参数等患者的基本数据，这些信息通常存放在图像文件头部分的重要描述数据里。HL-7数据可以在RIS和HIS间自由交换，也可以下载到PACS系统中成为医学图像的描述部分数据。不同的系统都可以按标准将之转化成本系统内的信息格式。

（二）DICOM标准

DICOM标准是目前医学图像生成和PACS建设中必须遵循的标准，其是由美国放射学会（ACR）和美国电气制造商协会（NEMA）联合制定的关于数字医学图像的标准格式和通信协议，其主要目的是为了各成像设备间提供一致性的接口，使设备之间实现互相操作和通信，共享硬件资源。目前，国际主要的医疗设备生产厂家的PACS都采用了该标准作为成像设备之间互操作的医学图像数字接口。该标准已成事实上的国际标准。下面我们对数字医学图像信息模型和类型进行说明。

1．医学图像信息模型　医学图像数据是DICOM中最主要的数据。由于成像设备的成像机制和图像特点都不相同，要想将不同来源的图像数据集成在单一的环境中，这个环境就应该能够处理所有不同来源的图像数据。要实现这一点就必须有一个通用的信息模型来承载图像数据。DICOM标准根据现实世界中的患者身体检查的流程和特点，构造了非常实用的医学图像信息模型。

图像的信息模型共分为四个层次：Patient Level、Study Level、Series Level和Image Level。

Patient Level：其以患者为单元，包括了患者的

表6-1-1　典型数字医学图像的空间与密度分辨率

图像成像模式	空间分辨率（pixel）	密度分辨率（bit）
常规放射线图像（X线）	2048×2048	12
计算机断层扫描（CT）	512×512	12～16
数字血管造影术（DA）及数字荧光透视法（DF）	512×512或1024×1024或2048×2048	8～12
磁共振图像（MRI）	256×256	12
核医学图像（NMI）	64×64或128×128或256×256	8～16
超声（US）	64×64或128×128	16～32

基本信息，其可以直接来源于医院中已有的管理信息系统，一般为 HIS 系统。

Study Level：一个诊断是对患者的某一方面检查的结果，通常包含多个不同设备对患者的检查结果。对同一个患者的检查可以包括多个诊断。

Series Level：一个诊断包含了多个系列。一个系列的图像来自同一成像设备。系列层包含了成像设备的类型、系列成像时间以及检查类型等详细信息。将图像归结为系列的方法取决于具体的临床医疗应用，但是一定要保证同一系列的图像有着时间和空间上的联系，并具有唯一识别的属性，以保证图像的正确采集和显示。

Image Level：图像层是图像信息模型的最底层。每一个图像包含了图像数据、采集信息及位置信息。它取决于不同的成像设备，图像层可以包含单一图像的数据，也可以包含两个图像的数据（针对双平面系统），或是多框架图像的数据。

图 6-1-8 是图像信息模型与医疗检查对应关系的示意图。

2．医学图像的类型

DICOM 针对不同的成像设备定义了不同类型的图像信息对象（Information Object，IO）。每种类型的图像信息对象包含了特定类型成像设备的详细信息，如包含了 CR IO、CT IO、MRI IO、US IO、DA IO、DR IO 等类别，对于每种类型的图像，DICOM 定义了一系列的信息对象模型（Information Object Model，IOM），这些 IOM 适用于具有不同条件和功能的系统。

在 DICOM 标准诞生前，要想获得不同生产厂商设备的数字医学图像是非常困难的，需要针对不同厂家的医学设备开发专用的采集硬件和软件程序，甚至对同一家制造商的不同型号的成像设备开发特定的采集硬件和软件。建立 DICOM 标准以后，绝大多数医疗设备制造商的产品都遵循了该标准，构成了一个开放式的系统体系结构，数字医学图像系统可以使用不同制造商的设备。为使 DICOM 以前生产的成像设备与标准兼容，可以设计和开发专用的软硬件接口，使得这些设备获取的非 DICOM 标准图像格式转化为标准的图像格式，再引入至 PACS 系统中。

四、数字医学图像的获取

1．基于 RIS-HIS 接口技术的相关数据获取

RIS 和 HIS 可以认为是患者的信息中心，其中包含了很多患者的基本信息，如患者的姓名、出生日期、会诊时间、医疗记录号（Medical Record Number，MRN）、存取号（AccNum）、检查类型和成像参数等。MRN 唯一地表示和鉴别一个患者；AccNum 唯一地识别患者的一次医学图像检查；成像参数可以自动的对记录在 HIS-RIS 与 PACS 中的相关数据进行检验和校正。RIS-HIS 数据库中的信息支持对患者信息的查询和检索操作。在操作具有 RIS-HIS 与成像模块接口功能的设备时，如 CT、MRI 等，将 RIS-HIS 中由条形码阅读器读入的患者基本自然信息自动下载到 PACS 中，并集成到该患者图像文件头部分的信息中，成为图像描述信息中相关的部分，如此可有效减少在 PACS 中由于手工重复录入而导致的输入错误，从而提高系统的可靠性和智能化程度，同时提高科室的工作效率和节省

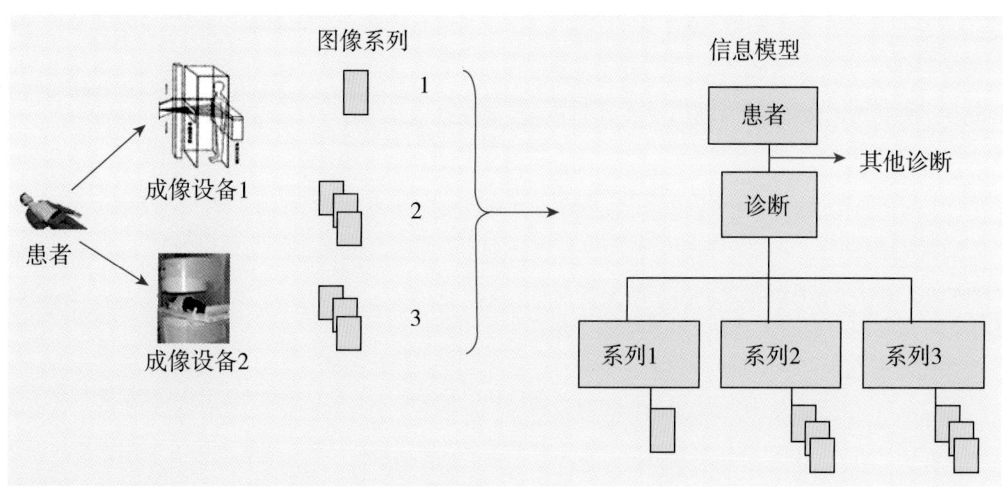

图 6-1-8 图像信息模型与医疗检查的对应关系

大量的人力物力，减少患者在科室的等待时间。如图 6-1-9 给出了一个 RIS、HIS 和 PACS 系统进行互操作来完成 PACS 图像获取的示意图。

2．数字成像模块的图像获取

近年来随着 DICOM 标准获得越来越多的影像设备制造商的支持，大多数数字医学影像设备都遵循了该标准，都具有符合该统一标准的数字接口技术，如 CT、MRI、DR 等，因此在 PACS 中可以通过统一的 DICOM 数字接口，直接就可以顺利读取数字医学图像数据，再通过计算机网络传送至目的地。直接从设备的 DICOM 接口读取图像数据，可以保证在后期对图像进行处理和显示时，不会存在失真的现象发生，使得图像具有理想的空间分辨率和密度分辨率，因而是最理想的数字图像获取方式。

数字图像的获取是医院放射科向无胶片化方向发展的关键所在，遵循 DICOM 标准，可以为建立一个开放式的系统结构、在不同的成像模块之间进行互操作、完成图像的传输和与其他系统之间的信息交换铺平了道路。

五、伪彩色图像

人类肉眼的视觉系统由于生理的限制，其对黑白图像的分辨能力不到 60 个灰度级，但却对彩色过渡比较敏感，能分辨高达上千种不同色度和不同亮度的彩色。在图像显示和记录时，若能把黑白图像变成彩色图像，则可以大大提高图像的可鉴别程度，伪彩色应运而生。伪彩色显示的基本原理是把黑白图像的各个灰度级按照线性或非线性函数映射成相应的色彩（不同灰度级用不同颜色表示）。这种映射输入与输出的像素之间是一对一的运算，不涉及空间位置的改变。

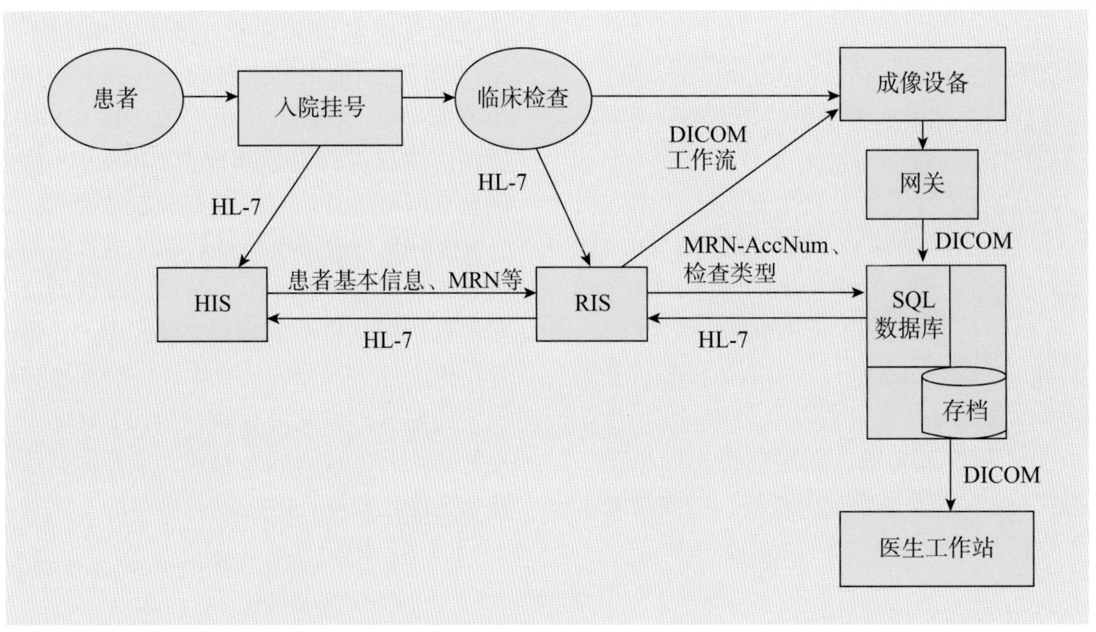

图 6-1-9 基于 PACS/RIS/HIS 接口技术实现相关数据获取

重点推荐文献

[1] 吕晓琪，任海霞．基于 DICOM 标准的医学图像查询与获取技术的研究与实现．内蒙古科技大学学报，2010，29（3）：246-249，259．

第 2 节 医学图像的变换及增强技术

一、医学图像的空间变换

数字医学图像的空间变换是指对图像的位置、大小和镜像进行几何变换，方便医生从各个方向和各个角度、采用不同大小对图像进行浏览，以期获得最多图像信息。图像空间变换的目的是建立一幅图像与其变换后的图像中所有点之间映射关系的函数，即 $(x, y) = [X(u, v), Y(u, v)]$ 或 $(u, v) = [U(x, y), V(x, y)]$，其中 (x, y) 表示输入图像中像素点的坐标，(u, v) 表示输出图像中像素点的坐标。X、Y、U、V 为唯一确定空间变换的映射函数，它唯一定义了输入图像和输出图像中所有点之间的几何对应关系。大部分的空间变换都可以用 3×3 的变换矩阵表示，如公式 6-2-1。

$$\begin{bmatrix} u \\ v \\ w' \end{bmatrix} = T \begin{bmatrix} x \\ y \\ w \end{bmatrix} \qquad \text{公式 6-2-1}$$

T 为变换矩阵，(x, y) 和 (u, v) 分别是变换前后的坐标，w' 和 w 是为了与三维矩阵构成齐次处理而引入的齐次坐标，通常取 $w' = w = 1$。在图像变换时，采用不同的变换矩阵 T 就可以实现图像的几何空间变换。其中：

$$T = \begin{bmatrix} h\cos\theta & -h\sin\theta & a \\ h\sin\theta & h\cos\theta & b \\ 0 & 0 & 1 \end{bmatrix} \qquad \text{公式 6-2-2}$$

其中，h 为放大系数（按比例放大），(a, b) 为平移量，θ 为旋转角度。

1．图像的旋转　图像的旋转是以图像中的某一点为原点以逆时针或顺时针方向旋转一定的角度。若令图像绕原点逆时针旋转 θ 角度，则计算公式为

$$\begin{bmatrix} u \\ v \\ 1 \end{bmatrix} = \begin{bmatrix} h\cos\theta & -h\sin\theta & 0 \\ h\sin\theta & h\cos\theta & 0 \\ 0 & 0 & 1 \end{bmatrix} \begin{bmatrix} x \\ y \\ 1 \end{bmatrix} \qquad \text{公式 6-2-3}$$

也可表示为

$$\begin{cases} u = x\cos\theta - y\sin\theta \\ v = x\sin\theta + y\,\mathrm{con}\theta \end{cases} \qquad \text{公式 6-2-4}$$

在实际应用中最常用的是图像旋转 90°、180° 和 270°，其中最基本的是旋转 90°，当 θ=90° 时，上述公式就简化为公式 6-2-5 和公式 6-2-6。

$$\begin{bmatrix} u \\ v \\ 1 \end{bmatrix} = \begin{bmatrix} 0 & -1 & 0 \\ 1 & 0 & 0 \\ 0 & 0 & 1 \end{bmatrix} \begin{bmatrix} x \\ y \\ 1 \end{bmatrix} \qquad \text{公式 6-2-5}$$

$$\begin{cases} u = -y \\ v = x \end{cases} \qquad \text{公式 6-2-6}$$

一幅胸部 DR 图像的旋转示意图，如图 6-2-1 所示。

2．医学图像的放大

图像空间尺寸的变化包括了图像的放大和缩小，放大和缩小的原理相当，所以此处只简介放大的数理变换，缩小部分不再赘述。

图像的放大是指将原图像的尺寸分别沿 x 轴和 y 轴方向放大 r_x 倍和 r_y 倍，这里 r_x、r_y 均 > 1。当 r_x、r_y 均小于 1 时，为图像缩小相应的处理。图像放大一般用变换公式 6-2-7 和公式 6-2-8 表示。

$$\begin{bmatrix} u \\ v \\ 1 \end{bmatrix} = \begin{bmatrix} r_x & 0 & 0 \\ 0 & r_y & 0 \\ 0 & 0 & 1 \end{bmatrix} \begin{bmatrix} x \\ y \\ 1 \end{bmatrix} \qquad \text{公式 6-2-7}$$

$$\begin{cases} u = r_x x \\ v = r_y y \end{cases} \qquad \text{公式 6-2-8}$$

根据上述公式可得出图像放大变换前后像素的坐标关系，图像中每个像素复制到 $r_x \times r_y$ 个像素构成的子块中，这些子块再按照原来像素的排列进行排列。由于原图像中每个像素放大成新图像中一个 $r_x \times r_y$ 的子块，整个图像就放大了 $r_x \times r_y$ 倍。

利用上述方法对图像进行放大时，会产生所谓的“马赛克”现象，即放大后图像的子块与子块之

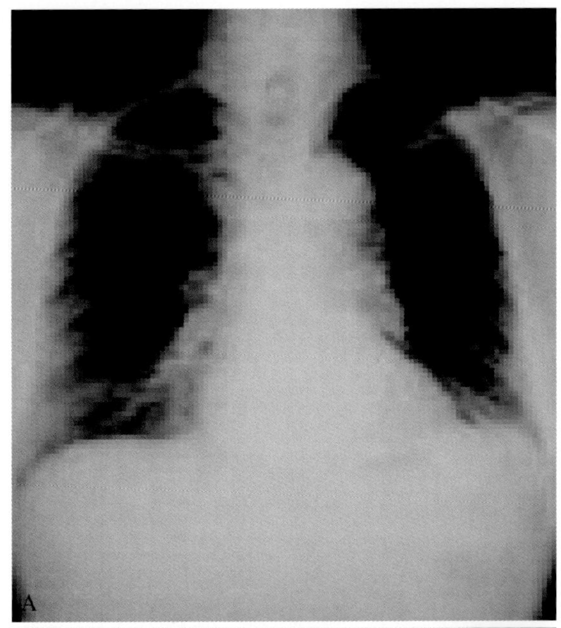

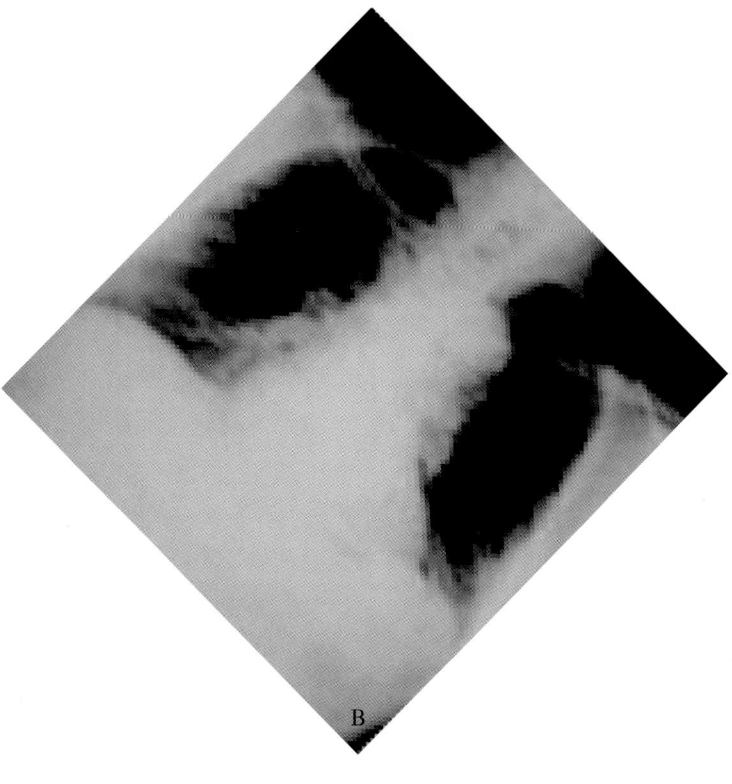

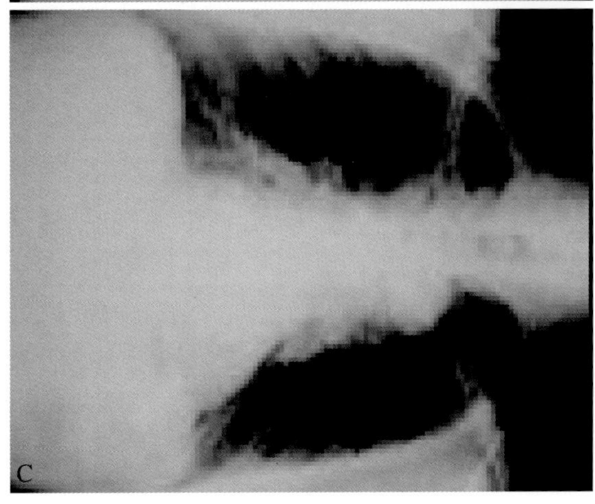

图 6-2-1 DR 图像旋转结果（A 为原始图像；B 旋转 45°；C 旋转 90°）

间的过度不平缓，从而导致图像整体效果较差，我们可以利用线性插值方法进行改进。

线性插值放大法须执行两步操作：创立新的像素位置和对这些新位置进行灰阶赋值。我们可以用一个简单的例子来进行描述，假定有一幅大小为 500 像素 ×500 像素的图像，想把它扩大到 1.5 倍，即 750 像素 ×750 像素，一种最容易的形象化放大方法是在原始图像上放一个虚构的 750×750 的栅格，很显然栅格的间隔将小于 1 个像素的尺寸大小，为了对覆盖层上的任何点进行灰阶赋值，我们在原图像上寻找最靠近的像素并把它的灰阶值赋予栅格上的新像素。当对覆盖栅格上的全部点都赋完值后，简单的把它扩大到原来指定的大小，以得到放大的图像，该种灰度赋值法称为最近邻域内插法。

虽然最近邻域插值法计算起来比较快，但它也有不好的地方，即它仍会产生棋盘格效应，尤其是在高放大倍数时，该种效应就会更加明显。一种改进的灰度赋值方法是采用 4 个最近邻点的双线性插值。令（x'，y'）代表放大图像中的一个坐标（即为前面讨论的虚拟栅格上的点），并令 v（x'，y'）代表其被赋予的灰度值，对于双线性内插而言，所赋予灰度值由公式 6-2-9 给出。

$$v(x',y')=ax'+by'+cx'y'+d \qquad \text{公式 6-2-9}$$

其中 a、b、c 和 d 这 4 个系数是由点（x'，y'）到 4 个最近邻点的距离关系决定的。

二、图像的增强

（一）概述

一般情况下，在各类图像系统中图像的传送和转换过程中总是要造成图像的某些降质，使人观察起来不是很满意，或者使其从中提取的信息减少甚至造成错误，因此，必须对降质图像进行改善处理。如果不考虑图像降质的原因，只将图像中感兴趣的特征，如边缘、轮廓、对比度等进行强调或有选择的突出，而衰减其不需要的特征，以便于显示、观察或进一步分析和处理。需要强调的是图像增强不会增加图像数据中的信息量，而是增加所选择特征的动态范围，从而使这些特征在检测或识别时更加容易。因此改善后的图像不一定要去逼近原图像，即图像增强可能对图像特征的动态范围进行拉伸和压缩、图像边缘信息进行锐化以及改善光照的影响等处理，从而改善图像视觉效果。图像增强技术的主要目的是使处理后的图像对某种特定的应用来说，比原始图像更适用，因此这类处理方法是为了某种应用目的去改善图像质量、提高图像的可懂度，从而使处理后的结果更适合人的视觉特性或机器的识别系统。

医学图像以直观的形式为医生的诊断、治疗起到了重要的辅助作用，经验丰富的放射医师和临床医师能够从这些图像中得到很多有益于诊断的信息，但是由于受医学成像设备的成像机理、获取条件、传输过程及显示设备等因素的限制，使得人眼对某些图像很难直接做出准确的判断。以X线图像为例，这种图像由不同灰度值的像素组成，由大量像素构成了人体组织和器官的图像。由于人体组织和器官自然对比度不同，X线可以很好地反映这些组织和器官的图像，并能在良好的解剖背景上显示病变。X线图像是X线穿透某一部位各层不同密度和厚度结构的投影总和，所以是重叠在一起的图像。由于该种重叠，使得各层组织和结构显影不清，从而造成了对病变判断的困难。图像增强技术就是采用一些变换技术来改善图像的清晰度，将一些重要的内容增强突出。

图像增强技术有两类方法：空间域法和频率域法。空间域法主要是在空间域对图像像素灰度值直接运算处理。例如，将包含某点的一个小区域各点灰度值进行平均运算，用所得平均值来代替该点的灰度值，这就是所谓平滑处理。图像增强的频域法就是在图像的某种变换域内，对图像的变换值进行运算，如先对图像进行傅立叶变换，再对图像的频谱进行某种修正，如滤波等，最后将修正后的变换值逆变换到空间域，从而获得增强后的图像，如图6-2-2所示。

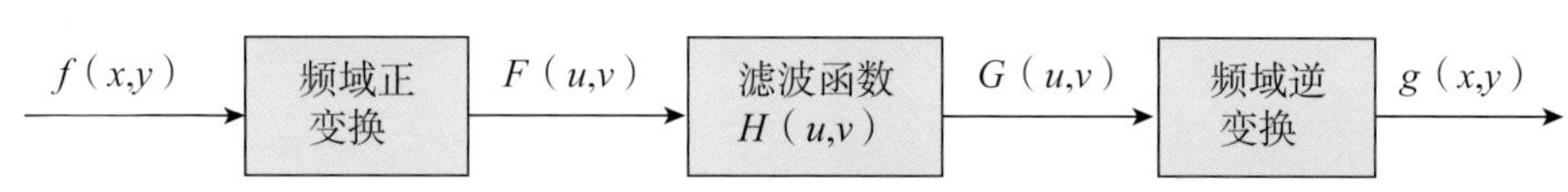

图6-2-2 **图像增强的频域模型**

图像增强的全部内容，如图6-2-3所示。由于篇幅有限，本节主要涉及空域法对图像进行增强的介绍。

（二）基于点的基本灰度变换

假设处理前后的像素值用 r 和 s 分别表示，我们利用公式 $s=T(r)$ 表示灰度基本变换，T 就是把像素 r 映射到值 s 的一种变换。

1．图像反转

对图像求反是将原始图像的灰度值进行翻转，简单地说就是使黑变白、使白变黑，使输出图像的强度随输入图像的强度增加而减少。对原始图像求反在某些场合是很有用的，如对医学图像进行显示并利用单色正胶片对屏幕进行照相时，往往用其负片制作幻灯片。此时的变换函数可通过如图6-2-4所示曲线获得，其数学表达式为：

$$s=L-1-r \qquad \text{公式 6-2-10}$$

其中 L 表示量化后数字图像中的灰度级数。

一个例子示于图6-2-5，原始图像为一乳房的数字X线照片，可看到有一小块病变。尽管事实上两幅图像在视觉内容上都一样，但该种特殊情况下，分析乳房组织结构时反转图像要容易得多。

2．对比度拉伸

导致图像对比度较小的原因很多，如照明质量差、成像传感器的动态范围小等。增强图像对比度实际上是增强原始图像各部分的反差。其基本思想是通过增加原始图像中某两个灰度值间的动态范

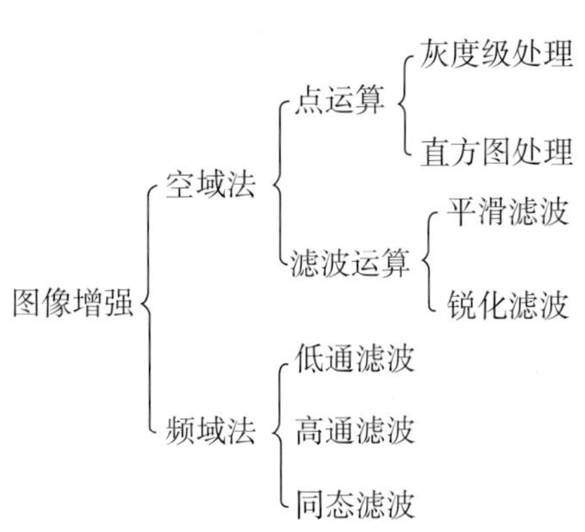

图 6-2-3 图像增强的主要内容

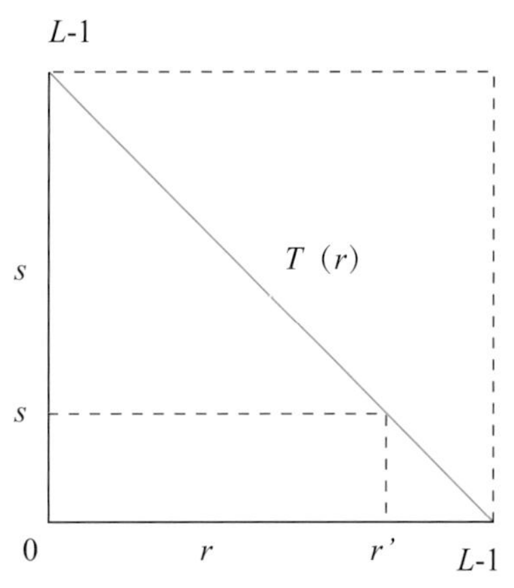

图 6-2-4 图像求反变换函数示意图

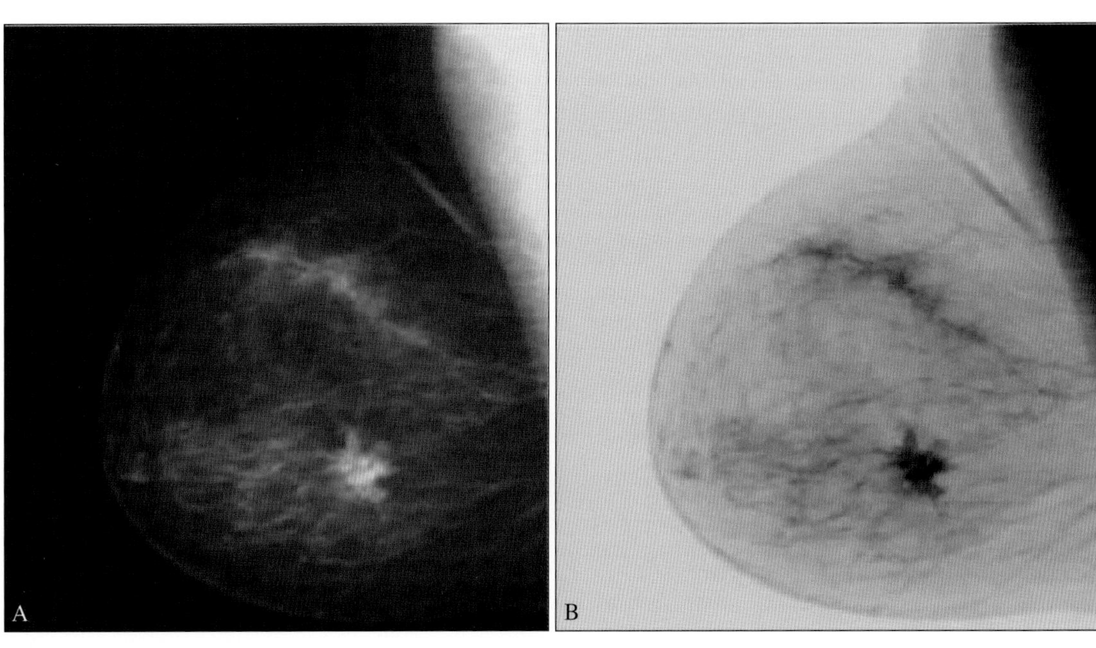

图 6-2-5 图像求反示意图（A 为原始图；B 为求反后的结果）

围来实现的。典型的对比度增强变换函数利用如图 6-2-6 所示曲线实现，可以看出通过这样一个变换，原始图像中灰度值在 0 到 r_1、r_2 到 L-1 之间的动态范围减小了，而原图中灰度值在 r_1 和 r_2 之间的动态范围增加了，从而这个范围内的对比度增强了。实际上，s_1、s_2、r_1、r_2 可取不同的值进行组合，得到不同的效果。如 $r_1=s_1$，$r_2=s_2$，作为增强函数 T（r）就是一条斜率为 1 的直线，其结果是变换后的灰度级相对于原灰度级没有变化。如 $s_1=s_2$，$r_1=0$，$r_2=L\text{-}1$，则增强图就只剩下 2 个灰度级，即变为二值图像，此时对比度最大，但细节丢失殆尽。

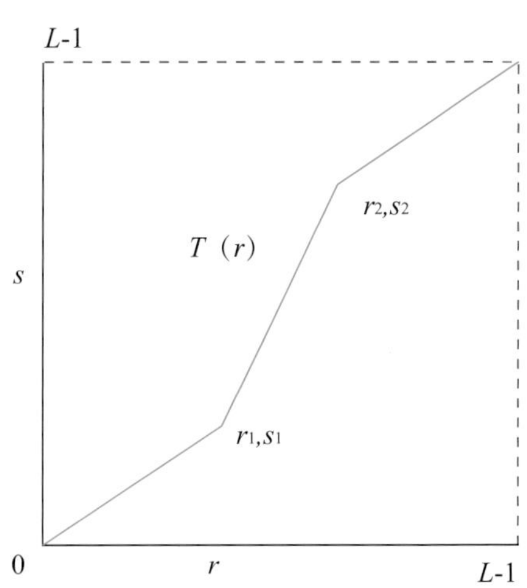

图 6-2-6 对比度函数增强图

由于医学图像本身的灰阶和放射诊断显示器能

够显示的灰阶并不完全一致，此时为了两者的匹配，下面我们着重讲解一下这种高精度医学图像的开窗口显示技术。

由于诊断的需要，PACS 对图像的分辨率和像素的灰阶深度都要求很高。加州大学洛杉矶分校医学院放射科曾通过实验指出，观察气胸和肺间质异常或骨骼的细微裂纹时，需要图像具有分辨率为 4 096 像素 ×4 096 像素矩阵，像素灰阶值为 12 bit；而要在乳房摄影上发现微钙化病灶或对比度低的乳腺肿瘤则要求高达 6 144 像素 ×6 144 像素矩阵的分辨率和 12bit 的灰阶值。通常意义上，我们将分辨率比较大且像素灰阶超过 8bit 的图像称为高精度图像。普通显示器甚至国外专用医用单色诊断显示器，均不能够显示这种高精度图像的全部灰阶值，而是对密度分辨率进行压缩后显示。为此可以采用开窗口技术，通过软件的方法在显示器上分段显示出高精度图像的全部信息。

高精度图像的开窗口显示技术原理如下：通常使用的显示器，包括了目前使用的放射诊断专用的单色液晶显示器，显示的动态范围有限，并受到操作系统的限制，一般情况下只提供 256 级灰度，换言之，绝大多数显示器只能满足像素的灰阶深度为 8bit 图像的显示要求。而数字化高精度医学图像的像素灰阶值通常不低于 12bit，因此普通显示器很难直接显示全部灰度信息。通过开窗口显示技术，在不影响视觉效果的前提下，将高精度图像的灰度级逐段映射为窗宽为 256 级灰度值。例如，对于像素灰阶深度为 12bit 的图像，它的灰度范围为 0 ～ 4095，如图 6-2-7 所示，使 4096 个灰度级分段映射为 256 级灰度，并通过调节窗位 / 窗宽，使 4096 个灰度级的图像信息在 256 个灰度级的显示窗宽上逐段显示。从而使高精度图像的各个灰度区间的细节得到充分的显示，增强显示效果。

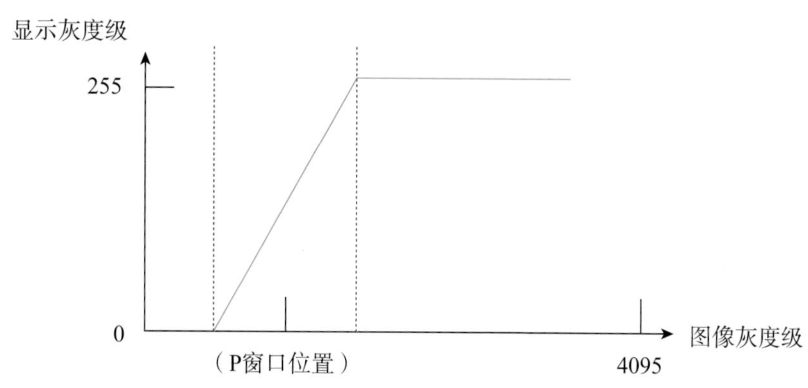

图 6–2–7　**线性开窗口示意图**

3．动态范围压缩

该方法的目标与对比度增强相反，有时原始图像的动态范围太大，超出某些显示设备的允许动态范围，如对图像的傅立叶谱进行显示时，这时如直接使用原始图像，则有一部分细节可能丢失，为了消除这种由于动态范围过大而引起的失真，一种有效的方法就是对原始图像的灰度取值范围进行压缩。该类典型灰度变换函数为：

$$s = c\ln(1+|r|) \qquad \text{公式 6-2-11}$$

其中 c 是尺度变换因子，灰度变换函数曲线如图 6-2-8 所示。

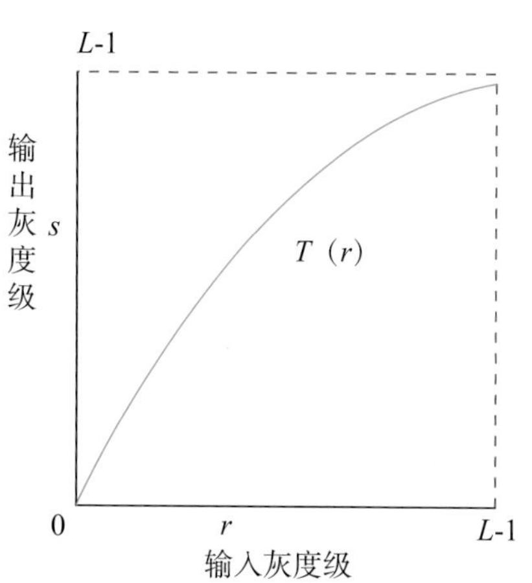

图 6–2–8　**动态范围压缩函数示意图**

图 6-2-9 给出利用对数变换函数来进行动态范围压缩的实验结果。其中 A 是原始图像，B 是压缩后的结果。从图上可以看出，动态压缩后，更有利于对其进行进一步分析。

4．灰度级的分层

我们经常会遇到这种情况，即需要突出图像的某些特定的灰度范围，如人造卫星所拍摄的图像中要突出大片水域的特征，此时我们可以利用灰度级对图像进行分层处理达到所需的目的，灰度级分层的目的与对比度增强相似，是将某个灰度值范围变得比较突出。可以有很多方法对灰度级进行分层，处理方法是对感兴趣的灰度级以较大的灰度值进行显示，而其他灰度级不变。这种灰度变换函数用如下公式进行描述，其示意图如图 6-2-10。

$$s = T(r) = \begin{cases} r_1 & r \in [A,B] \\ r & r \notin [A,B] \end{cases} \quad r < r_1 \qquad \text{公式 6-2-12}$$

5．位图切割

直接灰度级变换也可借助图像的位面表示来进行。对一幅用多个比特表示其灰度值的图像而言，其中的每个比特可看作表示了一个二值的平面，也称位面。一幅其灰度级用 8 比特表示的图像有 8 个位面，一般用 0 代表最低位面，7 代表最高位面，如图 6-2-11 所示。借助图像的位面表示形式可以采取对图像特定位面的操作来达到图像增强的效果。

图 6-2-12 给出了一组位面图实例。图 6-2-12A 是一幅 8 比特灰度级图像，图 6-2-12B 至图 6-2-12I 是它的 8 个位面图（从位面 7 到位面 0）。

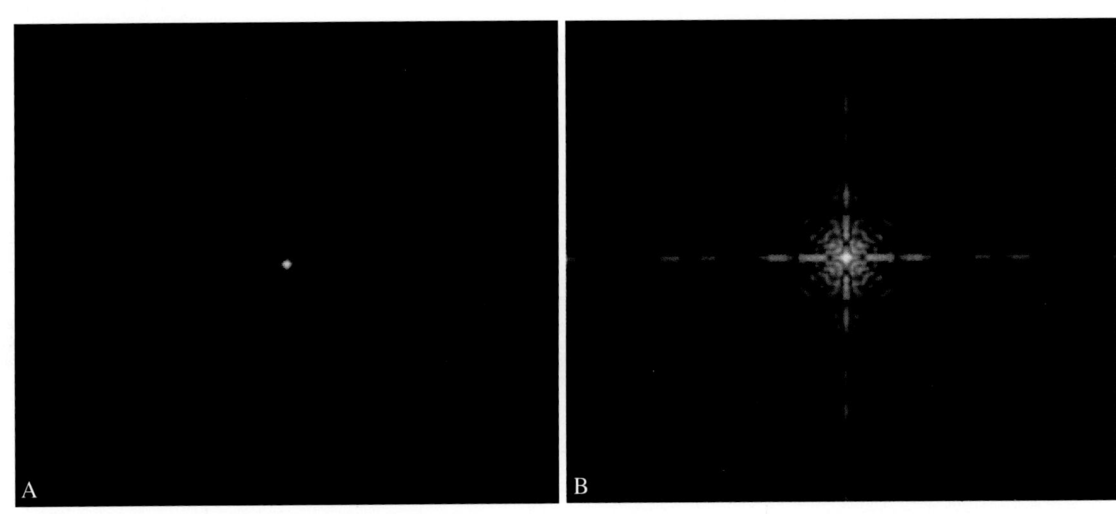

图 6-2-9 **傅立叶谱动态范围压缩后结果**

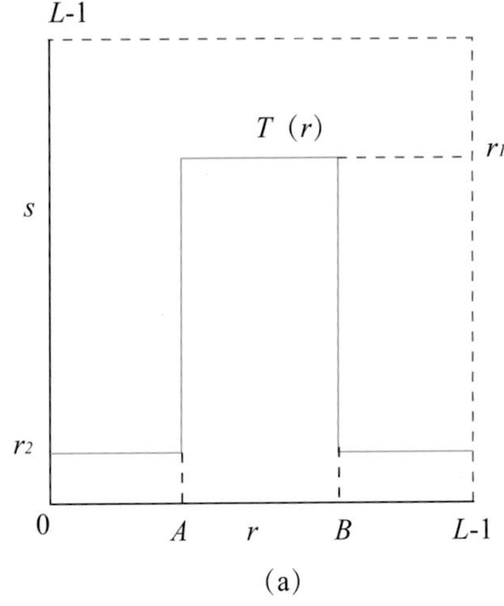

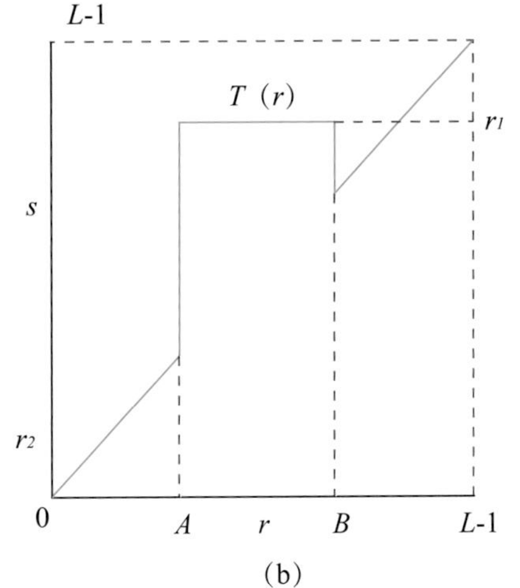

图 6-2-10 **灰度级分层函数示意图**

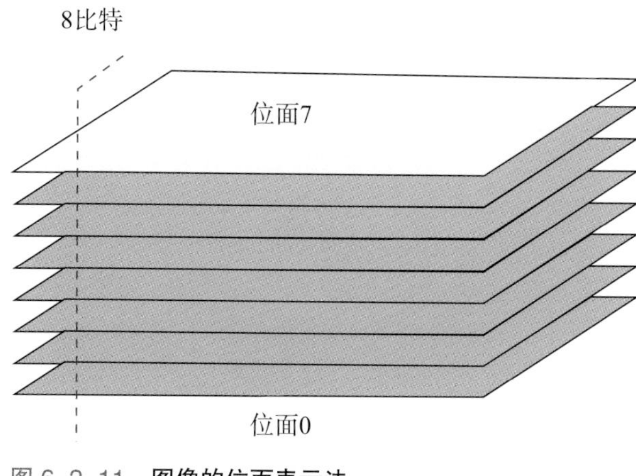

图 6-2-11 **图像的位面表示法**

6．直方图处理

（1）直方图概念及模型化

灰度级的直方图就是反映一幅图像中灰度级与出现这种灰度的概率之间关系的图形。

设变量 r 代表图像中像素灰度级，在图像中，像素的灰度级可作归一化处理，这样 r 的值就限定在 [0，1] 内，即 $0 \leqslant r \leqslant 1$。在灰度级中，$r=0$ 代表黑，$r=1$ 代表白。对于一幅给定的图像而言，每一个像素取得 [0，1] 区间内的灰度级是随机的，也就是说 r 是一个随机变量。假定对每一瞬间它们是连续的随机变量，那么就可以用概率密度函数 $p(r)$ 来表示原始图像的灰度分布。如果用直角坐标系的横轴代表灰度级 r，用纵轴代表灰度级的概率密度

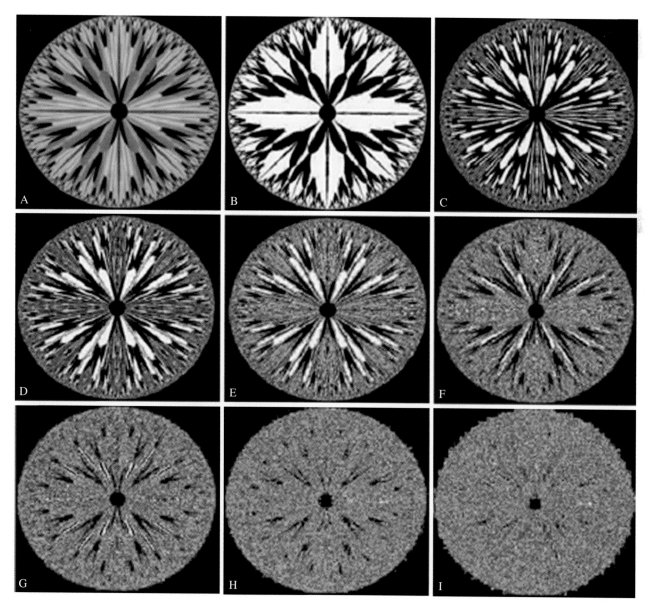

图 6-2-12 **位面图实例**

函数 $p(r)$，这样就可以针对一幅图像在这个坐标系中作出一条曲线来，这条曲线在概率论中就是分布密度函数曲线，如图 6-2-13 所示。

从图像灰度级的分布可以看出一幅图像的灰度分布特性，如从图 6-2-13A、B 和 C 三个灰度密度分布函数可以看出，图像 6-2-13A 的大多数像素灰度值处在较暗的区域，所以可以想象该幅图像的整体效果偏暗，一般由摄影过程中曝光过强造成的；图 6-2-13B 的像素灰度值集中在亮区，因此图 6-2-13B 的图像特性将偏亮，一般在摄影过程中曝光太弱将导致这种结果；而图 6-2-13C 的像素灰度值集中在某个较小的范围内，也就是说图 6-2-13C 的灰度值集中在某个亮区。因此从上述几幅图像的灰度分布来看各幅图像的质量均不理想。

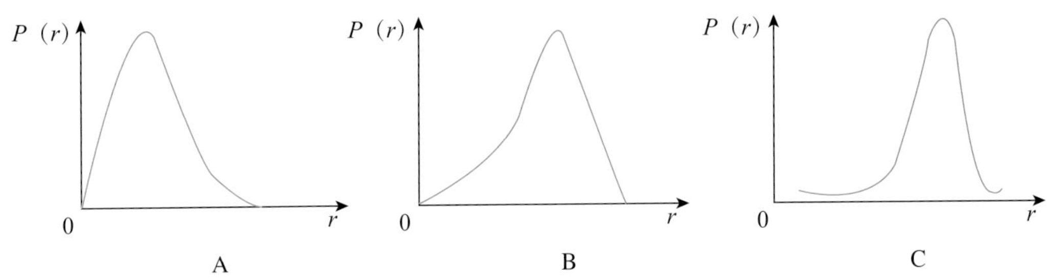

图 6-2-13 不同图像的灰度分布概率密度函数曲线

直方图模型化技术是指修正图像的直方图，使其重新组成的图像具有一种期望的直方图形状，这对于展开具有窄的（无论偏向在整个区间上的任何位置）的直方图而言都具有很重要的意义。由于期望变换后图像的直方图不同，直方图模型化方法就不同，总的来说，最常用的是直方图均衡化处理。直方图均衡化处理也是可以通过计算机自动计算来完成的，不需要人工干预，且均衡化后的结果唯一。

（2）医学图像的直方图均衡处理

对于医学图像的灰度直方图而言，由于通常在低灰度级区间上像素的分布概率较大，这样的图像较暗区域的细节常常看不清楚，为了使图像变得清晰，可以通过直方图均衡让灰度频率较小的灰度级频率变得大一些，使得图像的灰度直方图在较大的动态范围内趋于平衡。

直方图均衡的本质就是一个直方图变换的过程，对在图像中像素个数多的灰度值（对图像信息的传递起主要作用的灰度值）进行展开，而对个数较少（对图像信息的传递不起主要作用的灰度值）的像素进行归并，其作用是使图像灰度信息分布的尽可能均匀，这样就增加了像素灰度值的动态范围，从而达到了增强图像整体对比度、清晰图像细节的目的。

假设 s_k 是图像 $f(x, y)$ 的第 k 级灰度值，L 是图像总的灰度级，n_k 是图像 $f(x, y)$ 中具有灰度值 s_k 的像素的个数，n 是图像中像素的总数，则图像的灰度统计直方图是一个一维离散函数：

$$p(s_k)=\frac{n_k}{n} \qquad k=0，1，2，\cdots，L\text{-}1 \qquad \text{公式 6-2-13}$$

直方图均衡的具体步骤如下：

①给出原始图像的所有灰度级 s_k, k=0，1，2，… L-1；

②统计原始图像各灰度级的像素数 n_k；

③用上述公式计算原始图像的直方图；

④计算原始图像的累积直方图：

$$t_k = CH(s_k)=\sum_{i=0}^{k}\frac{n_i}{n}=\sum_{i=0}^{k}p_s(s_i)$$

$$k=0，1，2，\cdots L\text{-}1 \qquad \text{公式 6-2-14}$$

⑤取整计算

$$t_k=\text{int}[(n-1)t_k+k/n] \qquad \text{公式 6-2-15}$$

⑥确定映射关系 $s_k \rightarrow t_k$；

⑦统计新直方图各灰度级的像素数 n_k，计算新的直方图

$$p_l(t_k)=\frac{n_k}{n} \qquad \text{公式 6-2-16}$$

下面给出一个直方图均衡化的实例。假定一幅 64×64 的 3 比特灰度图像，其灰度级分布如表 6-2-1 所示，相应的直方图如图 6-2-14 所示，然后对其进行直方图均衡化处理，示意如下：

表 6-2-1　举例图像的灰度分布表

s_k	n_k	$p(s_k)=n_k/n$	s_k	n_k	$p(s_k)=n_k/n$
S_0	790	0.19	S_4	329	0.08
S_1	1023	0.25	S_5	245	0.06
S_2	850	0.21	S_6	122	0.03
S_3	656	0.16	S_7	81	0.02

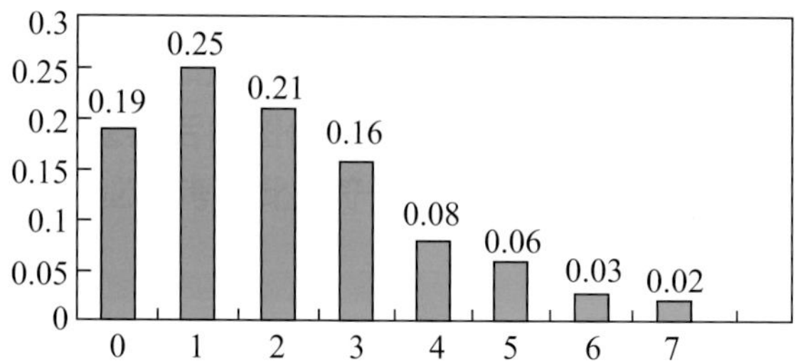

图 6-2-14　原始图像直方图

由上述具体步骤，我们可以得到如下函数：

$$t_0=\sum_{i=0}^{0}\frac{n_i}{n}=\sum_{i=0}^{0}p(s_i)=0.19$$

$$t_1=\sum_{i=0}^{1}\frac{n_i}{n}=\sum_{i=0}^{1}p(s_i)=0.44$$

$$t_2=\sum_{i=0}^{2}\frac{n_i}{n}=\sum_{i=0}^{2}p(s_i)=0.65$$

$$t_3=\sum_{i=0}^{3}\frac{n_i}{n}=\sum_{i=0}^{3}p(s_i)=0.81$$

$$t_4=\sum_{i=0}^{4}\frac{n_i}{n}=\sum_{i=0}^{4}p(s_i)=0.89$$

$$t_5=\sum_{i=0}^{5}\frac{n_i}{n}=\sum_{i=0}^{5}p(s_i)=0.95$$

$$t_6=\sum_{i=0}^{6}\frac{n_i}{n}=\sum_{i=0}^{6}p(s_i)=0.98$$

$$t_7=\sum_{i=0}^{7}\frac{n_i}{n}=\sum_{i=0}^{7}p(s_i)=1.0$$

变换后结果的直方图如图 6-2-15 所示。

这里对图像只取 8 个等间隔的灰度级，变换后的 t 值须选择最靠近的一个灰度级的值，因此对上述计算的值加以修正为：

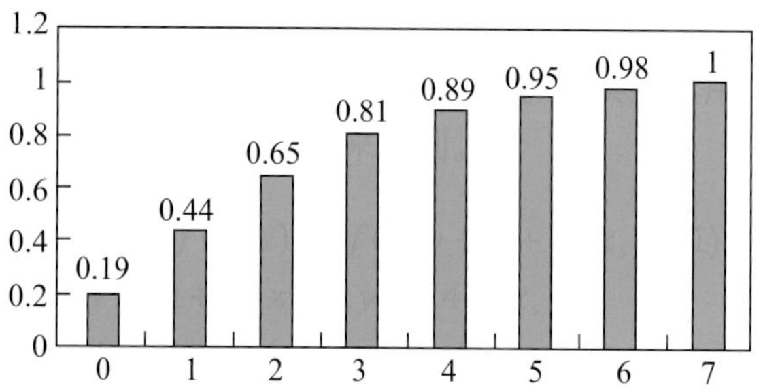

图 6-2-15　原始图像的累积直方图

$$t_0\approx\frac{1}{7}\quad t_1\approx\frac{3}{7}\quad t_2\approx\frac{5}{7}\quad t_3\approx\frac{6}{7}$$

$$t_4=\frac{6}{7}\quad t_5=t_6=t_7=1$$

由上述可知，新图像将有 5 个不同的灰度级，即 1/7、3/7、5/7、6/7 和 1，因为 s_0=0 经变换到 t_0=1/7，所以有 790 个像素取 s_0 这个灰度值；s_1 映射到 t_1=3/7，所以有 1023 个像素取 t_1=3/7 灰度值；以此类推，有 850 个像素取 t_2=5/7 灰度值；但是，由于 s_3 和 s_4 都映射到 t_3=6/7，所以有 656+329=985 个像素的灰度为 6/7；同样 245+122+81=448 个像素取 t_4=1 这个灰度值。用 n=4096 来除上述这些 n_k 值便可得到新的直方图，新的直方图如图 6-2-16 所示。同时，图 6-2-17 给出了直方图均衡在实际应用中的例子，原始图像绝大多数像素集中在较暗区域，经直方图均衡化后图像得到明显改观。

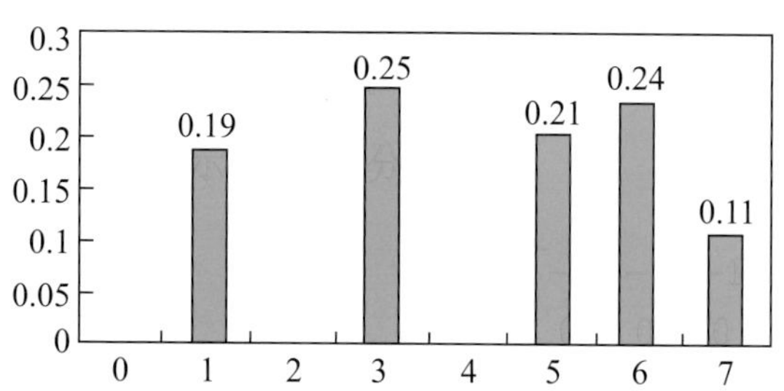

图 6-2-16　均衡化后的直方图

7．图像之间的运算

有些图像的增强技术是靠多幅图像进行图像间的运算而实现的，最常用的方法是对图像进行加减运算，所谓图像间的加减运算是指两空间分辨率匹配的图像在各个像素上简单的加减算数运算，假设图像 $f(x, y)$ 和 $h(x, y)$，它们的差为：

$$g(x, y)=f(x, y)-h(x, y)\quad 公式 6-2-17$$

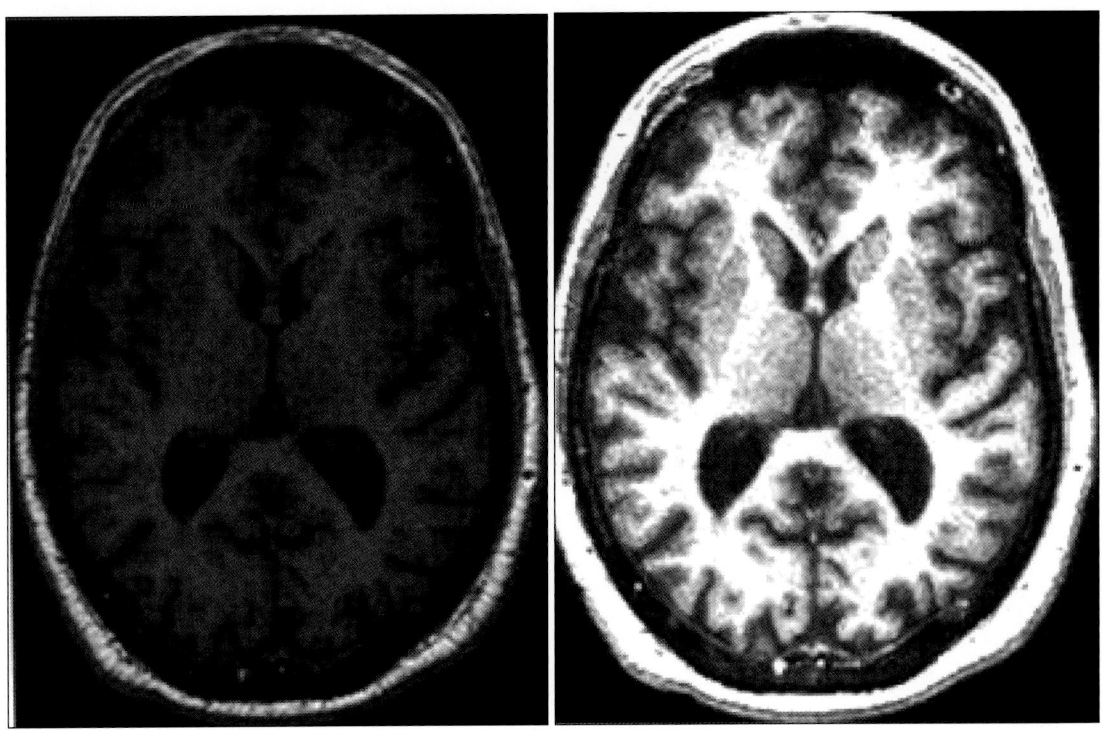

图 6-2-17 直方图均衡化前后的效果图

其中 $g(x, y)$ 为差运算结果，图像相减的结果是把两幅图像之间的差异显示出来。在医学领域里，图像相减是具有重要用途的，在这种情况下，模板图像 $h(x, y)$ 是患者身体某部分的 X 射线图像，$f(x, y)$ 为一幅样本图像，它往往是在血液里注射了增强剂后获得的。两幅图像相减，可以较好地突出两幅图像的差异细节。

（三）基于空间滤波的图像增强

1．概述

将空间模板用于图像处理通常称为空间滤波，而空间模板称为空间滤波器。根据其特点一般可分为线性的和非线性的两类处理方法，按照其功能又可分为平滑滤波器和锐化滤波器。平滑滤波器可用频率域中的低通滤波器实现，其目的是模糊和消除噪声，其主要用于在提取较大目标前，去除太小的细节或将目标内的小间断连接起来。而锐化滤波器可用频率域中的高通滤波器实现，其目的是为了增强被模糊的细节边缘。

所谓低通滤波器是指当信号通过该滤波器时，频率中信号的高频部分被衰减或去掉，而信号的低频部分则可以无衰减地通过滤波器。图像信号的高频成分代表了图像的边缘或其他突变和尖锐细节，因此，当用一个低通滤波器对图像进行滤波时，会使得图像变的模糊和平滑。类似的，高通滤波器衰减信号的低频部分。图像的低频部分主要刻画了图像的一些缓慢变化的特征，如图像的整体对比度、图像的平均强度等。因此，图像信号通过高频滤波器的实际效果是减弱了图像中的缓慢变化的特征而突出了图像的边缘及其他细节信息。除了上述滤波器以外，还有一种滤波器就是所谓的带通滤波器，这种滤波器可以滤出位于高频和低频间某一频率区域内的信号成分，常用于图像的恢复。

图 6-2-18 给出了具有旋转对称的低通、高通和带通滤波器在频域及相应的空间域的示意图。

然而不管使用何种滤波器，基本方法是用一子图像的像素和待处理的图像的像素乘积求和，也称为模板卷积，该些子图像可以被称为滤波器、掩膜、核或窗口，此处的子图像中的值是系数值，而不是像素值。模板卷积的具体步骤如下：

①将模板在图像中漫游，并将模板中心与图像中某个像素重合；

②将模板上的系数与模板下对应像素相乘；

③将所有的乘积相加；

④将模板的输出响应赋值给图中对应模板中心位置的像素。

如图 6-2-19（A）给出图像的一部分，其中所标为一些像素的灰度值，现在假设有一个 3 乘以 3

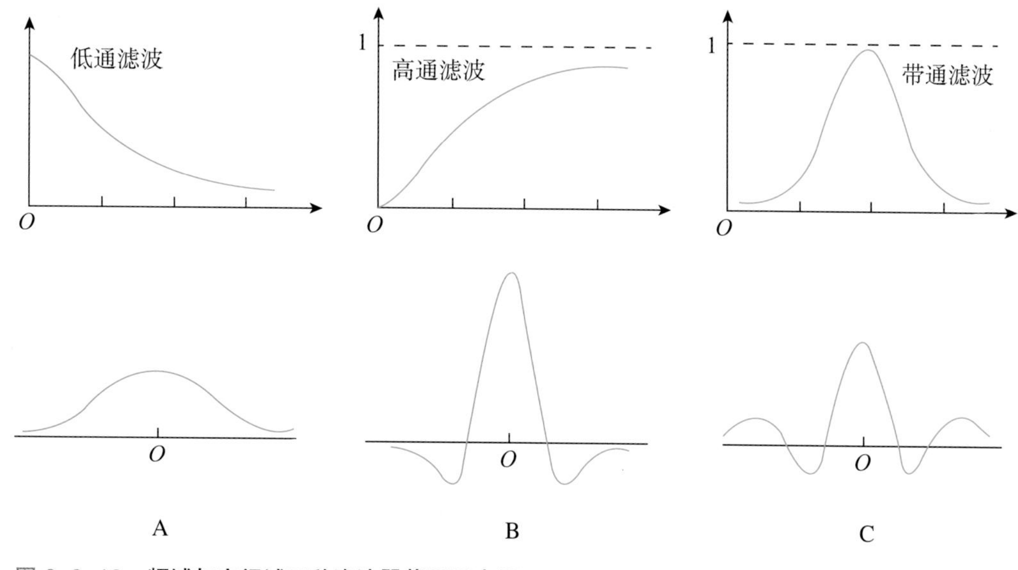

图 6-2-18 **频域与空间域三种滤波器截面示意图**

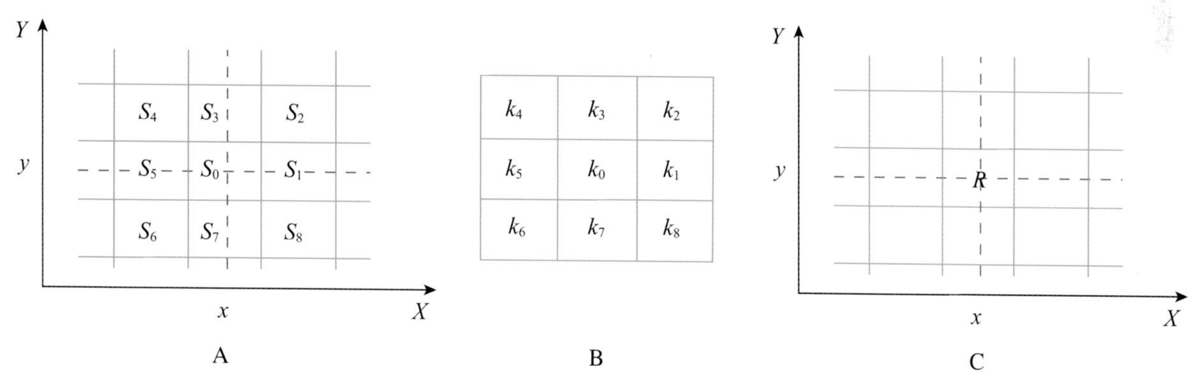

图 6-2-19 **空间滤波示意图**

的模板，如图 6-2-19B 所示，模板内各像素的值称为模板系数，如将 k_0 所在位置与图像中灰度值为 s_0 的像素重合［即将模板中心放在图中（x,y）位置］，模板的输出相应 R 为：

$$R = k_0 s_0 + k_1 s_1 + \cdots + k_8 s_8 \qquad \text{公式 6-2-18}$$

实现空间滤波领域处理时的一个重要考虑因素就是当滤波中心靠近图像轮廓时发生的情况。考虑一个简单的大小为 $n\times n$ 的方形掩膜，当掩膜中心距离边缘（n–1)/2 个像素距离时，该掩膜将有一条边和图像的轮廓重合。如果掩膜中心继续向图像边缘靠近时，掩膜的行或列就会处于图像的外侧，导致计算的错误。目前有很多方法处理该种问题，其中最简单的方法就是将掩膜的中心点的移动范围限制在距离图像边缘大于或等于（n–1）/2 个像素宽度，该种做法带来的后果是处理后的图像比原始图像稍微小一些，但被图像模板处理后的图像中的所有像素点都由图像模板处理后获得的。医学图像，尤其是 CR、DR 图像，像素比较多，空间尺寸比较大，而且图像边缘为不用于诊断的重要信息，所以其由小掩膜处理后，不会对图像本身和后续诊断工作带来任何不利影响。如果要求处理后的图像和处理前的原始图像尺寸大小一样，那么采用最典型的方法是用全部包含于图像中的掩膜部分滤波所有像素。通过这种方法，图像靠近边缘部分的像素带将只与滤波掩膜中的部分系数进行计算，因此，同样具有一定的缺陷。另一种方法就是在图像边缘以外再补充上几行或几列灰度为 0 的像素点（当然其灰度也可以为其他常值），或者将边缘复制后补在图像外侧，补上的那部分经过处理后再取出，这种方法同样保持了处理后的图像与原始图像尺寸大小相等，但是补在靠近图像边缘的那部分会带来不良影响，这种影响会随着掩膜尺寸的增加而增大。获得最佳滤波的唯一方法是使滤波掩膜中心距原图像的边缘不小于（n–1）/2 个像素的宽度。

2．平滑空间滤波

平滑滤波器用于模糊处理和减少噪声，其经常用于预处理，例如在提取大的目标之前，去除图像中一些琐碎的细节、桥接直线和曲线的缝隙等。通常用到的图像平滑技术有：

领域平均法：这是用于消除图像噪声的平滑处理中最简单的一种技术，它直接在图像空间对图像进行平滑处理。用某个像素邻域内的各点灰度值的平均值来取代该像素原来的灰度值，通常领域取 $N \times N$ 方形窗口，窗口沿垂直和水平两个方向逐点运动，从而平滑整幅图像。

选择平均法：选择平均法是以上述所讲的邻域平均法为基础，不过其只对灰度值相同或相近的像素进行平均，或者根据灰度特殊的程度加权之后再求和，防止造成目标边缘的模糊。

中值滤波：中值滤波是基于图像的特性，噪声往往以孤立的点的形式分布于整个图像当中而存在的，这些点对应的像素相对而言比较少，而图像则是像素数较多、面积较大的小块组成。在一维的情况下，中值滤波器是一个含有奇数个像素的窗口。中值滤波处理后，位于窗口正中的像素灰度值，用窗口覆盖的所有图像像素的中间值进行替代，举个例子，假若窗口长度为 5（即窗口内有 5 个像素），窗口覆盖图像的像素值分别依次为 80、90、200、110、120，则中值为 110，原因是经过按小到大或按大到小排序后，中间值为 110，于是原来窗口正中的图像灰度值 200 将被 110 所取代。若 200 是一个噪声点，则此时其将被去除。但是如果它是一个信号，滤除后其同样会给消除，因此中值滤波在某些情况下抑制了噪声，同样在某些情况下也抑制了信号。同样的道理，中值滤波很容易推广到二维的情况，二维窗口的形式不固定，可以是正方形的、近似圆形的或十字形的，同样二维的 $N \times N$ 中值滤波器能较好地抑制噪声，同时也对信号有更大的抑制。

多图像平均法：多图像平均法是利用对同一景物的多幅图像取平均来消除噪声产生的高频成分。

本书只介绍领域均值滤波器和中值滤波器来对图像进行空间滤波。

（1）领域平均法

该平滑方法是包含在滤波掩膜内像素的简单平均值，因此，该种滤波器也称为均值滤波器。

平滑滤波器是最简单的滤波器，它用滤波掩膜确定的邻域内像素的平均灰度值去代替图像每个像素点的值，该种处理方法减少了图像的尖锐程度。由于典型的随机噪声由灰度级的尖锐变化组成的，因此常见的平滑处理应用就是减噪。然而，平滑滤波器是把双刃剑，由于图像边缘（每个图像都特有的组成部分）也是由图像的尖锐变化带来的特性，所以均值滤波器在对图像处理时会带来造成正常边缘模糊的负面效应，这是无法避免但又是我们不希望看到的。均值滤波器的主要应用是去除图像中的不相干细节，其中的不相干是指与滤波掩膜尺寸相比，较小的像素区域。

图 6-2-20 显示了两个不同尺寸的平滑滤波器，无论如何构成模板，总的来说是整个模板的平均数为 1 且模板系数都是正数。其实滤波器的形状并非必须为正方形，也可以为长方形，如 $M \times N$ 的模板，但其掩膜前同样必须有一个 1/MN 的归一化常数。

上述所讲的滤波器的系数都相同，该种空间均值滤波器一般也称为盒滤波器。

图 6-2-21 所示的第二种掩膜在实际应用中往往更重要一些，这个掩膜也叫加权平均，原因是因为其使用了不同的系数乘以像素值。从权值上不难发现，像素之间的地位并不是完全一样，一些像素的份量比其他像素要重要一些。对图 6-2-21 所示的

A：$\frac{1}{9} \times$

1	1	1
1	1	1
1	1	1

B：$\frac{1}{25} \times$

1	1	1	1	1
1	1	1	1	1
1	1	1	1	1
1	1	1	1	1
1	1	1	1	1

图 6-2-20 两种不同尺寸的滤波器

3×3 的掩膜而言，处于掩膜中心位置的像素比其他任何位置的像素的权值都要大，因此在进行均值平滑滤波时，这一像素起到的作用就更重要，而距离掩膜中心较远的其他像素就显得不是特别重要。由于对角项离中心比正交方向相邻的像素更远，所以它们的重要性要比与中心直接相邻的四个像素低。把中心点加权设为最高，而随着距中心点距离的增加减少系数值，目的是为了减少平滑处理中的模糊程度。同样，我们也可以采取其他权重来实现同样的目的。之所以往往采用图 6-2-21 的掩膜，是因为该掩膜中的所有系数和为 16，它是 2 的整数次幂，便于计算机的实现。

一幅 $M\times N$ 的图像经过一个 $m\times n$（m 和 n 都是奇数）的加权均值滤波器滤波的过程由下式给出：

$$g(x,y)=\frac{\sum_{s=-a}^{a}\sum_{t=-b}^{b}w(s,t)f(x+s,y+t)}{\sum_{s=-a}^{a}\sum_{t=-b}^{b}w(s,t)} \quad \text{公式 6-2-19}$$

$\frac{1}{16}\times$

1	2	1
2	4	2
1	2	1

图 6-2-21　权值非 1 的平滑均值滤波器

其中掩膜大小为 $m=2a+1$，$n=2b+1$，掩膜位于图像（x，y）的中心处，w（s，t）为相应的掩膜权值的大小。

图 6-2-22 举例给出了用邻域平均方法对图像进行平滑的实验结果。由于滤波器矩阵的大小不同，得到的结果也不同，其中图 6-2-22A 为原始图，6-2-22B ～ F 是分别经过矩阵大小 3×3、5×5、9×9 和 35×35 滤波后的结果。

（2）中值滤波器

中值滤波器是统计滤波器中的一种，属非线性的空间滤波器。统计滤波器的响应基于图像滤波器包围的图像区域中像素的排序，然后由统计排序结果替代中心像素的值。本节所讲的中值滤波器是统计滤波器中最常见和常用的例子。顾名思义，统计滤波器是将像素邻域内的中值代替相应像素的值。中值滤波器的使用非常普遍，这是因为对于一定类

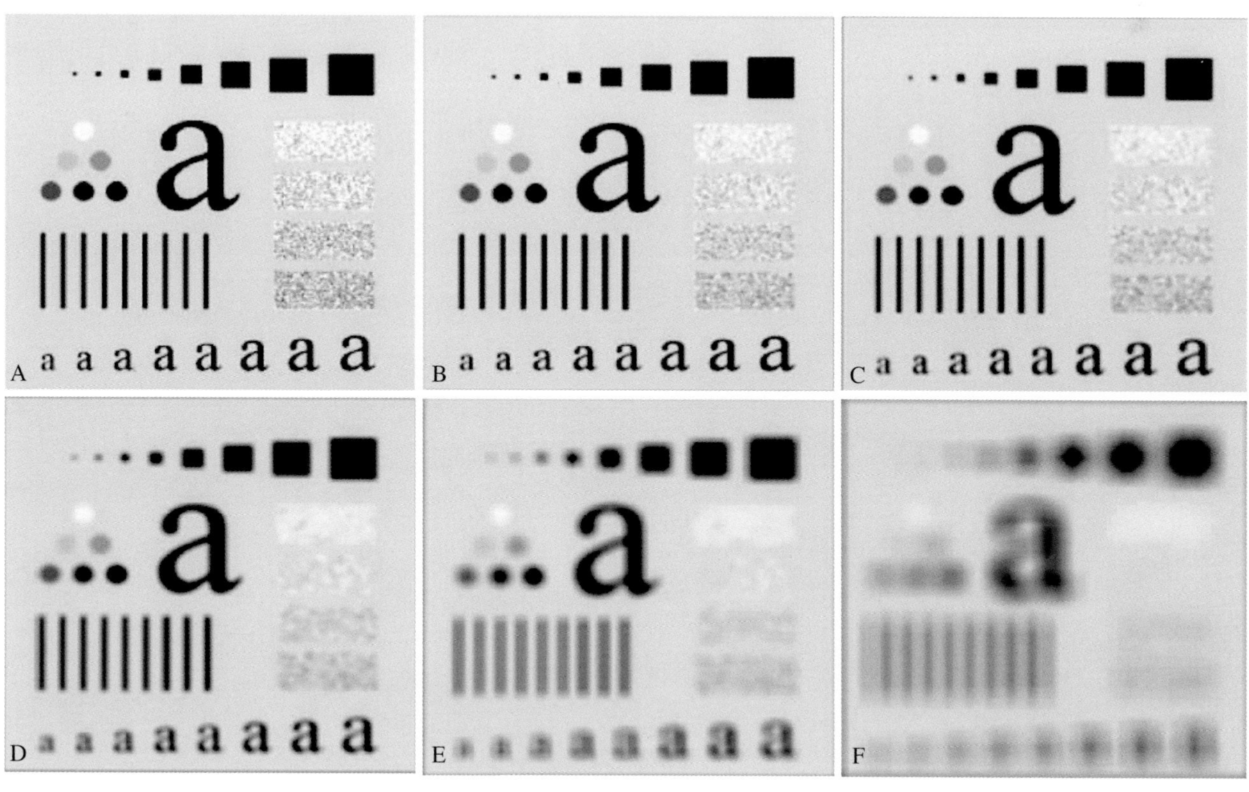

图 6-2-22　不同尺寸掩膜的邻域平均法滤波

型的随机噪声，它提供了优秀的去噪能力，比使用小尺寸的线性平滑滤波器造成的图像的模糊程度明显降低。中值滤波器对于处理类似脉冲噪声（也称为椒盐噪声）非常有效，因为这种噪声是以黑白点的形式叠加在图像上的。

中值滤波器是在 1971 年由 J.W.Jukey 首先提出并应用在一维信号处理技术中，后来被二维图像信号处理技术所引用，它在一定条件下可以克服线性滤波器所带来的图像细节模糊的情况，而且对滤除脉冲干扰及图像扫描噪声最为有效。在实际运算过程中，并不需要图像的统计特性，这也为其带来不少方便。但是对一些细节多，特别是点、线、尖、顶细节多的图像不宜采用中值滤波方法。它的主要工作步骤为：

a）将模板在图中漫游，并将模板中心与图中的某个像素位置重合；

b）读取模板下各对应像素的灰度值；

c）将这些灰度值从小到大排成一列；

d）找出这些值里排在中间的一个；

e）将这个中间值赋值给对应模板中心位置的图像像素。

从上面的步骤可以看出，中值滤波器的主要功能就是让与周围像素灰度值的差比较大的像素改取与周围像素值相近的值，从而可以消除孤立的噪声点。由于它不是简单的取均值，所以产生的模糊比较少。

下面举个简单的例子对中值滤波器的使用进行说明。例如，对于一个 3×3 的邻域，它的中值为第 5 个像素，对于 5×5 的邻域，其中值为第 13 个像素。当一个邻域中的一些像素值相同时，这些像素值的任何一个都可以当做中值。例如在 3×3 的掩膜内有一系列像素值分别为：10、20、20、20、15、20、20、25、100，对于这些值排序后为 10、15、20、20、20、20、20、25、100，那么其中值就是 20。事实上，用 $n \times n$ 的中值滤波器去除那些相对于其邻域更亮或更暗且区域小于 $n^2/2$（滤波器区域面积的一半）的孤立像素集。

尽管图像处理中，中值滤波器是统计滤波器中使用最广泛的一种平滑滤波器，但这并不等于其是唯一一种统计滤波器，所谓中值就是一系列像素值的第 50% 个值，但大家根据基本统计学知道，排序也适用于其他不同的情况。例如我们可以取第 100% 个值，即我们听说过的最大值滤波器，这种滤波器在搜寻图像中的最亮点时非常有用；相反，当取 1% 个值时，就成了最小值滤波器。

如图 6-2-23 给出中值滤波和均值滤波对不同噪声的处理结果示意。其中 6-2-23A 是原始图像，图 6-2-23B 是高斯噪声，图 6-2-23C 是椒盐噪声。图 6-2-23D 是利用 3×3 的均值滤波对高斯噪声处理，图 6-2-23E 是利用 5×5 十字形中值滤波对高斯噪声处理，图 6-2-23F 是利用 3×3 的均值滤波对椒盐噪声处理，图 6-2-23G 是利用 5×5 的十字形中值滤波对椒盐噪声处理。

中值滤波对于消除孤立点和线段的干扰十分有

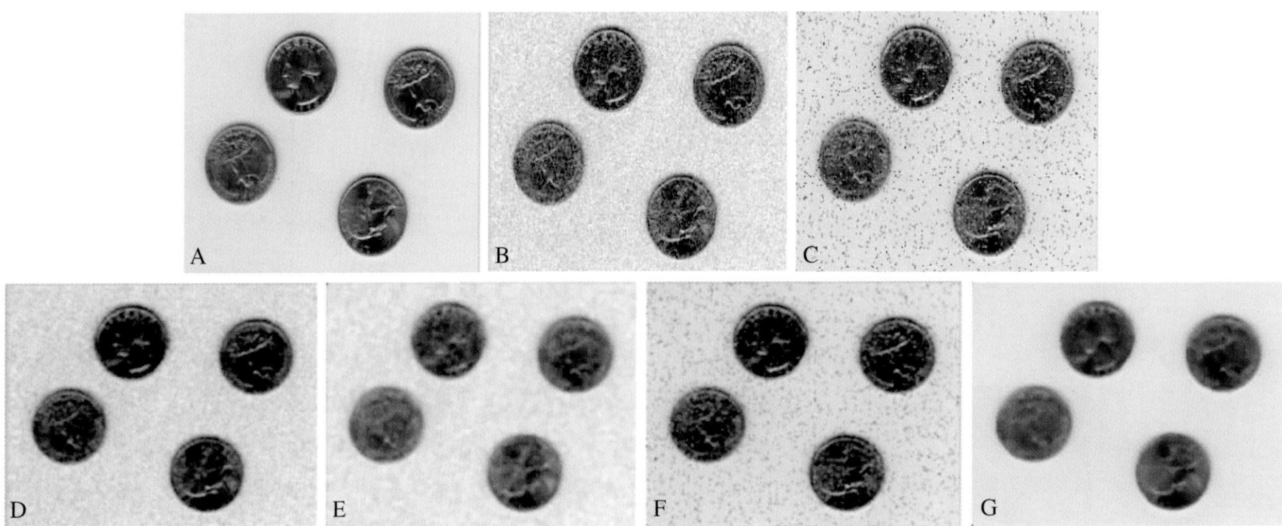

图 6-2-23 中值和均值滤波器对噪声的处理结果比较

用，特别是对于消除二进噪声尤其有效，对于消除高斯噪声影响则效果不佳。其突出的优点是在消除噪声的同时，还能保护边界信息。对于一些细节较多的复杂图像，还可以多次使用不同的中值滤波，然后再综合所得的结果作为输出，这样可以获得更好的平滑和保护边缘的效果。属于这类滤波的有线性组合中值滤波、高阶中值滤波组合等，它们统称为复合型中值滤波，限于篇幅有限，此处不再讲解，感兴趣或需要的读者可自行查阅相关资料。

3．图像锐化滤波

同图像的平滑处理相反，对于一幅图像锐化处理的目的是突出图像中的细节或者增强被模糊了的细节，这种模糊不是因为人为的错误操作而产生的。图像锐化处理的方法有很多，也包括了多种应用，如从工业检测、医学成像到导弹制导等。

在上一节我们学会如何在空间域用像素邻域平均法使得图像变的模糊和光滑，平均处理和积分相类似，从逻辑角度上我们可以由此推断，锐化处理可以用空间微分来实现。在该小节中将讨论对医学数字图像进行各种微分处理而得到锐化结果的各种定义及实现算子。总的来说，微分算子的响应强度与图像在该点的突变程度有关。如此，图像的微分处理将强化图像的边缘和其他突变，而忽略灰度变化缓慢的区域。

数学函数的微分可以用不同的术语定义，也有各种方法定义这些差别，然而，对于一阶微分的任何定义都必须保证以下几点：①在平坦段（即灰度不变的区域）微分值为零；②在灰度阶梯或斜坡的起始点处微分值非零；③沿着斜坡面微分值非零。任何二阶微分的定义也类似：①在平坦区微分值为零；②在灰度阶梯或斜坡的起始点处非零；③沿着斜坡面微分值为零。因为我们处理的数字图像的数字量是有限的，故最大灰度级的变化也是有限的，变化发生的最短距离是在两相邻像素之间，对于一元函数 $f(x)$ 表达一阶微分的定义其实就是一个差值：

$$\frac{\partial f}{\partial x}=f(x+1)-f(x) \qquad \text{公式 6-2-20}$$

对于求二阶微分，我们定义为：

$$\frac{\partial^2 f}{\partial^2 x}=f(x+1)+f(x-1)-2f(x) \qquad \text{公式 6-2-21}$$

我们用图 6-2-24 来观察一阶微分和二阶微分在图像处理中的应用结果，并强调一下在图像处理中一阶微分和二阶微分的相同和不同点。

图 6-2-24A 是一幅简单的图像，其中包含了各种实心物体、一条线和一个单一的噪声点。图 6-2-24B 是沿横向并包含噪声点的此图像的水平剖面图。图 6-2-24C 是简化的剖面图，在这张图上我们取了足够多的点以便分析噪声点、线和物体边缘的一阶微分和二阶微分结果。在简化图中，斜坡的过渡包含四个像素，噪声点是一个单一像素，线有 3 个像素，而灰度阶梯的过渡变化在相邻像素之间发生。灰度级数目简化为只有 8 个等级。

我们通过从左向右横穿剖面图的情况讨论一阶微分和二阶微分的性质。首先，我们注意到，沿着整个斜坡，一阶微分值都不是零，而经过二阶微分后，非零值只出现在斜坡的起始处和终点处。在图像中，边缘类似这种类型的过渡，由此我们得出结论，一阶微分产生较粗的边缘，而二阶微分则细的多。这里，在噪声点及周围点上，二阶微分的响应要比一阶微分要强得多，当然这是我们不希望看到的。在进行锐度变化增强的处理中，二阶微分比一阶微分要更好，所以可以预料在做细节增强处理时二阶微分比一阶微分强的多。细线可以看作一细节，基本可以得到两种微分处理后的同样的区别。如果这条细线的最大灰度值与孤立点相同，那么经二阶微分后的响应对于后者更强烈。最后，在本例中，灰度阶梯上的两种微分结果相同。我们还注意到，二阶微分有一个过渡，即从正回到负。在一幅图像中该现象表现为双线。另外还应注意一点，如果细线的灰度与阶梯相同，那么对二阶微分处理的响应，细线比阶梯表现强。

所以我们可以得到如下结论：①一阶微分处理通常会产生较宽的边缘；②二阶微分处理对细节有较强的响应，如细线和孤立点；③一阶微分处理一般对灰度阶梯有较强的响应；④二阶微分处理对灰度级阶梯变换产生双响应。我们还注意到，二阶微分在图像中灰度值变化类似，且点比线响应强。

1）基于二阶微分的图像增强——拉普拉斯算子

Rosenfeld 和 Kak 提出的最简单的各向同性微分算子是拉普拉斯算子，对于一个二元函数，其定义为：

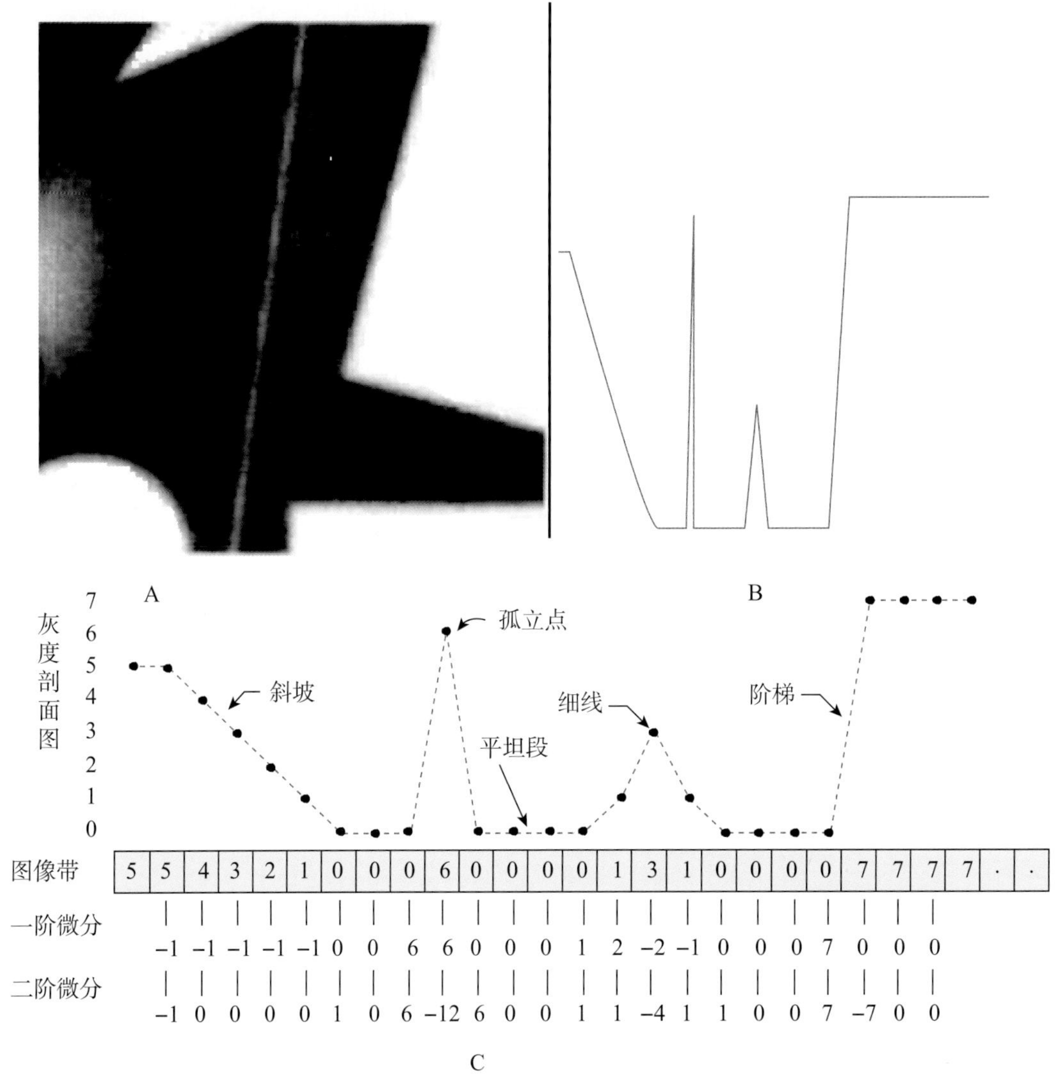

图 6-2-24 A. 一幅简单图像；B. 沿图像横向并且包含孤立噪声点的一维水平灰度剖面图；C. 剖面图一阶微分和二阶微分示意图

$$\nabla^2 f = \frac{\partial^2 f}{\partial x^2} + \frac{\partial^2 f}{\partial y^2} \qquad \text{公式 6-2-22}$$

因为任意阶微分都是线性操作，所以拉普拉斯变换也是也线性操作。

对于数字图像而言，其表现形式为离散的数据量，图像 f（x，y）的一阶偏导为：

$$\frac{\partial f(x,y)}{\partial x} = f(x,y) - f(x-1,y)$$
$$\frac{\partial f(x,y)}{\partial y} = f(x,y) - f(x,y-1) \qquad \text{公式 6-2-23}$$

其二阶偏导为：

$$\frac{\partial^2 f(x,y)}{\partial x^2} = f(x+1,y) + f(x-1,y) - 2f(x,y)$$
$$\frac{\partial^2 f(x,y)}{\partial y^2} = f(x,y+1) + f(x,y-1) - 2f(x,y)$$

公式 6-2-24

二维拉普拉斯的实现可由上述两个分量相加得到：

$$\nabla^2 f = [f(x+1,y) + f(x-1,y) + f(x,y-1) + f(x,y+1)] - 4f(x,y) \qquad \text{公式 6-2-25}$$

上述公式可以用图 6-2-25A 所示的掩膜实现，他们给出了以 90° 旋转的各向同性的结果。

对角线方向也可以加入离散拉普拉斯变换的定义中，只需要在公式 6-2-25 中添入两项，即两个对角线方向各加一个。每一个新添加项的形式与公式 6-2-24 类似，只是其坐标轴的方向是沿对角线方向。对于每个对角线方向上的项还包含一个 $-2f(x, y)$，所以现在从不同方向的项减去的总和是 $8f(x, y)$。上述我们可以通过掩膜图 6-2-25B 来实现。这种掩膜对 45° 增幅的结果是各向同性的。图 6-2-25C 和图 6-2-25D 所示的另外两个掩膜在实际工作中也是经常用到的，这两个掩膜也是以拉普拉斯变化定义为基础的，只是其中的系数与是上述讨论的符号相反而已。正因为如此，它们产生等效的结果，但是当拉普拉斯滤波后的图像与其他图像合并时（相加或相减），则必须考虑此处符号上的差别。

A

0	1	0
1	-4	1
0	1	0

B

1	1	1
1	-8	1
1	1	1

C

-1	-1	-1
-1	8	-1
-1	-1	-1

D

0	-1	0
-1	4	-1
0	-1	0

图 6-2-25　**常用的几种拉普拉斯算子的实现**

由于拉普拉斯是一种微分算子，它的应用强调图像中灰度的突变及降低灰度缓慢变化的区域。这将产生一幅把图像的浅灰色边线和突变点叠加到暗背景中的图像。将原始图像和拉普拉斯图像叠加在一起的简单方法可以保护拉普拉斯锐化处理的效果，同时又能复原背景信息。我们用拉普拉斯变换对图像增强的基本方法可表示为：

$$g(x,y)=\begin{cases} f(x,y)+\nabla^2 f(x,y) \\ \text{如果拉普拉斯掩膜中心为正} \\ f(x,y)-\nabla^2 f(x,y) \\ \text{如果拉普拉斯掩膜中心为负} \end{cases}$$

公式 6-2-26

在上述中，我们首先计算拉普拉斯过滤图像，然后从原始图像减掉该图像来实现。在实际运用中，我们经常用公式 6-2-27 来得到。

$$\begin{aligned} g(x,y) &= f(x,y)-[f(x,y+1)+f(x,y-1)+ \\ &\quad f(x+1,y)+f(x-1,y)]+4f(x,y) \\ &= 5f(x,y)-[f(x,y+1)+f(x,y-1)+ \\ &\quad f(x+1,y)+f(x-1,y)] \end{aligned}$$

公式 6-2-27

利用梯度与差分原理组成的锐化算子还有以下几种：

2）Sobel 算子

$$s=\sqrt{d_x^2+d_y^2}$$

$$\begin{aligned} d_x^2 &= [f(x-1,y-1)+2f(x,y-1)+f(x+1,y-1)] \\ &\quad -f[f(x-1,y+1+2f(x,y+1)+f(x+1,y+1)] \end{aligned}$$

$$\begin{aligned} d_y^2 &= [f(x+1,y-1)+2f(x+1,y)+f(x+1,y+1)] \\ &\quad -[f(x-1,y-1)+2f(x-1,y)+f(x-1,y+1)] \end{aligned}$$

用模板表示为：

$$d_x=\begin{bmatrix} 1 & 0 & -1 \\ 2 & 0 & -2 \\ 1 & 0 & -1 \end{bmatrix} \qquad d_y=\begin{bmatrix} -1 & -2 & -1 \\ 0 & 0 & 0 \\ 1 & 2 & 1 \end{bmatrix}$$

3）Prewitt 算子

$$s_p=\sqrt{d_x^2+d_y^2}$$

用模板表示 d_x 和 d_y 分别为：

$$d_x=\begin{bmatrix} 1 & 0 & -1 \\ 1 & 0 & -1 \\ 1 & 0 & -1 \end{bmatrix} \qquad d_y=\begin{bmatrix} -1 & -1 & -1 \\ 0 & 0 & 0 \\ 1 & 1 & 1 \end{bmatrix}$$

4）Isotropic 算子

$$I_s=\sqrt{d_x^2+d_y^2}$$

用模板表示 d_x 和 d_y 分别为：

$$d_x=\begin{bmatrix} 1 & 0 & -1 \\ \sqrt{2} & 0 & -\sqrt{2} \\ 1 & 0 & -1 \end{bmatrix} \qquad d_y=\begin{bmatrix} -1 & -\sqrt{2} & -1 \\ 0 & 0 & 0 \\ 1 & \sqrt{2} & 1 \end{bmatrix}$$

图 6-2-26 给出图像锐化与平滑滤波之间的比较。其中图 6-2-26A 为原始图像，图 6-2-26B 为采用 5×5 的中值滤波对高斯噪声图像平滑处理结果，图 6-2-26C 是采用 5×5 的中值滤波对椒盐噪声图像平滑处理结果，图 6-2-26D、图 6-2-26E 和图 6-2-26F 分别是利用拉普拉斯对原始图像、高斯噪声图像和椒盐噪声图像进行锐化处理的结果。从实验结果也可以看出，平滑滤波存在模糊现象，而锐化滤波则突出和强调边缘信息。

上述讨论的方法是图像增强中具有代表性的处理方法，为了达到那些只用一种方法所不能实现的效果，可以把多种方法结合起来实现观察者希望的结果。

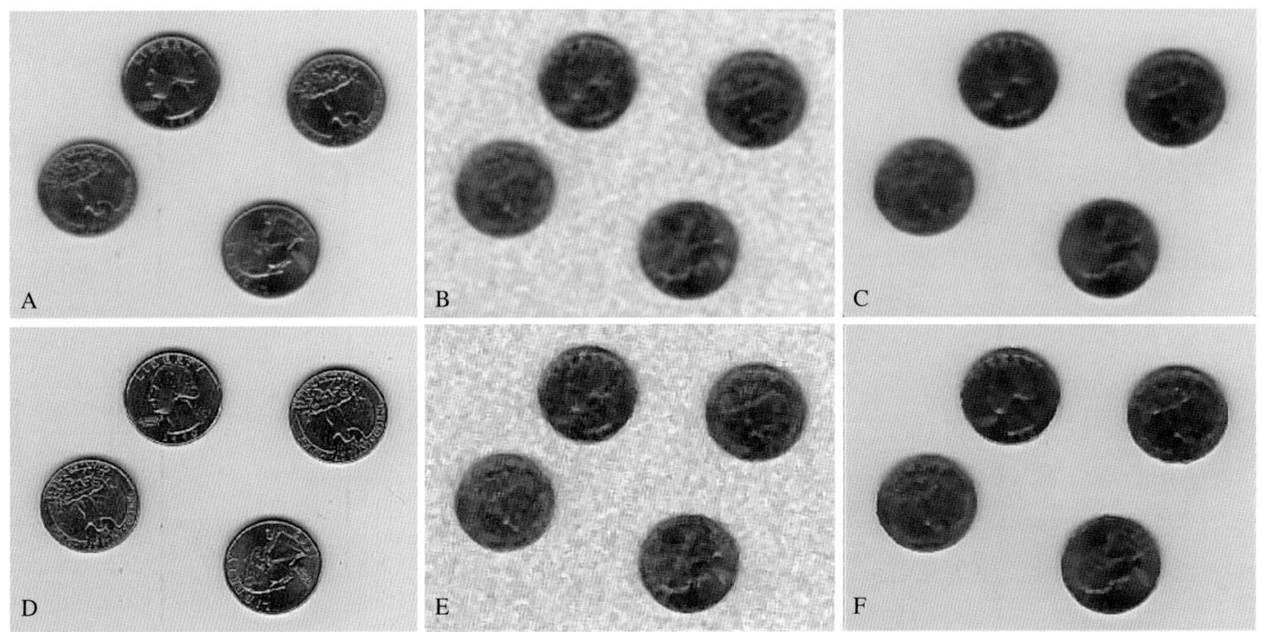

图 6-2-26　**图像锐化和平滑结果比较图**

重点推荐文献

[1] 秦绪佳，张素琼，刘世双，徐晓刚．一种边缘保持的医学图像去噪方法．计算机科学，2009，36（11）：279-282．

第 3 节　医学图像的特征测量

放射医师在对医学影像进行诊断的过程中，经常性地对感兴趣的病灶区进行定量的测量，以期从图像中除了获得定性的（阴阳性）的信息外，还可以获得定量的信息，为放射医师分析和诊断病灶区症状、判断病情的发展及临床医师后期的治疗工作起到了重要的辅助作用。为了快速得出较为客观的分析结果，在二维医学图像中，我们经常进行的图像测量处理包括距离测量、面积测量、角度测量，还包括统计函数的测量和计算，如均值、方差和中值等；在三维图像模型中，经常进行的测量处理有两空间点的距离、曲线长度、角度和表面积及体积等信息。下面主要介绍图像中常用的几种测量方法，其余方法大致雷同，如若感兴趣，读者可自行查阅相关文献和资料。

一、长度的测量

形状不规则的线性组织结构，一般方法很难计算出其长度，如组织中的毛细血管、神经纤维、细胞超微细结构中的各种膜性结构等。利用图像处理技术可测量图像各种边界线的长度。例如在活检组织的子宫颈上皮细胞的电子显微镜照片上，在一定范围的细胞膜长度为 8128 个像素，桥粒长度为 1229 个像素，计算出桥粒长度占细胞膜总长度约为 15%。用免疫细胞化学显示的神经纤维，在局部组织中可能出现纵横交错的复杂图像，用长度测量法可获得单位面积内神经网络的总长度。

图像处理中两点间直线距离 D 的测量可以首先确定直线的起点和终点坐标（x_1,y_1）与（x_2,y_2）（如通过操作者在起点和终点处光标的点击获得），根据公式 6-3-1 计算得到。

$$D=\sqrt{(x_1-x_2)*(x_1-x_2)+(y_1-y_2)*(y_1-y_2)}$$

公式 6-3-1

二、区域面积的测量

在放射诊断的图像阅读中，不可避免地对某些病灶的面积进行测量。一般而言，在绝大多数情况下该要求测量的面积的形状都是不规则的。应用图像处理技术，根据病灶区域的形状（通常情况下可由操作者利用工作站自带软件手工勾画出该区域），只要根据公式 6-3-2，就可以计算出该病灶区域所占有的像素数。

$$S=\int_{y1}^{y2}[f(x,y)-g(x,y)]\mathrm{d}y$$

公式 6-3-2

其中 y_1 和 y_2 是封闭图像上的上下两个顶点的纵坐标。f（x，y）、g（x，y）为封闭图形的左右半支曲线的函数，它们是在画图时由各个点的坐标值拟合得到的。

需要注意的是在上述图像轮廓长度测量和病灶区域面积测量时得到的都是图像的像素数，我们还需要后期工作将这些像素与实际长度或面积的物理尺寸对应起来。要完成该项工作，需要事先了解实际单位的物理长度或物理面积所包含的像素的数目，进行相应的换算就可以得到要测量的实际物理量了。

图 6-3-1 给出了几种常见的医学特征测量，其中 6-3-1（a）为长度的测量，常用于病变大小和深度等的测量；图 6-3-1（b）为角度的测量，用于观察病变和周围组织的关系和手术方案的确定等；图 6-3-1（c）为周长和面积的测量，病灶的周长和面积的测量同样具有很高的诊断价值，如图为在心脏彩超中，周长和面积的测量常用来判断器官的狭窄扩张、血液反流面积等病变；图 6-3-1（d）为某区域内的统计测量计算，包括测量该区域的面积、平均密度值和标准差，上述统计量的测量计算，尤其是平均密度的测量，对确定病变性质、组织类型等诊断起着非常重要的作用。

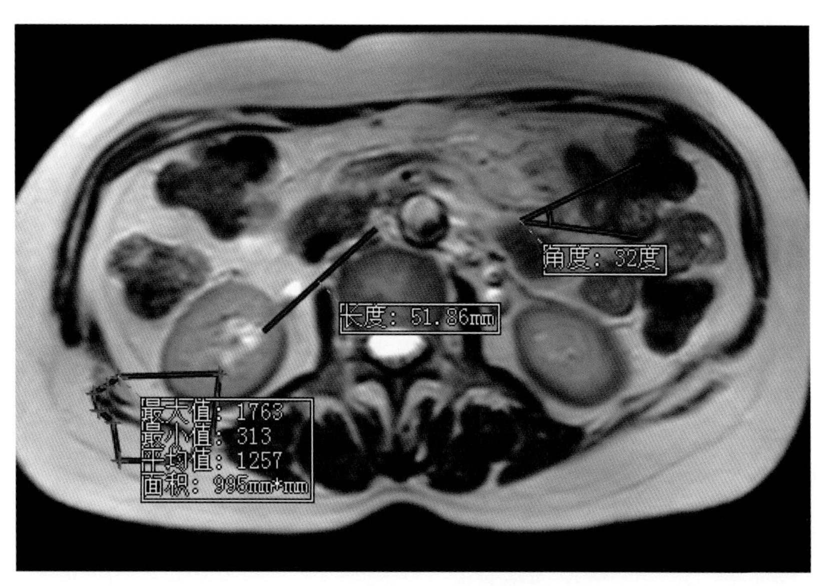

图 6-3-1　几种常见的医学图像测量。A. 直线长度的测量，B. 角度侧测量，C. 区域周长和面积的测量，D. 图像的统计量测量

重点推荐文献

[1] 宁方美，叶建榜．基于医学图像的三维测量技术研究和实现．计算机应用与软件，2009，26（1）：240-241、250．

[2] 王成艳，买霞，何丽英，周矛欣．医学图像分析系统的功能及质量控制．微量元素与健康研究，2014，31（2）：65-66．

第 4 节 图像识别与 CAD

一、概述

1．图像识别技术范畴 图像识别技术的研究目标是根据观测到的图像，对其中的物体分辨其类别，做出有意义的判断，即利用现代信息处理与计算技术来模拟和完成人类的认识和理解过程。一般而言，一个图像识别系统主要由四个部分组成，如图 6-4-1 所示，分别是图像预处理、图像分割、图像特征提取以及分类器的判断识别。

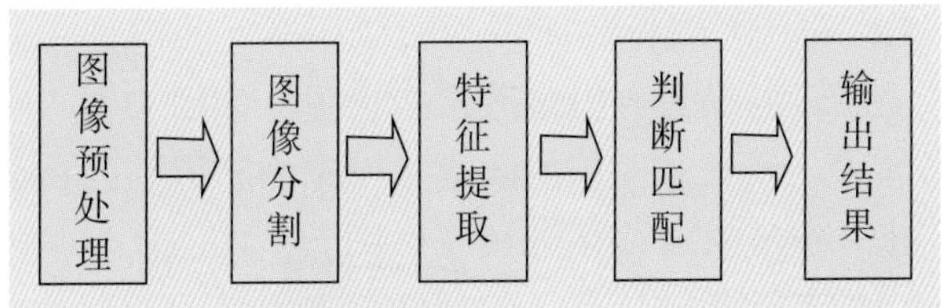

图 6-4-1 **图像识别系统图**

其中，图像分割将图像划分为多个有意义的区域，然后将每个区域的图像进行特征提取，最后分类器根据提取的图像特征对图像进行相应的分类。实际上，图像识别和图像分割并不存在严格的界限。从某种意义上，图像分割的过程就是图像识别的过程。图像分割着重于对象和背景的关系，研究的是对象在特定背景下所表现出来的整体属性，而图像识别则着重于对象本身的属性。图像分割以及识别技术在航空航天、医学、通信、工业自动化、机器人及军事等领域均有着广泛的应用。

1）图像分割

图像作为一个整体，有丰富的层次，我们所需要的目标图像和背景图像融为一体，不利于进行图像处理，因此，先将图像划分成若干个与物体目标相对应的区域，根据目标和背景的先验知识，对图像中的目标与背景进行标识、定位，将目标从背景或其他伪目标中分离出来，这种图像处理方法称为图象分割。图象分割利用图像某些区域中所包含的部分特征，例如灰度差别、局部纹理差别、彩色差别、局部统计特征或局部区域的频谱特征的差别等，可以用来区分整幅图像中不同的目标物体，这些区域称为感兴趣区。图像分割的过程也就是提取感兴趣区的过程。

常用的三种图像分割的方法：

a．基于阈值的分割：这是一种最常用的区域分割技术，阈值是用于区分不同目标的灰度值。在图像只有目标和背景的情况下，只需将图像每个像素的灰度值和阈值比较，灰度值大于阈值的像素和灰度值小于阈值的像素分别归类，从而轻松分离出背景和目标。

b．基于区域的分割：有两种基本形式：区域生长和分裂合并。前者是从单像素出发，逐渐合并以形成所需的分割结果。后者是从整个图像出发，逐渐分裂或合并以形成所需要的分割结果。与阈值方法不同，这类方法不但考虑了像素的相似性，还考虑了空间上的邻接性，因此可以有效地消除孤立噪声的干扰，具有很强的鲁棒性。

c．基于边缘的分割：是利用不同区域中像素灰度不连续的特点检测出区域间的边缘，从而实现图像分割。边界的像素灰度值变化往往比较剧烈，首先检测图像中的边缘点，再按一定策略连接成轮廓，从而构成分割区域。

图 6-4-2 给出了图像分割的实例。图 6-4-2A 是一幅原始的 MRI 图像，由图中可以看到一个肿瘤；图 6-4-2B 图为 A 图经过平滑算法处理后的结果；图 6-4-2C 是经过分割后的结果；图 6-4-2D 为分割图像的边缘提取结果。

2）特征提取

图像的特征提取是计算机视觉的一个概念，是指使用计算机技术自动提取图像信息，决定每个图像的像素点是否属于某一个图像特征。图像特征提

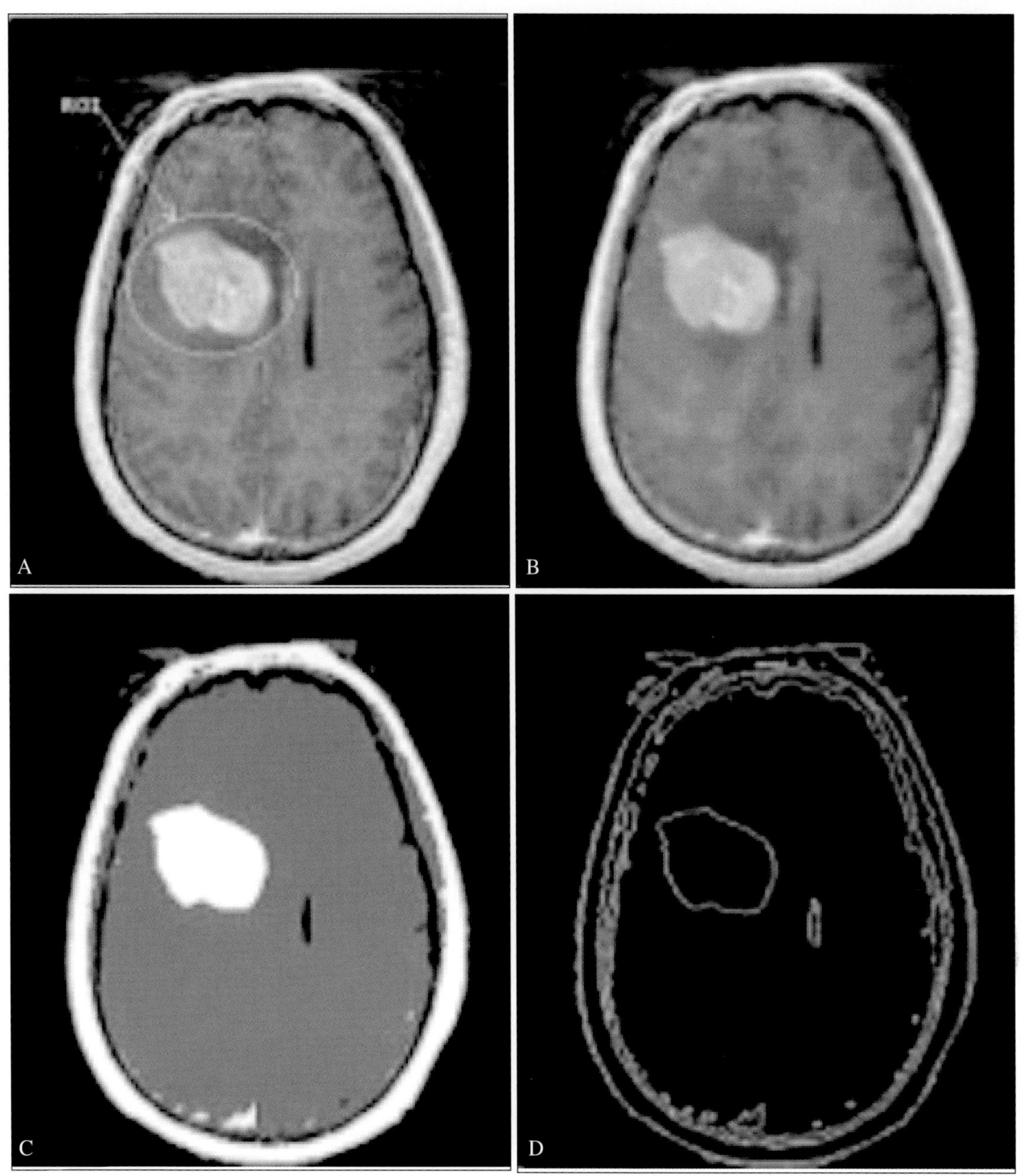

图 6-4-2 **图像分割的实例图**
A．为原始图像；B．为平滑处理后图像；C．为分割后图像；D．为边缘提取的图像

取的结果是把图像上的点分成不同的子集，这些子集往往为孤立的点、连续的曲线和成块的区域。

图像特征提取尚未有统一的万能和精确的定义，其定义往往由问题或应用类型决定。所谓特征是一幅数字图像中“有趣”的部分，也是许多计算机图像分析算法的起点。因此，判断一个算法是否成功，往往是由它使用和定义的具体特征决定。图像特征提取最重要的一个特性是具有可重复性：同一场景的不同图像所提取的特征应该是相同的。

图像特征提取是用来检查每个像素来确定是否代表某个特征。作为特征提取的一个前提算法，输入图像一般会通过高斯函数进行空间平滑处理。

随着计算机处理技术的飞速提高，有大量的提取算法也相继得到发展，其计算复杂性和应用领域各不相同，提取的特征也各式各样。

a．边缘：边缘是组成两个图像区域之间边界（或边缘）的像素。一般一个边缘的形状可以是任意的，甚至包括了交叉点。在实践中边缘一般被定义为图像中拥有大的梯度的点组成的子集。

b．角：角是图像中点似的特征，在局部其有二维结构。早期的算法首先进行边缘检测，然后分析边缘的走向来寻找边缘突然转向（即构成角）。后来发展的算法不再需要边缘检测这个步骤，而是直接在图像梯度中寻找高度曲率。

c．区域：与角不同的是区域，描述了一个图像中的一块区域性的结构，该结构可能仅有一个像素组成，因此许多区域检测方法也可以用来检测角。

d．脊：长方形的物体被称脊。在实践中，脊可以被看作是代表对称轴的一维曲线。从灰度图像中提取脊要比提取边缘、角和区域困难。在医学图像中脊的提取法可用来分辨血管。

3）图像匹配

图像匹配是指通过一定的匹配算法在两幅或多幅图像之间识别同名点，如二维图像匹配中通过比较目标区和搜索区中相同大小的窗口的相关系数，取搜索区中相关系数最大所对应的窗口中心点作为同名点。其实质是在基元相似性的条件下，运用匹配准则的最佳搜索问题。

图像匹配主要可分为以灰度为基础的匹配和以特征为基础的匹配：

a．灰度匹配：灰度匹配的基本思想是将图像看成是二维信号，基于统计学的知识寻找信号间的相关匹配。利用两个信号的相关函数，评价它们的相似性以确定同名点。灰度匹配通过利用某种相似性度量，如相关函数、协方差函数、差平方和、差绝对值和等测度极值等，判定两幅图像的对应关系。最经典的灰度匹配法是归一化的灰度匹配法，其基本原理是逐像素地把一个以一定大小的图像窗口的灰度矩阵，与参考图像的所有可能的窗口灰度阵列，按某种相似性度量方法进行搜索比较的匹配方法，从理论上说就是采用图像相关技术。利用灰度信息匹配方法的主要缺陷是计算量太大，因为使用场合一般都有一定的速度要求，所以这些方法很少被使用。现在已经提出了一些相关的快速算法，如幅度排序相关算法、快速傅立叶变换 FFT 相关算法和分层搜索的序列判断算法等。

b．特征匹配：特征匹配是指通过分别提取两个或多个图像的特征（点、线、面等特征），对特征进行参数描述，然后运用所描述的参数来进行匹配的一种算法。基于特征的匹配所处理的图像一般包含的特征有颜色特征、纹理特征、形状特征、空间位置特征等。特征匹配首先对图像进行预处理来提取其高层次的特征，然后建立两幅图像之间特征的匹配对应关系，通常使用的特征基元有点特征、边缘特征和区域特征。特征匹配需要用到许多诸如矩阵的运算、梯度的求解、还有傅立叶变换和泰勒公式展开等数学运算。常用的特征提取与匹配方法有：统计方法、几何法、模型法、信号处理法、边界特征法、傅氏形状描述法、几何参数法、形状不变矩法等。基于图像特征的匹配方法可以克服利用图像灰度信息进行匹配的缺点，由于图像的特征点比像素点要少很多，大大减少了匹配过程的计算量；同时特征点的匹配度量值对位置的变化比较敏感，可以大大提高匹配的精确程度；而且特征点的提取过程可以减少噪声的影响，对灰度变化、图像形变以及遮挡等都有较好的适应能力。所以基于图像特征的匹配在实际中的应用越来越广泛。

特征匹配与灰度匹配的区别：灰度匹配是基于像素的，特征匹配则是基于区域的。特征是图像内容最抽象的描述，与基于灰度的匹配方法相比，特征相对于辐射度影响来说更不易变化，但特征提取方法的计算代价通常较大，并且需要一些自由参数和事先按照经验选取的阈值，因而不便于实时应用。同时，在纹理较少的图像区域提取的特征的密度通常比较稀少，使局部特征的提取比较困难。另外，基于特征的匹配方法的相似性度量也比较复杂，往往要以特征属性、启发式方法及阈方法的结合来确定度量方法。

2．模式识别的发展及现状

图像的识别与分割是图像处理领域研究最多的课题之一，但它们依然是众多研究人员的研究重心，因为已经取得的成果远没有待解决的问题多。

图像识别的发展经历了三个阶段：文字识别、数字图像处理与识别、物体识别。文字识别的研究是从 1950 年开始的，一般是识别字母、数字和符号，从印刷文字识别到手写文字识别，应用非常广泛，并且已经研制了许多专用设备。 数字图像处理和识别的研究开始于 1965 年。 数字图像与模拟图像相比具有存储和传输方便可压缩、传输过程中不易失真、处理方便等巨大优势，这些都为图像识别技术的发展提供了强大的动力。物体的识别主要指的是对三维世界的客体及环境的感知和认识，属于高级的计算机视觉范畴，它是以数字图像处理与识别为基础的结合人工智能、系统学等学科的研究方向，其研究成果被广泛应用在各种工业及探测机器人上。 现代图像识别技术的一个不足就是自适应性能差，一旦目标图像被较强的噪声污染或是目标图像有较大残缺往往就得不出理想的结果。

图像识别的前提是图像分割。图像分割是图像处理中的一项关键技术，其研究已经有几十年的历史，一直都受到人们的高度重视，至今借助于各种理论提出了数以千计的分割算法，而且这方面的研究仍然在积极地进行着。现有的图像分割的方法有许多种，有阈值分割方法，边缘检测方法，区域提取方法，结合特定理论工具的其他分割方法等。从图像的类型来分有：灰度图像分割、彩色图像分割和纹理图像分割等。早在1965年就有人提出了检测边缘算子，使得边缘检测产生了不少经典算法。但在近二十年间，随着基于直方图和小波变换的图像分割方法的研究，计算技术、超大规模集成电路VLSI技术的迅速发展，有关图像处理方面的研究取得了很大的进展。图像分割方法结合了一些特定理论、方法和工具，如基于数学形态学的图像分割、基于小波变换的分割、基于遗传算法的分割等。

图像识别问题的数学本质属于模式空间到类别空间的映射问题。目前，在图像识别的发展中，主要有三种识别方法：统计模式识别、结构模式识别、模糊模式识别。

3．基于医学影像的计算机辅助诊断

1966年，Ledley首次提出了计算机辅助诊断的概念，20世纪80年代初，计算机辅助诊断系统获得了进一步的发展，其中应用在中医领域的专家系统最为引人注目。计算机辅助诊断的过程包括了病例检查资料的搜集、医学信息的量化处理、统计学分析，直至最后得出诊断。当时较为流行的模型有Bayes定理、最大似然法模型、序贯模型等。20世90年代以来，人工神经元网络快速发展，它是模仿人类大脑神经元工作原理的一种数学处理方法。由于它具有自主学习能力、记忆能力和预测事件发展等能力，可以起到辅助诊断的作用，在分类和诊断方面，人工神经网络方法比传统的概率统计法和数学模型等有更优越的性能。

随着物理学、医学和信息科学的结合，越来越多的人体成像工具进入医学临床诊断领域，使得放射、超声、核医学等以影像诊断为主的可视的装备越来越先进。各种具有不同能力的成像工具在医学中的广泛应用带来了不可避免的问题，对每个患者而言，一次检查所生成的影像的信息量越来越大，进而使得医生每日需要阅读大量的影像信息，工作量太大。更为重要的是诊断水平非常依赖于诊断医生的经验和能力，相互之间的差别很大。基于医学影像的计算机辅助诊断（Medical Image Based Computer Added Diagnosis，MIBCAD）就是由此需要而发展起来的。计算机辅助诊断是指通过影像学和医学图像处理技术辅助影像科诊断医师发现病灶，提高诊断的准确率，其本质是利用计算机的视觉解释医学图像的内涵，弥补影像学科诊断医师凭肉眼观察图像发现异常征象、主观分析影像学表现并做出错误判断的不足，为医生做出正确的影像诊断提供帮助。计算机辅助诊断和计算机辅助检测并不相同，后者重点是检测，即计算机把异常的征象标注出来，并提供常见的影像后处理技术，不进行诊断。我们可以认为计算机辅助诊断是计算机辅助检测的延伸和最终目的，而计算机辅助检测是计算机辅助诊断的基础和必经过程。

MIBCAD是针对目前影像科放射医师面临的问题，基于已成熟的DICOM标准和通用的网络的PACS技术而迅速发展起来的。其以医学影像综合处理为主要内容的医学影像学的分支学科，已成为当今发展热点医学信息学（Medical Informatics）的重要部分。医学信息学当前的研究内容还包括基于医学影像的手术模拟、手术导航和放疗中的医学影像学等医学影像在临床医学中的非常广泛的领域。

由于诊断疾病所需要的原始数据不同，不同疾病在影像学上的特征也不同，以及可以用于进行分析和处理的原始数据也不同，因此，MIBCAD技术具有对疾病及患者个体的高度依赖性的特点。但是，解决问题的思路和方法又是可以互相参考的。好的处理方法和相应的软件，要针对每个患者的不同情况和不同患者的同种情况具有通用性才是有实际应用价值的。基于医学影像的计算机辅助诊断，就是在有经验医生的工作经验的基础上，加上科学方法的使用，使得对疾病的诊断更准确。需要说明的是，MIBCAD技术仍然只是计算机辅助诊断手段，医生不能仅仅依靠这个手段处理患者，因为患者个体情况非常复杂，最后的诊断意见仍然由医生来做。所以，MIBCAD技术在临床上的应用主要表现在两个方面：① 在处理大量的患者影像数据时，把可疑的病灶尽可能准确地找出来，提供给医生作为进一步诊断的参考，防止漏诊；② 在大量医学影像学处理方法及对某种特殊疾病大量分析的基础上实现建模，把在影像学上容易混淆的正常组织和病灶信息通过模型参数的选择区别开，把真正的病灶甄别出来，提高诊断的准确率。以肿瘤的诊断为例，可能的癌变病灶在不同影像上的表现是不同的，所以使用不同影像数据进行分析时，采用的模型是不同的。用核医学影像分析肿瘤时，需要使用药载动力学及依赖药载动力学的统计学方法；而功能磁共振成像测量的是局部血流、血氧水平或葡萄糖代谢等物理量随时间的变化情况，需要的模型和核医学方法不完全相同，参数的差别更大；而CT采集的数据是人体组织对X线能量的吸收的差别，而影像上给出的可疑病灶实际上不过是吸收X线能量比较多的地方，引起这种情况的生物学上的可能性非常多，不同成像系统采集和重建时造成伪影的机会也很多，单靠每个像素的CT值是不能完全确定是否是实性占位及实性占位的性质（是否良恶性），更不能完全确定恶性肿瘤的外部边界。

医学影像学中计算机辅助诊断的原理一般通过三步来实现的：

第一步是图像的处理过程，目的是将病灶从正常的组织结构中提取出来。图像处理的目的是让计算机更容易识别可能存在的病变，让计算机能够从复杂的背景中将病变及可疑结构识别出来。各种不同类型的图像运用不同的图像处理和计算方法，基本为图像增强的运用，使得可疑病灶从正常解剖背景中分离和显示出来。

第二步是图像征象的提取，或图像特征的量化过程。目的是将第一步计算机提取的病变特征进一步量化，即病变的征象分析量化过程。分析征象是诊断医师对病变诊断具有价值的影像学表现，如病变的大小、密度和形态特征等。

第三步是数据处理过程。将上步获得的图像征象的数据资料输入诸如人工神经元网络等各种数学模型或统计算法中，可以对病变进行分类处理，进而区分各种病变，实现疾病的诊断。实际中常用的决策方法包括决策树、神经元网络、Bayes网络、规则提取等方法。目前神经元网络应用十分广泛，并取得了较好的效果。

针对不同疾病的个体差别进行的基于医学影像的计算机辅助诊断，涉及的问题是非常复杂的。目前国际上有非常多的科研小组正在从事该领域的研究工作，其中美国芝加哥大学的Kurt Rossmann实验室的研究成果较为出名，美国1998年FDA批准使用了第一款计算机辅助诊断软件The Image Checker M1000，用于乳腺癌的辅助诊断，随后又有Second Look-system（CADx Medical System）和The Mammex TR版本也应用于临床。目前在乳腺诊断领域，CAD技术大大提高了乳腺癌诊断的准确率和效率，一项对12 860例患者的研究显示，研究人员使用了CAD相对不使用CAD的情况敏感性提高了19%，使用了CAD后乳腺的微钙化100%被发现，80%的乳腺癌肿块被发现，可区分肿瘤的良恶性，平均每个影像的错误标记率为0.81%，降低达20%的漏诊风险，因此我们有理由相信CAD和诊断医师相结合对图像识别可以有效地提高早期乳腺癌的检出率。在我国，有关MIBCAD的研究相比发达国家而言比较落后，系统开展研究工作的单位还不是很多，和临床的结合还有相当大的距离。我国人口众多，医疗资源区域分布严重不平衡，为了提高疾病诊断的准确率和效率，各类医疗机构对疾病的自动检测和自动识别服务迫切渴望，因此，在中国开展这项研究是有意义的。2008年，我国东软医疗继自主研发的乳腺CAD软件通过国家认证后，又有心脏CAD（Cardio CAD2.0）及骨密度CAD（Osteo CAD1.1）通过了国家食品药品监督管理局（SFDA）认证。CAD技术作为影像学诊断向智能化方向发展的一个重要技术动向，我国东软在此领域的突破，打破了跨国公司对国内和国际市场的垄断，受到了国际医学影像专业人士的热切关注。

MIBCAD扮演了第二读片者的角色，在医学影像诊断中采用CAD技术目的是在提高诊断准确率的同时，缩短读片时间，提高工作效率。目前CAD已在乳腺和胸部摄影中发挥着很重要的作用，在肺结节、气胸、肺间质病变等的检测上也有很高的灵敏度。

二、乳腺癌计算机辅助诊断

乳腺癌在女性肿瘤发病率中名列前几位，其作为一种恶性肿瘤，是现代妇女死亡的主要原因之一。目前乳腺癌发病呈上升趋势。据加拿大的一份资料显示，10位女性中就有1位在其生命周期中会发生乳腺癌，乳腺癌占癌症发病率的28%。在我国虽不是乳腺癌的高发区，但近年来乳腺癌的发病率呈快速上涨的势头，发病率也明显年轻化，30岁后得乳腺癌的女性逐渐增多，乳腺癌发病率的高峰提前至45～49岁，而早期的乳腺癌发现率极低，85%的乳腺癌患者到医院检查时就已处于了乳腺癌的发展期。中国抗癌协会公布的统计数字显示，我国妇女乳腺癌死亡率正在以每年3%的速度增长，北京女性乳腺癌发病率为45/10万。我国针对乳腺癌发病率增加的情况，推出了涵盖百万人的乳腺癌早诊断、早治疗的计划，对乳腺癌的预防工作起到了积极的推动作用。

美国癌症学会（American Cancer Society）的报告指出早期诊断乳腺癌能够挽救生命和增加治疗方案的选择。然而，据不完全统计，患有乳腺癌并接受了钼靶软X线检查的妇女中有10% ~ 30%被误诊为阴性，但复查发现，约三分之二的被误诊的图像表现出了明显的病灶特征。这种误诊主要是由于病灶特征不明显、医生眼睛疲劳、阅片经验的差异、影像噪声等原因造成的，尤其是因为乳腺的腺体组织和肿瘤组织在X线摄影条件下缺乏良好的对比度，所以早期体积较小的肿瘤易被影像科医师漏诊。乳腺CAD技术通过数字化的乳腺钼靶X线片与计算机数据库中的正常乳腺进行比较，由计算机将其认为异常的部位勾画出来，最后由影像医师根据计算机提示重新有重点的进行图像阅读，并做出最终的诊断。

乳腺癌计算机辅助诊断中首先需要区分可疑病灶是微钙化点还是实性占位，在排除由很多微型钙化点组成的钙化簇之后，才进一步判断实性占位的性质（良恶性）。这些钙化点的尺寸在百微米量级，为了能够看清这些钙化点，要求乳腺成像机具有很好的空间分辨率。有时，仅仅靠空间分辨率还不足以确定病变性质，还需要其他信息，例如对比度的差别，以及功能方面的差别等。从生物学知识和病理的角度看，由于乳腺中有很多乳腺管，这些乳腺管很容易被置于其中的钙化点堵塞，而多数早发的乳腺癌也发生在乳腺管道组织中，表现为没有浸润的管道堵塞。所不同的是，恶性肿瘤会进一步发展，突破乳腺管道形成浸润的乳腺癌。如果乳腺癌病变在发生浸润之前被发现的话，几乎可以100%治愈，所以乳腺癌的早期诊断具有重要意义。当然，其他恶性肿瘤也有类似的情况。

在乳腺影像分析之前，首先要对乳腺影像进行预处理，然后自动提取数字化乳腺影像可疑病灶的特征，以及根据数据库提供的病态和正常的解剖学知识进行分析和决策。这需要有足够大的数据库，这个数据库内应该包括所有正常和非正常的解剖学信息。相关的各种图像分析和决策方法学是开发基于医学影像计算机辅助诊断方法的技术基础，包括影像的分割、特征提取和分类及显示技术等。图6-4-3给出了计算机辅助诊断的工作流程。

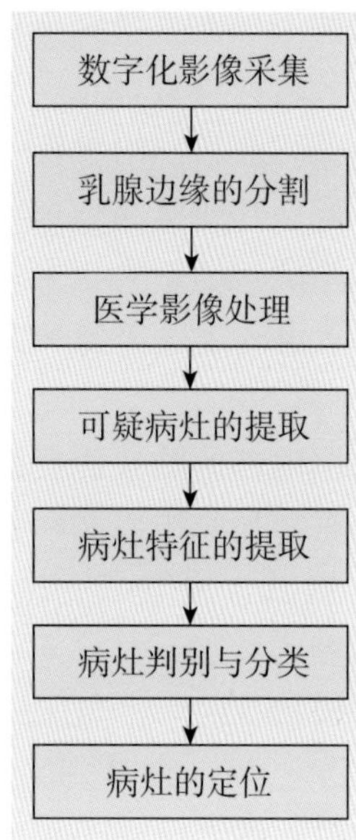

图6-4-3 基于乳腺影像的计算机辅助诊断工作流程

1）图像预处理

CAD系统处理的对象是数字化的乳腺X线图像，是图像分割的前奏。图像预处理的任务之一是把图像归一化，调整不同的图像在灰度范围或者亮度上存在的差异，避免图像分割算法的不确定性。图像预处理的第二个任务是把乳腺从整个图像背景中分割出来，从而减少要处理信息的区域。同时针对成像时乳腺边缘组织的厚度比中间薄，需要对边缘部分的灰度进行修正补偿。除此之外，图像预处理还包括对图像噪声的抑制。

2）图像分割与特征值的提取

图像分割与特征参数的提取是将图像信息转化成计算机能够理解的一系列特征值。

有资料显示，钼靶X线摄影检测到的乳腺癌中，有30% ~ 50%伴随有微钙化簇（Microcalcification），大约26%表现为肿块（Mass），大约18%既伴随有微钙化簇，也表现为肿块。由此可见图像分割的关键是检测X线图像中微钙化簇和肿块组织，由该两种病灶的不同表现导致了不同的分割和提取方法。明确了需要提取的图像特征以后，为了接下来的运算和充分利用图像局部的特征，我们需要把图像划分为子块，即选择感兴趣区。然后把感兴趣区内可疑病灶的轮廓和分布尽量准确地分割出来，并计算其特征参数。

对于乳腺组织内部的微钙化点而言，其对X线具有很强的衰减作用，在图像上表现出与周围组织较强的对比度，边界也非常的尖锐。微钙化簇的散状纹理和钙化点的大小都是微钙化簇的特征。人们对微钙化簇提取的特征参数包括：熵、对比度、相关度、均值、偏差、面积、均方根、尖锐度、边界强度、光滑度、傅立叶变换和纹理特征等，也有人将乳腺图像直方图的特征作为一个基于模糊规则的分类器的输入，从而确定选定的ROI中是否包含微钙化簇。

对于乳腺组织内部的肿块而言，其具有内部灰度表现一致、具有明显的边界和形状等表现，其特征包括针状化、形状、边缘强度、密度、对比度、纹理以及左右两侧的乳腺不对称等，其中针状化是乳腺癌特有的重要特征之一，过去许多研究采用了不同的算法努力将之从正常的乳腺组织中分离出来，用于区分肿块的良恶性。此外还有人根据肿块的面积、圆度、半径的标准差、灰度方差、均值灰度偏差和区域边界的平均梯度、边界上的平均灰度差异等综合特征对肿块进行检测。

3）特征参数选择的优化和感兴趣区域的分类

CAD可以自动提取各种各样的特征参数，而不同的特征参数的组合可以得到不同的诊断结果。经验表明，相对少量的特征参数的组合能保持算法的鲁棒性，所以我们应该从提取出来的特征参数中筛选出一个最有效和代表性的子集。

特征参数优化方法包括一维分析、逐步特征选择以及遗传算法等。一维分析主要适用于各种参数相互独立的情况。逐步特征选择是考虑了特征之间的相关性。遗传算法是一个基于自然界生物进化原理的随机搜索方法，依据适应函数来计算某组解的适应程度值，按照编码、生成初始群体、评估检测适应度、选择、交叉操作和变异等几个步骤群体不断的进化，最终一定可以得到最优解或近似最优解。

分类器的输入为前面已提取的优化的特征参数，是一个CAD系统的判断和输出环节。一般来说一个CAD系统很难同时具备较高的敏感性和特异性，我们知道把一个乳腺癌的患者误诊为阴性的代价是非常巨大的，所以一般来说，CAD系统首先要保证具有较高的敏感性，其次才追求较高的特异性。分类的方法有很多，包括了线性判别分析、人工神经网络方法、贝叶斯方法、基于规则方法和决策树方法等。分类器的最终输出可能是对感兴趣区做出阴性或阳性的判断，或者更进一步判断被检查人员是否健康，是否需要定期复查或者立即需要进行活检。这个结果将交给医师进行参考。

三、肺结节计算机辅助诊断

CAD在胸部疾病中的应用主要集中在胸片的心脏和肺野的自动分析，如心脏比例、肺结节、气胸的检测、肺间质渗出、肿块和钙化的分类与鉴别等，尤其是对肺结节的检出有着特别重要的意义。

肺结节是肺部最常见的疾病之一，可以是良性病变、转移瘤或肺癌，肺癌的发病率在癌症中位居第二，是世界上最主要的死亡原因之一。有资料表明，如果肺癌在早期得到诊断和治疗，患者5年生还率可以由14%提高至49%，因此肺结节的早期检测和诊断对肺癌诊治十分重要。胸部X线平片作为胸部疾病诊断的传统手段，是检查肺结节最便利、最低廉的方法。因为肺结节形态多变，大小各异，要从影像学上对其进行诊断是十分困难的，并且在投影中由于器官之间的灰度重叠，对其鉴别诊断提出了更高的要求。

计算机辅助诊断系统因计算机处理速度快、可重复性好，而且永远不会疲劳，很大程度上减轻了影像诊断医师的工作强度，在协助放射诊断医师检测和诊断结节方面发挥着越来越重要的作用。X线摄影图像，结合CAD系统，可以识别肺内可能存在的结节性病变，用最简单的图形化方式将结果展现给医生，支持医生对胸部图像中的肺结节进行鉴别、确定和定量分析，帮助放射科医师提高肺结节诊断的准确性，减少肺内结节病灶漏诊的概率。

肺结节的计算机辅助检测可以分为以下四个步骤：

1）图像预处理

对输入的胸部DR图像进行预处理，可以有效的改善CAD系统检测肺结节的质量和效率，目前常用的胸部DR图像检测肺结节的预处理技术包括如下几个方面：

a．胸部DR图像的二次采样：主要目的是降低计算量，提高CAD检测肺结节的速度。

b．肺部分割：有效的肺部分割可以提高肺结节诊断的准确性，目前常用的肺部分割法包括两大类：一类是基于规则的推理，例如一些阈值方法、区域增长、边界检测和形态学操作等；另一类是基于像素分类，比如神经网络分类器、马尔科夫随机场模型等，此外基于知识的分割思想也被注入到各种算法中。

c．肺结节的增强：在胸部DR图像中，由于肺结节，尤其是非钙化肺结节，和背景的对比很不明显，经常与肺部的正常解剖结构（如肋骨、隔膜）等重叠，因此需要对肺结节结构进行增强。目前应用最广泛的增强技术为差值处理技术。

2）识别初始候选结节

目前最常用的方法是利用差值图像的多灰阶阈值法来识别初始候选结节，灰度直方图决定截止点像素值。根据直方图中适当的特殊百分比区域，直接选择像素的百分比阈值（如3%、6%等）来判断候选节点。在每个百分比阈值上，差值图像都被阈值化。选择一个适当的百分比阈值，差值图像就可以表现为一幅孤立的图像。可以对孤立的图像提取两个形态特征，例如有效直径和圆形度，然后根据孤立图像的形态特征来判断初始的候选结节。

3）肺结节假阳性的降低

初始的肺结节含有大量的假阳性区域，因此可以通过特征提取和机器学习的方法将结节和正常的组织分开，检测到真正的肺结节区域。

肺结节检测常用的特征包括了候选结节的面积、平均灰度、圆形度等。在提取到肺结节的相应特征后，利用统计学习方法对可能的肺结节进行分类，移除假阳性的肺结节。目前常用的统计学习方法包括贝叶斯理论、人工神经网络、支持向量机等方法。通过分类移除假阳性，剩余的结节点就被确定为潜在的肺结节点。

4）肺结节的良恶性判断

肺结节一旦被检测出来，下一步则需要鉴别结节的良恶性。CAD系统可以自动给出该结节是良恶性的可能性。一旦搜集了足够量的病理证实的肺结节影像病例，接下来对所有病例图像进行特征分析和记录，然后将提取的特征输入人工神经网络、贝叶斯网络和决策树等各种分类算法中，形成计算机辅助诊断系统，并对这一系统进行测试和学习，从而能够很好地对肺结节病变的良恶性进行鉴别。

有资料显示，将人工肺结节检测和辅助诊断系统结合在一起对150幅胸部DR图像进行检测时，与未使用CAD系统相比，使用CAD系统通过对肺结节的检测、良恶可能性的输出，检出的敏感度达到了80.6%，同时也很有效地帮助放射诊断医师鉴别每个结节的良恶性。

四、CAD展望

一套CAD系统集成了多种算法，目的是实现完整的检测和提取病灶功能。近年来，人们进一步对CAD技术提出了更高的要求。

第一，具备风险预测的功能。比如通过分析乳腺组织的模式跟乳腺癌风险之间的关系，将乳腺癌防治的重点放在高危人群。

第二，检测被医生遗漏的病灶。未来CAD系统的特异性和敏感性将越来越优良，能够及时提醒医师那些人眼容易忽略的特征，达到辅助诊断的目的。

第三，新特征的挖掘。目前CAD系统使用的特征参数基本上是研究人员把医师读图的经验用数学表达的结果，是否还具有其他的图像特征可更好的用于支持医生的诊断工作还有待于进一步研究。

第四，多模式数据的综合分析。对乳腺癌的早期筛查，目前使用的医学影像检查手段有钼靶软X线成像、MRI、超声等，每种成像手段都有各自的特点：超声成像特别适用于致密型乳腺组织。MRI则可以对乳腺进行三维成像等。融合各种成像数据并进行综合分析来更好地提高乳腺癌检查的准确率将成为一个重要的研究方向。

第五，将有更加完善和统一的CAD系统的评价标准。

计算机辅助诊断是影像诊断学发展的重要方向之一，其在放射科的广泛应用可以极大地扩大医生有限的个人知识和经验，使诊断变得更为准确和科学。我国CAD系统在医学影像领域的应用和发展都相对较晚、规模较小、应用范围较窄且发展极不平衡，如缺乏一个标准化的大规模数据库进行CAD系统的训练，在临床诊断中CAD对图像、信号等数据的描述不规范，数据挖掘难度大。想要解决我国在CAD领域面临的困难，需要从事软、硬件研究的专家共同努力，以及广大放射诊断医师的积极配合，开发出适应临床应用的高水平的CAD辅助诊断系统。

重点推荐文献

[1] 王伟胜，骆嘉伟，林红利．医学图像计算机辅助诊断数据平台研究．中国生物医学工程学报，2013，32（1）：105-108．
[2] 孙海鹏，佘伟巍，席平．基于 Level Set 的交互式快速分割算法．工程图学学报，2011，32（3）：45-51．
[3] 周丽琨，陈定方．图像处理技术在计算机辅助病理分析系统中的应用．武汉理工大学学报（交通科学与工程版），2008，32（5）：872-875．

第 5 节　图像融合

一、概述

随着物理学、医学和信息科学的结合，越来越多的人体成像工具进入医学临床诊断领域，从而把传统的放射医学发展为影像医学，使得放射科、超声室和核医学科等以影像诊断为主的科室的装备越来越先进，操作和使用越来越简单。但是，任何影像设备按照它的成像原理，都只能提供人体正常和病理状态下的某些部分信息，不可能提供全部信息，即并非一种成像技术可以完全适用于人体所有器官的检查和疾病诊断，也不是任何一种成像技术能取代其他另一种成像技术，它们之间是相辅相成、相互补充的。如 CT 和 X 线机对骨等密度较高的组织能提供高清晰的图像，MRI 对人体软组织的成像具有较高的分辨率，而 PET 和 SPECT 则能够提供人体组织或器官的功能性代谢的图像。所以，一方面，每个成像工具仍然具有存在和发展的理由，也必将不断地得到发展；另一方面，这些信息之间的融合和集成越来越重要，因为任何疾病的准确诊断需要的是综合信息。图像融合技术于 20 世纪 90 年代应运而生，为医学图像的综合利用提供了很好的技术手段。

根据医学图像所提供的信息，可将医学图像分为两大类：解剖结构图像（CT、MRI、X 线图像等）和功能图像（SPECT、PET 等）。这两类图像各有其优缺点：解剖图像以较高的分辨率提供了脏器的解剖形态信息，但无法反映脏器的功能情况。功能图像分辨率较差，但它提供的脏器功能代谢信息是解剖图像所不能替代的，这些信息是对疾病特别是肿瘤进行早期诊断的重要依据。

图像融合是指综合两个或两个以上源图像的信息，以获取对同一靶场景的更加精确、全面和可靠的图像描述。医学图像融合则是指对医学影像信息如 CT、MRI、SPECT 和 PET 等设备所得的图像，利用计算机技术将它们综合在一起，实现多信息的同步可视化，对多种医学影像起到互补的作用。一个完整的医学图像融合系统应该是包括多种医学成像设备、处理设备与融合软件的总和。利用信息融合技术，将多种医学图像结合起来，充分利用不同医学图像的特点，在一幅图像上同时表达来自人体的多方面信息，使人体内部的结构、功能等多方面的状况通过影像反映出来，是目前医学影像学发展的一个重要趋势。

图像融合的分类：

按照成像设备的组成，图像融合系统可分为：①同类多源图像融合，如 MRI 图像融合、SPECT 图像融合等；②异类多源图像融合，如 SPECT 与 MRI 图像融合，SPET 与 CT 图像融合，CT 与 MRI 图像融合等。

按照融合对象，分为单样本时间融合、单样本空间融合以及模板融合。

按照图像维数分类，可分为单一空间维数的图像融合与考虑空间维数的时间序列图像融合两大类，在每一类中根据涉及到的图像空间维数进一步划分为 1D/ 2D、2D/ 2D、2D/ 3D、3D/ 3D 图像融合。其中二维图像融合目前研究较多，近年来三维图像研究亦有很大进展。

按照图像类型分类，可分为断层图像间相互融合、断层图像与投影图像融合以及解剖图像与功能图像融合三类。其中解剖图像与功能图像融合研究较多，主要是 CT、MRI 图像与 PET、SPET 图像进行融合，PET/ CT 的原理基于该种模式。

医学图像融合的目的是将最能反映人体生理、病理变化的形态和功能信息突出且真实地显现出来，主要有两个步骤：图像配准（Image Registration）和信息显示（Image Display）。

二、图像配准技术

医学图像配准就是寻求两幅图像间的几何变换关系，使其中一幅图像与另一幅图像上的对应点达到空间上的一致。即人体上的同一解剖点在两张匹配图像上具有相同的空间位置。图像的配准是图像融合的先决条件与关键，配准的结果应使两幅图像上所有的解剖点，或至少是所有具有诊断意义的及手术感兴趣的点都达到匹配。

图 6-5-1 是配准示意图。同一个人从不同角度、不同位置拍摄的两张照片，由于拍摄条件不同，两张照片分别只反映了同一物体某些方面的特征。要将这两张照片一起分析，就要将其中的一张人像做移动和旋转，使它与另一幅对齐。这一对齐过程就是配准过程。保持不动的叫做参考图像，做变换的称作浮动图像。将配准后的图像进行融合就可以得到反映人的全貌的融合图像。

配准可分为图像的转换和定位两步。

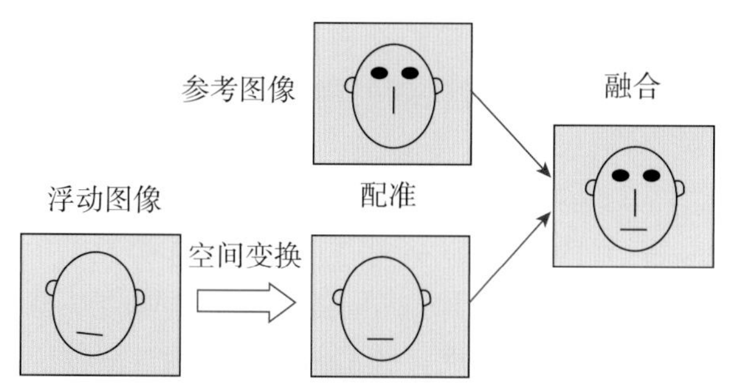

图 6-5-1 **图像配准示意图**

图像转换：目的在于确保多源性图像的像/体素表达同样大小的实际空间区域，确保多源图像对同一脏器在空间描述上的一致性，这是图像融合的基础。常见的转换算法有四种：①刚性转换（Rigid Transformation）；②仿射转换（Affine Transformation）；③投影变换（Projective Transformation）；④多项式转换（Polynomial Transformation）。

图像定位：理想情况下，图像融合应能实现所研究图像精确的点对点对应，但在实际运用中，图像分辨率越高，图像细节越多，实现点对点的对应越难。图像融合定位大致可分为基于图像外部、内部特征两大类。基于图像外部特征的方法包括侵入性和非侵入性两类。侵入法指标志物侵入人体，例如在受试者颅骨嵌入螺钉等物作为颅骨标记。使用专门的定位模型如头罩、支架等属于非侵入性方法。外部定位标志法的特点是定位简单、准确，成像后可以全自动进行配准，但要时刻保持人体与标志的相对固定，多应用于头部与矫形外科，因其操作繁琐，目前已较少应用。基于内部特征的图像配准方法包括基于标记的配准、基于分割的配准和基于体素相似性的配准。目前临床最常用的方法主要有 Pelizzari 设计的“头和帽”算法，其比较稳定，能获得准确的结果。

三、图像融合技术

医学图像融合（Medical Image Fusion）是指将两幅（或两幅以上）来自不同成像设备或不同成像时刻获取的待配准的图像，采用某种算法，把各个图像的优点或互补性有机地结合起来，获得信息量更丰富的新图像的技术。在图像融合处理中，图像配准是图像融合的第一步，也是实现图像融合的先决条件，只有实现了待融合图像的配准，才能实现相应组织之间的融合，如果对应组织的位置有较大的偏差，那么融合的图像是不准确的。只有两幅图像中同一空间位置的像素都对应相同的解剖结构，融合起来的图像才有意义。

常用的医学图像融合分为基于空域的图像融合方法和基于频域的图像融合方法，此处我们主要讲解基于空间域的图像融合方法。基于空间域的图像融合是指直接在空间域中对图像的像素点进行操作，该类方法简单直观，易于理解，但常常融合效果有限，只适用于有限的场合。

1．图像像素灰度值极大（小）融合法　设 $g_1(i,j)$ 和 $g_2(i,j)$ 为待融合图像，$F(i,j)$ 为融合后的图像，其中 i、j 为图像中某一像素的坐标，图像大小为 $M*N$，则 $i\in[0,M\text{-}1]$，$j\in[0,N\text{-}1]$，$g_1(i,j)$，$g_2(i,j)\in[0,255]$。

$$F(i,j)=Max\{g_1(i,j),g_2(i,j)\}\qquad \text{公式 6-5-1}$$

$$F(i,j)=Min\{g_1(i,j),g_2(i,j)\}\qquad \text{公式 6-5-2}$$

此方法只需对两幅待配准图像取对应像素点灰度值较大或较小者即可。这种方法计算简单，效果有限，只适用于对融合效果要求不高的场合。

2．图像像素灰度值加权融合法 加权法是将两幅输入图像 $g_1(i,j)$ 和 $g_2(i,j)$ 各自乘上一个权系数，融合而成新的图像 $F(i,j)$。

$$F(i,j)=ag_1(i,j)+(1-a)g_2(i,j) \quad \text{公式 6-5-3}$$

其中：a 为权重因子，且 $0\leqslant a\leqslant 1$，可以根据需要调节 a 的大小。该算法实现简单，其困难在于如何选择权重系数，才能达到最佳的视觉效果。

3．TOET 图像融合方法

① 首先求输入图像 $g_1(i,j)$ 和 $g_2(i,j)$ 的共同成分。

$$g_1\cap g_2=Min\{g_1,g_2\} \quad \text{公式 6-5-4}$$

② 从图像 g_1 上扣除共同成分得到图像 g_1 的特征成分 g_1^*：

$$g_1^*=g_1-g_1\cap g_2 \quad \text{公式 6-5-5}$$

同理得到 g_2 的特征成分 g_2^*：

$$g_2^*=g_2-g_1\cap g_2 \quad \text{公式 6-5-6}$$

③ 从图像 g_1 中扣除图像 g_2 的特征成分 g_2^*，得到：

$$g_1-g_2^*=(g_1-g_2)+g_1\cap g_2 \quad \text{公式 6-5-7}$$

同理，从图像 g_2 中扣除图像 g_1 的特征成分 g_1^*，得到：

$$g_2-g_1^*=(g_1-g_2)+g_1\cap g_2 \quad \text{公式 6-5-8}$$

这项操作是为了改善图像的融合效果。

④ 确定图像 $g_2(i,j)$ 和 $g_1(i,j)$ 的不同成分，

$$g_2^*-g_1^*=g_2-g_1 \quad \text{公式 6-5-9}$$

当 $|g_2^*|-|g_1^*|$ 时，定义 $g_2^*-g_1^*=0$。

此操作的目的是将两幅图像的不同部分作为背景，突出图像 $g_2(i,j)$ 的特征，以便准确判断 $g_1(i,j)$ 的位置；反之也行。该成分在融合图像中的比重由权重系数决定，这里到底突出哪个图像的特征以及判断哪个图像的位置要根据实际情况确定。

⑤ 将步骤 3 和步骤 4 中得到的结果按不同权重计算融合图像的灰度值：

$$F(i,j)=a(g_1-g_2^*)+b(g_2-g_1^*)+c(g_2^*-g_1^*) \quad \text{公式 6-5-10}$$

其中：a，b，c 为权重系数，且 $a+b+c=1$，具体可根据需要选取。

图 6-5-2 是分别采用以上方法对已配准的 CT、MR 图像进行的融合。

医学图像融合可综合各种影像学技术的优势，提供丰富信息，对疾病的诊断、治疗、判断预后和观察疗效均有重要意义。随着该技术的不断完善，图像融合可能成为临床常规应用的方法之一。Wagner 在 1999 年第 46 届美国核医学年会总结中多次强调，21 世纪的影像学是解剖影像与功能影像相融合的影像学。因此，我们深信，快速、简便、准确和可靠的医学图像融合技术将会在临床诊断、治疗和手术导航等方面有着广阔的应用前景。

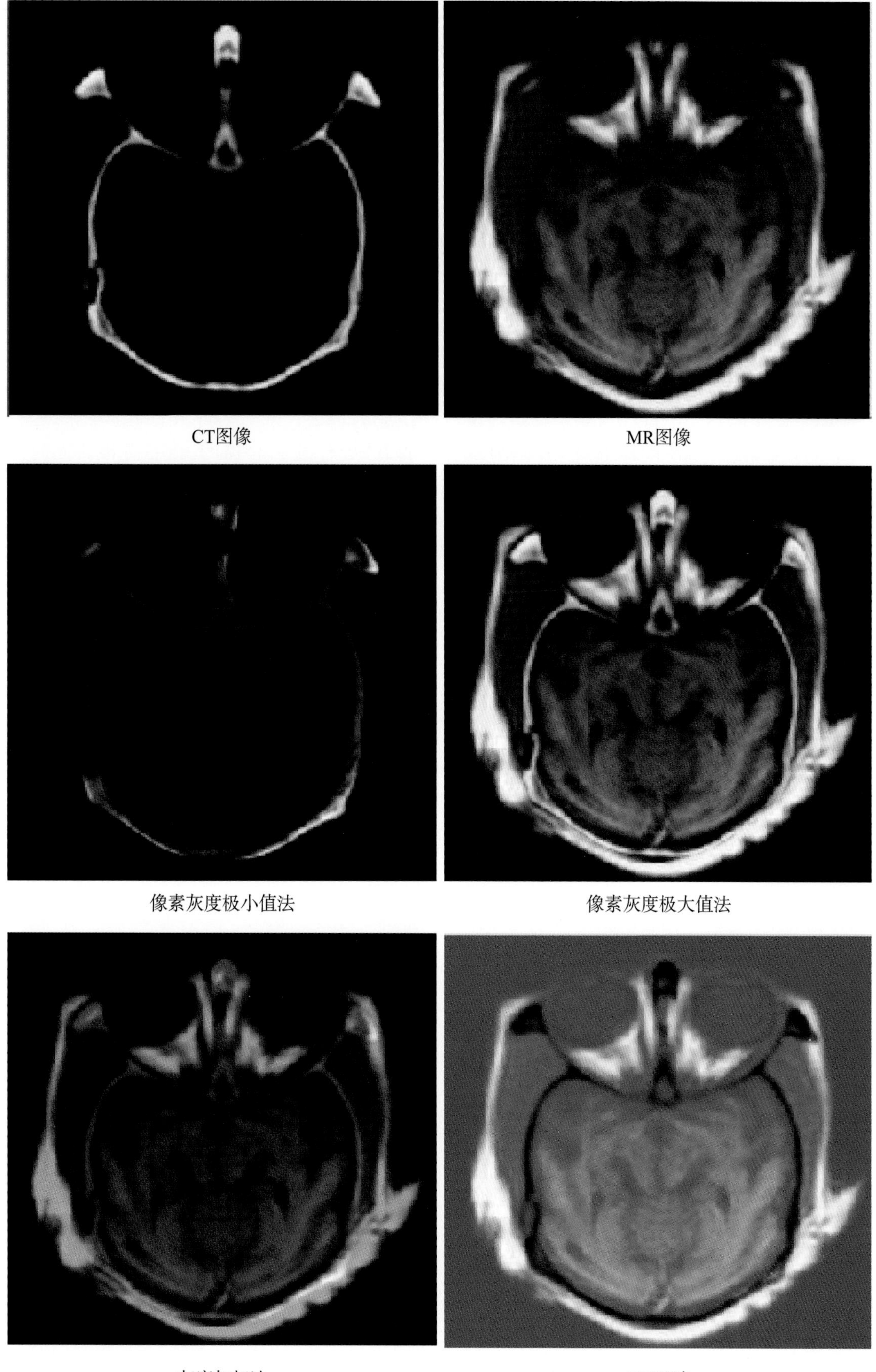

图 6-5-2 几种图像融合方法比较

重点推荐文献

[1] 张鑫，陈伟斌．Contourlet 变换系数加权的医学图像融合．中国图象图形学报，2014，19（1）：133-140．

[2] 阿都建华，王邦平，王珂，等．基于剪切波变换的医学图像融合算法．中国生物医学工程学报，2013，32（3）：284-291．

第 6 节 图像压缩

一、概述

随着现代医疗水平的不断进步，更多的医疗成像设备投入临床应用当中，人们在医院或保健中心就诊和检查时，涉及的医学图像项目越来越多。由于医学诊断的特殊要求，医学图像不仅要求具有很高的空间分辨率，而且具有比一般图像更高的图像灰阶深度。考虑到大多数断层扫描对于感兴趣区的部位要产生几百甚至上千幅图像，使得原本就很庞大的医学图像的数据量，以更快的速度增加。随着大量数字设备的使用和现代化医疗诊断水平的提高，特别是 PACS 技术的发展，图像数据量必将会以“爆炸”式的速度增长。

一方面，数字医学图像的数据量急剧增加，同时还要有较长的保存周期，这使得它要占用更加巨大的存储空间；另一方面，在远程医疗、PACS 等应用环境中，图像数据需要在不同区域内进行传输，这对传输网络的带宽产生了很大的压力。因此，图像压缩技术对于数字医学图像具有重要的意义，它可以有效地降低图像数据的存储空间并在很大程度上减轻对网络传输带宽的压力，更有利于 PACS 的实现。

近年来，图像的压缩技术获得了飞速发展，按其对原有信息的保持程度，图像压缩可分为无损压缩和有损压缩两大类。无损压缩可以使解压后恢复的图像质量相对于原始图像，没有任何损失，因而在医学图像的存档和传输中得到了广泛的应用。国外有学者针对各种医学图像的无损压缩技术进行了分析，实践证明压缩倍数可以达到 1.66 ~ 3.91。而有损压缩是通过在压缩和解压缩过程中以一定程度信息丢失为代价，获得更高的压缩比。目前国外的研究结果表明，采用基于 DCT 变换或小波变换的压缩技术，可以满足 CR 图像初步诊断需要，并且压缩倍数可以达到 10 ~ 20 倍。除了无损压缩和有损压缩外，近年来，一些学者基于人眼的视觉特性或感兴趣区域的分布特性，还引入了近无损压缩的概念以及基于感兴趣区的图像压缩方法。

DICOM 标准的建立除了使不同成像模块、医生工作站和医院之间数字医学图像的传输和互操作成为可能，还推荐了用于医学图像压缩的无损的 JPEG 标准和有损的 JPEG 标准，同时随着压缩技术的发展，DICOM 标准允许将新的压缩算法引入其中。在 DICOM 标准的框架下，也允许用户采用自己开发的压缩算法，但是这些压缩算法必须能够被图像传输的发送和接收双方所认可，并符合 DICOM 的传输规范。

根据医学图像的分类和诊断精度的不同要求，可以分别选用不同的压缩方法。对于超声静态图像、胸部 X 线摄影图像、乳腺 X 线摄影图像和 MRI 图像可以采用无损的压缩算法，对于显微切片图像和整形外科的牙齿修复图像可以采用有损的 JPEG 压缩算法，对于多普勒超声和热成像可以采用 MPEG 压缩算法，对于文本文件可以采用 G3/G4 压缩方案。

二、图像压缩编码原理

图像数据压缩之所以存在可能性是因为图像中像素之间、行或帧之间存在较强的相关性，图像压缩从信息论观点出发减少图像信息中无用的冗余信息，保留有效信息，从而减少了描述信息的数据量，同时保证图像有效信息没有丢失。

根据信息论中的编码理论，编码效率可以用下式表示：

$$\eta = \frac{H}{R} \times 100\% \qquad \text{公式 6-6-1}$$

其中 H 为信源熵，R 为平均码字长度。图像熵编码的目的就是使编码后的图像平均比特数 R 尽可能地靠近图像熵 H，比如常用的 Haffman 编码，它是根据统计的图像灰度级的概率分布结果，对其灰度级赋予不同长度的码字，对于概率大的灰度级用短码字，而对于概率小的灰度级采用长码字。

（一）图像数据压缩模型

直接对图像的原始数据进行压缩，效率很低，这是因为在原始图像中存在着较强的相关性。为了提高图像的压缩比，图像数据的压缩方案一般分为建模（Modeling）和编码（Coding）两个部分，如图 6-6-1 所示。首先设计一定的映射模型，对原始图像数据进行解相关，使转换后的数据有利于后面的熵编码；然后根据变换后图像的数据特点，选择一种合适的熵编码方法进行编码，形成压缩图像数据。这种数据常常以连续的比特形式存在，称为比特流。

各种压缩算法的主要区别在于采用的各种转换模型不同，特别是算术编码方法的出现，将这两部分从概念上分开，对模型映射后的数据码字从概率上进行分配，而研究人员可以集中精力研究和设计各种高效的压缩模型。

（二）图像映射模型

通过选择一定的映射模型，可以对原图像进行一定程度的解相关，将图像转化为动态范围小、分布集中的差值图像，这样的图像更有利于后期的熵编码。一般而言，映射模型越复杂，可以获得更高的压缩比，但压缩时间也会越长。反之获得的压缩比就越低，压缩速度也越快。映射模型是否保持图像信息的无损或有损，取决于应用图像的要求。好的有损映射模型会充分利用人的视觉特性，尽量丢弃人眼不敏感的信息，保留对人眼敏感的信息。其实，JPEG 标准中有损压缩就是基于人眼对图像某些频率敏感、而对于另外一些频率不敏感的事实，获得了较高的压缩比，同时尽可能地保持恢复后图像与原始图像在视觉上的一致性。

图像建模方法可以分为几大类：采用预测模型的方法及一些改进的预测编码方法；基于变换模型的 DCT、小波分解方法等；采用多分辨率模型的分层内差法、差值金字塔法等，下面我们只对第一种方法进行简单的介绍，对其余方法感兴趣的读者可自行查阅相关资料，此处不再赘述。

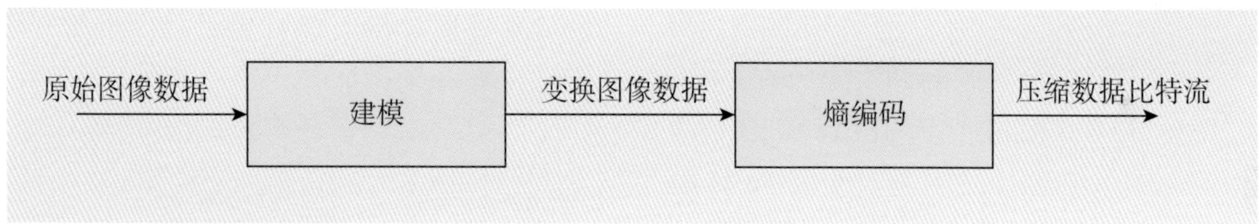

图 6-6-1　**图像压缩方案图**

预测法模型分为线性预测模型和非线性模型两类，线性预测模型通常称为差值脉冲编码调制（Differential Pulse Code Modulation，DPCM）。它利用了图像中相邻像素之间较强的相关性，每个像素可以根据已知的几个像素值来做预测，称为该像素的预测值（或估计值）。如果对图像的像素值估计得足够精确，则该像素值与其预测值的差值要远远小于像素值本身。在传输和存储过程中，并不是取像素的实际值，而是对这个差值进行量化和编码，因此可以使用更少的比特数，从而提高压缩效率，这就是 DPCM 的基本原理。在实际建立模型时，如果预测越准确，预测差值则越小，则将来编码后图像的压缩比则越大。可以采用最小均方差准则来获得 DPCM 模型的系数，该种方法也称为最佳线性预测。DCPM 方法的优点是复杂度较小，易于硬件实现。缺点是对误码较敏感，而且位于后面像素值的解码要依赖于前面的像素值，因此，实际应用中有一定的脆弱性。

（三）熵编码

原图像经映射模型处理后，得到分布集中的变换图像数据，下一步则需要选择合适的熵编码方法，对其进行压缩。目前常用的熵编码方法有霍夫曼编码、算术编码、LZW 编码等。

霍夫曼编码（Huffman Encoding）的基本原理是对频繁使用的数据用较短的代码代替，对很少使用的数据用较长的代码代替，每个数据的代码各不相同，即根据统计的图像灰度级的概率分布结果，对其灰度级赋予不同长度的码字，对于概率大的灰度级用短码字，而对于概率小的灰度级采用长码字。这些代码都是二进制且长度是可以改变的。进行霍夫曼编码需要对原始数据扫描两遍，第一遍扫描要精确地统计出原始图像数据中的每个像素值出现的频率，第二遍是建立霍夫曼树并进行编码。

算术编码（Arithmetic Encoding）适合于由相同的重复序列组成的文件，算术编码接近压缩的理论极限。它的原理是将不同的序列映射到 0 ～ 1 的区域内，该区域表示成可变精度（位数）的二进制小数，对越不常见的数据所需的精度越高（更多的位数）。算术编码复杂度高，且编码速度慢。

LZW 编码则通过对输入数据流进行分析，在编码的同时自适应地生成一个串表，此串表记录了所有在此前出现过的不重复的字符串。通过将当前的输入数据流与该串表中字符串的比较来确定输出值和完成对串表的更新。当编码器检测到当前输入流已经在串表中时，将只输出相应串在串表中的位置，从而达到压缩图像的目的。

三、JPEG-LS 标准在医学图像中的应用

目前的 DICOM 3.0 标准支持 JPEG 和 RLE 两种压缩算法，其中的 JPEG 无损压缩采用 DPCM 模型，熵编码采用 Huffman 或算术编码，压缩速度较慢。RLE 是传统的基于字典的编码技术，其对于像素灰阶深度为 12 bit 的灰度图像的压缩效果并不是很理想。随着无损压缩技术的发展，现在的 JPEG-LS 标准对于连续色调的灰度图像具有很好的压缩效果。在 DICOM 2000 标准中也宣布支持 JPEG-LS 标准，因此，实现 JPEG-LS 标准对于增强现有 PACS 的实用性和推广性具有重要意义。该算法复杂度低，对于一般图像压缩比可达 2.5 倍以上。

由表 6-5-1 可以看出，通过 JPEG-LS 对像素深度为 12 bit/pixel 的灰度图像进行压缩，可以获得较好的压缩比和压缩速度。

图像的压缩技术对于海量的数字医学图像的存档与传输系统 PACS 而言具有十分重要的现实意义，在节省传输带宽、提高传输速度的同时，也可以节约大量的存储空间，因此，医学图像的新压缩算法的研究成为数字图像处理领域的重点和热点。目前，国内外关于医学图像的压缩有很多形式，如包括无损压缩、有损压缩和近无损压缩等形式。由于受公用网络的带宽限制和图像快速传输的渴求，对于一般的远程医疗咨询、远程教学及远程会诊采用类似感兴趣区 ROI 的近无损压缩方法更加实用，也可以在允许的情况下采用一定的有损压缩方案，以提高压缩比。在国内的数字医学图像的应用应全面考虑图像压缩的问题，为了避免医疗上的法律纠纷，在现阶段，国内采用的医学图像的编码技术均为无损压缩方法，以避免发生纠纷时难以举证的情况发生。

在很多实际应用中，不但对图像的压缩比有一定的要求，有时对于处理速度的要求也会很高。在 PACS 系统，不但要考虑压缩算法的压缩倍数，而且还要考虑算法的执行速度，应采用一个综合的方法进行评价。

表 6-5-1　JPEG-LS 压缩结果

原图描述	长 × 宽	压缩比	压缩时间 /s
胸透	1707 × 2228	2.37 ：1	9.01
腿骨	1707 × 1478	2.81 ：1	6.37
脚骨	1707 × 1473	2.57 ：1	5.22
腹部	1528 × 1207	2.83 ：1	4.68
手骨	1507 × 1193	2.50 ：1	3.68
腰椎	1636 × 1071	2.63 ：1	3.46
心脏	1135 × 907	2.59 ：1	2.04
膝部	1128 × 914	2.47 ：1	2.08

重点推荐文献

[1] 祖研，帅仁俊，陈平．基于 DICOM 标准的医学图像有损压缩的研究．算机工程与科学，2011，33（7）：62-66．

[2] 王晨希，王权，任海萍．DICOM 医学图像压缩技术的实现．中国医疗器械杂志，2013，37（3）：178-181．

[3] 王华，张延武，丁效军．连续多帧医学 DICOM 图像压缩编码方法研究．医疗设备信息，2003，18（11）：4-7、20．

[4] 蒋慧琴，李萍，王忠勇，刘玉敏．医学图像感兴趣区域近无损压缩．光学精密工程，2013，21（3）：759-766．

主要参考文献

[1] 贾克斌．数字医学图像处理、存档及传输技术．北京：科学出版社，2006．

[2] 康维，王广志，丁辉．乳腺X线成像的计算机辅助诊断技术研究进展．北京生物医学工程，2006，25（2）：213-216．

[3] 于甬华，袁双虎．计算机辅助诊断在医学影像学领域的应用和发展．现代医学仪器与应用，2007，19（5）：4-7．

[4] 谢正华．计算机辅助诊断在乳腺癌筛查中的应用．现代医学仪器与应用，2007，19（5）：11-13．

[5] 蒋红兵．计算机辅助诊断的应用简述．现代医学仪器与应用，2007，19（5）：8-10．

[6] 顾春．计算机辅助诊断在放射科的进展．中国医疗器械信息，2003，9（6）：47-48．

[7] 王春燕，吴效明．肺结节DR图像的计算机辅助诊断技术．微计算机信息，2010，26（2-2）：197-198．

[8] 张泽宝．医学影像物理学．2版．北京：人民卫生出版社，2005．

[9] 余建明，牛延涛．CR、DR成像技术学．北京：中国医药科技出版社，2009．

[10] 贾克斌．数字医学图像处理、存档及传输技术．北京：科学出版社，2006．

[11] 冈萨雷斯．数字图像处理．2版．北京：电子工业出版社，2005．

[12] 刘直芳，王运琼，朱敏．数字图像处理与分析．北京：清华大学出版社，2006．

[13] 田捷．医学影像处理与分析．北京：电子工业出版社，2003．

[14] 孙振球．医学统计学．2版．北京：人民卫生出版社，2006．

[15] 孙军，陈峰，郑凯尔．ROC曲线分析在放射学中的应用．中华放射学杂志，2001，8：574-579．

[16] Erkel AR，Pattynama PM．Receiver operating characteristic（ROC）analysis：Basic principles and applications in radiology．EJR，1998，27：88-92．

[17] Brismar J. Understanding receiver-operating-characteristic curves：a graphic approach．AJR，1991，157：1119-1121．

[18] 杨钧，陈峰，郑凯尔．ROC方法及其在放射学中的应用．中国医学影像技术，2000，5：407-409．

[19] Hanley JA，Mcneil BJ．The meaning and use of the area under a receiver operating characteristic（ROC）curve．Radiology，1982，143：29-36

[20] 谢晋东，袁聿德．噪声等价量子数和量子检出效率对放射成像系统像质评价的意义．中华放射学杂志，2002，36（11）：1050-1051．

[21] 谢晋东，王昌元，袁聿德，等．增感屏-胶片组合的噪声等价量子数和量子检出效率的测试．中华放射学杂志，2002，36（11）：1041-1045．

[22] 白玫，刘旭，彭明辰．数字X线成像设备DQE的测试．医疗设备信息，2007，21（4）：1-4．

[23] 宗会迁，史朝霞，周存河，等．数字化X线摄影系统标准DQE测量方法和评估．河北医药，2009，30（9）：1342-1343．

7 远程放射诊断

第1节 远程放射诊断概述

一、远程医学与远程医疗

远程医学（telemedicine）从广义上讲是使用远程通信技术和计算机多媒体技术提供医学信息和服务。它包括远程诊断、远程会诊及护理、远程教育、远程医疗信息服务等所有医学活动。从狭义上讲，是指远程医疗，包括远程放射、远程诊断及会诊和远程护理等医疗活动。

现在比较成熟的远程医疗模式根据学科分类可分为远程放射学、远程心脏病学、社区医疗、远程神经放射学、远程病理学、远程皮肤病学和远程外科学。其中远程外科学又可以分为远程紧急救护、远程妇产科学、远程儿科学、远程整形外科学、远程肿瘤学、远程精神病学、远程眼科学以及其他学科。远程放射学包括神经放射学的远程医疗业务，此业务开展的最为普遍。

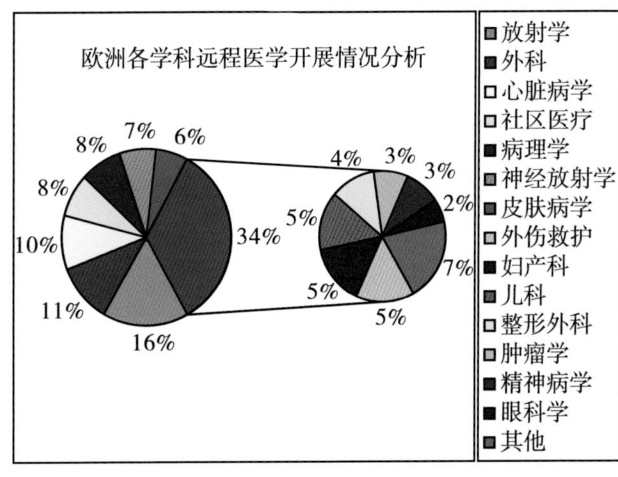

图 7-1-1 欧洲各国开展各项远程医疗业务的分类图表

根据业务类型的不同，远程医疗可分为远程咨询（tele-consult）、远程手术（telesurgery）、远程屏幕显示（tele-screening，远程屏幕共享）、远程监护（telemonitoring）、远程教育（tele-education）、远程保健（tele-care）和远程顾问（tele-staff）等业务，在欧洲，各项业务类型的远程医疗服务的开展情况如图 7-1-2 所示。

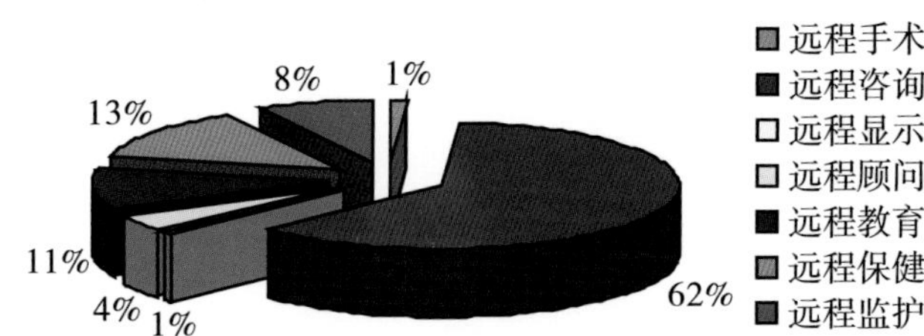

图 7-1-2 欧洲远程医疗业务比例

二、远程放射学

远程放射学（teleradiology）是指运用数字化成像技术和计算机及网络技术，实现远距离的图像传输、显示、分析和处理，从而实现远程诊断或会诊，远程放射学的核心是软读片诊断和检查与诊断的分离（检查和诊断行为发生于不同的地域、不同的医疗机构）。

随着医学科学技术的发展，医疗影像在占位性病变乃至功能性病变诊断中的应用已相当广泛，与此同时，为了疾病的早期发现和早期治疗，部分影像检查正在逐渐成为一种普查手段。临床医学活动对医学影像诊断依赖性不断提高，合格的影像诊断资源严重不足并且分布极不合理，加之医学影像属于客观数据，易于实现诊断与检查分离，所以远程放射的需求日益凸现。

远程放射学启蒙于20世纪50年代末，得益于通信和IT技术的进步、DICOM标准的普及以及PACS系统应用的日渐广泛，远程放射发展取得长足的发展，除了远程放射学本身外，其他很多远程医疗的学科门类，诸如：远程外科学、远程脑卒中和远程心脏病学等都以远程放射作为重要的基础支撑。远程放射学逐步成为信息放射学的重要组成部分。

可以预测随着云计算在医疗领域的广泛应用，必将进一步模糊远程放射和PACS在技术实现领域的差别，远程放射将逐步发展为一种随处、按需提供高质量影像诊断的服务模式。

重点推荐文献

[1] Hurlen P. Teleradiology:opportunites and challenges [J]. Tidsskr. Nor Laegeforen，2012，132 (23-24)：2622-2624.

[2] Schwartz AB. Siddiqui G，Barbieri Js，etal. The accuracy of mobile teleradiology in the. Evaluation of chest X-rays [J]. Telemed Tele-care，2014. [Epub ahead of print].

第2节　远程放射诊断的现状

一、国外远程放射诊断的发展历史

远程放射系统最初的研究主要集中在商用电视系统的运用上，源于用商用电视系统显示X线胶片以期实现远程医疗的梦想，先后用525线电视及945线高清晰电视作为显示设备。在通信手段上先后采用了同轴电缆、超高频无线电波（300 ~ 3000 MHz）、微波连线（2 ~ 40 GHz）及载波通讯和卫星通讯等技术传送图像。实验结果表明商用电视摄影系统提供的模拟信号图像的分辨率和灰阶都无法支持显示X线片细节的要求，难以满足诊断的需要。最早的远程放射遭遇了图像信号采集的瓶颈。

进入20世纪70年代后，随着计算机技术的迅猛发展，以CT为代表（包括US、DSA、MR等）的数字成像技术产生并迅速发展。20世纪80年代初，一些专家首先将电视视频信号数字化技术应用于远程放射系统，最初试验的数字化影像为（512×512×8）bit，传输的速率为9600 bit/s，虽然影像还不如传统的X线片，传输速率也较慢，但却为远程放射系统的数字化传送迈出了至关重要的一步。至20世纪80年代后期，采用激光读取系统使得胶片的数字化程度已可达到（4090×4090×12）bit，DS-3系统传输率可达44.736 Mbit/s，技术上已能满足系统的基本需要。尤其是CR（computed radiography）系统的开发成功，作为能代替普通X线胶片成像的一种数字化成像技术，使放射科内实现全面的数字化管理成为可能，为远程放射学的发展打下坚实的基础。数字化采集技术的突破使得远程放射技术原理上趋于可行，但大规模的远程放射应用还受到影像设备通信接口、医学影像图像格式和网络条件以及通信速度的制约。

20世纪80年代后期，DICOM3.0的快速普及和强制推广使得通信接口和图像格式的瓶颈被迅速打破，压缩技术和通信网络的共同进步推动了远程放射学的快速发展，其最早在军队系统获得广泛的应用，其民间应用在一定程度上受到医疗法规和通信成本的制约。

进入20世纪90年代，通信成本进一步降低，互联网时代逐渐到来，远程放射商业化运营的基础条件和模式探索准备完成，远程放射迅速成为一种广泛应用的影像诊断模式，以致后期在印度很多城市出现专为美国提供夜间影像诊断服务的运营模式，远程放射进入了商业化发展的时代，成为互联网经济中的一个重要组成部分。近10年来随着数字化技术、计算机及网络技术的进一步发展，远程放射技术正逐步趋向成熟和完善。

二、我国远程放射诊断的发展历史

我国是一个幅员广阔的国家，医疗水平有明显的区域性差别，特别是广大农村和边远地区，因此远程医疗在我国发展具有良好的土壤。受基础条件制约我国从20世纪80年代才开始远程医疗的探索，20世纪90年代取得较快的发展。其中最具影响力的是1997年正式开通的“金卫工程”远程会诊系统和军队的军卫一号工程，这个两个工程都采用了卫星通信的手段，以交互式视频通信为主要技术实现手段，但较遗憾的是都没有专门的远程放射模块。

20世纪90年代后期，随着CT等数字化影像设备的日渐普及，诊断能力发展跟不上设备更新速度的矛盾日渐凸显。1999年底原卫生部发布了卫办发[1999]第二号文件《关于加强远程医疗会诊的通知》，开始明确了远程医疗会诊只能在医疗机构之间发起，远程医疗会诊的会诊专家和发起会诊的医师之间的关系为医学咨询关系，会诊专家不承担医疗责任。这个明确划分医疗责任，让远程会诊咨询有规可循的文件迎来了中国远程医疗发展的春天。国内一些医疗机构和医疗设备厂商开始了远程放射的探索，其中中华医学会放射学分会、北京天坛医院和东软医疗系统有限公司共同开发了面向实际应用，支持卫星通讯放射和互联网通讯模式远程放射系统，并开始正式运行。

非典的发生让远程放射得到了进一步的重视，在抗击非典过程中各地纷纷建设临时性的远程放射网络，在不靠商业运行机制的前提下，国内的远程放射从技术实现到运行模式得到行业专家的广泛认同。2008年北京奥运会也成为了历史上第一次采用远程放射模式进行医疗保障的奥运会，并在香港赛场和北京奥运会综合诊所之间发生了实际远程放射诊断病例。汶川大地震发生后，远程放射为伤者的救治也发挥了重要的作用。

三、我国远程放射诊断现状

尽管我国的远程放射业务已取得了初步成果，但是距发达国家水平还有很大差距，在技术、政策、法规和实际应用方面还需不断完善。广大人民群众对远程医疗的认识还有待进一步提高，但与此同时，我国对远程放射的需求显得尤为迫切。

国民经济的快速发展使得医学影像检查设备的普及速度明显加快，县级医院基本都配置了双层以上螺旋CT，发达地区的县级医院已经配置了16排以上CT和永磁低场磁共振，具备绝大多数疾病的影像检查的设备条件。但影像诊断是一门需要长期训练和病例积累的经验学科，影像诊断的结论也需手术和病理的不断验证。因此，越是在大型三甲医院越能有较好的培养影像医生能力的基础条件，越是在基层医院合格的影像诊断医生越难培养。与之矛盾的是越是疾病的早期诊断对影像诊断的水平要求越高。这种矛盾在基层医院刚刚购买新型影像设备时表现得更为突出，很多基层医疗机构仅仅通过3个月左右的短期进修和培训就开展全身CT或者磁共振检查和诊断服务，带来巨大的医疗差错隐患。因此，基层医疗机构迫切需要通过远程放射获得影像诊断协助，并期望通过远程放射的方式共享上级医院培养合格影像医生的病例环境和临床环境。在需求的拉动下，目前国内现实运行的远程放射模式为以下几类。

第一类为医疗机构主动拉动型。为了度过设备引进后的诊断瓶颈期，同时也为了将诊断的准确性发展为设备领先后新的竞争点，不少医院纷纷试行聘请外地影像专家到本院坐诊。但一则合格的影像诊断专家资源相对短缺，二则聘请一、两位影像专家也很难形成全身、全临床科室支持的影像诊断能力，因此，各种通过电子邮件等方式异地共享DIOCM影像文件提供影像诊断支持的远程放射的变体模式也得到了快速的发展。这种模式技术实现手段比较原始，不能有效进行质量监管，但较好的解决了影像诊断报酬支付问题，有较好的持续运行和改善的基础。

第二类为区域医疗卫生主管机构主导型。从国家有效配置医疗资源的角度，在每一个基层医疗卫生机构都配置全部位、全影像检查手段的影像诊断资源既不现实也不合理。因此，医疗卫生主管部门也希望在基层配置影像检查设备和影像检查能力，在区域中心集中配置影像诊断资源，由区域影像诊断中心集中为社区和乡镇卫生院提供影像诊断服务。很多正在规划建设的区域PACS项目也逐渐具备了远程放射的功能，并且正在探索有效的运营管理模式和机制。这种模式靠政府机制主导，暂时性地屏蔽了远程放射的利益分享和责任分担的政策瓶颈，目前取得较好的运行效果，呈现较好的发展前景。

第三类为影像设备供应商主导型。医疗设备供应商进一步拓展自己的业务范围，从提供影像设备扩展至组织医疗资源提供影像诊断服务。这种服务模式有助于帮助医院克服新购买设备后的诊断能力缺失期，也有利于医院快速建立影像诊断能力品牌，快速提升影像检查数量，此种模式的远程会诊服务有良好的IT系统保障，质量控制机制、商业化运营机制的探索比较彻底。政策进一步明确和放宽后极易发展为商业运作的远程放射模式。

第四类为互联网商务模式的远程放射。这种模式下专门的供应商提供远程放射平台，该平台的功能范围涵盖影像的获取、传输、校验和显示；包含了质量控制和安全保障；建立了专门的支付平台；设有专业的数据中心。从技术保障上参与远程放射的会员医院和专家只需要获得相应的终端和身份认证即可进入平台。此种模式的优势在于相对的开放性，充分利用了互联网经济模式的特点，每个加入的专家可以为所有符合自己要求的会员提供服务，而每个加入的会员单位也可以根据自己的要求选择合适的影像诊断专家。这种模式已经呈现良好的发展势头，当然其取得长足发展还需要制度和政策进一步保障。

近年来，国家对远程医疗进一步重视，国家投入了专项资金进行高端远程会诊和基层远程会诊系统实验性建设，远程放射是这两个系统的最重要组成部分。目前进行的所有探索都表明远程放射在技术和市场环境上已经逐步成熟。目前该领域最大的困惑在于医疗责任的分担，诊断报酬支付的政策性保障，需要国家在投入系统建设同时同步思考运营机制的保障和相应的政策法规配套建设。

重点推荐文献

[1] 胡玉川，李振辉，崔光彬．我国远程影响会诊的现状及展望．放射学实践，2014，29（12）：1365-1367．

第3节 远程诊断实现的模式

整体看来远程放射的业务模式分为远程咨询、远程诊断、远程会诊三种模式，但在国内外实际运行过程中严格看来应该属于远程放射范畴的还包括远程报告复核、代理诊断、远程图像重建服务、远程计算机辅助检测（CAD）、夜鹰（night hawk）模式等。就远程方式实现的过程来看，远程咨询、远程诊断和远程会诊又分为交互式和非交互式两种模式。

一、远程放射咨询

远程咨询是国内常见的远程放射业务模式，其功能和远程会诊没有明显的界线区分，其产生的主要背景是国家政策中关于远程会诊业务均属于会诊咨询的界定，比较类似于国外的Second opinion，用于影像医生或者临床医生获取影像专家建议的业务模式。在此种业务模式下，本地的影像医生已经出具影像诊断报告，根据临床医生的困惑或者本地影像医生在诊断过程中尚不确定的问题寻求影像专家的意见。这种业务模式下，远程放射系统除需保障影像资料充分、完整、对称的前提下，还需要准确地呈现本地医生的问题，包括呈现本地医生的阅片状态和诊断时参照的影像检查申请单和相关临床资料。

咨询结束后影像专家会出具咨询报告，针对性书面回答本地医生的问题，本地医生可以接受专家意见也可以不采纳专家意见，专家咨询报告不得直接发放给患者，如果本地医生根据专家意见更改原有诊断或者治疗方案，相应的风险由本地医生判断，责任均由本地医生承担。

这种服务模式分为实时交互式和非交互式。实时交互式交互形式多样，包括视频会议交互、图像阅片状态同步等。交互式带来通信成本、管理成本的上升，同时由于要求本地医生和影像专家时间严格同步，也增加了业务组织的困难，但通常能取得比较满意的结果。非交互式咨询对系统技术实现以及会诊资料组织和审核的要求更高，通常要求共享双方诊断图像状态，保持报告和咨询意见的图文诠释关系。系统支撑和资料组织良好的非交互式咨询，如果由有丰富咨询经验的影像医生提供服务能取得和实时动态咨询同样的效果。

由于国家政策制约，目前国内商业化开展的远程放射业务都属于远程咨询业务。

二、远程放射会诊

远程放射会诊的主要服务内容近似于远程放射咨询，同样由影像医生或者临床医生发起，区别在于远程影像会诊发起时没有明确的本地影像诊断报告。会诊专家参与病例的讨论，并且形成自己的诊断意见。按照目前的相关政策，影像专家的行为属于异地行医行为，应该在接受会诊的医疗机构医务部门备案。

远程影像会诊的资料准备和保障过程类似于远程放射咨询，为取得满意的效果，这种服务方式一般都通过实时交互式的方式进行。

三、远程放射诊断

远程放射诊断是指本地影像诊断的部分环节或全过程都通过远程放射的方式来实现。按照国内影像诊断的实际情况可以分为远程报告复核和代理诊断两种模式。

远程报告复核是指把本地医疗机构的影像二级诊断的环节通过远程放射实现，这种业务模式开展最适合的技术支撑平台是区域PACS系统或者是支持远程WEB登陆的PACS系统。这样可以保证远端专家在不需要更改本地数据组织方式和业务流程的情况下提供此项服务。

目前在国内已经有不少区域通过区域PACS的建设，统筹规划一个区域的影像诊断资源，集中设立区域影像诊断中心，小型医疗机构只进行一线诊断，影像中心集中进行二级复核，这种方式极大地提高了影像诊断的正确率，有效使用了宝贵资源，同时也极大促进了影像检查结果的区域内共享。

远程WEB登录PACS系统提供二级复核服务的实用情况分为两种：一种是本院专家夜间在家里提供复核服务或者出差在外地时能及时进入系统进行二级复核，提高了时效性和便利性，这种模式下远程放射只是在技术实现上发挥了作用，并不需要其他运营保障机制。

另一个方式是外院专家通过系统提供的等同于本地医生的资格登陆系统，这是典型的通过PACS系统实现的远程放射模式，这种模式关键的是支撑报酬支付模式和责任承担模式。

报告复核业务一般通过非实时的方式进行。

代理诊断是指本地不具备影像诊断能力，依靠远程放射方式获得影像诊断能力的情形，区域PACS同样支持代理诊断的服务，在卫生主管部门看来这是另一种资源部署模式。当然这种模式也适用于医疗集团、私营连锁医疗机构和多院区的模式。

除去区域PACS支持的代理诊断模式，专门的远程放射系统更多地类似此种情形，会员医院端上传医学影像、共享影像申请单和必要的患者资料，获取影像诊断报告。代理诊断方式也同样主要通过非实时的方式进行。

四、远程图像重建服务

随着影像设备技术的进步，检查手段开始变得多元化和多模态，重建成为了一项新的介于检查技术和检查手段之间新的工作流程，重建的效果和效率直接影响影像诊断的准确性和诊断周期，而获得良好、快捷的重建结果不仅仅依赖医学专业知识，还很大程度上依赖于对某种专业重建软件的熟悉程度和计算机应用的水平。因此，在很多应用领域比如冠脉、灌注、骨骼、整形和重建开始成为一种新的技术岗位和诊断环节。与此同时，一般的综合医院需要复杂重建支持的病例并不太多，也不集中。因此单个医院难于形成针对各个专科要求的专业化重建队伍，这在一定程度上影响了综合医院专业性检查的效果和诊断准确性，远程的远程图像重建服务应运而生。

远程图像重建服务是指例如冠脉和灌注的复杂影像按照规范的放射检查完成后，原始数据经过质量评估后合格数据直接发送给专门的图像重建服务中心，由重建服务中心的工作人员按照事项约定的质量标准完成重建，将重建结果发回影像诊断医生进行影像诊断的服务模式。远程图像重建服务有时也和远程放射诊断服务一起提供。

远程图像重建中心工作人员一般由影像技师、影像诊断医师和图像后处理软件开发人员组成，能够最有效地利用图像后处理软件的功能和性能特点服务于影像诊断过程。检查规范、原始数据评估标准和重建结果质量评价标准是此项业务开展的重要基础条件。同时有效通信带宽也是此项业务开展的瓶颈环节。目前我国并没有规模化开展的远程图像重建服务，这在一定程度上增加了各个医院专业工作站的购买和维护投资，也制约了诊断的准确性和设备的利用效率。

五、远程计算机辅助检测（CAD）

远程计算辅助检测和远程图像后处理类似，从广义上也可以理解为一种特殊的图像后处理方式。主要指目前在乳腺、肺小结节诊断等FDA认可的计算机辅助诊断领域，相应的影像中心并不直接购买CAD软件，而是将检查远程图像发送给专门的服务机构，由相应的机构用符合要求的计算机辅助诊断（CAD）检测后将结果发回影像中心参照的服务模式。

远程计算机辅助检测可以减少计算机辅助检测（CAD）软件的购买投资，也有利于以用不同厂家的计算机辅助检测（CAD）软件处理同一病例。与此同时，这种模式也有利于CAD软件的研发和检测正确率的提升。

受计算机辅助检测（CAD）软件本身使用范围的影响，远程计算机辅助检测开展得并不广泛，国内没有见到开展的相关报道。但可以预见随着计算机辅助诊断（CAD）的发展，该业务具备良好的发展前景。

六、Night Hawk（夜鹰）模式

Night Hawk（夜鹰）模式是一种异地夜间放射诊断的工作模式，这种模式很好地解决了夜间影像诊断数量不多但多为全科急诊带来的备班资源浪费，减少了夜间值班影像医生，很好地解决了影像诊断资源的不足，甚至有助于提升影像诊断医生的生活质量。是目前欧美地区尤其是美国应用最广泛的远程放射诊断模式，美国甚至有知名的远程放射运营商直接以夜鹰命名。夜鹰模式可以细分两种形态，一种模式是一个地区或者一个城市的医院轮流由某个影像诊断中心值夜班的模式，这种模式常见于公立医疗机构或者连锁医疗集团。另一种模式是由工作在有时区差异地域的有本地执业资格的影像医生处理夜间影像诊断的模式，这种影像医生可以是在异地休假的本地医生，也可以是运行在异地的专门远程放射运营机构。

由于文字、语言的优势和时区差异，印度是重要的美国远程放射诊断服务提供地，很多受过美国医学教育、具有美国相应地域执业资格的印度医生为美国提供远程放射诊断服务，这种服务也逐渐由夜间影像诊断扩展到正常的远程放射诊断服务来更多地承担美国的Second opinion的角色。

因为这种业务本身的特点，这种模式采用非交互的方式进行，目前这种远程放射的运营模式在国内也没有广泛开展。

以上是通过业务运行模式进行划分，从技术实现方式上远程放射还可以进行如下区分。

（一）实时动态远程会诊

通过网络，医学专家和异地患者进行视频影像的“面对面”的现场直播会诊（图7-3-1）。

（二）非实时动态会诊

1．病历会诊　医学专家通过阅读和研究远程患者病历资料（包括文字、数据、图象等）对异地患者所进行的非现场直播会诊。

2．影像会诊　医学专家结合远程患者影像资料和病历摘要，与远程医生进行互动式的语音、视频及同步对影像进行调节测量等沟通并得出医学影像学报告。

利用数字化成像技术、计算机及网络技术，人们可以快速地把医院中的医疗影像传输到远程诊断管理中心，外地的专家可随时调阅影像进行诊断。

总体上说，目前划分远程放射实现模式类型的主要因素是服务机制和服务内容，以及服务提供者和服务接受者之间的关系和运营模式。传统的以技术实现方式划分为实时交互和非实时交互的划分方法已经不再具有典型意义。因为远程放射过程中更多的交互是为了统一影像检查标准、图像质量控制标准，补充采集病史相关信息，针对病例开展的培训与教学或者是提升患者及其家属体验的手段。成熟的远程放射模式更多通过这个环节的质量控制和培训来解决需要交互沟通补充的信息和协调的标准，因此，实时交互尤其是视频交互已经不再是远程放射的主要模式和技术实现手段。

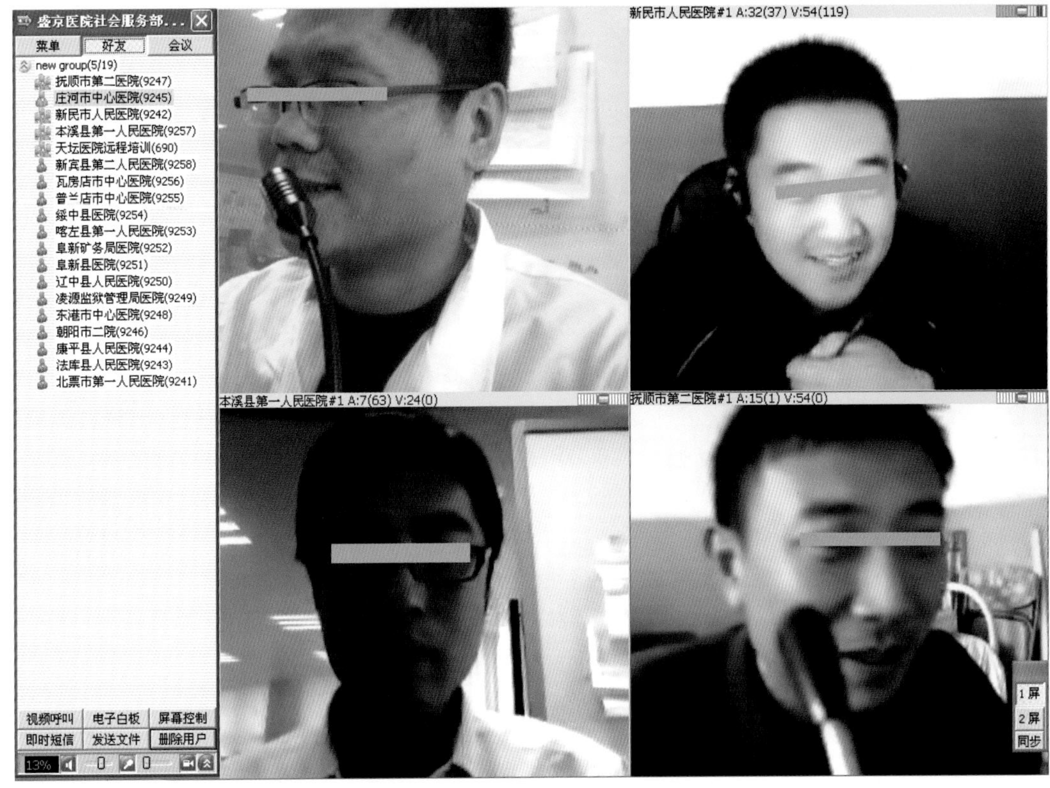

图 7-3-1　远程会诊图像

重点推荐文献

[1] 高兴. 信息网络化区域协同医疗平台建设探索. 现代医院管理，2013，11（2）：12-14.

第 4 节　远程放射诊断实现技术

远程放射诊断实现的主要技术包括图像的采集、压缩、传输、重建、显示、存储和安全保障相关技术。网络相关技术是远程放射的主要支撑技术，但考虑到远程放射主要是对通信网络的带宽、稳定性和安全性提出了要求，并不是远程放射特有的技术，因此，在这里不作特别讨论。

一、图像采集

行业规范建议应根据 ACR 相关检查类型的标准进行原始图像的采集。图像采集从大类上分为直接图像采集和二次图像采集。直接图像采集主要采用 DICOM 3.0 标准，直接将数字化检查产生的符合图像矩阵大小和像素 bit 深度要求的图像传输到远程放射系统。这种模式可以保证远程放射系统获得设备采集的远程数据，DICOM 3.0 标准的广泛采用使得远程放射系统采集各种品牌、各种类型数字医疗设备的图像成为可能。当然，远程图像重建等服务模式的兴起，对采集数据提出了新的要求，可能需要对影像设备外传的图像按照要求进行设定，减少一部分原先在设备默认进行的后处理工作，但这并不会增加新的技术难度。

二次图像采集对于不能通过直接采集获取的医学影像可以通过二次采集的方式获取，这个过程也通常被称为数字化（digitization）。二次采集要求，每一幅图像都应数字化，使矩阵大于或等于摄影检查的原始图像。小矩阵图像应被数字化成每个像素 8 bit 深度或更大，大矩阵图像应被数字化成与在接受平面测量达到 2.5 lp/mm 或更高相对应的矩阵、每个像素 10bit 深度或更高。

高分辨率扫描是常见的二次图像采集模式。随着数字化影像设备和 DICOM3.0 标准的普及，二次图像采集在远程放射中使用的越来越少，现在更多见于病史资料的补充，完全依据二次采集数据来获取诊断结果的远程放射情形已经不常见。

在图像采集时（小矩阵或大矩阵），系统应包括：注解性内容包括患者姓名、识别号、检查日期和时间、检查机构或部门名称、检查类型、患者或解剖器官的摄影方位（如右侧、左侧、上侧、下侧等）和数据压缩量及压缩类型。如果采用 DICOM 3.0 标准进行数据采集，符合 DICOM 3.0 标准的头文件就包含了上述信息，如果采用二次采集的方式需要补充采集上述信息，目前业内常见的模式是在进行二次采集时直接生成 DICOM 3.0 格式的图像文件，并且用相应的字段标明图像来源为二次采集，这样有助于减少采集方式差异对后续流程和系统的影响。

二、图像压缩

图像的压缩为存储和传输提供了便利，既能有效的利用带宽，也能改善图像传输和重现的速度，改善远程放射的效率。远程放射中常见的图像压缩分为两种，分别为有损压缩和无损压缩。有损压缩技术从理论上就不影响图像重现效果，因此是一种广为采用的压缩算法，这种技术的采用能够利用有限的压缩和解压缩的计算资源换取宝贵的存储空间和传输效率，因此尤其受到远程放射的青睐。但遗憾的是一般来讲有损压缩的倍率受到制约，大致在 2 ：1 左右，更高倍率的有损压缩算法比将极大地推动远程放射的发展。除了探索更有效的无损压缩算法外，根据图像本身特点和内容的无损压缩算法近年来得到了广泛的重视，其中尤其值得关注的是根据内容的压缩机制和算法。具体的例子包括乳腺平片和四肢的 DR 影像。众所周知，乳腺 DR 和普通 DR 的图像矩阵大，色深位数较多，虽然图像总数少，但单幅图像大，对压缩算法的要求较高，但乳腺图像和四肢图像本身有价值的图像信息区仅仅占到了整个图像区域的较小面积，因此，在整个大矩阵、高色深的图像中，只有一个区域才含有真正有意义的数据区，其他的部分都是所谓的空气区。因此正确的识别空气区，并且根据这个原理实现的图像压缩算法，可以实现 20 ：1 甚至以上的无损压缩比例，而且压缩的图像在重现的过程中能够更方便地根据诊断要求进行调节。让我们感到非常高兴的是，除了远程放射的技术实现外，很多设备厂家已经注意到空气区域对图像数据量的影响，在设备端后处理就采用了基于空气抑制的压缩算法，这样让远程放射系统能够更好地发挥图像后处理的压缩能力，服务于远程放射业务的开展。

有损压缩之外还有更高倍率的有损压缩算法，有损压缩能够比较轻易地实现 20 ：1 甚至以上的图像压缩比率。理论上这种压缩会造成不可逆的图像信息损失，从而影响诊断结果。但是由于人眼的空间分辨率和密度分辨率制约，加之显示设备显示特性和环境光的影响，使得我们很难通过双盲比对的方法来证实有损压缩对诊断结果的影响。仅仅依据有损压缩的图像来开展远程放射业务，被业内公认为不严肃的远程放射诊断。但是依据有损压缩技术和无所压缩技术的混合利用，根据诊断过程和目的要求合理使用有损压缩和无损压缩算法的远程放射模式被广为采用。

三、图像传输技术

远程放射对图像传输的要求主要包括对传输结果有效性和一致性的保证，当然这个过程也得充分考虑信息的安全性。远程放射业务本身要求在任何情况下为正确诊断，影像接收方通过传输接收到的数字信息不能丢失对临床有重要意义的信息。为此远程放射常常用文件传输的方式，通常会对被传输的对象加校验，来保证数据的一致性。传输协议一般也会采用带有自校验机制的 FTP 和 TCP/IP 模式。同时自由的加和校验机制也是保障数据一致性和信息私密性的重要手段。

尤其值得注意的是有的远程放射业务运作模式会考虑会诊双方的交互性和会诊图像及其显示状态的一致性。这种考虑，尤其是对会诊图像显示一致性非常有价值。但在具体的技术实现上可能会采用不正确的方式，比如视频会议和远程放射的关系。视频会议可以是远程放射实现过程的一个有价值的补充实现手段，但绝对不能通过视频会议的方式，把影像本身当作一个视频会议的视频源来进行远程放射诊断，更不能为了保证双方可以看到同样状态的图像，并且可以通过交互授权的方式调节图像状态而采用视频会议双流或者桌面共享的方式来实现远程放射诊断过程。不仅仅是因为很多视频会议系统不支持 1080 P 以上的分辨率，获得多位阶、大色深图像的显示和传输，更重要的是因为视频会议所采用的 UDP 协议会很容易为了流畅而丢包，从而无法保障远程放射图数据源的一致性。

远程放射诊断过程中，图像的采集、传输、再现都应该由专业的远程放射系统或者 PACS 系统实现，整个系统应该能够接受设备扫描模体，专家会诊端进行密度分辨率和空间分辨率的全系统测试的要求。传输系统应有足够的出错检验能力。

四、图像重建技术

在合格的采集系统和传输系统的保证下，图像重建的相关技术和设备终端以及 PACS 的重建技术要求一致。因此我们可以理解远程放射中重建技术的具体要求为采用经过 FDA 或者 SFDA 认证认可的图像重建终端。

五、图像显示技术

图像显示技术本质上也和图像工作站、PACS 系统对图像显示的要求相同。图像显示一致性和图像显示过程操作的便利性和必要的功能特点是图像显示环节的重要关注事项。具体图像显示的要求包括：

- 显示器的灰阶亮度应至少为 50fl（亮度单位）；
- 注意控制读片室的照度，以消除显示器的反射或把环境照明程度降低到合理的水平；
- 具备选择图像序列的功能；
- 能准确地将患者和图像信息融合在一起形成一个影像文件；
- 如果需要，应能调节窗宽和窗位；
- 有感兴趣区转动功能和放大功能；
- 能显示所有获得信息的摘要；
- 能旋转和翻转图像，并能保存患者检查方位的正确标识；
- 如需要的话，能计算和显示准确的线段长度和与各种检查对应的像素值（如 CT 影像中的 CT 值）；
- 能显示原始图像的压缩比、处理或剪接技术；
- 显示内容应包括：矩阵大小、位深度和文件中图像的总数。

六、存档和检索（archiving and retrieval）

远程放射电子存档系统，应遵循以下原则：

- 远程放射学系统应提供存储能力，使其符合政府、部门对医疗信息存档的需要；
- 在任何地方存储影像必须符合传送方的法律要求。倘若它们在发送时已被存储，则在线解读的影像就不需要存储在接收方了。但是，如果影像被接收方保存了，则也必须满足法律规定保存期；
- 每个检查数据文件应该有相关患者和检查数据库的准确记录，它包括患者姓名、识别号、检查日期、检查类型、检查地点。有足够空间储存简要的临床记录是十分必要的。
- 在一段时间之后，根据医院和医务人员的临床需要，以前的检查能从档案中检索并调用。
- 每个医疗机构应制订关于数字影像信息存档和保存的规章制度和处理程序，就如同目前已制订的有关保存影像信息的硬拷贝存储介质的防护措施。

七、隐私和安全

- 远程放射学系统应提供网络和软件安全协议，以保护患者身份和影像信息的机密性；
- 必须采取措施保护数据并确保数据完整性，以防止数据遭到恶意或意外破坏。

除了上述远程放射的实现技术外，远程放射还有较多关于保障系统运营的相关技术，这些相关技术主要包括了互联网的相关技术以及与网络支付相关的技术，在这里不再一一详细论述。

在国家食品药品监督管理局颁布的管理规定中，远程会诊系统属于二类医疗器械，远程放射作为远程会诊的子类也自然属于二类医疗器械。目前国内也已有厂家的远程放射系统通过了远程放射系统审核获得了 SFDA 证书。

重点推荐文献

[1] 王学建，胡建，王康，等. 基于虚拟专用网的互动式影像远程会诊体系的创建与初步应用 [J]. 中华放射学杂志，2005，39 [7]：761-764.

第 5 节　远程放射诊断与工作模式

远程放射诊断工作模式不同的业务类型之间会有些微差别，但本质都是在检查和诊断分离的情况下，完成影像诊断，因此主工作模式是一致的。

远程放射大致分为会诊申请提交、会诊中心受理、远程放射诊断、诊断结果反馈和跟踪等几个主要的步骤，其中质量控制是贯穿始终的重要因素。

探讨远程放射诊断工作模式的本质是探讨远程放射诊断和常规影像诊断的异同。实际上影像诊断从某种程度上来说，本身就是检查与诊断分离的，在传统的影像诊断过程中，很多影像诊断医生也不和患者见面，一般不会亲自采集病史信息，主要是依赖院内的业务流程和院内影像医生、检查技师、临床医生的分工和协作。检查技师会按照临床医生的要求和相应的规范进行影像检查和图像本身的质量控制，临床医生会描述检查的理由并提供患者的基础和病历信息，检查申请单和病历的访问授权让影像医生获得诊断的相关信息。因此在充分信息化的医院就技术实现而言远程放射和院内诊断并没有本质的差异，对网络而言，两栋楼之间发生的诊断和两个城市之间发生的诊断也是没有本质差别的。远程放射要面临的真正差异是影像检查和影像诊断分属两个医疗机构。两个医疗机构的设备情况、检查路径、检查方法、质控标准可能是不一致的。因此远程放射工作模式中最重要的环节是影像检查机构和影像诊断机构之间初始化，尤其是影像诊断机构对影像检查机构的培训和质控标准的导入。

一、确立远程放射关系

认为一家影像检查机构完成的检查无损地传输到另一家影像诊断机构，就能够确立远程放射关系是纯粹从技术实现角度思考问题得出的结论，实际上确立远程放射关系的环节有很多要做，具体包括：

（1）设备规格要求。远程放射学所用设备的规格应根据各个机构的需求而有所不同。但是，要求能够提供符合临床要求的影像质量。医学数字影像与传输标准（DICOM）已被强烈推荐为所有影像设备应遵循的标准，并且在设备定期升级时应考虑将该项标准纳入质量控制体系。设备配置原则包含用远程放射学进行诊断的两种基本类型：一种是小矩阵图像类型（如计算机断层扫描 CT、磁共振扫描 MR、超声、核医学、数字透视和数字血管造影）；另一种是大矩阵图像类型（如计算机放射摄影和数字放射摄影）。小矩阵图像类型下，一般要求图像处理、控制和最终显示应提供的分辨率数据为 8bit 时，达到 512×512 的分辨率；大矩阵图像类型下，一般要求应具备 10 bit 时，至少达到 2.5 lp/mm 的空间分辨率。

总而言之，影像诊断机构要认可影像检查机构所采用的设备，并且参与对设备运行状态的管理，其中尤为关键的是为了保证诊断的准确率，影像诊断专家还要针对设备进行针对性训练。设备可用性的检测，可以采用同时检测整个远程放射系统的方式，即在设备中断扫描模体，通过远程放射系统提交、分诊、专家诊断终端打开再评价其空间分辨率和密度分辨率。

（2）检查路径和检查方法要求。影像检查机构应该采用国家规定，或者比国家规定更为具体的影像诊断机构采用的检查路径和检查方法，这样才能让远程放射的诊断结果能够更好地服务临床诊疗全过程。

（3）影像质量控制标准。远程放射开展的重要前提是影像检查机构采用和影像诊断机构相同的影像质量控制标准。

（4）报告模板和报告书写方式的双方认同。远程放射的目的是获取影像医生的诊断报告，因此影像检查机构和相应的临床医生对报告书写形式的认同也是远程放射业务开展的重要基础。

(5) 影像检查申请单和患者相关信息采集要求。影像检查申请单和相关的患者病历信息是做出正确影像诊断的重要资料，远程放射的影像诊断医生需要按照约定的规范和格式获取相关资料。

二、开展远程放射业务

远程放射业务开展的具体过程和业务模式相关，但各种业务模型都离不开会诊资料准备、会诊资料提交、管理中心审核并质控、分诊、影像专家调阅影像进行诊断、出具并审核诊断报告、会诊中心跟踪诊断反馈的骨干流程。目前运行比较普遍的远程放射业务流程如下图 7-5-1。

三、完成费用结算

远程放射诊断作为一种诊断服务的提供形式，其商业化的运行离不开费用结算。目前我国关于远程会诊的相关规定确立远程会诊业务只能在医疗机构之间开展，因此费用的结算流程严格来讲包括了患者向影像检查机构支付费用、影像检查机构向影像诊断中心支付费用和影像诊断机构向影像诊断专家支付报酬的复杂流程。同时，影像检查机构收取患者费用时还需受到当地物价部门的收费项目和价格规定的制约。目前关于远程会诊收费国家没有统一的标准，各省级主管部门出台了相关标准，价格从 50 元到数千元不等，各收费项目和服务内容之间也没有明确的规定，这在一定程度上制约了远程放射业务的商业化运行和开展。目前在国内费用结算涉及的另一个问题是诊断服务提供专家的劳务报酬和税收之间的关系。为了更好处理费用结算问题，目前也开始出现专门的费用结算中介，对费用结算的规范性合法性进行保障，这种模式取得了一定的成果。

远程放射收费标准，影像诊断过程中实现检查成本和诊断价值的分离等政策性因素在一定程度上制约了远程放射业务开展，期待在进一步深化的医疗卫生体制改革中能够解决上述问题，让远程放射更好地服务于患者的健康。

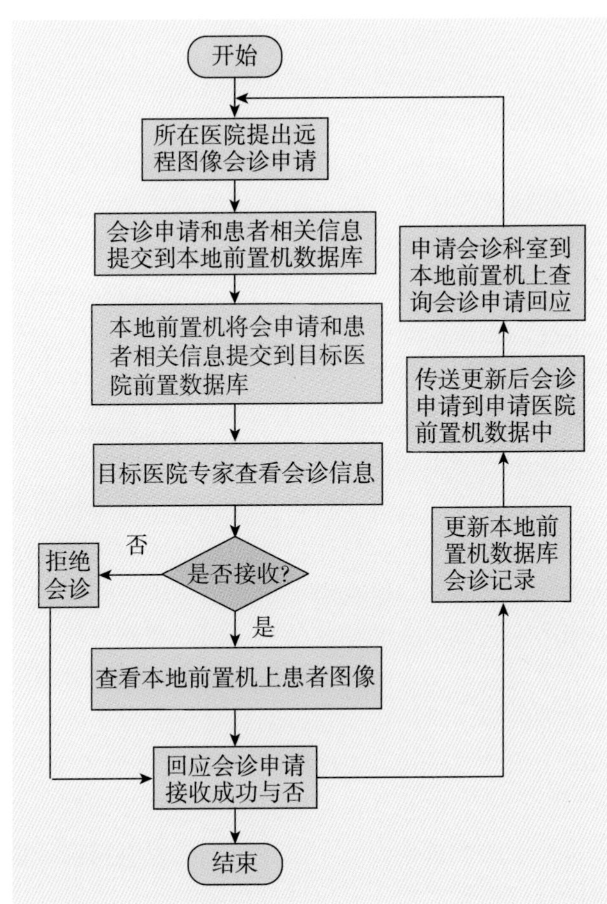

图 7-5-1 **远程影像会诊流程**

重点推荐文献

[1] 卫华. 远程放射学——欧洲电子医疗的一个部分 [J]. 中国医疗器械信息，2011，17 (9)：65-66.

第6节　远程放射诊断与医疗改革

“看病难”“看病贵”是目前我国医疗行业突出的问题，也是目前医疗改革的重点。医疗资源严重分布不均是我国的客观国情。影像诊断医生的培养需要较长的周期，影像检查设备和相关技术发展迅速是现实环境。因此远程放射业务的广泛开展，有利于推动医疗改革的成果实现。

在保证医疗质量的前提下，患者非常希望能够以最少的时间，最低的费用得到权威专家的诊断。但是，目前我国各个医疗单位基本上是独立运行，彼此之间的信息、资源孤立。患者就诊的各个医院，其就诊信息不能交互；另外，一些基层医院的医疗资源不能充分利用，而大医院的医疗资源却在超负荷运转。

近年来，我国基层医院发展迅速，但是其医护人员及医疗设备等都无法同大医院相比，这使得其无法保证医疗质量。没有大医院的医疗技术支撑，患者对基层医院的看诊水平也表示怀疑。常常出现在基层医院看诊后，又到大医院看诊的现象，反而浪费了患者的时间和金钱。

针对上述问题，客观上给远程放射诊断服务提供了一个平台，在保证医疗质量的前提下，充分利用大医院的医疗资源，节省患者的时间和金钱，为患者提供最佳的就诊环境。

总体来说，远程放射业务能够很好地服务于医疗改革的几个主题如下。

一、有利于服务于小医院看小病、大医院看大病的医改主题

通过医疗设备的广泛配置，基层医院很容易获得影像检查能力，为了缓解大型综合医院的负担，提升高端医疗资源运行的有效性，希望百姓能够把附近的基层医疗机构作为首诊医院。在很多情况下影像诊断是判断小病和大病的重要手段，但影像诊断本身特点决定了越早期的疾病影像诊断难度越大，相应的对患者收益和对整个医疗成本的节省也最大。因此小医院看小病、大医院看大病的理想模式遭遇了谁来判断小病和大病的现实困难。其实较好的解决方案是通过远程放射的方式，在基层医疗机构布置符合质量控制要求的设备和经过充分培训的影像检查人员，而在区域中心医疗机构设立影像诊断中心，对基层医疗机构不能确定的影像诊断通过远程放射的方式进行诊断和确认，这样不但有利于提升基层医疗机构的准确率，也有利于改善基层医疗机构的品牌。

二、有利于诊断设备和诊断力量的合理布局

按照国际通行的准则应该按照人口比例配置各种影像检查设备。换句话说检查资源应该放到患者身边去，但诊断资源还应该在一定范围内集中起来。在远程放射业务的支持下，理想的情况是根据人口数量、分布和疾病谱的情况合理布置影像检查设备，统一进行设备质量控制、影像检查质量控制和影响质量控制，在一级或者以下的医疗机构不配置专业的影像诊断人员，在较大的一级医疗机构和二甲以下医疗机构配置初级影像诊断人员，扩大区域中心县级医疗机构（二甲或以上）影像诊断中心规模，按照综合三级甲等医院影像中心的规模和分组方式组建影像中心，服务于本院影像诊断的同时，代理一级及以下医疗机构影像诊断，受理二甲以下医疗机构的影像诊断复核。同时集中进行区域内的影像检查规则和路径的制定，进行设备状态、影像质量的集中控制。这种方式必将大大提升县级中心医疗机构的影像诊断能力，让分布在基层的医疗设备效率和诊断准确性大幅提升，同时集中的质量控制和影像诊断准确性的提升必将更有效地避免重复检查，推进影像检查结果的区域性共享。与此同时县级中心医院影像诊断中心的疑难病例还可以和省级中心医院、医科大学附属医院影像诊断中心建立远程放射诊断关系。著名的医科大学和医学影像院系，可以设立国家级的疑难影像会诊中心，用于处理疑难病例，推进影像检查设备研发、影像检查技术改进和前沿医学影像相关领域的研究。

三、有利于影像诊断医师的培养和能力保持

影像诊断是一门经验学科，人才的培养需要必

要的环境。影像医生服务医疗机构的病历丰富程度、临床研究的水平、病理等相关科室的能力以及优秀的上级医生都是影像人才培养的重要基础环境。相比之下基层医疗机构不但不利获得优秀的影像诊断医生，也不具备影像医生能力提升、保持和知识更新的设备环境、病例环境和配套科室环境，因此采用远程放射按业务模式，照上述第二点布局影像诊断中心，更多影像诊断医生工作在县级中心医院影像诊断中心，力量强大、分组科学、病例充足、由上级诊断资源支持，同时，随着国家县级医院能力建设计划，县级中心医院核心能力也会得到较大幅度提升，有较好的临床环境，有利于影像医生的培养和能力保持，方便各个层级的影像诊断医生获得必要的学习环境和能力保持资源。

四、有利于推进重点疾病的影像普查

早期乳腺癌、早期肺癌等疾病普查的意义非常重大，由于这种普查周期性进行即可，因此不一定需要本地由专门的普查医院支持。普查车能够较好地解决上述问题。但传统普查车影像诊断资源配备不足，影像医生随车诊断从环境到安全性和诊断效率都受到很大制约，这种制约也客观上影响了普查活动开展的效率和有效性。如果采用远程放射支持的方式，普查车可以到老百姓身边进行检查，检查数据可以实时或者周期性（具体取决于网络环境）发送回区域影像诊断中心。这样就能够有计划周期性地开展普查活动，让适宜普查人群在正常生活环境中获取方便、准确的普查和筛查。

五、有利于重大公共卫生事件、自然灾害发生时诊断资源的组织和保障

建设区域性、国家级分层次的远程放射诊断中心，部署远程放射系统有利于在重大公共卫生事件发生时影像诊断资源的组织和集中投送。这点在非典期间、汶川大地震期间已经得到了示范和验证。国内运行的远程放射系统和各医疗机构临时建设的远程放射系统为非典患者的及时确诊、保护宝贵的专家资源、伤者病情的准确诊断发挥了重要作用。

六、有利于对外医疗援助和驻外人员医疗保障

随着中国经济的发展和全球化进程加速，我们需要承担更多的对外援助任务，但外派人员数量有限，周期也较短，而且被援助地域的生活环境一般也比较恶劣，对外援助人员面临各方面困难较多。通过远程放射业务模型的建立我们可以只派出少数人员就能对被援助方建立长期持续的影像诊断援助，更好地发挥对外援助的作用。与此同时，中国经济的全球化也让驻外人员急剧增多，驻外人员的医疗保障水平也是我国医疗卫生保障水平的一部分，通过远程放射的方式能够很好提升驻外人员影像诊断的准确性和健康档案的连续性。

七、有利于建设典型病例影像库

远程放射业务的广泛开展，区域性和全国性的影像诊断中心的建设有利于典型病例的集中，同时规范的远程放射系统也有助于典型病例相关资料的收集和结构化存贮，因此，远程放射的广泛使用，有利于建立跨医疗机构范围的典型医学影像库。典型医学影像库的建设对计算机辅助诊断研究、影像检查设备研究和影像人才的培养都具有重要意义。

八、有利于建设的紧急救治体系

例如，心脑血管疾病是人类健康的重要杀手，心、脑血管疾病的抢救都有严格的时间窗，影像诊断是心、脑血管疾病抢救的重要步骤。完善的远程放射的系统建设有利于据此建立区域性的脑卒中救治中心和心血管疾病急救中心。一个中心城市只需要一个保持24小时值班的心、脑血管疾病影像诊断专家组就能应对一个地域的心、脑血管疾病影像诊疗。

九、有助于宝贵医疗资源的合理使用

除了上述诊断资源合理布局，充分发挥基层医疗机构的影像检查能力之外。一个中心城市或者一个区域采用一家影像诊断中心处理夜班的诊断方式也能更好的利用宝贵影像诊断资源，提升医疗卫生

服务体系的运行效率。

我国主要的医疗卫生资源是公立医院，这才一定程度上影响了商业化运营的远程放射的业务的发展。但随着远程放射业务和区域PACS业务在界线上逐渐模糊，公立医院为主体的资源结构必将更有利于突破医疗机构之间的障碍和制约，发挥其在资源配置、影像诊断专家效率提升等多方面的作用，提升医疗卫生体系的运营效率，服务于大众的健康保持。

当然为了让远程放射更好地服务于医改主题，政策法规环境也需要进一步的调整，主要的方面包括：

（1）清晰远程放射的合法性描述

目前国家关于远程会诊咨询的管理规定把所有远程发生的医疗相关行为都定义为远程会诊咨询，诊断专家和患者之间不能发生直接的诊疗关系。这个规定出台有合理的背景。但在PACS推广普及的年代，几乎80%的影像诊断都在通过软读片的方式在网络上进行，只不过更多的这种诊断发生在一家医疗机构内，运行于局域网的环境中。建议相应主管部门把是否能承担医疗责任、发生诊断关系的标准定义在对网络安全性要求、数据质量保障、人员资格认证和质量跟踪监管的指标上，不要单纯地根据业务发生的形式来界定医疗责任和医疗关系，如果政策、法规与时俱进进行调整，远程放射必将获得更好的发展，发挥更大价值。

（2）分离影像检查和影像诊断的成本和价值

目前我国从收费项目上看只体现影像检查的价格并没有表现影像诊断的价值。这种定价的方法首先不利于体现医务工作者知识和劳务价值，将这种价值变相地体现在影像检查中，这种显然不利于远程放射的检查和诊断的分离。也容易导致不当检查和重复检查的发生，有时候可能因为仅仅是需要第三方的诊断意见就必须发生第二次不当检查，对患者的健康和宝贵医疗资源都是浪费，也增加了医疗费用承担方的经济负担。分离影像检查价格和影像诊断价格，形成影像诊断的收费规范和物价标准有利于远程放射的快速发展。

（3）严格影像设备状态检测和图像质量控制

正确影像诊断的前提是合格的影像检查设备、正确的检查路径、合格的图像质量。没有严格的设备状态监测和图像质量控制，盲目的设备配置和影像检查向基层延伸有时会带来负面的效果。一致的设备质量控制标准、一致的检查路径和检查方法、一致的质量控制有利于区域内的影像检查结果共享，也有利于影像检查和诊断的分离。

（4）鼓励独立第三方的远程放射技术支持机构和业务运营机构

医疗行为应该被严格监管，不代表不可以有私营甚至盈利性的医疗机构存在。远程放射业务开展涉及网络、计算软件、图像处理等众多IT领域，医疗机构本身很难提供合格满意的医疗IT支持服务，这使得本来已经非常成熟的医疗IT技术应用于远程放射领域出现了障碍，在已有的远程放射运营过程中，影像诊断专家和运营管理人员更多的精力在处理IT系统问题并和成员单位进行相应的沟通，极大浪费资源，影响了远程放射业务开展的效果。独立的远程放射IT服务商的引入的可以让对会诊申请方和会诊专家而言，远程放射从系统变为一种可以享有的服务，相应远程放射费用中包括IT技术支持和影像诊断的各自价值比例。这样的方式可以发挥多方资源优势，服务远程放射业务发展。

考虑多点执业规定的放开，以及远程放射业务中结算关系复杂，管理难度较大的特点，也可以考虑引入专门的远程放射业务运营商。医疗卫生主管部门只需和监管私立医疗机构的医疗行为一样对其进行监管即可。

总而言之，只要我们在医疗体制改革的过程中充分考虑远程放射资源配置合理性的改善作用，虑及远程放射业务健康发展的政策、法规性因素，远程放射必将在医改目标达成中发挥更重要的作用。

重点推荐文献

[1] Jarvisl, Stanberry B. Teleradiogy: theat or opportunity [J]. Chin Radiol, 2005, 60 (8): 840-845.

[2] 全宇，俭剑非，郭启勇．构建区域协同医疗平台的探讨[J]．中国医院管理，2009，29（6）：54-56

第7节 远程放射诊断的未来

远程放射诊断是一种现实需求，无处不在无时不在的医疗和保健成为提高人们生活水平的一个新的重要指标，在过去相当长的时间里，技术、成本、信息的共享机制和人们的传统观念极大地制约了远程放射诊断的发展，现在我们充满希望地看到所有这些瓶颈环节都在被时代的发展一一突破。IT技术发展、电信业务的拓展、统一的国际标准体系建立、人们逐渐地习惯了生活在充满互联网的世界里，所以这一切都为远程放射诊断的发展带来新的机遇。

我们可以预测随着医疗IT技术的发展和互联网生活模式的逐渐普及，远程放射诊断业务将会在以下几个方面发挥深刻的作用。

一、远程放射与区域PACS界线逐渐模糊

从技术实现上将远程放射系统部署和区域PACS的部署更多的差异体现在影像数据的存储方式和位置。其他在图像获取、传输、压缩、呈现、安全保障和质量控制方面没有显著性差异。随着云计算技术的不断发展，云存储服务的广泛提供二者之间在数据存储上的差异也会逐渐消除。远程放射诊断会逐渐不再被作为一个独立的技术实现类型，远程放射诊断会演化为一个在区域PACS上的运营模式和服务模型，依托区域PACS平台来独立发展。

二、远程放射会成为一种资源配置模式和最常见的影像诊断模式

随着区域PACS的普及和医疗卫生体系建设，各层级公立医院会实现设备按照人口比例配置，检查资源集中部署的模式，检查中心和影像诊断中心会进一步分离。多数的基层影像检查会通过远程放射的形式发生，这会成为中国远程放射发展的重要推动力。

三、以互联网服务模式提供的远程放射业务会非常普及

上述两种发展模式的推动力主要是政府主导力和资源优化配置的主导力，并没有充分考虑影像诊断接受者个人的因素。随着物联网概念的进一步普及，可以想象未来医学影像检查设备、医学影像检查对象、检查医生和诊断医生都将是物联网上的一个被联网单元，成为一个虚拟的放射网络，他们可以通过网络的方式来提供和接受服务。所有的被检查对象可以根据自己的要求在网络上管理自己的图像数据并授权给相应的浏览对象，任何影像医生在任何地方都可以根据图象所有者的授权进行阅片和诊断，通用的网上支付工具可以根据服务提供者、服务接受者共识在行业管理规定下进行费用支付。当然会有专门的机构来管理在互联网上提供诊断服务的影像专家的资质。专门的第三方机构提供网络、软硬件资源和IT服务的支持。所有的设备和检查操作者只要符合相应的资质和通过独立机构的影像质量评估就可以为检查对象提供合格检查。很多影像专家可以在度假或者候鸟式居住中为全球他的资质被认可地方的对象提供影像诊断服务。而所有被检查者只要每年支付相应的费用，他的终生影像资料会被作为健康档案的一部分在网络上被整理、保存而只有他自己和他授权的对象拥有授权访问的秘钥。可能这种模式更像是我们想象中的远程放射诊断的未来。

（高　兴）

重点推荐文献

[1] 任彦军，李坤成，梁志刚，等．远程医学影像会诊系统的发展状况与质量控制［J］．中国医疗设备，2013，28（6）：7-10．

主要参考文献

[1] Hurlen P. Teleradiology:opportunites and challenges [J]. Tidsskr.
Nor Laegeforen，2012，132（23-24）：2622-2624.

[2] Schwartz AB. Siddiqui G, Barbieri Js, etal. The accuracy of mobile teleradiology in the.
Evaluation of chest X-rays [J]. Telemed Tele-care，2014. [Epub ahead of print].

[3] 胡玉川，李振辉，崔光彬. 我国远程影响会诊的现状及展望. 放射学实践，2014，29（12）：1365-1367.

[4] 高兴. 信息网络化区域协同医疗平台建设探索. 现代医院管理，2013，11（2）：12-14.

[5] 王学建，胡建，王康，等. 基于虚拟专用网的互动式影像远程会诊体系的创建与初步应用 [J]. 中华放射学杂志，2005，39 [7]：761-764.

[6] 卫华. 远程放射学——欧洲电子医疗的一个部分 [J]. 中国医疗器械信息，2011，17（9）：65-66.

[7] Jarvisl，Stanberry B. Teleradiogy: theat or opportunity [J]. Chin Radiol，2005，60（8）：840-845.

[8] 全宇，佡剑非，郭启勇. 构建区域协同医疗平台的探讨 [J]. 中国医院管理，2009，29（6）：54-56

[9] 任彦军，李坤成，梁志刚，等. 远程医学影像会诊系统的发展状况与质量控制 [J]. 中国医疗设备，2013，28（6）：7-10.

质量控制

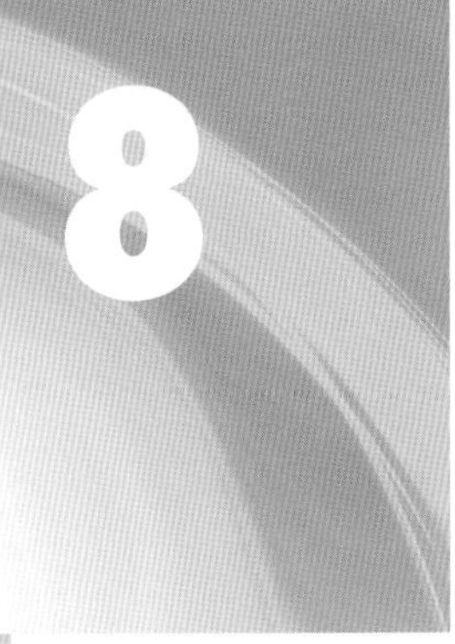

8 综　　述

X 线的发现带来了医学诊断的革命。百余年来，X 线以其独特的功能，成为了医学领域中不可缺少的部分。特别是近 40 年来，以 CT、磁共振（MRI）的发明为标志，医学影像学由传统的 X 线透视和摄影发展成包括各种 X 线应用、MRI、核医学、超声等多种技术组成的现代医学影像学体系。通过影像学检查所获得的信息，已成为现代循证医学中最大的证源，为临床诊疗决策发挥着重要的作用。然而，任何事物都是具有两面性的，在长期的影像学诊疗实践中，人们逐渐意识到 X 线在给人类带来巨大利益的同时，也带来了诸如躯体损伤、遗传影响等辐射危害。因此，实施相应的质量管理是保障医学影像学检查利益最大化、损伤最小化、提高服务质量、提升诊疗水平的重要措施。

第 1 节　医学影像质量管理意义

医学影像质量管理的目的是以最低辐射剂量，最优的成像手段，获得充分满足临床诊断需要的符合质量标准的影像资料；为疾病的诊疗提供客观、真实的影像信息。质量管理包括从设备引进、质量保证、质量控制、改进等统一、协调的一系列组织管理活动；还包括全员参与并同时努力开展的质量控制与质量保证的活动等。实施医学影像质量管理具有以下意义：

一、规范技术操作、提升影像学检查质量

医学成像的操作技术对影像质量的影响至关重要。早在 1973 年，Tour 等人就发现，美国尘肺检查中因操作技术问题，有 40% 的 X 线影像不符合诊断要求，为此美国卫生教育部下属的职业安全与保健学会通过质量管理，成功地将废片率降至 9%。随着医学成像方式的多样化以及其在临床诊疗中的地位提升，医学影像学质量管理愈来愈受到人们重视。规范化的技术操作是提升影像学检查质量的主要措施之一。规范化技术操作强调成像过程，以医学影像达到一定质量标准为目的，根据现有设备和仪器条件，规定相应的操作规范及检查方法，提高疾病的诊断率，减少漏、误诊。在我国，由于医疗资源分布不均衡，不同医院的医学影像设备和技术水平有较大差异，即使在同一医院也可能使用不同级别的检查设备，强调成像技术规范化尤为重要。针对某一地区制定符合当前设备配置水平的操作技术规范，为临床提供标准的影像资料，是保证影像学检查质量的重要手段。

实现规范化的技术操作，也是实现医学影像学资料互认的前提条件。我国卫生部于 2006 年提出开展逐步实现医疗机构间医学检验及医学影像检查的互认工作，患者在一所医院检查的 X 线、CT 及 MRI 图像在远程会诊或转诊到其他医院咨询、会诊或治疗时仍然具有参考价值，不必再作重复检查。这一举措可大大降低患者就医负担，有效利用卫生资源，提高医院工作效率。实现这一目标的主要途径之一就是要在统一的检查技术规范指导下实施影像质量评价的基础上，在质评合格的医院间逐步展

开。同时操作技术的规范化也可以使医学影像工作者在医疗实践中做到有章可循，减少医疗纠纷的发生。

二、降低电离辐射对人体的危害

CT、DSA、CR、DR等设备均是以X线为成像能源，利用人体对X线的吸收差异获得影像信息，因此患者在接受检查时会受到不同程度的X线照射。当机体受到电离辐射时，可产生各种有害健康的效应，称为辐射生物效应，相应产生的各种不同类型和不同程度的伤害称为辐射损伤。在医学快速发展的大背景下，应用X线检查的数量以较快的速度增长，与20世纪80年代相比，当今的放射学检查平均剂量已由当年的0.54 mSv增加到3.2 mSv，医用电离辐射已成为人体接受辐射照射的主要来源。

电离辐射在组织、器官中的能量沉积是一个随机过程，即使是非常低的剂量也有可能在细胞关键位点沉积足够的能量而诱发细胞改变或死亡。这种单个细胞的变异，如果发生在体细胞，可导致恶性突变，而在受照个体中形成癌症；而发生在生殖细胞上的变异，可在受照者后代身上发生遗传性疾病。当人体全身或者局部受到高剂量照射后的一段时间，由于大量细胞被杀死而不能修复，会产生确定性的组织损伤。近年来，人们对医用电离辐射的危害的认识逐渐深入，可以说没有任何一项X线检查是绝对安全的。英国癌症研究中心与牛津大学科学家对15个工业国家的统计数据分析研究后发现，每年诊断出的癌症病例中有0.6%是由X线检查所致。在德国，1.5%的癌症患者是由X线导致的；在X线和CT检查更为普遍的日本，这个数据是3.2%。与上述情况形成鲜明对比的是，在X线诊断检查过程中，患者还有可能接受超剂量的放射线，甚至可能存在不必要的重复照射。随着数字探测器摄影系统的迅速普及应用，由于其具有较大宽容度及强大的后处理功能，影像的密度和对比度都可以通过后处理发生改变，过度曝光不仅不会导致废像，还会提高影像的质量，这可能掩盖过量曝光的事实。再者，各种成像设备出于追求更高信噪比的目的，也可能不同程度地增加了曝光剂量。

因此，对影像检查实施质量管理的目的之一，就是尽可能以最小的曝光剂量获得满足临床诊断要求的影像，最大限度地减少电离辐射对人体的危害。

三、保障设备正常运转，发挥设备最大效能

医学影像学是一门“设备依赖型学科”，新设备的应用是医学影像学发展的源动力。而今，医院影像科已经是医院设备总值最多、科技含量最高、高档设备最集中的科室。医学影像设备性能状态是否正常、稳定运转，功能是否充分发挥，直接影响到检查质量。

质量控制作为质量管理中最基本的手段，要通过检测和调整设备，利用物理指标进行规范和评价，保证设备运转于最佳状态。医学影像设备质量控制存在于设备购置、安装、日常使用、保养与维护的各个环节。在购置前，应根据医院实际需求，选择性能优越、工作稳定、性价比高、售后服务好的设备。设备安装阶段应根据设备技术要求，提供满足其安全稳定运行的环境，逐步验收安装过程和中间测试结果，保证安装结果的最优化。设备安装后，应按照生产商的指标及国家相关标准进行技术验收。设备使用过程中应定期对设备主要指标进行监测，及时发现设备性能、质量变化和趋势，保证影像设备始终处于良好的运行状态，发挥设备的最大效能。

重点推荐文献

[1] American Association of Physicists in Medicine. Acceptance testing and quality control of photostimulable storage phosphor imaging systems. AAPM Report No.93 [R]. College Park，MD：AAPM，2008.

[2] Andrea Trigg Stevens. Quality management for radiographic imaging[M].New York：McGraw-Hill，2001：1-27.

[3] 石明国．医学影像技术学·影像设备质量控制管理卷．北京：人民卫生出版社，2011．

第 2 节 医学影像质量管理的发展历史

质量管理是指为了实现质量目标，而进行的所有管理性质的活动，通常包括制定质量方针和质量目标以及质量策划、质量控制、质量保证和质量改进。质量管理的发展可以分为三个历史阶段，分别为质量检验阶段、统计质量控制阶段、全面质量管理阶段。

一、质量管理在工业的应用

人类历史上自有商品生产以来，就开始了以商品的成品检验为主的质量管理方法。根据历史文献记载，我国早在 2400 多年以前，就已有了青铜制刀枪武器的质量检验制度。20 世纪初，以 F.W. 泰勒为代表的科学管理理论的产生，促使产品的质量检验从加工制造中分离出来，质量管理的职能由操作者转移给专门的质量管理人员。随着企业生产规模的扩大和产品复杂程度的提高，产品有了技术标准，各种检验工具和检验技术也随之发展，大多数企业开始设置检验部门。上述几种做法都属于事后检验的质量管理方式，是质量管理的第一阶段。

统计质量控制阶段的历史可以追溯到 19 世纪 20 年代。美国数理统计学家 W.A. 休哈特提出控制和预防缺陷的概念。他运用数理统计的原理提出在生产过程中控制产品质量的“6σ”法，绘制出第一张控制图并建立了一套统计卡片。与此同时，美国贝尔实验室提出关于抽样检验的概念及其实施方案，成为运用数理统计理论解决质量问题的先驱。第二次世界大战以后，统计质量管理得到了广泛应用。由于事后检验无法控制武器弹药的质量，美国国防部决定把数理统计法用于质量管理，并由标准协会制定有关数理统计方法应用于质量管理方面的规划，成立了专门委员会，并于 1941 ~ 1942 年先后制定并公布了《质量管理指南》《数据分析用控制图》《生产过程中质量管理控制图法》，强制生产武器弹药的厂商推行，并收到了显著效果。

20 世纪 50 年代到 60 年代初，随着戴明、朱兰、费根堡姆提出全面质量管理理论并在日本被普遍接受，日本企业创造了全面质量控制（total quality control，TQC）的质量管理方法。TQC 使日本企业的竞争力极大地提高，其工业产品占领了大批国际市场。因此促进了日本经济的极大发展。日本企业的成功，使全面质量管理的理论在世界范围内产生了巨大影响。20 世纪 80 年代后期以来，全面质量管理得到了进一步的扩展和深化，逐渐由早期的 TQC 演化成为全面质量管理（total quality management，TQM），其含义远远超出了一般意义上的质量管理的领域，而成为一种综合的、全面的经营管理方式和理念。

二、国际医学影像质量管理的发展

随着质量管理在工业化生产上取得了广泛的成功，质量管理的理念被引入到卫生保健行业。美国是最早开展医学影像学质控的国家。1968 年，美国联邦政府授权给辐射安全管理机构制定并建立放射质量管理及控制标准。标准的修订、维护则由放射卫生署（Bureau of Radiological Health，BRH）负责。1974 年，BRH 为了降低大量无效的医用 X 线照射，制定了世界上最早的患者辐射防护制度。该制度包含一系列的质控措施，如 X 线输出量的测量，射线束的质的测量，束光器的使用规则等。1977 年，美国物理师协会（American Association of Physicists in Medicine，AAPM）发布了用于指导放射技术人员操作的质量保证条例。1978 年，经过修订完善的质量控制及质量保证指导原则正式颁布，后被美国医疗机构评审联合委员会（Joint Commission on Accreditation of Healthcare Organizations，JCAHO）以及很多州的公共卫生机构逐步采用。该条例于 1981 年进一步完善，成为放射工作人员培训，X 线设备操作人员资格认证的标准。此外，美国放射学会（American College of Radiology，ACR）也在质量管理方面做了大量工作，先后发布了各项医学成像设备的物理学检测标准。

1980 年 10 月，世界卫生组织（WHO）在慕尼黑召开了“放射诊断质量保证研讨会”，并于 1982 年出版了《放射诊断质量保证》一书，向全世界推荐放射诊断质量保证方案，推动了放射诊断影像质量管理工作的发展。自 1980 年 WHO 推动世界各国的放射诊断影像质量的质量保证和质量控制活动以来，国际电工委员会（International Electrotechnocal Commission；IEC）和国际标准化组织（International Organization Standardization；ISO）在医学影像管理中发挥了重要作用。自1990年以来，IEC发布的有关医学影像设备与管理标准化文件有：《影像诊断部门质量保证总则》《自动冲洗机日常/定期检测管理》《X线CT装置的日常/定期检测管理》《X线防护用具的日常/定期检测管理》《诊断用X线间接透视摄影装置的日常/定期检测管理》《诊断用X线直接摄影装置的日常/定期检测管理》《诊断用照片观察器的日常/定期检测管理》《乳腺X线诊断装置成像性能的验收检测》《MRI诊断装置安全标准》《影像增强器对比度及测定方法的标准》和《胶片、增感屏、暗盒密着性与相对感度一致性检测管理》等多达几十个。这些标准性文件对医学影像学事业的健康发展具有指导性意义。

欧洲与日本也是较早开展医学影像质量管理的地区和国家。在欧洲，质量保证的概念已上升到了国家法律的高度，从20世纪90年代中期开始，欧盟委员会就要求其所有成员国的放射科必须强制执行质量控制，包括定期检测X线机的剂量、影像质量和患者剂量。所有放射影像诊断设备应该具有可提示工作人员有关射线质量的信息。1993～1996年，欧洲相继颁布了乳腺摄影、放射诊断、儿科放射诊断、CT扫描的4部标准文件。日本是应用质量管理手段最先进的国家。日本厚生省负责制定影像设备的检测、保养条例，放射线学会及放射线技术学会负责对影像检查进行规范与指导。以乳腺摄影为例，日本非常重视该项质控工作，2003年前建立了日本乳腺检诊精度管理中央委员会，对操作技师、诊断医师、设备准入、质量控制等方面建立起了严密的考核监督机制。医学放射线学会与放射线技术学会合作推出了《乳腺X线摄影指南》，让医生和技师很好地互通有无，提高影像质量与阅片水平，实现乳腺癌的早期诊断和治疗。

三、我国医学影像质量管理的发展

我国放射诊断质量保证与控制发起于20世纪80年代末。1987年人民卫生出版社出版了WHO编写的《放射诊断的质量保证》一书的中译文。1988年我国第一个放射质量控制中心在浙江省建立。与此同时，国家卫生标准技术委员会放射卫生防护分会提出了制定包括医用诊断X线摄影技术质量保证、医用诊断X线透视的质量保证、医用诊断X线特殊检查质量保证为内容的“医用放射诊断质量保证标准”的计划。此后，我国的医学影像质控工作进入了一个预热与启动季节。

1989年，《中华放射学杂志》编委会在“全国放射学新技术专题座谈会”上，放射诊断质量控制及保证被作为重要内容提出。

1990年1月8日在北京召开了“全国X线诊断质量保证及控制技术研讨会”。参加会议的有卫生部监督司、中华放射学会、卫生部放射卫生监督监测所的领导，来自全国19个省市及全军放射界、医学院校、生产厂家及放射卫生防护方面的专家及工程技术人员共计128人。会议邀请有关专家，介绍了国内X线诊断质量保证做法与概况，并拟定了质量控制内容、方法和标准以及医用X线诊断质量保证大纲等8项。

1991年，《中华放射学杂志》编委会和中华医学会放射学分会技术学组（中华医学会影像技术学分会的前身）举办了“全国放射科质量保证与控制学习班”，较全面地介绍了国际质量保证与控制动向及有关技术方法，并结合我国国情对放射诊断质量保证与质量控制进行了科学的解释和定义。本期学习班的举办对我国放射诊断的质量保证与控制工作的发起起了极其重要的作用。

1992年初，《中华放射学杂志》组织了质量保证及控制重点号，积极报道了国内开展质量保证与控制工作的先进经验，并约请专家撰写《我国放射科实施质量保证和控制势在必行》的评论性文章，进行学术导向。通过以上一系列有计划、有步骤的宣传、学习，初步完成了发起预热阶段的思想准备及组织实施方面的工作，使质量保证和控制工作在全国范围迅速开展。

1992年8月，由《中华放射学杂志》编委会和中华医学会放射学分会技术学组联合举办了“第一届全国放射科质量保证与控制学术研讨会”，对我国放射诊断的质量保证和控制工作进行了及时的总结和交流，此次大会共收到论文850余篇，会议代表来自全国30个省市自治区，他们既有医学院校及省市级医院的专家，也有地县级医院，甚至卫生院的代表，其中副主任技师和科主任占1/3以上，主管技师占1/3以上。

1993年、1995年国家卫生部分别颁布了《医用X线诊断放射卫生防护及影像质量保证管理规定》《大型医用设备配置与应用管理暂行办法》等法规，并宣传、推广影像质量保证与质量控制工作的计划和实施方法，这有力推动了我国医学影像质量管理工作向前发展。

1996 年 5 月，中华医学会影像技术分会与《中华放射学杂志》编辑部在南京联合举办了“全国放射科第二届质量保证与控制研讨会”。会议组织了国内外著名专家作了 15 个专题讲座，反映了当今国内外质量保证与控制工作的现状和发展趋势。在充分肯定成绩的同时，探索了进一步开展质量保证与控制工作的方向，明确提出要将质量保证与控制工作深入开展下去，必须加大科技含量。这次会议的成功举办，进一步推动放射诊断质量保证和控制工作向更深层次发展。与此同时《中华放射学杂志》编委会发表的题为《将放射诊断质量保证与控制工作推向新的高度》的述评，提出了将放射诊断质量保证和控制工作继续推向新的高度的必要性及对策与措施。并以综述的形式推荐国际上比较符合我国国情的影像质量评价体系。该评价体系将被检者的辐照剂量纳入评价内容，体现了对被检者全面负责的总体行为的内涵，也体现了以患者为中心的理念转变。

2000 年以后，在卫生行政部门的支持和指导下，各省市相继成立医学影像质量控制中心。2009 年，卫生部组织制定了《医疗质量控制中心管理办法 (试行)》。该文件明确规定了质控中心的职责，主要包括：拟定相关专业的质控程序、标准和计划；负责质控工作的实施；定期对外发布专业考核方案、质控指标和考核结果；逐步组建本行政区域相关专业质控网络，指导各市 (地)、县级质控机构开展工作；建立相关专业的信息资料数据库；拟定相关专业人才队伍的发展规划，组织对行政区域内相关专业人员的培训；对相关专业的设置规划、布局、基本建设标准、相关技术、设备的应用等工作进行调研和论证，为卫生行政部门决策提供依据。

由质量管理的发展历程可以看出，医学影像学质量管理是一个综合系统，其内容涉及设备使用操作及维护，疾病的检查及诊断，科室的管理与协调等，涉及物理学、临床医学、管理学等多个学科及专业。要做好这一工作，必须掌握或了解多学科专业的基本知识，并具有一定的管理经验。

近年来，国内外发布的有关医学影像学质量管理的标准、法规繁多，发布标准的机构众多，加之不同国家甚至不同地区从事质量管理的机构有很大差别，使读者难以选择。在表 8-2-1 中列举了一些当前有代表性的国内外的质量管理标准，并按照设备检测，操作规范，辐射防护与剂量水平进行了分类，以便读者进行查阅。

表 8-2-1 国内外常用医学影像学质量标准举例

一、设备检测

发布机构	名称	发布时间	内容简介
国际电工委员会（IEC）	IEC 60601 医用电气设备安全要求	2005 年	医用设备电气设备通用及专用安全要求及测试方法
美国医学物理师协会（AAMP）			
	X 线诊断的质量控制	2002 年	常规 X 线设备的质量控制方法
	CR 设备的质量控制与检测	2006 年	对成像原理及质控方法进行了详细的介绍
	自动洗片装置的质量控制	2006 年	介绍洗片机原理及质控方法
	终端显示设备的质控	2005 年	应用 TG-18 模型对 CT、MRI、乳腺机等显示设备的质控方法
美国放射学会（ACR）	MRI 成像质量控制手册	2001 年	MRI 成像质量控制的规范要求和标准
中国国家标准化管理委员会	GB 9706.1 医用电气设备安全要求	2007 年	医用设备电气设备通用及专用安全要求
国家质量技术监督局	GB/T 17589 CT 影像质量保证检测规范	1998 年	保证验收及使用中的 CT 影像质量

续表

中国卫计委（原卫生部）	GBZ 186 乳腺 X 线摄影质量控制检测规范	2007 年	规定了乳腺 X 线摄影质量控制检测要求及检测方法
	WS/T 263 MRI 设备影像质量检测与评价规范	2006 年	MRI 设备影像质量检测项目与要求、检测方法和评价方法
	GBZ 187 CR 质量控制检测规范	2007 年	规定了 CR 质量控制检测项目、方法和评价标准
	WS/T 189 医用 X 线诊断设备影像质量控制检测规范	1999 年	为设备验收、状态和稳定性检测提供了参考标准

二、操作规范

发布机构	名称	发布时间	内容简介
欧共体（CEC）	CT 放射诊断影像质量标准（EUR16260EN）	1996 年	CT 检查方法，附优质成像举例
	儿科放射诊断影像质量标准（EUR16261EN）	1996 年	以 4 ～ 6 岁患者为样本介绍了儿科放射诊断方法，附剂量水平
	诊断放射学影像质量标准指南（EUR 16264 EN）	1996 年	常规 X 线诊断、检查方法，附优质成像举例
中华放射学会	腹部 CT 扫描规范指南	2007 年	详细介绍了各类 CT 对腹部不同器官的扫描检查方法
中华影像技术学会	临床技术操作规范——放射技术分册	2004 年	X 线、CT、MRI 等六类影像学检查技术的操作规范
美国医学物理师协会（AAMP）	CT 扫描规范	2010 年	对原始数据采集、重建、患者摆位、对比剂应用进行了规范
中国卫计委（原卫生部）	WS/T 391-2012 CT 检查操作规程	2012 年	规定了 CT 检查的技术方法、程序及影像显示要求

三、辐射防护与剂量指导

发布机构	名称	发布时间	内容简介
欧共体（CEC）	X 线乳腺摄影剂量测量规定（EUR 16263 EN）	1996 年	介绍了乳腺摄影 X 线剂量的测量方法
国际辐射防护委员会（ICRP）	85 号出版物——避免介入放射学辐射损伤	2001 年	介绍了介入放射学剂量水平及具体防护措施
	102 号出版物——多层 CT 检查中患者剂量控制	2006 年	介绍了多层螺旋 CT 的剂量表达方法以及患者剂量控制的措施
	103 号出版物 2007 年建议书	2007 年	防止辐射照射对人体有害效应提出适当防护水平
中国卫生与计划生育委员会（原卫生部）	GBZ 130 医用 X 线诊断卫生防护标准	2002 年	对 X 线机的防护性能、机房的防护设施、诊断的防护安全操作做了规定
	GBZ/T 180 医用 X 线 CT 机房的辐射屏蔽规范	2006 年	规定了 CT 机房的辐射屏蔽要求和屏蔽估算方法
	GBZ 215 过量照射人员医学检查与处理原则	2009 年	规范了在辐射突发事件过程中受过量照射人员的检查和处理方法
	GBZ 165-2012 X 线计算机断层摄影放射防护要求	2012 年	公布了针对不同人群、不同部分 CT 检查的诊断学参考水平

重点推荐文献

[1] Andrea Trigg Stevens. Quality management for radiographic imaging[M].New York：McGraw-Hill，2001：1-27.

[2] Erturk SM，Ondategui-Parra S，Ros PR. Quality management in radiology：historical aspects and basic definitions[J]. J Am Coll Radiol. 2005，2（12）：985-991.

[3] 燕树林 . 放射诊断影像质量管理 [M]. 浙江：浙江科学技术出版社，2001.

第 3 节 医学影像质量管理的发展趋势

医学影像质量管理经过近半个世纪的发展，已从单一项目的质量控制上升到了全面质量管理的阶段，发展趋势呈现了以下特点：

一、引入 ISO 质量管理体系

国际标准化组织（International Organization for Standardization，ISO）9000 族标准作为一种全面质量管理体系，正逐步被医院所接受，医学影像科质量管理也随之纳入了这一体系。

ISO 是国际标准化专门机构，由 131 个国家的标准化机构参加的世界性组织，其主要活动是制定国际标准，协调世界范围内的标准化工作，组织各成员国进行情报交流，以及与其他国际机构合作，共同研究标准化问题。ISO 于 1987 年发布了 ISO 产品、服务质量管理体系标准。首次提出“以客为尊，以人为本，以质为首”的理念。推崇在复杂的管理过程中，为关键的活动及评估表现的方法制定标准，为员工提供清晰的行事指标，为服务对象澄清应有的服务期望，为管理者提供有效的管理工具来客观评价服务效果。20 世纪 90 年代初，ISO 9000 族标准被我国等同采用。

ISO 质量管理体系提出了如下要求：负有执行职责的供方管理者，必须规定质量方针。包括：质量目标和对质量的承诺。质量方针应体现供方的组织目标及顾客的期望和需求，也是供方质量行为的准则。对从事与质量有关的管理、执行和验证工作的人员，必须用文件规定其职责、权限和相互关系；同时，供方的管理者应按规定的时间间隔对质量体系进行评审，确保持续的适宜性和有效性；对不合格产品的控制有纠正和预防措施。整个管理过程，均须有文字记录；并形成文件。即“说你所做的（计划），做你所说的（尝试），记你所做的（证据），查你所做的（问题），改你不对的（进步）”。目前，新的 2000 版 ISO 9000 族标准业已颁布。该标准更注重以“服务对象导向”为主的管理理念及服务对象的需求。强调 PDCA 的全面管理模式（图 8-3-1），着重预防在先的精神。

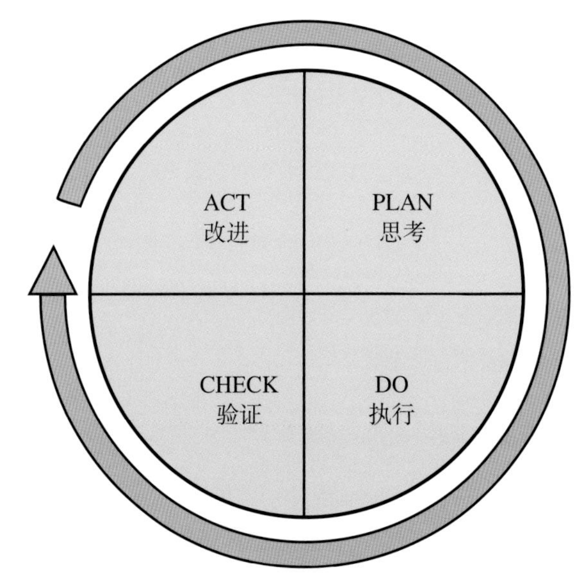

图 8–3–1 PDCA 循环示意图

根据 ISO 的要求结合影像科具体情况，建立一套标准的质量管理体系应涉及以下步骤：建立配套质量体系文件，包括质量手册、程序文件、规章制度、作业指导书、医学影像检查程序、仪器档案等。其中，第一层为质量手册，规定了质量方针和目标，并对依据 ISO 标准建立的质量体系进行描述或规定；第二层文件为质量体系程序文件和规章制度。它对实施质量体系要素所涉及的各职能部门的活动进行了描述和规定。第三层文件为各种作业指导书。即对科室的各项具体的工作进行规范。全科工作人员依据编制的质量手册、程序文件和作业指导书作为准则开展各项工作，并持续改进和不断完善。

当前，我国一些医院影像科尝试采用 ISO 系列标准，建立和实施放射科质量管理体系，并通过了ISO质量管理体系认证。影像科引入ISO质量体系标准，迅速从传统的经验管理模式向现代化的科学管理模式转变，主要优势体现在以下几个方面：

1．优化了检查工作程序，提高工作效率。X线、CT及MRI检查流程规范化和标准化，坚持执行最优的检查流程，并结合放射科数字化摄影技术、影像及报告传输系统，有效地提高了工作效率，缩短患者检查及等候报告时间。

2．规范了诊断报告审核程序，提高诊断准确性。诊断报告依据规范化的国内外通用诊断报告文件书写，三级医生审核签字，有效保证诊断报告的规范化，提高诊断准确性，减少失误。

3．严格执行质量记录和技术记录的管理程序，有效改进工作中的不足和失误。针对技术人员和诊断人员日常工作中的失误，及时记录、存档，并提出相应防范对策，以备下次改进，这样可以不断减少工作中的不足和失误。

4．针对影像检查各个环节包括登记室、各个检查室、诊断报告书写与审核等各个环节的不足和失误，进行不断改善、持续改进，能有效保证放射科各项工作满足患者和临床需要。

二、质量管理流程及质控方法随着数字化成像的普及而改变

影像医学发展的结果是数字化成像的普及，这就决定了影像医学的资料管理必将由传统管理模式向数字化管理模式转变。因此，改变影像科的管理流程，使它更科学，更合理，更符合学科发展的规律，已经成为很多医院的当务之急。同时，以数字化成像为基础的影像存储与通讯系统（PACS）、放射科管理系统（RIS）的普及应用，为质量管理带来了便利。通过PACS、RIS质量管理机构可以随时调阅影像学资料，进行工作质和量的统计。通过PACS、RIS系统的建设，可帮助医院改进工作流程，提高医疗质量和工作效率，使质量管理更加便利。

数字化成像的普及也使影像评价模式发生了转变，由传统的“暗盒-洗片机-照片-灯箱”组合模式转变成“数字影像信息-影像后处理-PACS网络-监视器-胶片打印机”组合模式。如何转变固有的传统观念以适应数字化医疗影像的新特点已经成为医疗影像学领域最严峻的挑战之一。

图像存储输出是数字化医疗影像与传统模拟医疗影像最显著的区别之一。传统模拟医疗影像的存储与显示由同一种物质来表现，数字化医疗影像的存储与显示由不同的个体所完成。传统模拟医疗影像的对比度和密度主要由胶片特性曲线所决定，是在冲洗加工的过程中所形成。数字化时代，总“输入输出曲线”是由激光相机的“特性曲线”、胶片的“特性曲线”，以及后处理对“输入输出曲线”的调节多方面所决定的。所以如何将各条“特性曲线”最佳地结合起来，更清晰准确地提供出诊断信息是影像质量控制中非常关键的一个环节。

传统模拟医疗影像的存储与显示由同一种物质来表现，数字化医疗影像的存储与显示由不同的个体所完成。此外，二者在影像显示的动态范围、空间和密度分辨力等很多方面也有很大的不同。由于这些差别，数字化医疗影像产生了许多自己的新特点。这些特点在医疗活动中的影响目前还没有完全揭示，成为未来医疗影像学学科发展的重点之一。当前，以DICOM协议为标准的质量控制方法成为数字化成像背景下对显示系统性能进行评价的最有效手段。以终端显示设备为例，DICOM标准定义了不同显示系统对同一影像进行匹配的灰度标准显示函数。所有用于诊断目的的显示设备，包括显示器、打印机等，必须在校正后能符合这一标准。但就现状而言，很多厂家都弱化了这一要求，导致很多不符合DICOM协议规定的显示器被用作医用诊断显示器，势必影响了疾病的正确诊断。

三、质量控制理念逐渐发生转变

质量控制理念也随着人们对影像学检查正当性与适应性的深入认识发生了转变，从单纯使用物理学参数评价成像质量转变为以诊断学要求为出发点，对患者接受辐射剂量等多方面进行综合考虑。尤其是对于利用X线成像的数字设备，不再片面追求影像的高质量，而是应在合理辐射剂量参考水平内提供具有诊断价值的影像。接受有适度噪声的影像，在辐射剂量和影像质量之间取得平衡，成为近年来医学影像成像技术的学术导向口号。

以CT检查为例，按照诊断学标准，首先必须满足临床提出的诊断学要求，还应充分考虑到对病理改变的探查具有重要意义的检查区域的解剖结构与不同组织间的对比状况。例如，脑白质和脑灰质

本身不具备高对比度基础，CT影像必须具有较低的噪声水平才能将两者清晰区分，此时要使用较高的剂量。而对于胸部、鼻窦、颞骨等具有较高天然对比度的组织结构，可以允许适度噪声水平的存在，可以使用较小的剂量。

剂量学标准给出了每项检查的指导剂量水平或参考剂量水平。一般认为，当患者剂量经常性地超过其值时，提示设备或成像技术可能存在问题，应进行调试或检查；当患者剂量明显低于其值时，要确认其图像质量是否能满足诊断需求。但随着探测器灵敏度的提高，一次检查的剂量低于指导剂量水平已成普遍的事实，因此在不影响影像诊断价值的条件下，低剂量检查是可实现的，也是应该追求的。

随着物理、电子、计算机及网络通讯等先进技术在医学领域中的广泛应用，医学影像学进入了一个崭新的阶段。质量管理由单一质量控制转变到全面质量管理体系的过程中必定还会遇到诸多新的问题。因此，必须转变知识结构，加强继续教育，发现、培养高层次技术人才，以提高我国医学影像学质量管理水平。

（宋少娟 张翼）

重点推荐文献

[1] 杨大锁，王长来，潘淮宁 . 如何建立ISO9001医院质量管理体系 [J]. 中华医院管理杂志，2003，19（1）：45-47.
[2] 张翼，宋少娟，武乐斌 . 山东省378所二级以上医院影像科发展情况的调查研究 [J]. 中华医院管理杂志，2010，26（8）：625-628.
[3] 石明国．医学影像技术学·影像设备质量控制管理卷．北京：人民卫生出版社，2011．

主要参考文献

[1] American Association of Physicists in Medicine. Acceptance testing and quality control of photostimulable storage phosphor imaging systems. AAPM Report No.93 [R]. College Park，MD：AAPM，2008.
[2] Andrea Trigg Stevens. Quality management for radiographic imaging[M].New York：McGraw-Hill，2001：1-27.
[3] Erturk SM，Ondategui-Parra S，Ros PR. Quality management in radiology：historical aspects and basic definitions[J]. J Am Coll Radiol. 2005，2（12）：985-991.
[4] 秦维昌，亓恒涛，王巍 . 接受适度噪声 [J]. 中华放射学杂志，2009，43：677-680.
[5] 燕树林 . 放射诊断影像质量管理 [M]. 浙江：浙江科学技术出版社，2001.
[6] 杨大锁，王长来，潘淮宁 . 如何建立ISO9001医院质量管理体系 [J]. 中华医院管理杂志，2003，19（1）：45-47.
[7] 张翼，宋少娟，武乐斌 . 山东省378所二级以上医院影像科发展情况的调查研究 [J]. 中华医院管理杂志，2010，26（8）：625-628.
[8] 石明国．医学影像技术学·影像设备质量控制管理卷．北京：人民卫生出版社，2011．

9

医学影像质量管理

质量管理始于工业企业，并在工业化生产中取得显著成效。后来，质量管理的理念被逐步引入到卫生保健行业。1982年，世界卫生组织（WHO）出版了《放射诊断质量保证》一书，向世界各国推荐放射诊断质量保证方案，推动了放射诊断影像质量管理工作的发展。目前，医学成像已进入数字化时代，成像方法和技术早已不再局限于普通放射线检查，计算机体层成像（CT）、磁共振成像（MR）等已成为临床常用的检查手段，医学影像质量管理的内涵与外延也进一步丰富和扩展。医学影像质量管理广义上包括医学影像的质量保证和质量改进，是一种采用各种质量管理方法和技术对医学影像质量进行评估的计划和程序，通过质量管理活动还可以使影像质量在原来质量标准的基础上获得突破性的提高，达到一个更高的标准、更高的水平。狭义上的医学影像质量管理即工作中通常所谓的质量保证和质量控制。开展医学影像质量管理工作需要根据质量管理的基本原理，建立一套严密的质量管理体系，掌握运用合适的质量管理方法、制定有效的管理活动开展程序。

第1节　医学影像质量管理的基本概念

1．质量控制（quality control，QC）　通过特定的方法和手段，对诊断设备和器材的各种性能、指标进行检测，并对影像的制作过程进行规范和监测，从而保证获得高质量的影像。它覆盖了按设备所有性能特征的必需水平的监测、评价、维护，这些特征有明确的定义，并且可测量、可控制。QC包括日常和定期对影像设备参数的测试，以确保影像质量合格。QC要求建立一套设备运行允许的参数范围，当参数检测值超出该范围，开始执行修正措施。只要参数在正常范围内，就无需采取措施。QC适用于设备的验收检测、日常维护、X线设备的防护等。

2．质量保证（quality assurance，QA）　通过有计划的系统行动，在尽可能减少受检者和工作人员的辐射剂量及节省检查费用的前提下，获得稳定的高质量影像，以满足诊断的要求。它是质量管理的主要内容之一。QA是一套复杂的质量管理程序，通过系统的数据收集与评价以保证医学影像质量及工作流程的最优化。QA虽然涵盖QC，但它更侧重于影像服务质量的指标。这些指标经常与结构、过程、结果相联系，如重复检查率、病理结果的相关性、检查的正当性、旧胶片的可用性、日程安排的时间性等。

3．质量管理（quality management，QM）　制定质量计划，并为实现该计划所开展的一切活动的总和。它包括质量保证和质量控制一切活动的全部过程，是结合现代质量管理理念与方法形成的理念、精神、质量标准、价值及行为准则，是一种质量文化。对于医学影像质量管理，包括以下几个方面的组织协调活动：①在进行辐射类检查时以最低的辐射剂量获得充分满足临床诊断需要的符合质量标准的影像；②引进高质量的成像设备并保证其处于良好的工作状态；③影像学科全员参与并共同努力开展QA、QC的活动。

4．预防性质量控制　是指通过有效的计划管理，抓住影响影像质量的因素来提高质量的预防性管理方法，也称前瞻性质量控制。预防性质量控制活动的开展需要使用影像学检查技术的质量控制手册、适当的质量管理方法等确定出现问题的原因及质控要点，把工作任务或工作环节科学地分解为若干基本步骤，并以每一具体步骤的质量标准为目标进行质量控制。这是一种相对规范化的质量控制方法。

5．回顾性质量控制　是指通过对医学影像质量的检查发现问题，进而提出改进方法和措施，即回过头来改进工作的方法。这种质量控制方法是在全部工作任务或工作环节完成后，逐环节地回顾性评价，查找并确定出现问题的环节，形成反馈信息，然后通过采取一定的校正措施实现工作流程的优化。

6．质量改进（quality improvement，QI）为向本组织及客户提供增值效益，在整个组织范围内所采取的提高活动以及过程的效果和效率的措施。医学影像的质量改进是消除成像过程中存在的系统性问题，对现有的影像质量水平在控制的基础上加以提高，使影像质量达到一个新高度、新水平。质量改进与质量控制的效果不一样，但二者是紧密相关的，质量控制是质量改进的前提，质量改进是质量控制的发展方向，控制意味着维持其质量水平，改进的效果则是突破和提高。

重点推荐文献

[1] 赵斌，李萌 . 医学影像技术学 . 北京：人民军医出版社，2006.

第 2 节　质量管理方法

开展质量管理活动，往往需要借助适当的质量管理方法对影响影像质量的诸多因素进行分析，以便查找出现问题的环节和原因、确定质量控制要点。质量管理方法有很多种，本节仅介绍在医学影像管理中常用的几种方法。

一、PDCA 循环方法

PDCA 循环方法是美国管理学家 Deming 提出的，又称为 Deming 循环。PDCA 是该方法的四个阶段，即计划（plan）、实施（do）、检查（check）、处置（action）的简称。

1．计划　包括工作目标、人员组织分工、设备材料购置方案、技术路线与方法、质量控制标准和目标管理项目等。计划的制定要保证可行性、科学性、稳定性、可定量性和严肃性。

2．实施　按计划内容进行具体工作，形成惯性运行。必须做到：①各级各类人员在整个计划中的任务、职责要明确；②规章制度合理可行；③人员任务配置合理，工作作风良好。

3．检查　利用客观的物理评价和统计学手段，将实施结果与计划相比较，了解进展情况，及时发现问题。这一程序是保证计划是否能健康实施的关键。

4．处置　计划实施完毕时，根据上一阶段提供的数据、图表及反映出的问题进行分析，找出问题的主要和次要原因加以解决。对于暂时不能解决的问题，拟定改进措施并向下一级 PDCA 转移，反馈到新的计划中去。

按照 PDCA 循环方法，上一级 PDCA 是下一级的依据，而下一级 PDCA 又是上一级的具体化和落实。每循环一次，就向新的水平迈进一步，循序渐进，从而达到全面质量管理的目的。

二、集体创造性思维

质量管理的概念必须建立在全面、全员、全过程之上。质量管理首要的是全员管理共识的建立，以及 QC 需要全员的推动。推进质量管理方法的第一要素，就是全员集体创造性的思维归纳。其目的是将多数意见集中、总结，进行大量积累之后，做出新的总结性意见。

第一步：对出现的管理上的问题，制定出新的对策或意见。最好是有大进展的意见、可操作性强的意见，将评价等理论活动放到后面去做。

第二步：对新提出的对策是否具有良好的作用进行评价。是否与实际目标相适应；现实是否存在着可行性。

在集体创造性思维过程中要注意：①参加者不宜太多，这样反而有助于更集中，更容易提出新的对策。对提出的每一个对策、意见都要留心，也许小意见却可能引起大启发。

三、主次因素图

主次因素图也称为排列图。它是把产生质量不良的数据，以不同因素进行分类，以便分清主次因素，确定管理工作的重点。排列图 9-2-1 的横坐标表示影响质量的各因素，左边的纵坐标表示对质量影响的绝对数，右边的纵坐标表示对质量影响的累积百分数。通常把影响质量的因素分为三类：累计百分数在 80% 以下的几个因素是主要因素；累计百分数在 80% ~ 90% 的那些因素是一般因素；累计百分数在 90% ~ 100% 的那些因素为次要因素。在很多情况下，占累计百分数在 80% 以下的因素只有两三个，甚至一两个，集中力量解决这些因素，就可以大大提高产品质量。

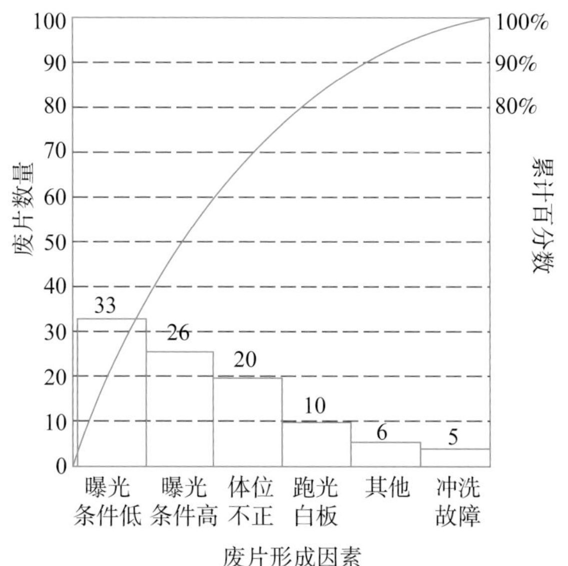

图 9-2-1　主次因素图

以图 9-2-1 为例，废片产生原因中的 80% 是因为摄影条件和体位不正造成的，如此就找出了照片质量管理中最应重点解决的问题。

注意点：①在取数据时要进行分层，归类分成不同的项目、层别；②将不是重点的项目集中，向横坐标右侧排列；③对已知的重要项目，进一步分类，做成主次因素图。

四、因果关系图

因果关系图（图 9-2-2）由许多大小不同的箭头组成。图的中间是一条粗的箭头，表示结果，也就是需要分析原因的某一个质量特性，粗箭头两旁有若干大箭头，表示人、设备、材料、方法等几个方面的因素。每一箭头的两旁又有若干小箭头，分别表示这一方面的具体因素，再分别以更小的箭头对某具体因素进一步细分。由于图的形状像鱼刺、树枝，因此又称为鱼刺图或树枝图。因果关系图的特点在于能够全面地反映影响产品质量关系，而且层次分明，可以从中反映某一种原因是通过何种途径影响结果的。借助这种图可以追根究底，找出真正原因，便于对症下药，采取措施。通过因果关系图，虽然能够全面地掌握影响质量的因果关系，却不能确切地反映各种因素对质量的影响程度，大的原因不一定是主要原因，小的原因可能是关键问题，要进一步测定各种因素对产品质量的影响程度，还需用排列图和相关图补充。

注意点：在图的空白处，填入图的作者以及

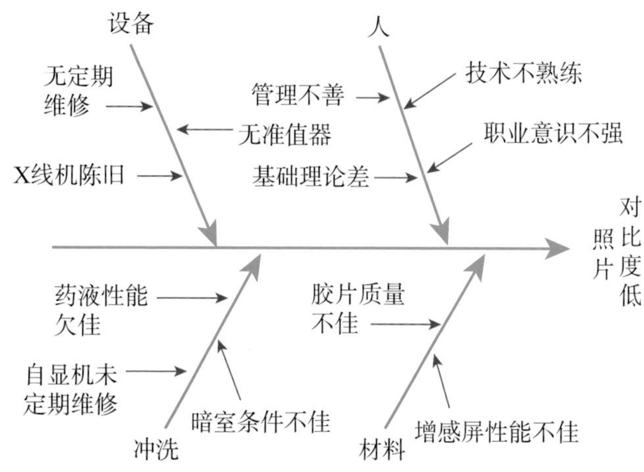

图 9-2-2　因果关系图

QC 小组名称、单位名称、目的及作图日期。

五、管理控制图

管理控制图是利用图表形状来反映作业过程中的运行状况，并据此对作业过程进行分析、监督控制的一种工具，它是用于分析和判断工序是否处于稳定状态所使用的带有控制界限的一种图表。控制图使用的目的是按时间顺序将数据上交 QC 小组或 QC 技师。根据数值的变动标绘控制图的数据点，以便及早发现异常情况。在控制界限以内的数值的变动是容许的，其中有些是偶然的，但有些却可能是判断异常情况的线索，不能忽视。如果异常数据出现在管理界限范围（±3σ）外的频率次数占 3‰ 时，则表明有可能出现异常情况。

管理控制图适用于优化选择设备状态检测和稳定性检测的检测周期及自动冲洗机药液管理等。

管理控制图常用的是平均值（$\overline{X}$）和极差（R）控制图，$\overline{X}$ 表示一组数据的平均值，R 表示一组数据的最大值与最小值之差。$\overline{X}$ 控制图主要用来观察、分析某一技术程序的平均值的变化；R 控制图主要用来观察分析某一技术的极差变化图 9-2-3 是自动冲洗机的日常管理用 $\overline{X}$ 和 R 控制图，$\overline{X}$ 和 R 分别表示感度指数和对比度指数随日期的变化。

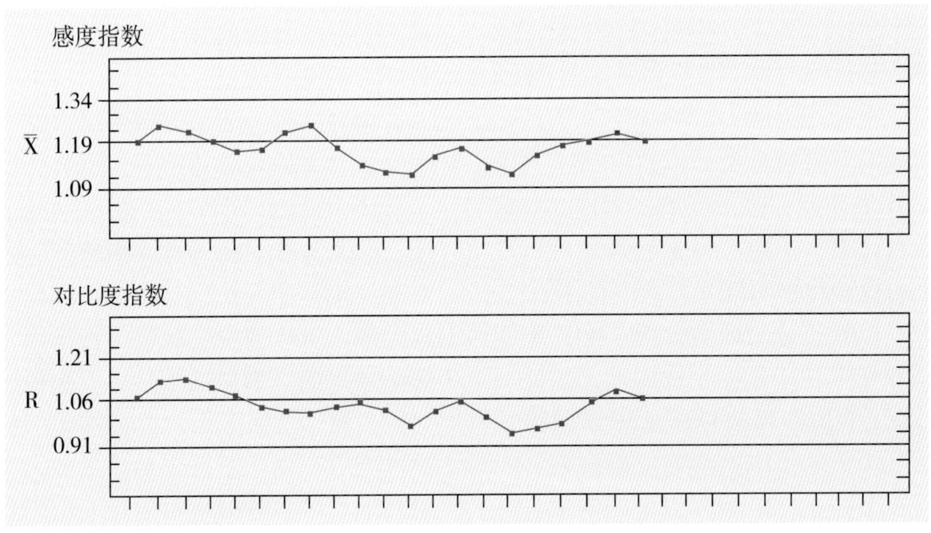

图 9-2-3 **管理控制图**

重点推荐文献

[1] 秦维昌 . 医学影像技术学・总论卷 . 北京：人民卫生出版社，2013.

[2] 燕树林 . 放射诊断影像质量管理 . 杭州：浙江科学技术出版社，2001.

第 3 节 质量管理程序

质量管理是一种活动，是一项组织行为。因此，首先应建立一个 QC 活动小组（可以是随机的），同时要取得全员的管理共识，然后按一定的管理程序开展 QC 工作。建立质量管理程序的目的，是为了从 QC 小组的编成到措施的改进、实施，以及探讨掌握 QC 活动趋势和分清每个工作人员在 QC 程序中所处的位置，都能有章可循，有规可依。

质量管理活动开展的程序，由题目的决定（包括建立目标及其理由）、现状把握、要因分析、对策探讨、对策实施、效果确认、标准化的制定、总结等八个程序组成。

1．题目的决定　根据需要解决问题的大致性质或按照专业种类编成 QC 小组，并对成员的参加意识进行确认。接着召集会议，进行现场勘查，找到问题点。所谓问题点就是应有状态（或称标准状态）与现状之间的差距。随后分析问题点，提出解决问题的意见，作为质量管理的题目。如废片率的减少、被检者等待时间的缩短等。

分析问题点需采用一定的质量管理方法，如主次因素图和集体创造性思维（包括缺席人员的意见）等。

注意点：原则上，会议应全体成员参加。如有缺席者也应及时与之交流、沟通，否则会导致管理执行上的严重后果！

题目一旦确定，中途不得变更。将问题点的管理计划书制订出来，并确保全体人员言出事行。一个专业组的某项 QC 题目及计划一定要争得学科技术部门主管领导的认可。

2．现状把握　在进行现状分析时，不能有先入为主的概念，要从零状态开始，进行客观的数量化的分析、把握。在进行现状分析时，要注意工作中的不适应性、工作的徒劳无功、材料的浪费、质量与作业的不稳定性。同时要注意四个方面，即材料、方法、设备和人，避免遗漏。

3．原因分析　分析质量管理问题产生的原因时，不应只看到表面现象，而是要探索深层次的真正原因。利用数据，从各个角度（方面）进行分析。可充分利用多种方法，如各种特性图、管理图表等。

4．对策探讨　或称改善方案，从质量管理问题点的主要原因出发，依次向前推进直到找出改进对策，从而提出改进措施即新的管理控制规则和章程。对策探讨程序不是检讨、反省。因为检讨、反省不是改进的办法，不是目的。对策探讨的方法是集体智慧、创造性思考。

5．对策的实施　一旦建立上述程序的改进对策，则中止以前的做法，全部更换为新的方向。或者一边维持以前的作法，一边试行改善后的方法。要注意观察试行的过程，当预定的效果发挥出来时，立即转入正式实施。如果预定效果没有产生，则应重新修正对策方案，准备再试行。

6．效果确认　对所提出的管理对策进行实施并对其效果进行确认。在试行过程中，当有良好效果出现时，则应着手制定管理对策的实施计划书，由试行转入实施阶段。编制实施计划书有以下几个目的：①得到协作者的认可；②防止遗漏点；③得到其他部门的理解；④取得上级主管的理解和承诺。

7．标准化的制定　为了防止质量管理改善效果的退化，还必须要通过标准化制度，进行防范。要保证无论谁做这项工作都能良好完成，达到质量要求。为此，要制定出含有注意点、操作要点的文件（或质控手册等），以便将工作标准化。

8．总结　当质量管理改善措施取得良好效果，并稳定下来时，应着手进行总结。将 QC 实施计划后所得到的成果制订成 QC 活动报告书。如果存在不足点，要进行检讨、反省，作为会后改进的参考。总结中应注意以下几点：

（1）总结的主要内容是 QC 改善的成果评价，另外，对于协同行动等无形的效果也要进行总结。

（2）QC 改善效果应尽量数量化。

（3）本次改善未取得明显效果，但预计未来有可能出现明显效果时，要做出预期效果报告。

（4）如果管理课题尚未全部完成，不要放弃，要写出阶段性进展报告。

（5）管理课题的完成，并不等于质量改善活动的结束。要形成一个惯性运行，此时要再检讨反省，提出今后存在的问题，作为下一个课题，并将其明确，并作为下次 QC 活动的出发点。

重点推荐文献

[1] 秦维昌 . 医学影像技术学 · 总论卷 . 北京：人民卫生出版社，2013.

第4节 医学影像全面质量管理

所谓全面质量管理（total quality management，TQM）在工厂是为了最经济地生产、销售令用户充分满意的合乎质量标准的产品，将企业内所有部门为质量开发、质量保证、质量改进所付出的努力统一、协调起来，从而能达到效果的组织管理活动。

所谓医学影像全面质量管理，就是全员参与，充分发挥组织管理和专业技术的作用，建立一整套严密完整的质量保证体系和质量控制体系，以达到合理的最低辐射剂量和最低医疗费用，确保影像质量、设备器材质量、放射防护质量、诊断质量、服务质量以及成本管理等处于最佳运行状态。开展全面质量管理活动的重要意义在于树立全员的质量意识，明了影像质量既是影像学科全员的存在价值，又是患者的期望。实施全面质量管理的思想方法应采用PDCA循环管理方法，使医学影像质量得到持续改进。

一、建立质量管理体系

1．成立组织机构 质量管理组织人员应包括科室行政管理者、影像诊断医师、主管质量工作的技术人员、工程师和医学影像物理师等。QA体系的首要部门是质量保证委员会，此组织负责QA程序的整体规划，制定目标和方向，决定政策，并评估QA活动的效果等。

2．建立质量信息系统 质量信息是质量保证体系的基础，据此做出决策，组织实施，并通过质量控制，达到提高影像质量的目的。信息反馈来源包括日常评片的分析结果、影像设备的运行质量检测以及有关影像质量管理和放射防护的文献、文件、法规等。

3．制定质量保证计划 为执行QA所制定的一个详细计划称为QA计划，主要包括质量目标、功效研究、继续教育、质量控制、预防性维护、设备校准和改进措施等。

通过制定质量保证计划并组织实施，应达到以下目的：①改善影像诊断信息，确保影像质量符合临床诊断要求的标准，提高诊断质量；②在达到医学诊断目的的情况下，确保受检者和工作人员的辐射剂量达到规定的最低水平；③有效地利用资源，节约医疗费用，获得较好的经济效益；④确保有关影像技术质量管理及放射防护的各项法令、法规严格执行。

4．实行管理工作的标准化、程序化 包括：①科室全体人员参与，根据岗位责任制的内容，明确各级各类人员的责任分工及职责和权限；②对各类诊断设备及其附件必须实行质量控制，包括质量参数的选定及参数的评价标准、测试方法和频率、允许误差限、使用测试工具和记录表格等；③购买新设备的程序及验收要求；④对设备使用期间的检测和维修计划；⑤技术资料档案的保存和各种数据的收集与汇总分析，规定各类专业人员的培训与考核；⑥对检测结果的评价及采取的行动；⑦制定相关影像质量标准与被检者的辐射剂量限值；⑧对质量保证计划实施情况的检查和效果的最终评价。

二、实施质量控制技术

质量控制的主要内容包括设备的检测、影像质量标准的监测、质量控制效果的评价几部分。

1．设备检测的内容 主要包括以下三种检测：

（1）验收检测：验收检测是影像设备安装完成或重大维修后，为鉴定其影响影像质量的性能指标是否符合约定值而进行的检测。

时间：影像设备安装完成或重大维修后，应进行验收检测；设备在状态检测中发现某项指标不符合标准，但无法判断原因时，也应采取进一步的验收检测方法进行检测。

内容：根据合同规定、设备指标说明书和标书要求的项目，逐一测试、验证安装好的设备的各项性能是否达到了上述规定。

方法：检查设备部件的稳固性、安全性；使用检测仪器对设备主要电器指标、几何指标进行检测；对功能指标的有效性、质量水平进行检验；对最终成像效果进行评估。可选用状态检测方法或医疗器械主管部门规定的方法，当两种方法检测结果不一致时，以后者为准。

（2）状态检测：设备在使用过程中应对其基本

性能进行确认，即对设备现状定期进行各种性能指标的检测。影像设备每年应进行状态检测。稳定性检测结果与基线值的偏差大于控制标准、又无法判断原因时也进行状态检测。

状态检测方法与验收检测方法相同时，验收检测结果可作为首次状态检测资料。不同时，应在验收检测后立即进行首次状态检测。

检测的内容、方法同验收检测。

（3）稳定性检测：是为确定影像设备在给定条件下形成的影像相对于初始状态的变化是否符合标准而进行的检测。在日常使用中，设备能否得到满意的影像，其功能、性能是否符合说明书所规定，都可以作为稳定性检测的一部分。发现异常和可疑情况应及时追究原因，以便及时处理故障，避免造成更大损失。

稳定性检测的条件应该保持一致，各次检测的结果应有可比性。对影像设备及影像形成过程应进行稳定性检测。

最初的稳定性检测应建立各项被检测参数的基线值，此后的稳定性检测结果绘成质量控制图或直接与基线值进行比较，当差别大于控制标准时，应进行一次状态检测，以查明原因，采取校正行动。

2．影像质量标准的监测　制定医学影像质量标准的目的是以最优的成像技术条件为保证，达到合理的最低辐射剂量水平，为临床提供满足诊断要求的高质量影像。

（1）人体各部位影像质量标准：包括体位显示标准、重要的影像细节显示标准、受检者剂量标准、照片影像特定点密度值、成像技术标准等。

（2）标准照片必须遵循的一般准则：①影像显示必须能够满足临床的诊断学要求。②照片影像中的标注完整、无误，包括检查日期、影像序号、定位标志、单位名称等。③无任何技术操作缺陷，包括无划伤、污染、静电及伪影等。④用片尺寸合理，分格规范，照射野大小控制适当。⑤影像整体布局美观，无失真变形。⑥照片影像的诊断密度值范围应控制在 0.25 ～ 2.0。

（3）在数字影像摄影系统，应关注曝光指数，其数值每次成像都在厂家推荐范围内。CT 每次成像的 CTDI 应在国家规定的每部位限制内。

3．质量控制效果的评价　就是对成像设备的检测结果以及所获影像（或照片）的质量参数、剂量指标等进行分析评价，以便及时发现问题，采取校正或补救措施。

（1）设备检测结果的评价：通过检测发现成像装置、照片打印设备、显示器等性能超过了所规定的误差限，必须及时维修，重新检测并对检测结果加以评价，使设备保持良好的稳定状态。

（2）影像质量监测结果的评价：在成像设备性能良好时，影像质量参数的设定和成像技术的条件标准对影像质量的控制就显得尤为重要。影像形成后，采用合适的客观或主观的评价方法，按照制定的影像质量标准或规范要求，对所获影像的各项质量参数（辐射类成像还包括剂量指标）逐项评估。如有一项或数项不达标，就要对成像流程的各环节进行仔细分析和监测，查明原因，直至问题解决。

在全面影像质量管理中，还可以针对所用成像设备的性能特点、国别 / 人种的不同、受检者的个体差异、病情病理的变化等对成像设备从影像数据采集到影像后处理等各环节的参数进行优化组合，制定出个体化的医学影像获取方案，从而使影像质量得到改进和提高。

（刘传亚）

重点推荐文献

[1] 秦维昌 . 医学影像技术学・总论卷 . 北京：人民卫生出版社，2013.

[2] 赵斌，李萌 . 医学影像技术学 . 北京：人民军医出版社，2006.

主要参考文献

[1] 秦维昌. 医学影像技术学·总论卷. 北京：人民卫生出版社，2013.

[2] 燕树林. 放射诊断影像质量管理. 杭州：浙江科学技术出版社，2001.

[3] Peter J. Lloyd. Quality assurance workbook for radiographers and radiological technologists. Geneva：World Health Organisation，2001.

[4] Gopal K. Kanji，Mike A. 100 Methods for Total Quality Management. London：Sage Publications，1996.

[5] 赵斌，李萌. 医学影像技术学. 北京：人民军医出版社，2006.

医学影像的质量评价 10

美国学者Rossmann认为：放射影像质量是影像的一种属性，它能影响放射学者对所观察到的具有诊断学意义的重要细节的真实性判断。在放射诊断的质量保证中，医学影像的质量评价是其重要内容之一。目前，评价医学影像质量的方法有客观评价法、主观评价法和综合评价法。

第1节　客观评价法

描述医学影像的三个基本概念是对比度、空间分辨率和噪声。把这些基本概念联系在一起的是调制传递函数（modulation transfer function，MTF）、噪声功率谱（noise power spectrum，NPS）或维纳尔频谱（Wiener spectrum，WS）、量子检出效率（detective quantum efficiency，DQE）。实际上，特性曲线、调制传递函数、噪声功率谱或维纳尔频谱和量子检出效率是对成像系统探测器物理性能的评价。对成像系统探测器物理性能的评价又称为客观评价法。

一、屏-片X线摄影系统

（一）对比度与特性曲线

对比度就是影像中感兴趣区和周围背景之间的亮度或黑化度的差异，人们常说的“对比度”，就是影像对比度。影像对比度主要与放射对比度、探测器对比度有关；另外，观测者的影像认知能力以及观测时的环境等因素也影响影像对比度。

1．放射对比度　放射对比度是指X线透过人体相邻组织后X线强度的差异。假定一均匀物体A中包含另一均匀小物体B，物体A的厚度为D，线性衰减系数μ_a；物体B的厚度为d，线性衰减系数

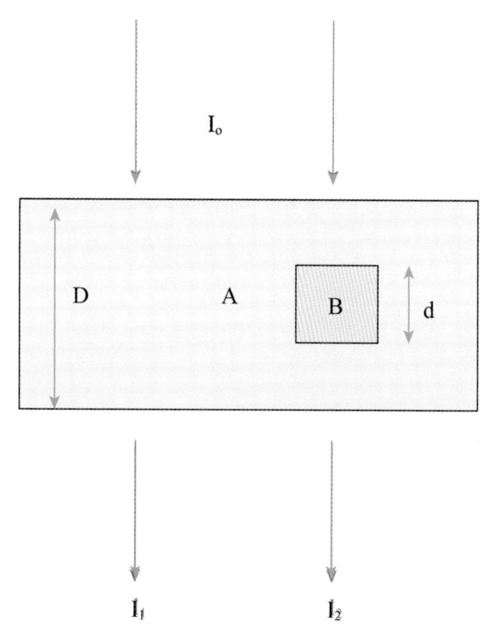

图10-1-1　放射对比度示意图

μ_b。I_0是入射的单能X线强度，如图10-1-1所示。穿透过背景材料A后X线强度I_1为

$$I_1=I_0e^{-\mu_aD} \quad \text{公式（10-1-1）}$$

穿透过包含材料B的区域后X线强度I_2为

$$I_2=I_0e^{-\mu_bd}e^{-\mu_a(D-d)}=I_1e^{-(\mu_b-\mu_a)d} \quad \text{公式（10-1-2）}$$

放射对比度定义为

$$C=\frac{I_1-I_2}{I_1}$$

$$=1-\frac{I_2}{I_1}=1-e^{-(\mu_b-\mu_a)d} \qquad \text{公式（10-1-3）}$$

在X线摄影中，散射线是一个重要的问题，它导致对比度的降低。假定散射线在整个背景强度上增加的强度为 Is，同时散射百分数 F 定义为

$$F=\frac{\text{散射辐射对剂量的贡献}}{\text{初级辐射和散射辐射对剂量的贡献}}$$

公式（10-1-4）

散射线存在时的对比度 Cs 为

$$C_s=\frac{(I_1+I_s)-(I_2+I_s)}{(I_1+I_s)}=C(1-F) \qquad \text{公式（10-1-5）}$$

2．探测器对比度　放射对比度所表示的X线信息影像是不能为肉眼所识别的。只有通过某种介质的转化才能形成可见的影像。这个转换介质可以是胶片、屏-片系统、CR的成像板、DR的平板探测器等。探测器对放射对比度的放大能力，称为探测器对比度，它取决于探测器特性曲线的斜率。

3．特性曲线　对屏-片系统而言，特性曲线就是照片密度随相对曝光量对数的变化曲线，它在比较屏-片系统的速度和测量调制传递函数方面有着很大的用途。测试屏-片系统特性曲线有时间阶段曝光法、铝梯定量测定法和距离法。目前，距离法已成为测试特性曲线的标准方法。

距离法是根据X线强度与焦点-胶片距离成平方反比定律来改变X线强度，在胶片上取得不同密度的阶段曝光法。实际的焦点-胶片距离要根据设定的曝光级数和不同曝光距离的相对曝光量对数求取。焦点-胶片距离限定在40～400cm，测试时可设定7个、11个、21个曝光级数，每两级相对曝光量对数分别确定为0.3、0.2、0.1。例如，设定11个曝光级数时，焦点-胶片距离如表10-1-1所示。

另外，在测定时要注意照射量的选取，它决定着相对曝光量轴与特性曲线位置的关系，首先根据美国国家标准协会的规定，在一定距离（100.5cm）下，得到的密度值控制在2.2左右。为此，在确定了管电压和总滤过之后，mAs就以能在距离100.5cm上获得2.2左右的密度确定。这一规定对将距离法推向统一化提供了重要的依据。

依据测定的特性曲线，绘制出斜率随密度变化曲线，在MTF和WS的测量中有十分重要的意义。特性曲线的斜率定义为：

$$\gamma=\frac{dD}{d\lg RE} \qquad \text{公式（10-1-6）}$$

式中lgRE是相对曝光量对数。

从特性曲线还可以得到另一个重要的量——宽容度，它是指产生影像密度（0.25～2.00）所对应的曝光量范围。胶片的斜率愈大，宽容度越小，而

表10-1-1　焦点-胶片距离的设定

焦点-胶片距离（cm）	相对曝光量对数 lgRE	相对曝光量 RE
400.0	0.00	1.00
317.7	0.20	1.58
252.4	0.40	2.51
220.5	0.60	3.98
159.2	0.80	6.31
126.5	1.00	10.00
100.5	1.20	15.85
79.8	1.40	25.12
63.4	1.60	39.81
50.4	1.80	63.68
40.0	2.00	100.00

不同组织间的影像分辨率越高；反之，胶片的斜率愈小，宽容度越大，影像层次丰富，摄影条件的通融性也越大。

T 颗粒系统和 MS $CaWO_4$/Fuji RX 系统距离测定法下的特性曲线和斜率密度曲线分别如图 10-1-2 和图 10-1-3 所示。

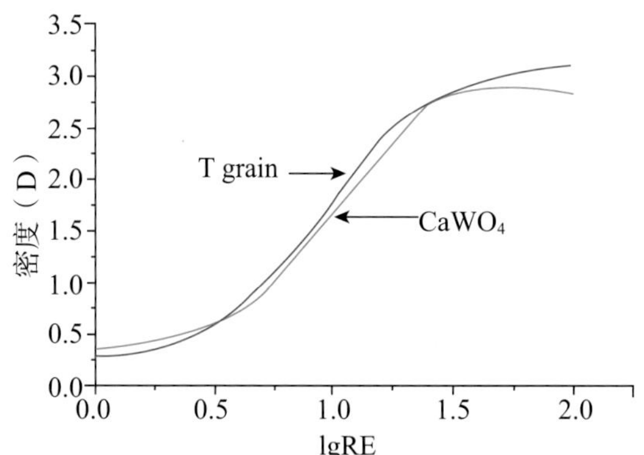

图 10-1-2　两种不同屏 - 片系统的特性曲线比较

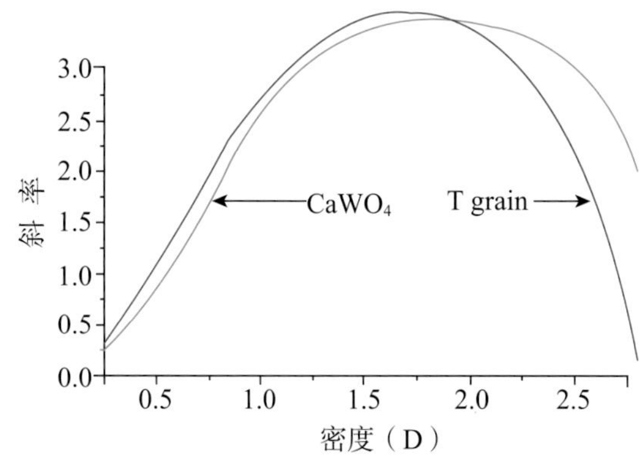

图 10-1-3　两种不同屏 - 片系统的斜率密度曲线比较

（二）空间分辨率与调制传递函数

成像系统的空间分辨率就是在影像上能清晰地分辨出两个相邻组织间的最小空间距离。例如，普通 X 线屏 - 片摄影系统的空间分辨率大约为 0.01 mm，而 CT 的空间分辨率大约为 1 mm。在空间域中，用成像系统的点扩散函数（point spread function，PSF）来表述成像系统的空间分辨率，在空间频率域中，用成像系统的调制传递函数来表述成像系统的空间分辨率。

1．点扩散函数　在空间域中，成像系统的空间分辨率是用 PSD 来描述的。在 X 线成像系统中，从焦点发出的 X 线经过无限小的小孔形成一个点物体的影像，如果记录影像的是胶片，用光学显微密度计扫描这个点影像，就得到该影像密度随胶片位置变化的正态分布曲线，再通过胶片特性曲线转化成以相对曝光量随胶片位置的变化，即为 PSF（x，y）。理想情况下，我们能够清晰地看见一个物体的影像。事实上，点物体的影像总是被成像系统模糊。点扩散函数的半高宽用来表征成像系统模糊度的大小，即空间分辨率。

2．系统特征函数　在医学成像系统中遇到的许多现象呈现出线性行为。例如，在核医学成像系统中，当辐射源的强度增加一倍时，所得的像的强度也增加一倍。还有，若先记录第一个源引起的像强度，再记录第二个源引起的像强度，那么这两个源同时作用时所成的像的强度是每个单独源所成像的强度的迭加。这两个性质——比例和迭加，定义了一个线性系统。它可用数学形式表示为

$$S\{a f_1(x, y)+b f_2(x, y)\}=aS\{f_1(x, y)\}+bS\{f_2(x, y)\} \quad \text{公式（10-1-7）}$$

式中 S 是系统算子，a 和 b 是常数，f_1（x，y）和 f_2（x，y）是两个输入函数。（10-1-7）公式表示为二维，因为讨论的是影像。

由于（10-1-7）公式的线性特性提供了多种有力的方法，因此许多非线性系统经过适当的校正可以被线性化，尽管这样近似有些误差，但有助于人们对事物的理解。例如，X 线屏 - 片摄影系统是非线性系统，但是通过特性曲线可以对其进行线性化。

在一个线性空间不变系统中，如果系统的输入函数是 δ 函数，那么它的输出函数就是脉冲响应函数 irf（x），又称为线扩散函数（line spread function，LSF）。对于任意输入函数 f（x）用下式表示

$$f(x)=e^{i2\pi ux} \quad \text{公式（10-1-8）}$$

公式中 u 是空间频率（单位：LP/mm）。该系统的输出函数 g（x）可表示为

$$g(x)=e^{i2\pi ux}\int_{-\infty}^{+\infty} irf(x')\,e^{-i2\pi ux'}dx' \quad \text{公式（10-1-9）}$$

最后一个积分是脉冲响应函数 irf（x）的傅立叶变换，称为系统的特征函数 T（u）。因此，

$$g(x)=S\{e^{i2\pi ux}\}=T(u)\,e^{i2\pi ux} \quad \text{公式（10-1-10）}$$

（10-1-10）公式表明，输入被与频率有关的因子 $T(u)$ 刻度就是输出。也就是说，输入一个正弦，

输出也是被因子 $T(u)$ 刻度的同频率的正弦。

3．MTF　考虑输入函数 $f(x)$ 更一般的形式

$$f(x)=a+be^{i2\pi ux} \qquad \text{公式（10-1-11）}$$

这里 $f(x)$ 的实部对应实际的（可测量的）输入信号。在图 10-1-4 中，$f(x)$ 的调制度由下式给出

$$M_{in}=\frac{|f_{max}|-|f_{min}|}{|f_{max}|+|f_{min}|}=\frac{(a+b)-(a-b)}{(a+b)+(a-b)}=\frac{b}{a}$$

公式（10-1-12）

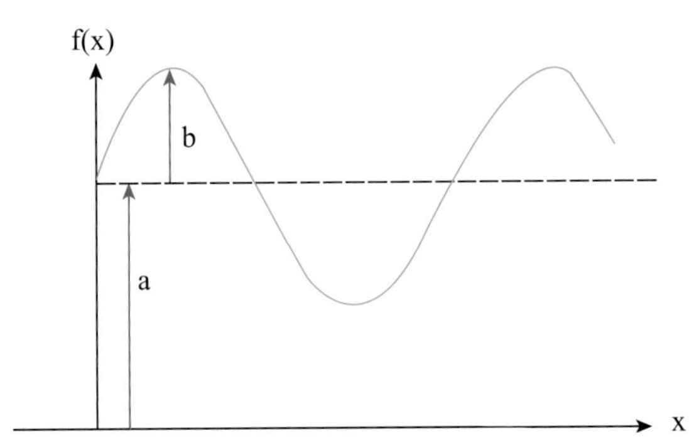

图 10-1-4　**复数形式表示的正弦信号，其实部对应的正弦波形**

输出信号 $g(x)$ 由下式给出

$$g(x)=S\{f(x)\}=S\{a+be^{i2\pi ux}\}$$

$$=aT(0)+bT(u)e^{i2\pi ux} \qquad \text{公式（10-1-13）}$$

这里 $T(u)$ 一般是复数，但是 $T(0)$ 等于 $irf(x)$ 的面积，必须是实数。因此，输出的调制度为

$$M_{out}=\frac{|g_{max}|-|g_{min}|}{|g_{max}|+|g_{min}|}=\frac{b}{a}\frac{|T(u)|}{T(0)}=M_{in}\frac{|T(u)|}{T(0)}$$

公式（10-1-14）

输出调制度 M_{out} 与输入调制度 M_{in} 之比称为调制传递函数，由下式给出

$$MTF(u)=\frac{|T(u)|}{T(0)} \qquad \text{公式（10-1-15）}$$

显然，当 u=0 时，$MTF(u)$ 为 1。

从 MTF 的定义可知，实际上 MTF 描述的是成像系统产生的对比度随物体或输入信号的空间频率的变化。

4．MTF 的测试方法　医学成像系统 MTF 的测试方法有矩形波响应函数法、狭缝法和刃边法。在屏－片系统中主要采用矩形波法和狭缝法。

（1）矩形波响应函数法：在临床应用中，矩形波响应函数法简单易行。矩形波响应函数法是基于测量矩形波测试卡上每个空间频率的影像对比度。最初得到的是矩形波响应函数，加以修正后最终得到正弦波响应函数 MTF。矩形波响应函数的测定是利用 X 线对具有不同空间频率的矩形波测试卡（图 10-1-5）进行照射，作为输入到屏－片系统的有效信息，胶片所记录下来的影像密度就是输出信息。

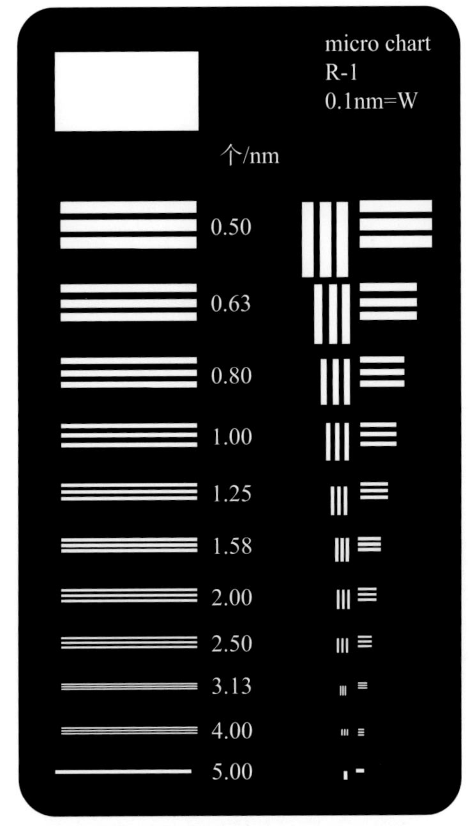

图 10-1-5　**矩形波测试卡**

测试时，将矩形波测试卡紧贴在暗盒（含增感屏）上面，用管电压 60 kV（总滤过 2.8 mm Al），能使测试卡影像最大密度在 1.20 ~ 1.50 的 mAs 照射。为避免几何学模糊和 X 线束与测试卡的不准直引起的系统误差，采用较长的焦点－胶片距离（200 cm）；同时，为减小足跟效应，在照射野中心放置测试卡时，使测试卡的长轴方向与 X 线管的长轴方向垂直。将矩形波测试卡照片用显微密度计扫描，得到密度随空间频率的变化。利用特性曲线转换即 $D \rightarrow lg\ RE \rightarrow RE$，这里 RE 表示相对曝光量。根据式（10-1-16）计算矩形波响应函数 $SWRF(u)$。

$$SWRF(u)=\frac{RE_{\max}(u)-RE_{\min}(u)}{RE_{\max}(u)+RE_{\min}(u)}\Bigg/\frac{RE_{\max}(0)-RE_{\min}(0)}{RE_{\max}(0)+RE_{\min}(0)}$$

公式（10-1-16）

在前面定义 MTF 时，使用的是正弦波作为输入函数。矩形波函数可以用正弦函数的级数展开，因此，必须将矩形波响应函数 $SWRF$（u）利用 Coltman 公式转换成正弦波的 MTF

$$MTF(u)=\frac{\pi}{4}\{SWRF(u)+\frac{SWRF(3u)}{3}-\frac{SWRF(5u)}{5}+\frac{SWRF(7u)}{7}-\cdots\cdots\}$$

公式（10-1-17）

由于矩形波测试卡的空间频率是有限的，常用

$$SWRF(u)=\frac{a}{(1+u^2/b^2)}+\frac{1-a}{(1+u^2/c^2)}$$

公式（10-1-18）

来拟合，其中 a、b 和 c 是拟合参数。

（2）狭缝法：狭缝法是基于线扩散函数的傅立叶变换，实际测量中为了避免出现截断误差，采用低照射量和高照射量技术，并对测量到的线扩散函数用指数函数外插。

图 10-1-6 给出了发绿光的 3M Trimax 2、4、8 和 12 增感屏与感绿的 Kodak OG 胶片组合的 MTF。

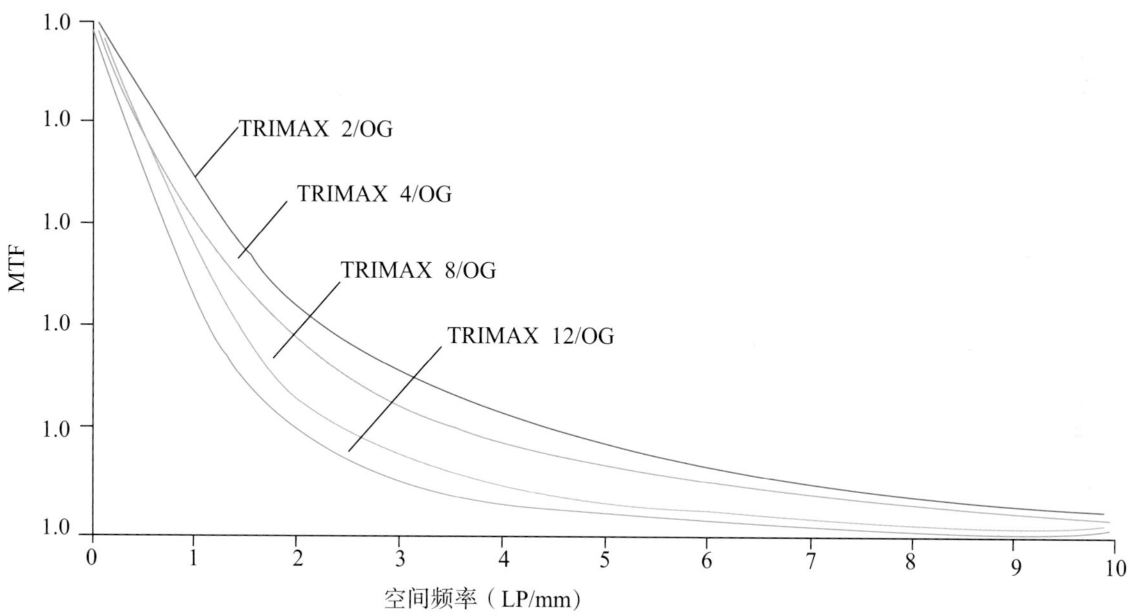

图 10-1-6　4 种类型增感屏与同一胶片组合的 MTF

（三）噪声与量子检出效率

信号的随机变化就是噪声，随机变化是遵守统计学规律的。例如，X 线的发射以及射线与物质的相互作用都是随机过程。对屏 - 片系统来说，当其受到均匀 X 线照射用显微密度计对胶片扫描时显示在平均水平上密度有统计涨落。X 线照片密度的统计涨落称为 X 线照片斑点或噪声。X 线照片噪声是由 X 线量子斑点、增感屏结构斑点和胶片颗粒性构成。X 线量子斑点是由增感屏吸收的 X 线量子数的统计涨落引起的，增感屏结构斑点是由增感屏的非均匀性结构造成的，胶片颗粒性是由胶片乳剂中银颗粒的大小、形状和重叠造成的。虽然在现代大多数屏 - 片系统中量子斑点是 X 线照片噪声的主要组成成分，但结构斑点在一些系统中也不能忽略，而在 X 线影像的高密度区则必须考虑胶片颗粒性。

1．描述噪声的物理量及其测量

（1）均方根值（root mean square，RMS）

若 $f(x)$ 是一复数随机变量，并为连续函数。例如，均匀曝光的 X 线照片密度就是连续的随机变量。在充分长的测量长度 L 上，$f(x)$ 的平均值定义为

$$\overline{f(x)}=\lim_{L\to\infty}\frac{1}{L}\int_{-L/2}^{L/2}f(x)\,dx$$

公式（10-1-19）

$f(x)$ 的标准偏差的平方，即方差 σ^2 定义为

$$\sigma^2=\lim_{L\to\infty}\frac{1}{L}\int_{-L/2}^{L/2}[f(x)-\overline{f(x)}^2]\,dx$$

$$=\overline{f^2(x)}-\overline{f(x)}^2 \quad 公式（10\text{-}1\text{-}20）$$

对于均匀曝光的照片，用显微密度计测量的各点的密度为 D_i（i=1，2，3，……，n），则 RMS 为

$$\mathrm{RMS}=\sqrt{\frac{1}{n-1}\sum_{i=1}^{n}(D_i-\overline{D})^2} \quad 公式（10\text{-}1\text{-}21）$$

（2）自相关函数（autocorrelation function，ACF）$f(x)$ 的自相关函数定义为

$$R(\xi)=\lim_{L\to\infty}\frac{1}{L}\int_{-L/2}^{L/2}f(x)f(x+\xi)\,dx \quad 公式（10\text{-}1\text{-}22）$$

事实上，R（ξ）不是收敛的函数，故不能直接对其进行傅立叶变换。

令 $\Delta f(x)=f(x)-\overline{f(x)}$，则自协方差函数 R_Δ（ξ）定义为

$$R_\Delta(\xi)=\lim_{L\to\infty}\frac{1}{L}\int_{-L/2}^{L/2}\Delta f(x)\Delta f(x+\xi)dx$$

公式（10-1-23）

（3）维纳尔频谱（Wiener spectrum，WS）：自协方差函数 R_Δ（ξ）的傅立叶变换就是 WS，即

$$\mathrm{WS}(u)=\int_{-\infty}^{+\infty}R_\Delta(\xi)\,e^{-i2\pi u\xi}d\xi \quad 公式（10\text{-}1\text{-}24）$$

通过变换可得

$$\mathrm{WS}(u)=\lim_{L\to\infty}\frac{1}{L}|F(u)| \quad 公式（10\text{-}1\text{-}25）$$

这里，$F(u)=\int_{-\infty}^{+\infty}\Delta f(x)\,e^{-i2\pi ux}dx$。

WS 是客观评价影像质量的重要参数之一，是对影像噪声更复杂的描述与简单的测量密度或像素涨落的均方根值相比，它给出了噪声在空间频率上分布的信息。通过对 WS 的测试，可以分析出不同条件下，形成 X 线影像噪声的因素所占的比例，从而有效地控制噪声来提高影像的质量。

（4）WS 的测量：在管电压 80 kV、附加 0.5 mm Cu+1mmA1 或 19mmAl 滤过、焦－片距为 200 cm、照射野 10 cm×10 cm 的条件下，选取合适的 mAs，对屏－片系统曝光，使冲洗后出来的照片密度值为 1.0±0.05。

将实验照片置于显微密度测量台上进行扫描，扫描方向是沿显微密度测孔狭缝宽的方向，测孔宽为 0.01 mm。

将测得的密度分布 $D(x)$ 看作离散型随机变量，计算 X 线照片斑点的二维 WS 原点的一个断面，一维 WS 可以用下式来计算：

$$\mathrm{WS}(u)=\frac{\delta_x}{bN}\left|\sum_{k=0}^{N-1}\Delta D(k)\,e^{-i2\pi k\delta_x\omega}\right|$$

$$=\frac{\delta_x}{bN}\left[\left(\sum_{k=0}^{N-1}\Delta D(k)\cos(2\pi kn/L)\right)^2+\left(\sum_{k=0}^{N-1}\Delta D(k)\sin(2\pi kn/L)\right)^2\right]$$

公式（10-1-26）

式中 L 作为一个程序段的长度，δ_x 表示测孔的宽度，b 表示测孔的长度，N 表示测孔的点数，k 是参变量，$u=n/L$：表示空间周波数（LP/mm），n=1，2，…N/2。i 表示虚数单位，ΔD（k）表示一个程序段的数据（k=0，1，2，…N-1）。

测量到的 $CaWO_4$ 屏 -Kodak 片、BaFCl：Eu 屏 -Kodak 片、T 颗粒体系的 WS 如图 10-1-7 所示。

2. 信噪比　对噪声的描述要有物理意义，就必须与信号的大小相联系。信噪比（signal-to-noise，SNR）用来描述信号幅度与噪声大小的关系。一般定义为

$$\mathrm{SNR}=\frac{信号}{噪声} \quad 公式（10\text{-}1\text{-}27）$$

对于不同的成像系统，其信号和噪声包含的意义不一样。

如果在放射成像系统中探测到的 X 线光子数是 N，已经证明该光子数分布遵从泊松（Poisson）分布，而泊松分布的基本特性是分布的方差 σ^2 等于其平均值，这样随机信号涨落即噪声为 $\sigma=\sqrt{N}$，此时，最大可利用的信噪比 SNR 是

$$\mathrm{SNR}=\frac{S}{\sigma}=\frac{N}{\sqrt{N}}=\sqrt{N} \quad 公式（10\text{-}1\text{-}28）$$

3. 噪声等价量子数和量子检出效率　噪声等

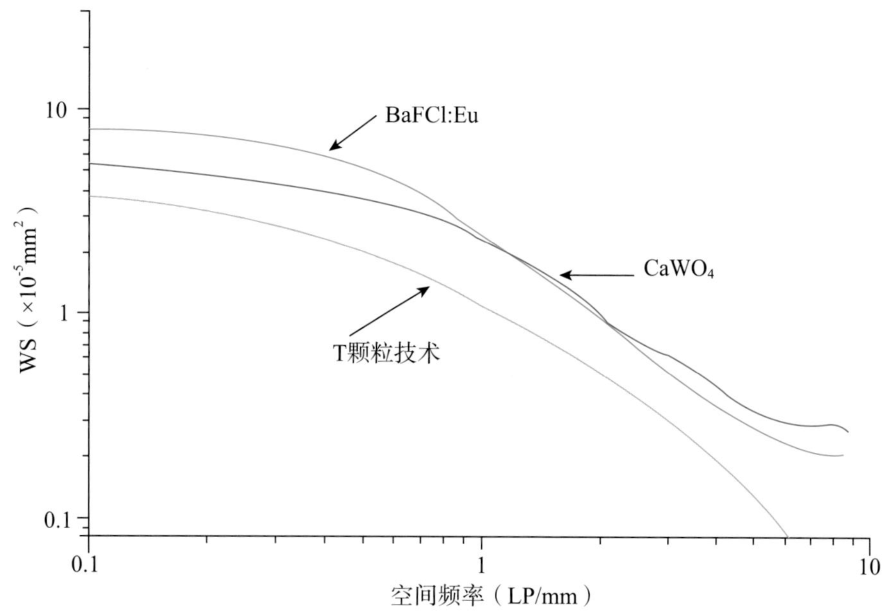

图 10-1-7　3 种屏 – 片组合系统的 WS

价量子数（noise-equivalent number of quanta，NEQ）和量子检出效率（detective quantum efficiency，DQE）原是 20 世纪 60 年代用于评价天体物理摄影系统成像质量的 2 个物理量。20 世纪 70 年代末 80 年代初，Sandrik 等人将其引入到放射成像系统中并测量了屏 – 片系统的 NEQ 和 DQE 值。

NEQ 称作噪声等价量子数，可解释为该量子数在理想的成像系统（记录所有的输入信号）中产生的噪声与实际的输入信号在真实的成像系统中产生的噪声一样。它描述了泊松分布的 X 线量子的有效数目对影像信噪比的影响。NEQ 一般定义为成像系统中输出侧的信噪比 SNR_{out} 的平方，即

$$NEQ = (SNR_{out})^2 = (\sqrt{q_{out}})^2 = q_{out}$$ 公式（10-1-29）

其中，q_{out} 是输出侧的量子数。在放射成像系统中，NEQ（u）的计算式为：

$$NEQ(u) = \frac{\gamma^2 \cdot (\lg e)^2 \cdot MTF^2(u)}{WS(u)}$$

公式（10-1-30）

DQE 称作量子检出效率，可解释为成像系统的有效量子的利用率。DQE 一般定义为成像系统中输出侧与输入侧的信噪比的平方之比，即

$$DQE = \frac{(SNR_{out})^2}{(SNR_{in})^2} = \frac{(\sqrt{q_{out}})^2}{(\sqrt{q_{in}})^2} = \frac{q_{out}}{q_{in}}$$ 公式（10-1-31）

其中，q_{in} 是输入侧的量子数。在放射成像系统中，DQE（u）的计算式为：

$$DQE(u) = \frac{\gamma^2 \cdot (\lg e)^2 \cdot MTF^2(u)}{q \cdot WS(u)}$$ 公式（10-1-32）

这里，q 是单位面积上入射的 X 线光子数。

二、数字 X 线摄影系统

数字和屏 – 片系统的医学放射成像系统已在临床上广泛使用，并且许多新的系统正在研制之中。医学成像系统是复杂的系统，从信号（X 线）输入到最后医生观察解释的影像输出，整个过程涉及了许多物理过程。对于这样复杂的系统，只有当所有的过程都确保影像信号准确地从输入到输出，才能获得高质量的影像。近年来，在数字 X 线摄影设备（如 CR 系统、DR 系统等）快速增长的同时，也给如何选取更适合临床应用的设备带来一定的困难。因此，放射学家会问："为了临床影像的要求我如何知道应当购买哪一种设备"。另一方面，影像物理学家将参与验证不同厂家的影像质量说明，研制合适的程序来扩展这些设备的用途，以及制定合适的临床影像手册使设备的成像性能得到更好发挥。影像物理学家和放射学家必须通力合作来确保设备的适当应用和所期望的设备性能。为了评价数字成像

设备的性能，必须从物理影像质量参数和观察者感知响应两方面来考虑。由于数字X线摄影经历采样、量化和后处理等过程，它与传统的屏－片系统的成像方式有显著的不同。因此，在物理影像质量的测量上必须有所变化。此外，影像处理方法太多，给判定观察者可接受的影像带来更多的困难。

（一）数字特性曲线

数字特性曲线描述的是曝光量（不像胶片那样是相对曝光量的对数）和形成的数字图像像素值之间的关系，它在比较系统速度和测量预采样调制传递函数等其他物理量的系统响应方面有很大的用途。数字特性曲线受X线质的影响，这是由于CR系统中的成像板（image plate，IP）和DR系统中的平板探测器（flat panel detector，FPD）都是能量积分探测器，在探测器上淀积的能量与探测器材料的吸收特性和入射的X线能谱有关。IEC 62220-1标准中给出了评价数字X线摄影系统性能时所用X线的质，列在表10-1-2中。

除数字特性曲线外，还有描绘影像读出装置输出的像素值与显示的灰度值关系的校正特性曲线、描绘影像记录装置的激光强度和胶片密度值关系的CR胶片特性曲线或灰度值与显示亮度的显示特性曲线以及描绘最后胶片影像上的输出密度与输入的相对X线强度之间关系的总特性曲线，如图10-1-8所示描述了探测器特性曲线、数字特性曲线、显示特

表10-1-2 IEC 62220-1标准X线的质

射线质	HVL（mm Al）	附加滤过（mm Al）	管电压（kV）	X线平均能量（keV）	光子数（$\mu Gy^{-1}\cdot mm^{-2}$）
RQA3	4.0	10	50	38.7	21759
RQA5	7.1	21	70	50.7	30174
RQA7	9.1	30	90	59.5	32362
RQA9	11.5	40	120	67.2	31077

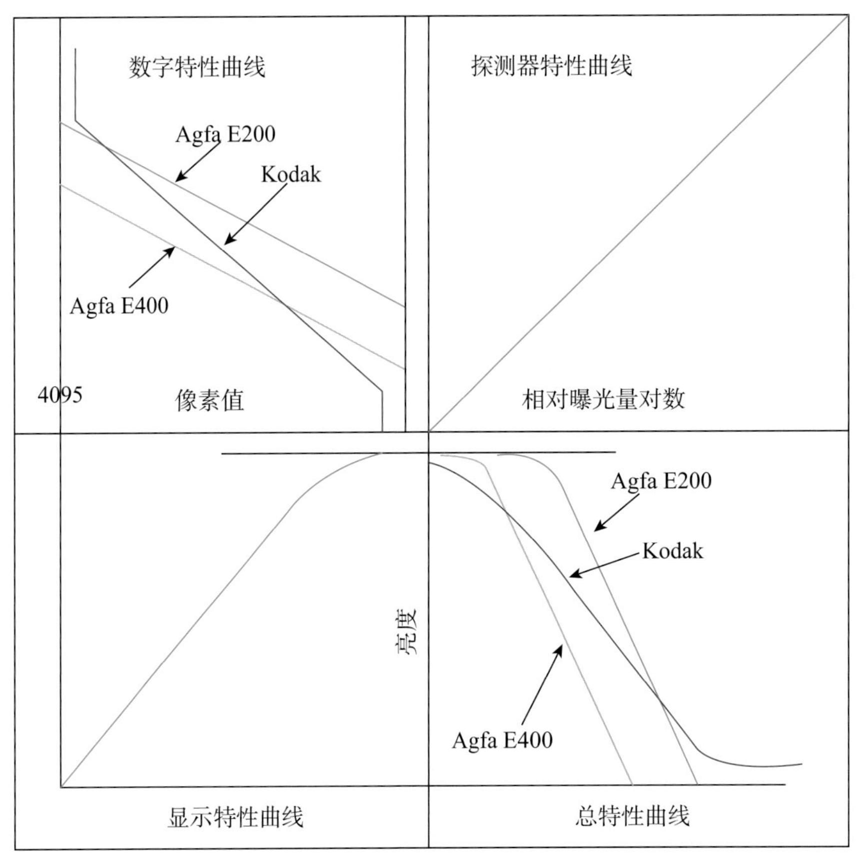

图10-1-8 CR成像系统中的特性曲线的组成

性曲线、总特性曲线的关系。影像的后处理可改变校正特性曲线和总的特性曲线。

测量 CR 系统和 DR 系统特性曲线时，固定焦点到探测器的距离为 1.3 m，通过改变管电流与曝光时间的乘积，用高精度的剂量仪测量剂量。对于 CR 系统，像素值读取一般比曝光延迟 10 分钟。在读取数据时，关闭影像处理功能。Kodak CR 900 一般用途（GP）和高分辨率（HR）成像板以及 Kodak DR 900 探测器在 RQA5 射线质下数字特性曲线如图 10-1-9 所示。像素值与空气比释动能之间呈对数关系，可用下式描述

$$PV(K)=a+b\log(K) \qquad 公式（10-1-33）$$

这里 $PV(K)$ 是平均像素值（灰阶值），K 是入射到探测器上的空气比释动能，a 和 b 是拟合参数，由于探测器对能量的吸收不同，因而它们随射线质发生变化。

（二）预采样 MTF

调制传递函数在表示普通的屏－片 X 线摄像系统和它们的子系统（如屏－片系统）的分辨率特性时是非常成功的。但是，在数字影像系统中，由于离散数据抽样不足造成了混叠效应和空间不变性失效，在对 CR 系统中 MTF 的解释时需谨慎一些。CR 系统中 MTF 的组成如图 10-1-10 所示。

CR 系统中的“数字”MTF 和总的 MTF 不能正确地反映 CR 系统的分辨率特性，这是由于二者都包含了因混叠效应产生的假响应，总的 MTF 可通过适当的影像处理过程加以改善。“预抽样”MTF 显示的是 CR 系统固有的分辨率特性，在实际中应主要测量“预抽样”MTF。

在测量“预抽样”MTF 时，狭缝应与垂直扫描的方向有一定的夹角，这样的放置是为了获得适当的抽样。为了得到“合成的”线扩散函数 LSF，首先利用数字特性曲线将像素值随距离的变化转换成相对曝光量随距离的变化，同时，在狭缝中心附近取值。

测试预采样 MTF 的流程图如图 10-1-11 所示。

另外，IEC 62220-1 标准建议，使用刃边法测量数字系统的预采样 MTF_{preo} 刃边函数由 500μm 厚的方形锐利边沿的钨板产生。刃边法类似于狭缝法。用刃边法测量的 CR 系统、DR 系统的预采样 MTF_{pre} 和期望的 MTF，以及屏－片系统的 MTF，如图 10-1-12 所示。仅有预采样 MTF_{pre} 才能用于计算数字系统的 DQE。

（三）数字噪声功率谱（noise power spectrum，NPS）

在数字摄影系统中，维纳尔谱 WS 也称为噪声功率谱。CR 系统的噪声生成是复杂的，如图 10-1-13

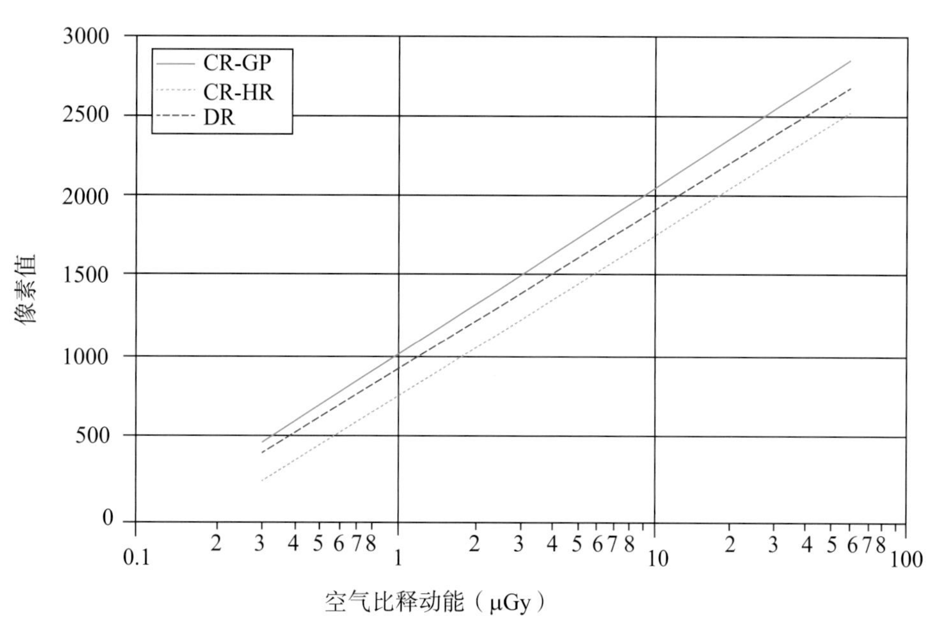

图 10-1-9　RQA5 射线质下不同探测器的数字特性曲线

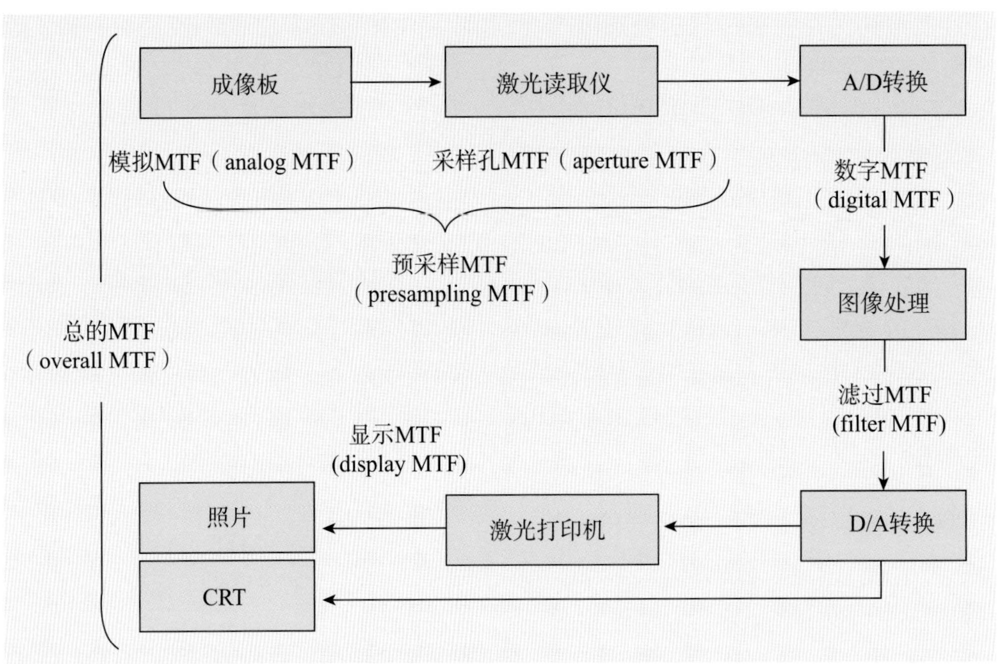

图 10-1-10 CR 系统的不同 MTF 之间的示意图

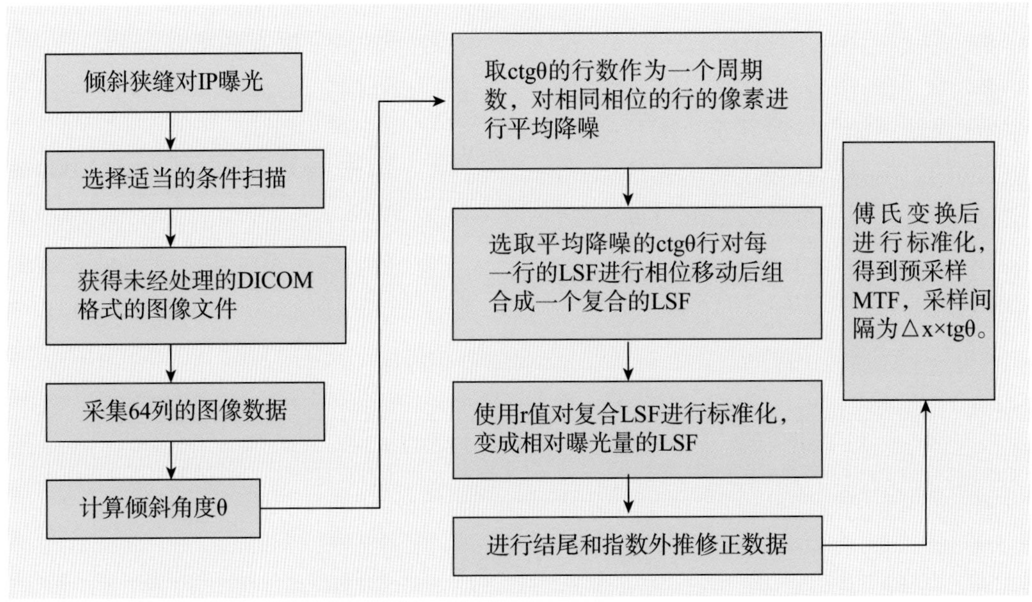

图 10-1-11 预采样 MTF 计算的流程图

所示。

“数字”噪声功率谱的测量直接从均匀曝光的成像板的影像数据中像素－像素的涨落得到。因“数字”噪声功率谱是离散的，一般表示为：

$$\mathrm{NPS}_d(u,v)=\lim_{\substack{N\Delta x\to\infty\\ M\Delta y\to\infty}}\frac{\Delta x\,\Delta y}{N\;M}\left|\sum_{n=0}^{N-1}\sum_{m=0}^{M-1}p\,(n\Delta x,m\Delta y)\,e^{-2\pi i[(k\Delta u)(n\Delta x)+(j\Delta v)(m\Delta y)]}\right|^2 \qquad 公式（10-1-34）$$

其中，$p(n\Delta x, m\Delta y)$ 是一系列离散位置上的像素值 Δx 和 Δy 是像素大小，$n\Delta x=X$，$m\Delta y=Y$，X×Y 是成像板的尺寸，n=1，2，...N，m=1，2，...M，$u=k\Delta u$，$k=0$，±1，±2，...；$v=j\Delta v$，$j=0$，±1，±2，...；频率最大值是 $u_N=1/(2\Delta x)$，$v_N=1/(2\Delta y)$。在这里，Δx 和 Δy 的单位是 mm，因此 $\mathrm{NPS}_d(u,v)$ 的单位是 mm^2。

计算“数字”噪声功率谱流程图如图 10-1-14 所示。

在数字系统中，归一化的 NPS 为

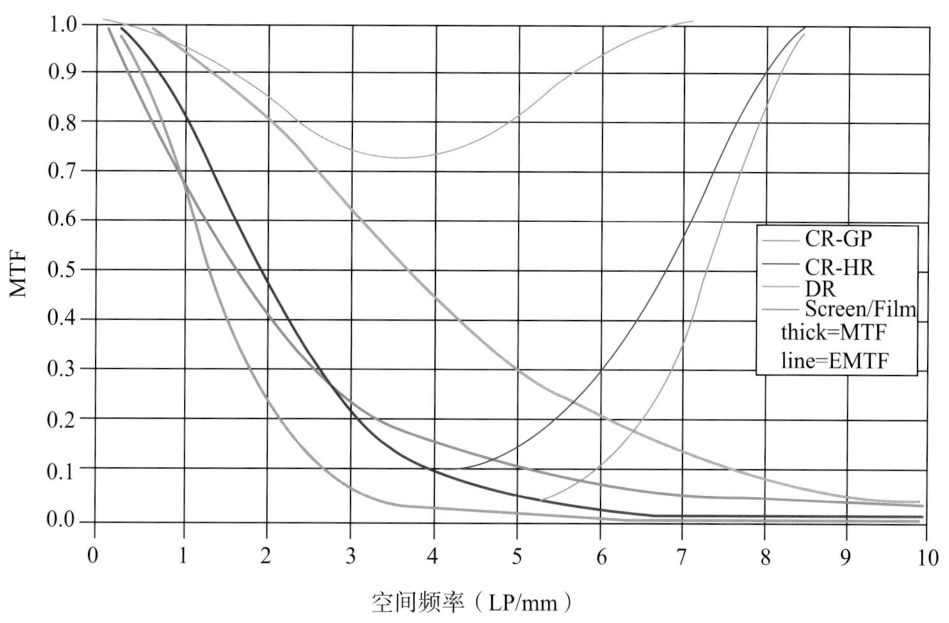

图 10-1-12 屏－片系统 MTF 和数字探测器的预采样 MTF_{pre}

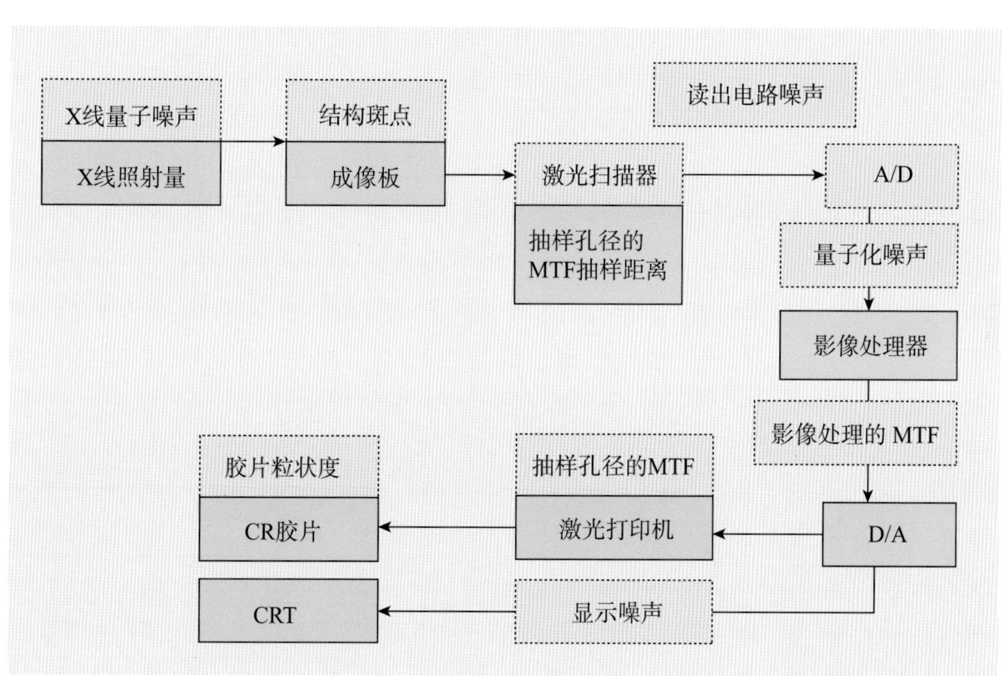

图 10-1-13 CR 系统的不同噪声之间的示意图（画线部分表示这些因子对噪声的影响）

$$NNPS=\frac{NPS_d}{\bar{d}^2} \qquad 公式（10\text{-}1\text{-}35）$$

式中 $\bar{d}$ 是数字探测器上影像的平均信号值。用归一化的 NPS 来表示“数字”噪声功率谱，人们可以在不同的照射量下系统地分析噪声的来源，也可以比较不同系统的噪声性能。

在参考曝光情况下（对于数字探测器，平均像素值 1700±50；对于屏－片系统，胶片密度 1.4）的 NNPS 或 NWS，如图 10-1-15 所示。

（四）NEQ 和 DQE

对于数字探测器而言，NEQ 和 DQE 分别由公式（10-1-36）和（10-1-37）确定

$$NEQ（u）=\frac{MTF_{pre}^2（u）}{NNPS（u）} \qquad 公式（10\text{-}1\text{-}36）$$

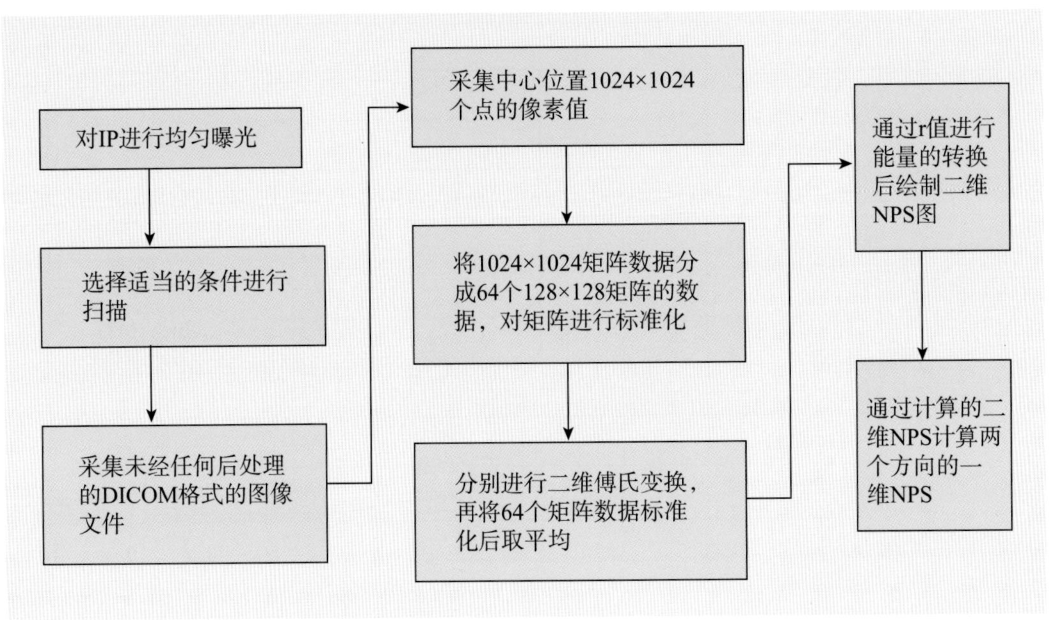

图 10-1-14 噪声功率谱测量计算的流程图

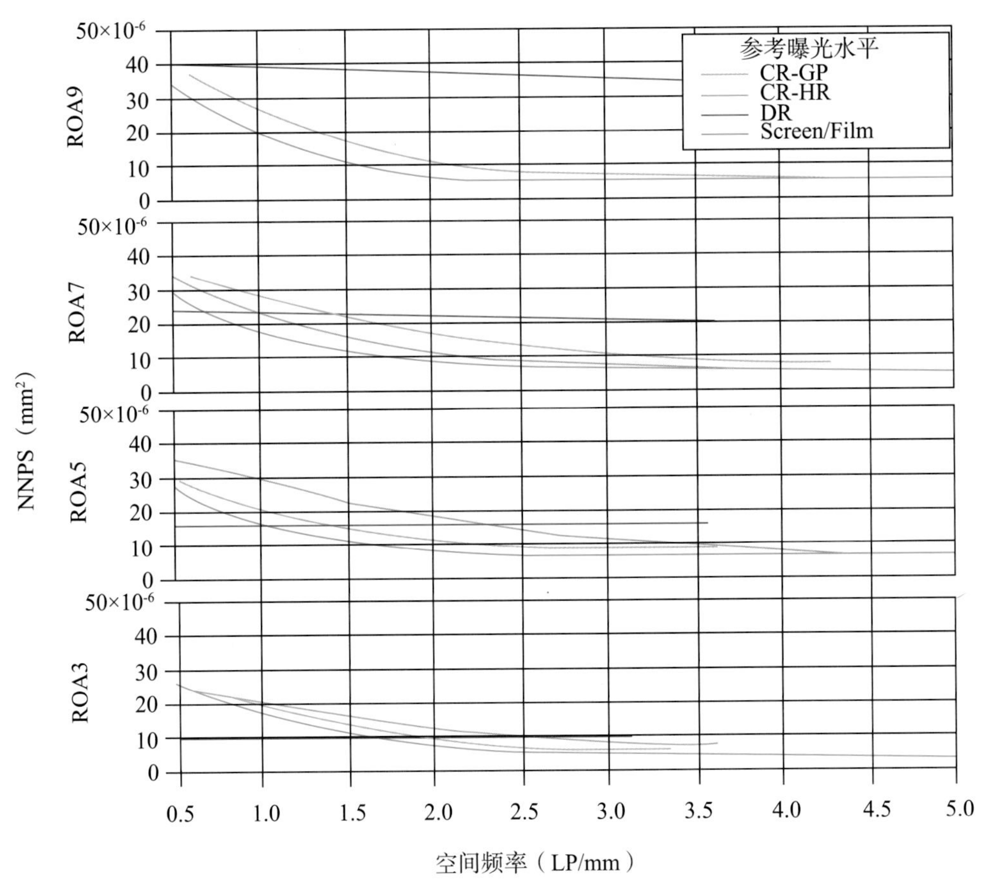

图 10-1-15 参考曝光水平下不同射线质时屏－片系统和数字探测器的 NWS

$$DQE(u)=\frac{NEQ(u)}{q} \quad \text{公式（10-1-37）}$$

式中 q 是入射光子数。一般情况下，DQE 越高，影像的信噪比越好，或者患者剂量越低。

参考曝光水平下不同射线质时屏－片系统和数字探测器的 NEQ，如图 10-1-16 所示。该图显示了在临床条件下，影像质量随 X 线光子能量的变化。在 RQA7 射线质以下，DR 系统比其他探测器能提供更多的信息。在 RQA9 射线质时，屏－片的 NEQ 高于 DR 系统。与数字系统相比较，屏－片的 NEQ 几乎与 X 线能量无关。

参考曝光水平下不同射线质时屏－片系统和数字探测器的 DQE，如图 10-1-17 所示。该图表明，在 Nyquist 频率以下，DR 系统具有较高的 DQE。但是，DR 系统的 DQE 随能量的增加而快速下降。在低能情况下，屏－片系统的 DQE 明显低于 DR 系统，同时，也不比 CR 系统的高。在 RQA5 射线质以上，屏－片系统的 DQE 高于数字探测器系统。

如果将低频下的 DQE 外推到空间频率为“零”时，就会得到 DQE（0）。

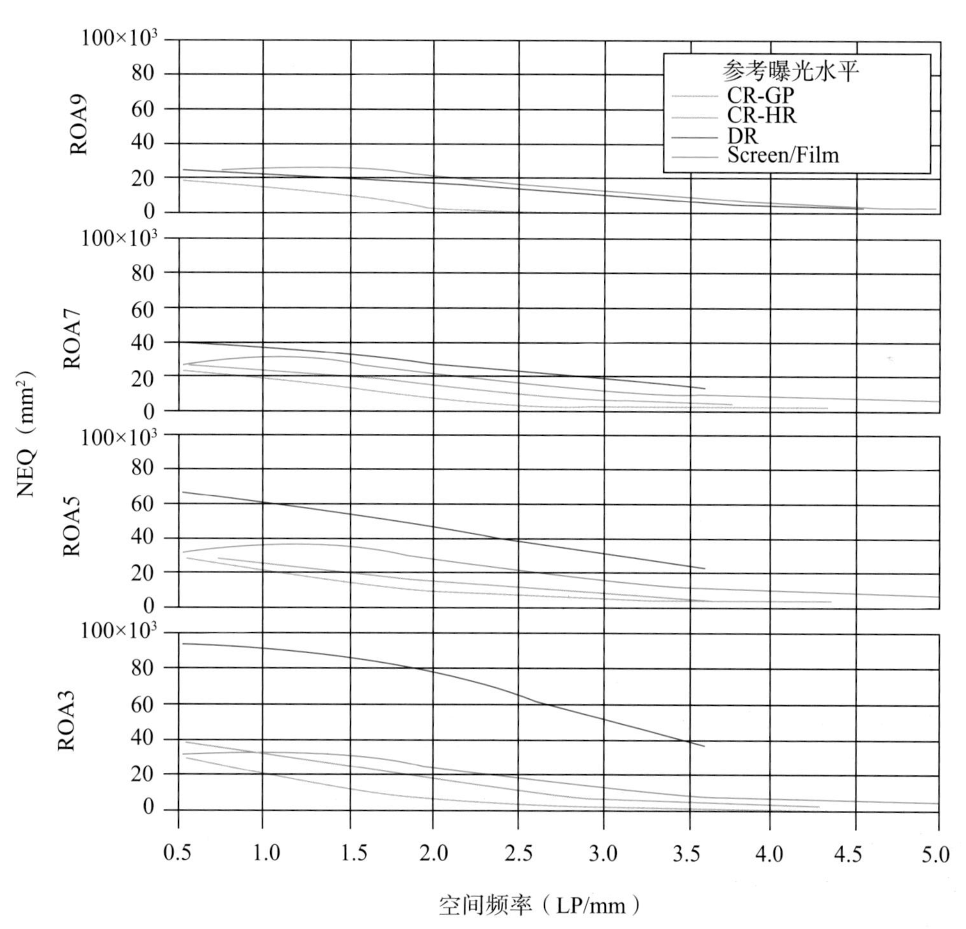

图 10-1-16 **参考曝光水平下不同射线质时屏－片系统和数字探测器的 NEQ**

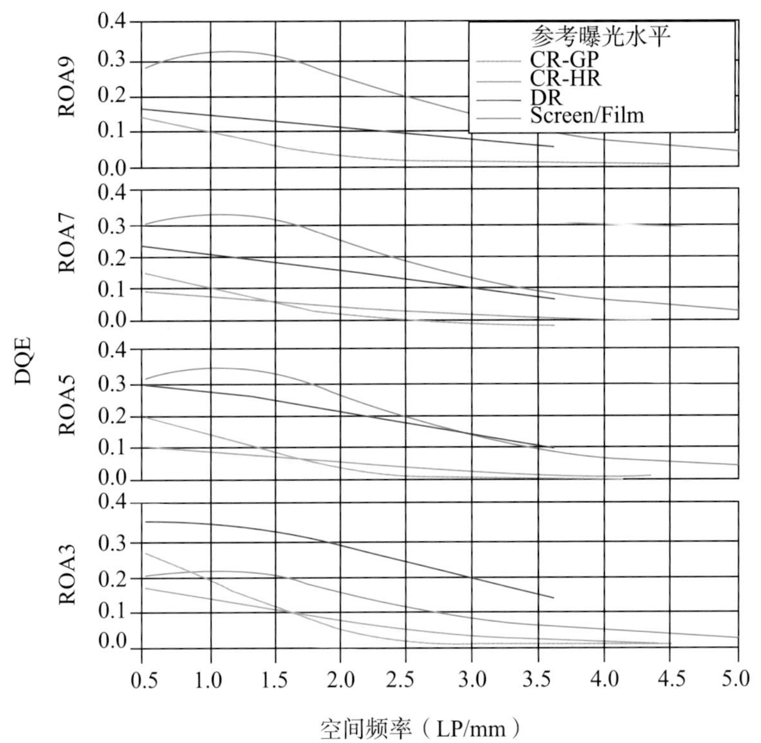

图 10-1-17 **参考曝光水平下不同射线质时屏－片系统和数字探测器的 DQE**

重点推荐文献

[1] 桂川茂彦 [日] 著 . 医学影像信息学 . 彭刚 译 . 北京：科学出版社，2012.

[2] 高上凯 . 医学成像系统 . 2 版 . 北京：清华大学出版社，2010.

第 2 节 主观评价法

通过人的视觉在检出识别过程中根据心理学规律以心理学水平进行的评价，称为主观评价。目前，对医学影像质量的主观评价主要采用观察者操作特性（receiver operating characteristic，ROC）曲线分析和对比度细节分析有关的 Rose 模型。实际上，ROC 曲线分析和 Rose 模型既包含了影像的对比度、空间分辨率和噪声，也包含了观测者的性能。

一、ROC 曲线分析

评价成像系统的性能最有效的方法是通过临床实践，但是这种方法代价昂贵又费时。可利用替代临床实践方法对成像系统进行物理测量如：MTF、WS、NEQ 和 DQE 等，但这种方法又面临着如何将物理测量的结果与成像系统的临床性能结合起来的问题。另一方面，在目前和可预见的未来，影像诊断仍然必须有人来解释。因此，诊断影像质量要有诊断专家来判定，这种判断必须通过直接测量观察者特性来完成。这种测量分析就是 ROC 曲线分析。

ROC 曲线分析是以通讯工程学中的信号检出理论（signal detection theory，SDT）为基础，以心理临床评价和数理统计处理为手段的一种评价方法。信号检出理论是 N. Wiener 在 1948 年撰写的有关控制论著作中提出的，首先用于雷达系统的信号识别，随后扩展到心理学、心理物理学和其他领域中应用。1960 年，由 Lusted 首先在放射诊断范围内应用这一理论，用ROC曲线评价影像质量。1970年初芝加哥大学的Rossmann、Goodenough、Metz等学者对该方法进行了进一步的完善。

由于ROC曲线分析是利用数理统计手段来完成的，故可以客观地评价诊断者的能力，提高医学影像对照研究的科学性和准确性。现已得到国内外医学影像研究工作者认可，且应用广泛，被认为是影像检查技术和诊断方法对照研究的标准方法。

（一）ROC曲线制作的基础理论

1．刺激－反应矩阵　在一张被观察的X线照片上，给观察者相互等间隔的两组信息：一组是没有信号的信息，称之为噪声，用符号n表示，通过观测者的分析（刺激－反应）得到噪声概率分布f（x/n）；另一组是有信号的信息，用符号s表示，s表示有病，通过观测者的分析得到概率f（x/s），如图10-2-1所示。

这一刺激－反映也可用图10-2-2来表示。S表示观测者做出肯定（阳性）回答“有”，N表示做出否定（阴性）回答“没有”。观察者对含有信号的照片正确地回答“有”，称为真阳性，真阳性照片数与被观测照片总数的比率，称为真阳性率，记为P（S/s）；对不含信号的照片错误地回答“有”，称为假阳性，假阳性照片数与被观测照片总数的比率，称为假阳性率，记为P（S/n）。同理，对含有信号的照片错误地回答“没有”的比率，称为假阴性率，记为P（N/s）；对不含信号的照片z正确地回答“没有”的比率，称为真阴性率，记为P（N/n）。

用“2×2判断矩阵”来取得有关制作ROC曲线的数据，在理论上是正确的。但在实际应用中因其数据太少，很难绘制出ROC曲线。常用方法是：将原来的对某一微小信号影像判断“有”和“没有”改为多值的判断方法。常用的是五值判断回答：绝对没有；好像没有；不清楚；好像有；绝对有。

2．感度与特异度　为了区分正常（只有噪声）和异常（有信号）的影像或检查方法的可信度，一般用感度和特异度来表示。

所谓感度，是指被检查的对象真正处于异常状态，或者说该对象的状况为“真阳性”时，将这种状态正确地判定为“阳性”的能力。

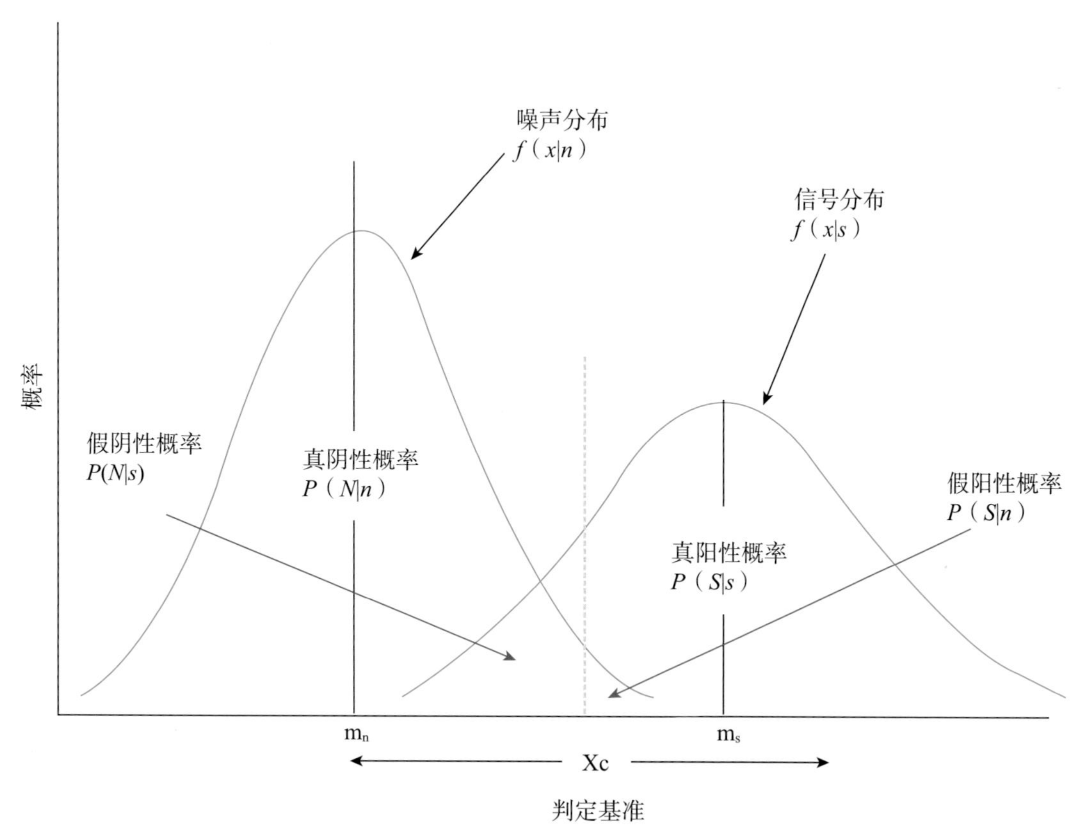

图10-2-1　信号及噪声分布示意图

	肯定：阳性（S）	否定：阴性（N）
患者信号（s）	真的阳性（true positive） P（S/s）	假阴性（false negative） P（N/s）
正常人噪声（n）	假阳性（false positive） P（S/n）	真的阴性（true negative） P（N/n）

图 10-2-2 **刺激 - 反应判断矩阵**

针对于有信号的样品正确回答“有”的数目与所观察的样本（有信号时）总数之比称为感度。感度又称为感受性、敏感性、真阳性率或疾病正确诊断率。对于具有优良感度的检查来讲，大部分异常是可以发现的。

所谓特异度，是指当被检查的对象（样本）真正处于正常状态，或者说该对象（样本）的状况为“真阴性”时，将这种状态正确地判定为“阴性”的能力。

针对于无信号的样品正确回答“无”的数目与所观察的样本（无信号时）总数之比称为特异度。特异度又称为非疾病状态正确诊断率，所表示的是在无异常情况下的识别能力。也就是说，特异度良好的检查，是不会发生将正常状况判定为异常这种情况的。

在图 10-2-2 所示的“2×2 判断矩阵”中，将感度与“真阳性”相对应以及特异度与“真阴性”相对应，就会有“1- 感度 = 假阴性”，“1- 特异度 = 假阳性”。

3．ROC 曲线　在图 10-2-2 中，假定发生异常（信号）的概率密度分布 $f(x/s)$ 和发生正常（噪声）的概率密度分布 f（x/n）均为正态分布。

$$f(x/s)=\frac{1}{\sigma_s\sqrt{2\pi}}\cdot e^{-\frac{(x-m_s)^2}{2\sigma_s^2}} \qquad \text{公式（10-2-1）}$$

$$f(x/n)=\frac{1}{\sigma_n\sqrt{2\pi}}\cdot e^{-\frac{(x-m_n)^2}{2\sigma_n^2}} \qquad \text{公式（10-2-2）}$$

这里，m_s、m_n，σ_s、σ_n 分别表示信号（s）和噪声（n）正态分布的平均值和标准差。

现在，在图 10-2-1 中设定一个判断点 X_c 来表示应答为“有”的阈值点，并在该点作一垂线，如果 $X \geqslant X_c$，观察者的观察结果为“有”，即此时的观察结果只要不越过 X_c，在任何点都可为“有”。在 X_c 判定点右侧为异常，而只要不超过 X_c，任意点皆可回答为“有”。此时，在 f（x/s）下的面积为真阳性率 P（S/s），即

$$P(S/s)=\frac{1}{\sigma_s\sqrt{2\pi}}\int_{X_c}^{\infty} e^{-\frac{(x-m_s)^2}{2\sigma_s^2}}dx \qquad \text{公式（10-2-3）}$$

同理，在 f（x/n）分布下的面积为表示正常（噪声）时回答“有”的概率，为假阳性率 P（S/n），即

$$P(S/n)=\frac{1}{\sigma_n\sqrt{2\pi}}\int_{X_c}^{\infty} e^{-\frac{(x-m_n)^2}{2\sigma_n^2}}dx \qquad \text{公式（10-2-4）}$$

若用纵轴表示测得的 P（S/s）值，横轴表示 P（S/n），绘成坐标图就是 ROC 曲线，如图 10-2-3 所示。

（二）ROC 曲线的检测方法

1．检测步骤

（1）实验系统的组成及样品照片的制作

1）ROC 曲线检测实验配置如图 10-2-4 所示，进行基础实验时可选择直径为 2 mm 的模拟信号，在进行临床实验时可在胸部和腹部体模上配置模拟信号如采用 Mix-D_p、金属丝线等物质来模拟肿瘤阴影、线状阴影、蜂巢状阴影等。

2）进行基础实验时样品照片密度为 0.6 ～ 0.7，临床实验时与临床照片同等即可。

3）摄影条件及丙烯板的厚度可根据实验目的的不同而自行决定。决定原则为：先用少量丙烯板制作出信号明确的样品照片，而后增大丙烯板的厚度，使信号变得模糊不清。在使用厚度一定的模型时，可通过改变信号的厚度来进行调节。

4）首先进行预备实验，做出含有信号的样品照片和不含有信号的各 20 枚，将这些样品提供给参加的人员观看。如果 ROC 曲线下部的面积即 A_z 值为 0.7 ～ 0.8，则用此条件制作出本实验用的样品；如果 A_z 值在 0.9 以上或 0.6 以下，则需要通过上述方

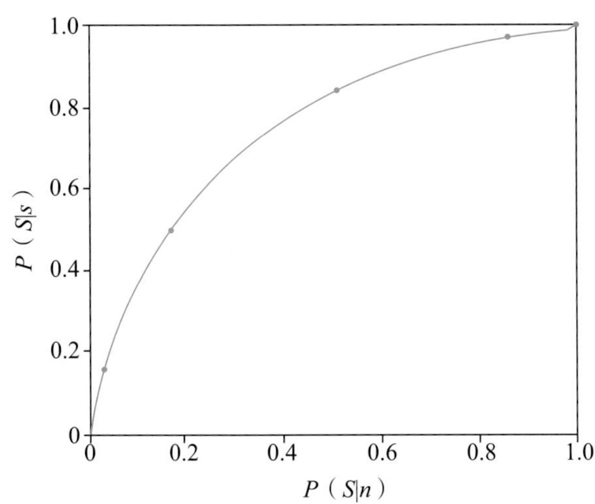

图 10-2-3 ROC 曲线示意图

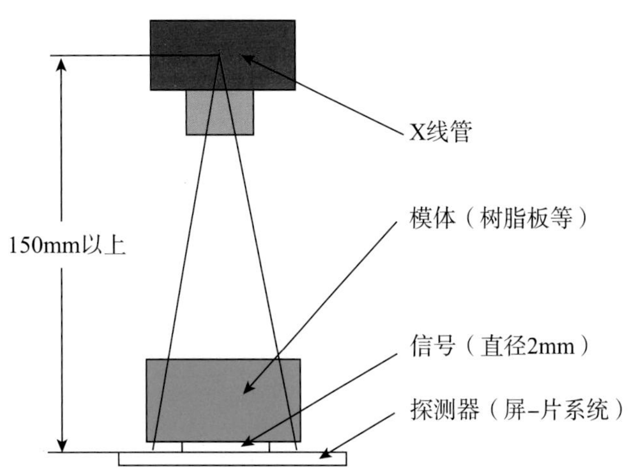

图 10-2-4 ROC 曲线检测实验配置图

法对信号的强度进行调整，然后制作样品。

5）需制作出含有信号的样品和不含有信号的样品各 50 ~ 100 枚。

（2）样品的观察

1）通常使用观片灯进行观察，灯箱亮度要求在 7000 cd/m^2（坎每平方米）以上。灯箱以内、样品以外的区域应用黑纸遮幅，这样做有助于减少观察者的疲劳度。观察室照度应不大于 50 lx（勒克斯）。

2）观察距离一般固定为 50 cm，但由于人的视觉相响应频带很宽，也可自由选择距离。为了避免浪费时间，每幅影像的观察时间应控制在 10 ~ 18 s 左右。

3）主要通过评定确信度法进行 ROC 的评价。进行影像观察前，要利用数张样品照片，按照确信度法的观察要领进行回答练习。确信度法的观察要领如表 10-2-1 所示，一般将确信度分为 5 个阶段，然后针对每个样品逐一回答。应注意的是，直至观察结束，评定标准不可改变。对样品进行观察时，将信号的有无按照以下所示的确信度进行评价，a：绝对没有；b：好像没有；c：不清楚；d：好像有；e：绝对有。

4）观察者人数选定 5 ~ 10 名，各位观察者的观察能力应大致相同。

（3）实验上的注意事项

为了减少观察者间的人为误差，进行回答练习是非常重要的。如果预先的回答练习进行得充分，理论上一次即可。

2．数据采集与整理　如表 10-2-2 和表 10-2-3 所示，各确信度的样品枚数占全体样品数的比例分别称为真阳性率和假阳性率。将这两个值用普通坐标纸标出，完成 ROC 曲线。

（三）ROC 解析参数在临床应用上的意义

应用 ROCKIT 软件对 ROC 数据分析时可得到 ROC 解析参数：截距 a、斜率 b 和面积值 Az 。将 ROC 解析应用于临床的实例很多，下面就日本的桂川茂彦的研究为例，说明 ROC 解析参数的意义。

桂川茂彦的目的是，比较 CR 的原始输出影像、经过选择增强处理影像和附加模拟结节状阴影的检出信息大小的价值：用不存在模拟结节阴影的胸部

表 10-2-1　5 阶段评定确信度法应答统计法

样品编号	1	2	3	4	5	6	7	8	9	10
确信度	b	c	e	a	d	c	e	b	c	a
样品编号	11	12	13	14	15	16	17	18	…	…
样品编号	d	c	c	a	e	b	c	b	…	…

表 10-2-2 5 阶段评定有信号样品确信度法的数据采集方法（样品数 100）

有信号样品	a	b	c	d	e
各确信度所占的数目	11	19	32	25	13
各确信度的累积数目	100	89	70	38	13
各确信度所占的数目	1.00	0.89	0.70	0.38	0.13

表 10-2-3 5 阶段评定无信号样品确信度法的数据采集方法（样品数 100）

无信号样品	a	b	c	d	e
各确信度所占的数目	15	28	35	12	10
各确信度的累积数目	100	85	57	22	10
各确信度所占的数目	1.00	0.85	0.57	0.22	0.10

照片 20 张作为背景噪声，在纵隔制作有模拟结节阴影的照片 20 例，在肺野制作有模拟结节阴影的胸部照片影像 20 例，合计 60 例，然后将 60 例作模糊掩码（unsharp mask）后处理，总共有 120 例 X 线胸部照片影像。通过 6 个观察者（A ~ F）用 5 等级 ROC 解析法获得实验数据，应用 ROCKIT 软件做数据处理，获得如表 10-2-4、表 10-2-5 所示的 ROC 解析参数（*a*、*b*、*Az*）的平均值。

分析表 10-2-4、表 10-2-5 可知：①未经后处理的肺野原始输出的影像和附加模拟结节状阴影信号检出量与经过后处理的影像检出平均信息量之间，其差异无显著性意义（$P>0.05$）。②未经 CR 后处理的纵隔原始输出影像和附加模拟结节状阴影信号检出量与经过后处理的检出量之间，其差异有显著性意义（$P<0.05$）。

ROC 解析参数在临床应用上有很重要的意义，特别是应用 CR 和 DR 等数字成像设备时，其后处理的作用就在于提高影像上的 SNR，即获得大的信息量。所以，理解 ROC 解析参数是非常重要的。

二、Rose 模型及对比度细节分析

（一）Rose 模型

在第二次世界大战期间，Blakwell 开展了视觉

表 10-2-4 6 位观察者（A ~ F）对 CR 胸部肺野输出的原始影像和附加模拟结节状阴影信号检出量的比较

ROC 解析参数	观察者						平均
	A	B	C	D	E	F	
未经后处理							
a	0.567	1.028	0.761	1.041	1.186	0.951	0.922
b	0.198	0.429	0.352	0.184	0.424	0.369	0.326
Az	0.711	0.828	0.763	0.847	0.863	0.814	0.804
经过后处理							
a	0.986	0.914	0.740	1.023	1.233	1.255	1.025
b	0.317	0.541	0.375	0.260	0.277	0.456	0.371
Az	0.826	0.789	0.756	0.839	0.883	0.873	0.828

注：$P>0.05$

表 10-2-5　6 位观察者（A ~ F）对 CR 胸部及纵隔输出的原始影像附加模拟结节状阴影信号检出量的比较

ROC 解析参数	观察者						平均
	A	B	C	D	E	F	
未经后处理							
a	0.844	0.916	0.885	0.515	0.833	0.671	0.777
b	0.563	0.506	0.413	0.308	0.701	0.645	0.523
Az	0.769	0.793	0.793	0.689	0.752	0.714	0.585
经过后处理							
a	1.424	1.567	1.253	1.804	2.256	1.597	1.650
b	0.246	0.218	0.331	0.350	0.452	0.283	0.310
Az	0.917	0.937	0.883	0.956	0.980	0.938	0.935

注：$P < 0.05$

认知研究。Rose 在 Blakwell 工作的基础上，于 20 世纪 40 年代至 50 年代从事电视基本操作参数的研究，目的在于寻找出对比度、空间分辨率和噪声间的关联性，从而建立起视觉认知模型，该模型被称为 Rose 模型。

Rose 理论基于低对比度临界探测概率模型。Rose 模型指出如果有足够的信息，观察者能区分开影像中被称为“靶”和“背景”的两个区域。如果用于每个区域的光子数之差定义为“信号”，“噪声”是这些区域的统计涨落，那么，观察者需要一定的 SNR 才能将靶从它的背景中区分开来，如图 10-2-5 所示。基于 Blackwell 的数据，Rose 发现信噪比的值是 5 ~ 7。

下面，从简单的统计学模型导出 Rose 方程。在该统计学模型中，假定用于形成靶和背景影像的光子数遵从泊松分布。

在低对比度情况下，靶中的光子数近似等于同样面积的背景中的光子数 N，靶面积和背景区域的面积都是 A，那么，信号相对于背景的对比度是 C 为

$$C = \Delta N / N \qquad \text{公式（10-2-5）}$$

式中 ΔN 是靶和背景中光子数之差。信号可用对比度和探测到的光子数表示为

$$\text{signal} = \Delta N = CN \qquad \text{公式（10-2-6）}$$

对于泊松分布的光子而言，噪声可表示为

$$\text{noise} = \sqrt{N} \qquad \text{公式（10-2-7）}$$

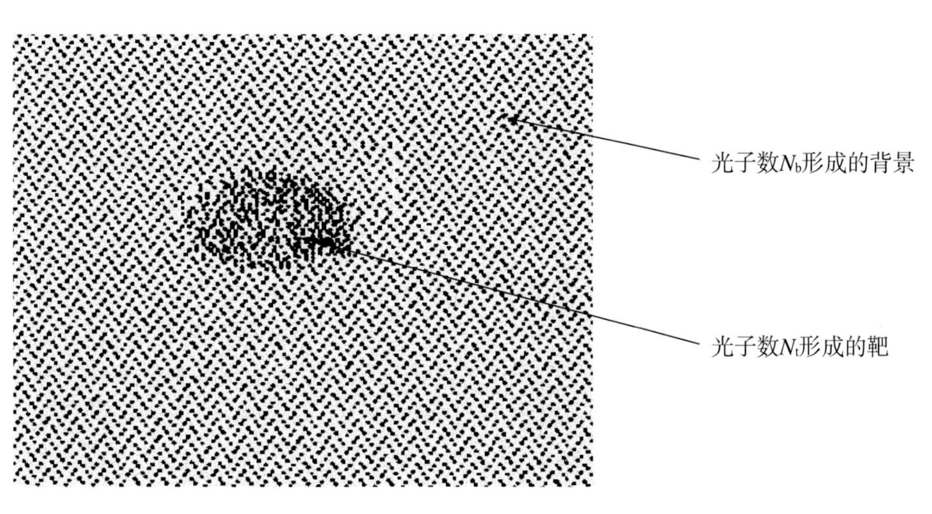

图 10-2-5　Rose 模型示意图

因此，信噪比 k 是

$$k=\frac{\text{signal}}{\text{noise}}=C\sqrt{N}=C\sqrt{\phi A} \quad \text{公式（10-2-8）}$$

式中 ϕ 用于形成影像的光子注量。公式（10-2-8）是 Rose 模型的数学表达式。

通过 Rose 模型，我们可以计算在厚度为 ×cm（比如 20 cm）的水箱中为了看清楚（k=5）直径为 a cm 的空气泡（比如 1 cm），在入射光子的能量为 E 的情况下所需的照射量为

$$X=\frac{1.833\times10^{-6}E\left(\frac{\mu_{en}}{\rho}\right)_{air}}{\pi a^2(e^{\mu a}-1)^2e^{-\mu x}}\left[\frac{\text{mg}\cdot\text{mR}}{\text{keV}}\right] \quad \text{公式（10-2-9）}$$

（二）Rose 模型在诊断放射学中的应用

基于 Rose 模型，人们开发出一种实验技术用于医学影像中在临界视觉条件下来评价物体组织微细结构的探测能力，对比度 - 细节体模就是该技术的体现。图 10-2-6 是美国核协会推荐使用的 CDRAD 2.0 对比度 - 细节体模，其 X 线影像如图 10-2-7 所示。CDRAD 2.0 体模应用范围十分广泛，可以应用于普通 X 线摄影、数字 X 线摄影、荧光透视以及数字减影血管造影等系统中来评价系统成像质量。

CDRAD 2.0 体模由一个 265mm × 265mm × 10mm 的丙烯酸平板构成。体模上面具有多个不同深度和直径的洞孔。在丙烯酸平板上一共有 225 个小方格，按 15 × 15 的矩阵格式排列，除了最上面的 3 行方格在其中间只有一个洞孔外，在其他行列上的每

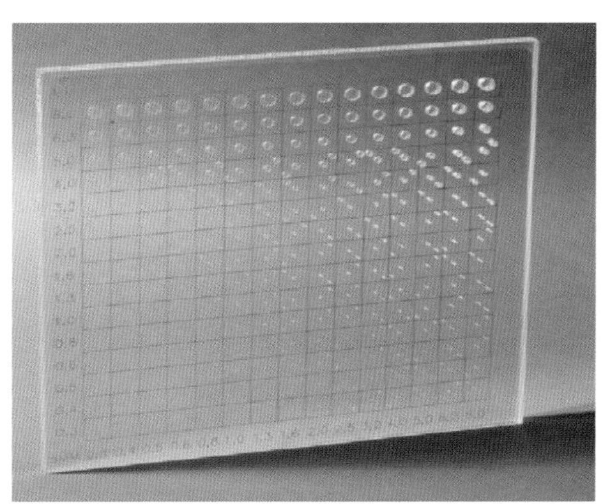

图 10-2-6 CDRAD 2.0 体模的构造外观图

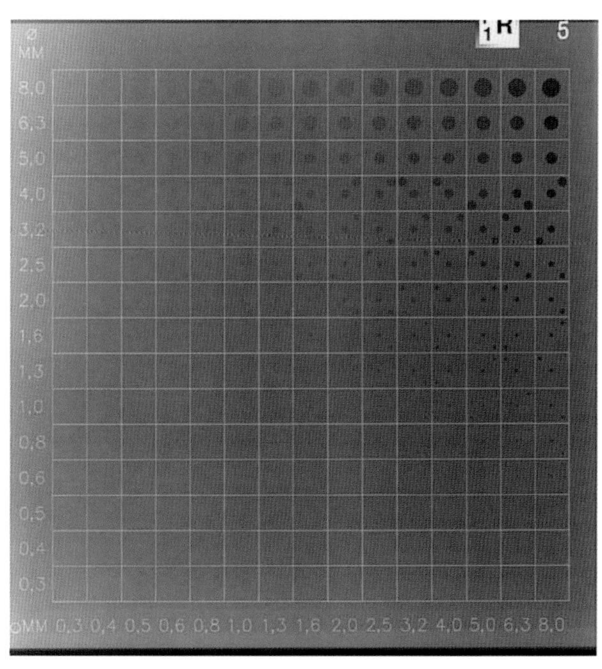

图 10-2-7 CDRAD 2.0 体模的 X 线影像图

个方格中都有 2 个同样大小的洞孔，一个洞孔位于中间，另一个洞孔则是不确定的，随机地排列在四个角中的其中一个角上。这些洞孔的光学密度高于其均匀背景的光学密度，这一点我们从体模的 X 线影像上即可看到。在每一列上洞孔的深度按指数规律从 8 mm 到 0.3 mm 变化，在每一行上洞孔的直径同样按指数规律从 8.0 mm 到 0.3 mm 变化。通过仔细观察，观察者将能够看到的最小尺寸洞孔的直径和深度的结果记录下来，由此我们就可以计算出图像质量数值（image quality figure，IQF）。IQF 定义为体模上能够看到的最小洞孔的深度与直径乘积的总和，即

$$\text{IQF}=\sum_{i=1}^{15}C_i\cdot D_{i,th} \quad \text{公式（10-2-10）}$$

式中 C_i 和 $D_{i,th}$ 分别为第 i 列体模影像可分辨的最小洞孔直径及最小洞孔的深度。IQF 数值越低则说明影像质量越好。IQF 低，意味着对比度低，能够分辨出较小的洞孔，因此显示了更好的影像质量。对于体模的研究表明对比度细节体模可用于临床参数设置的指导。IQF 可在 20（非常好的影像质量）至超过 100（非常差的影像质量）之间变化。

CDRAD 2.0 体模上能够观察到的最小尺寸的洞孔可通过一条曲线连接起来。洞孔的深度和洞孔的直径之间的关系可通过一条称之为“对比度 - 细节曲线”（C–D）的曲线表示出来。如图 10-2-8 所示，其 IQF = 17.79。

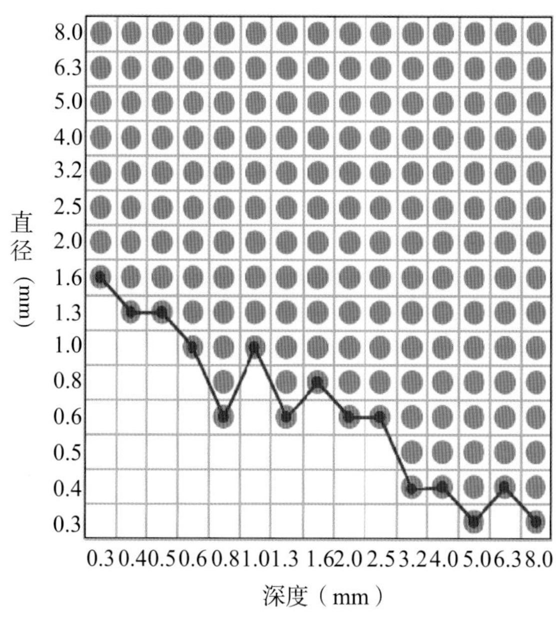

图 10-2-8 观察到的对比度－细节组合

重点推荐文献

[1] 桂川茂彦［日］著．医学影像信息学．彭刚 译．北京：科学出版社，2012.

[2] 高上凯．医学成像系统．2 版．北京：清华大学出版社，2010.

第 3 节 综合评价法

不论是对探测器性能的物理评价，还是通过体模的主观评价，这二者在日常临床应用上难以坚持，同时缺乏影像评价的目的性。最终的影像诊断还是要靠医师的视觉判断。为此，欧洲联盟共同体在 1995 年发布了《放射诊断影像的质量标准》这一文件，其重要意义在于提出了综合评价的概念，即以诊断学要求为依据，以物理参数为客观评价手段，以满足诊断要求所需的摄影技术条件为保证，同时充分考虑减少辐射剂量。综合评价将主观评价与客观评价尽可能结合起来，使观察者对已形成的影像能够加以客观定量的分析和评价。

中华医学会影像技术学会在欧洲联盟共同体影像综合评价标准的基础上，结合我国具体情况，对于 X 线影像评价方面增加了体位显示标准、影像特定解剖点的密度标准范围，以及标准影像必须遵循的一般准则等 3 项，制定了一套《常规 X 线影像质量标准（草案）》。该文件以成像过程最优化中的以诊断学要求为依据，以能满足诊断学要求的技术条件为保证，同时充分考虑减少影像检查的辐射剂量等为主线，给出影像综合评价标准。

一、影像质量控制

（一）诊断学要求

1．影像显示标准　影像显示标准是指在照片影像上能显示特别重要的解剖结构和细节，并用可见程度来表征其性质。

可见程度的表征可分 3 级。隐约可见：解剖学结构可探知，但细节未显示，只特征可见。可见：解剖学结构的细节可见，但不能清晰辨认，即细节显示。清晰可见：解剖学结构的细节能清晰辨认，即细节清晰。

以上规定的解剖学结构和细节能在照片影像上看到，从而有助于做出准确的诊断。这取决于正确的体位设计、患者的配合以及成像系统的技术性能。

2．重要的影像细节　重要的影像细节为在照片影像上应显示的重要解剖学细节提供了最小尺寸的定量信息。这些细节也许是病理性的，也可能是不存在的。

（二）体位显示标准

以相应摄影位置的体位显示标准为依据。

（三）成像技术标准

成像技术标准应是较为合理的组合。其意义在于因X线摄影设备的不同，在成像中未能满足其中一些要求时，以此来知道如何加以改进和提高。

成像技术条件的参数是：摄影设备、标称焦点、管电压、总滤过、滤线栅栅比、屏－片系统感度、摄影距离、自动曝光控制探测野、曝光时间、防护屏蔽等10项。

（四）受检者剂量标准

在各种摄影类型的标准体形下，患者体表入射剂量的参考值。

（五）照片影像特定解剖点的密度标准范围

密度是构成影像的基础，对比度是影像形成的本质。不同部位特定解剖点的密度范围，可作为定量评价照片影像质量标准的参考值。

二、标准影像必须遵守的一般规则

该规则适用于对人体各部位影像质量的评价。具体规则是：影像显示能满足诊断学要求；影像注释完整、无误；无任何技术操作缺陷；用片尺寸合理、分格规范、照射野控制适当；影像整体布局美观，无影像诊断的变形；对检查部位之外的辐射敏感组织和器官应尽可能加以屏蔽；影像呈现的诊断密度应控制在0.25 ～ 2.0。

三、常见部位影像质量标准

《常规X射线影像质量标准（草案）》为医学影像实践提供了一个可达到的标准，但是未能给出某些特殊临床状况下应具备的影像质量标准。此外，由于不可能对医学影像的所有程序进行评价，因此只给出了胸部后前位、颅骨后前正位、颅骨侧位、膝关节前后正位、膝关节侧位、腰椎前后正位、腰椎侧位和腹部泌尿系平片等最常见部位的影像标准。由于胸部X线摄影始终是放射影像学中永恒的主题，在这里仅介绍胸部正位影像质量标准。

（一）胸部正位影像质量综合配点的分配（总计200分）

诊断学要求应占主导比例（70）：肺野部评价区46，其中肺野末梢侧30、纵隔16；纵隔部评价区24，其中主气管8、气管分叉8、心影和横隔重叠部8。

物理因素（30）：密度评价纳入各项解剖评价区域中确定；对比度10；锐利度10；颗粒度10。

成像技术条件50。

患者体表入射剂量50。

（二）胸部正位影像解剖结构评价区域的划分与标准

见表10-3-1。

（三）胸部正位影像评价等级标准

见表10-3-2。

（四）胸部正位成像技术条件标准

管电压取100 ～ 125 kVp；滤线栅栅比取10 ： 1；选用胸部专用大宽容度屏－片系统，相对感度400；X线管总滤过不低于3.0 mmAl；采用自动曝光控制。

（五）胸部正位摄影体表入射剂量控制标准

成人标准（平均值）：男性身高173 cm，体重67.5 kg，胸厚20 cm；女性身高162 cm，体重54.5 kg，胸厚18 cm。

体表入射剂量（平均值）：男性0.117mGy；女性0.1mGy。

表 10-3-1　胸部正位影像解剖结构的评价区域、标准与配点

评价区域	诊断要求与评价标准	配点
肺野部		
肺野末梢侧		
1．右（或左）上肺野末梢血管的追踪	重点是对血管（肺纹理）向肺野外带末梢连续追踪的评价 1．清晰可见直径为 2 mm 的血管影像 2．能明显追踪到直径在 1 mm 以下的末梢血管影像 3．肺野外带密度标准为 1.70 ± 0.05	15
2．右下肺末梢血管分支	重点是对右下肋隔角处末梢血管分辨率的评价 1．清晰可见直径为 2 mm 程度的血管影像 2．明显可见直径在 1 mm 以下的末梢血管影像 3．下肺野外带密度标准为 1.13 ± 0.04	15
肺野纵隔侧		
3．左上肺动脉分支	重点是对左上肺动脉分辨率进行评估 1．清晰可见直径为 5mm 程度的血管影像 2．明显可见左上肺动脉分支与主动脉弓的边缘 3．左上肺动脉分支密度处可见分辨程度为 1.13 ± 0.04	8
4．右下肺动脉重叠影像	重点是对重叠的大血管、支气管透亮阴影的评价 1．清晰可见直径为 5mm 程度的血管影像 2．明显可见右下肺动脉边缘与重叠影像 3．似可见与肺静脉的交叉、支气管透亮区 4．密度标准为 0.98 ± 0.02	8
纵隔部		
5．主气管	重点是对低密度区、低对比影像分辨率的评价 1．明显可见主气管边界 2．可见与主气管交叉的奇静脉上区凹陷的边界 3．主气管密度标准为 0.62 ± 0.03	8
6．左、右主支气管的追踪	重点是对低密度区中略高密度影像（支气管分叉）分辨率评价 1．明显可见气管旁线、气管分叉 2．可见奇静脉弓部 3．可追踪到左、右主支气管下缘 4．密度标准为 0.44 ± 0.02	8
7．心脏、横膈部相重叠的血管影像	重点是对低密度区、低密度影像分辨率的评价 1. 可追踪到与心脏阴影相重叠的血管影像 2. 可追踪到与横膈相重叠的血管影像 3. 心影密度标准为 0.37 ± 0.02，膈下标准密度为 0.33 ± 0.02	8
物理因素		
8．锐利度	肋骨、锁骨骨棱，心脏与横膈边缘清晰锐利整体影像的密度柔和匹配	10
9．对比度	1．纵隔与肺野最大密度匹配良好，密度差标准为 1.30 ± 0.05 2．肩胛骨与侧方向重叠的肋骨处于可见范围	10
10．颗粒度	肩胛骨下方的软组织 1．该处软组织颗粒性良好，未见颗粒性斑点 2．脂肪线可见	10
11．密度	纳入各评价区域中定标	

表 10-3-2 胸部正位影像评价等级表

评价部位与项目	标准片	一级片	二级片	废片
1. 右上末梢血管追踪	15	12	9	6
2. 右下末梢血管分支	15	12	9	6
3. 左上肺动脉分支	8	6	4	2
4. 右下肺动脉重叠影	8	6	4	2
5. 主气管	8	6	4	2
6. 左、右主支气管的追踪	8	6	4	2
7. 心脏、横膈重叠血管影	8	6	4	2
8. 锐利度	8	6	4	2
9. 对比度	10	8	6	4
10. 颗粒度	10	8	6	4
11. 密度	10	8	6	4
	纳入 1 ~ 7 评价区域中定标			

重点推荐文献

[1] 桂川茂彦 [日] 著 . 医学影像信息学 . 彭刚 译 . 北京：科学出版社，2012.

[2] 高上凯 . 医学成像系统 . 2 版 . 北京：清华大学出版社，2010.

主要参考文献

[1] I. A.Cunningham. Applied linear systems theory in Handbook of Medical Imaging 1.Physics and Psychophysics. SPIE Press，Bellingham（WA），2000.

[2] P.Monnin，D.Gutierrez，S.Bulling，et.al. Performance comparision of an active matrix flat panel imager，computed radiography system，and a screen-film system at four standard radiation qualities. Med. Phys.，2005，32:343-350.

[3] 燕树林，苗英 . 放射诊断影像质量管理 . 杭州：浙江科学技术出版社，2001.

[4] 桂川茂彦 [日] 著 . 医学影像信息学 . 彭刚 译 . 北京：科学出版社，2012.

[5] 高上凯 . 医学成像系统 . 2 版 . 北京：清华大学出版社，2010.

（谢晋东）

各种医学成像的质量控制

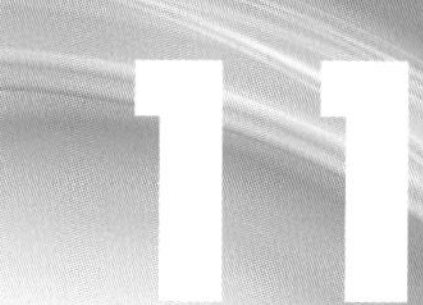

各种医学成像技术的质量控制，内容主要包括设备的性能选购和稳定性保障，熟悉并正确应用设备的成像参数，充分发挥设备的功能，使患者以最小的代价得到满意的检查结果。

医学影像的质量评价是一项综合性工作，即有严格复杂的物理检测，也有简便易行的主观评价。本章以提高影像质量和降低受检者剂量为目的，从各种成像技术（如 X 线、CT 等）的影像评价指标和影响因素为主线进行描述。这些应属于成像方法学的范畴，是影像技术学的内容，随着成像技术的发展和渗透，医生熟悉这些内容是很有益的。

第 1 节　影响影像质量的主要因素

各种成像技术的质量控制有共性也有特性。本节先就它们的共性进行介绍，后面几节将分别介绍各种成像技术的质量控制。

一、成像参数对影像质量的影响

成像参数的应用直接影响着影像的质量。各种影像设备的成像参数不同，对影像的影响方面不同，这些将在以后几节中具体介绍。

使用者应对设备性能和成像参数进行充分了解，熟知各成像参数对影像质量的不同影响，针对不同受检者体形、病情和希望显示的目标，充分发挥设备的性能和各种功能，合理使用成像参数，使检查满足不同侧重的要求，使患者的问题得以解决。这些，也是发挥使用者知识潜能的主要方面。

二、操作技术对影像质量的影响

质量控制涉及成像过程的每一环节。相同的设备和成像参数，不同的操作技术可以得到不同的影像质量。技师应最大程度地发挥自身和设备优势，使患者以最小的代价得到解决问题的影像。这里的代价包括痛苦、损伤、费用、时间，这些都与工作人员的正确处置有关，也是评价质控水平的重要方面。

操作技术包括：①体位的标准化，决定了影像的标准化；②肢体位置的舒适和依托、固定，以保证检查过程中肢体的稳定；③进行必要的说明和训练，争取患者的配合，保证检查的顺利进行。这些都影响到成像质量。

后处理有改善影像视读效果的作用。后处理虽不增加影像的信息量，其各种功能的恰当使用有助于患者问题的解决。

三、设备性能、状态

设备性能影响影像质量。不同的设备，即使相同的操作技术和成像参数，如果成像参数的准确性或稳定性存在问题，也可以得到不同的影像质量。成像链各环节的性能直接影响成像质量，特别是探测器的灵敏性、系统的抗干扰能力等。辅助机构如机架、检查床等的精密性也影响成像质量。

设备性能是出厂前决定的。作为使用者要把好引进关，确保引进最优秀的或性价比最高的设备，为以后的使用提供尽量好的平台。使用者只能在现有设备性能的基础上，正确应用设备的成像参数，充分发挥设备的性能和功能，得到最佳检查结果。

用户要满足设备对使用环境的要求，如机房温度、湿度、震动、电源质量等，以使设备性能得到正常发挥。

设备达到性能的最优水平和参数输出的正确、稳定，是获得优质影像的基础；机架的稳固、精密运转也影响影像质量和使用的安全。这些方面统称为设备的状态。

为了确保设备处于良好的运行状态，应适时对设备进行质控检测。质控检测分验收检测、状态检测和稳定性检测。检测用计量仪器应根据有关规定进行检定，检测结果应有溯源性。各类检测由经过培训并获得相应资格的人员进行。

各种成像设备的结构和成像参数不同，检测内容不同。各类设备的质控检测大致情况已在第2章中介绍。

重点推荐文献

[1] 唐峰，谢晋东，赵雷，等. 医学成像系统显示器性能评价方法. 中国医学装备，2006：1（3）1：27-30.

[2] 白国刚，卢广文，陈思平.PACS系统中显示器质量控制方法的研究. 中国医学影像技术，2003.

[3] 曹厚德. "软阅读"及专业显示器. 中国医学计算机成像杂志.2006：12-5：362

第2节 X线摄影的质量控制

X线摄影仍然是最常使用的影像检查方法，也是辐射剂量较低、最简便易行、费用最低和普及面最大的检查方法。使用得当可以不必再进行昂贵的复杂检查，所以对X线摄影的质量控制不应忽视。

一幅X线摄影像（照片）应该同时满足多方面的质量要求，才算是一幅良好的可用于医学诊断的影像。现在，X线摄影正逐步由屏-片摄影向数字摄影过渡，两者的影像质量指标有所不同，但显示内容符合诊断学要求，照射野适当是对影像的共同要求。后面将就两种成像技术的共同要求、各自质量要求和影响因素分别进行叙述。

一、一般要求

主要指位置、中心线正确，失真度小，照射野适当，画面布局合理等。这些要求无论在屏-片X线摄影或者数字X线摄影都是一样的。

1．位置、中心线正确，影像显示符合诊断学要求。

摄影位置是指摄影时受检者以适当的体位，局部以人体解剖标准面、线确定的状态定位，中心线以特定方向和入射点完成摄影。标准体位以人体标准姿势进行描述，一般取各部位的正位（前后方向）和侧位（左右方向）投影像，必要时增加斜位像。对于头颅、关节等结构复杂的部位，采用特殊体位，使希望观察的结构得以显示。摄影位置的标准化使得人体结构的几何投影关系标准化，使得影像显示符合诊断学要求，对于病变的描述和对照有可比性，是X线摄影影像质量控制的重要方面。为了获得准确的影像，应重视测量器具和固定技术在摄影中的使用。

2．失真度小　失真有形状失真和比例失真，是由于被检体各部放大率不一致造成的。

形状失真是由于使用斜射线摄影或长肢体摄影各部到探测器的距离不同，放大率不一致造成的。

比例失真是由于人体的厚度，各部到探测器的距离不同，放大率不一致造成的。

为了减少失真，摄影时应注意：①尽量要求肢体贴近于台面或暗盒（探测器）；②兴趣区侧靠近暗盒；③长肢体应尽量平行于暗盒平面，不能做到平行时，中心线应垂直于肢体长轴与暗盒夹角的平分线；④尽量减少使用斜射线摄影。

3．照射野适当　应包括临床检查需要的范围，又不要过大，并注意屏蔽照射野附近对射线敏感的器官。

照射野过大影响到两个方面：一是使患者过多地接受了辐射剂量；另外，范围越大散射线越多，这将影响影像的质量。在屏 - 片摄影将增加照片灰雾、降低照片的对比度，在数字摄影降低影像的信噪比。

4．画面布局合理　要求画面布局美观、便于阅读。肢体长轴与照射野长轴平行，两侧包括软组织；正侧位照在一张照片上时，肢体的远近端不能颠倒、关节面平齐。

这些虽然不影响诊断，但方便阅片，提高美感，也是工作质量的一方面。

5．影像标记齐全　要求影像标记齐全、准确。屏 - 片摄影标记的具体要求一般如下，数字摄影参照执行，但各厂家都有各自的排列方式，只能在此基础上进行可能的调整。

（1）标记包括：医院名称、设备名称、受检者编号、“左”“右”标记、检查日期、技师识别符等必要信息；

（2）编号和“左”“右”一起排列，“右”排放在号码序列之首，“左”排放在号码序列之尾；

（3）正位摄影时号码序列置于肢体外侧，号码底边向外（胸部摄影时号码至于肩上部）；

（4）侧位及斜位摄影时左右标记用近片侧，号码序列置于肢体前侧、底边向外；

（5）前后位、后斜位及内外向侧位摄影时号码正放，后前位、前斜位、外内向侧位及胸部侧位摄影时号码反放；

（6）结果在照片上总标记在正面，左右标记在号码序列的上端。应尽量选择不与肢体影像重叠的边角位置摆放标记。

6．图像无伪影　伪影是指不是由人体结构形成，而在影像上存在的影像。应注意和预防以下几方面伪影来源：

（1）暗室伪影：手印，红灯曝光；

（2）洗片机伪影：滚轮印，划痕，油渍；

（3）CR 伪影：划痕，清除不彻底造成上次曝光影像的残余，俗称“鬼影”；

（4）DR 伪影：清除不彻底造成的“鬼影”；

（5）尽量去除可能成像的佩饰和衣物。

二、屏 - 片 X 线摄影

除一般要求外，评价屏 - 片 X 线摄影照片质量的指标还有：照片密度、对比度、清晰度、层次丰富、颗粒度等。屏 - 片 X 线摄影质量控制的曝光参数学目标是使用适当的参数得到最理想的照片效果。

照片效果受肢体密度、厚度、曝光条件的影响，也与 X 线摄影的设备、器材性能有关。对于确定的摄影部位和设备、器材条件，操作者只能通过合理地使用曝光参数，使影像的各项指标达到较高水平。

1．密度　密度是由一定剂量的射线使胶片感光后经显影处理在照片上形成的黑化程度，即光学密度或黑化度，以阻光率的对数值（D）表示。X 线摄影时曝光参数、摄影部位的密度和厚度决定了胶片的曝光量；胶片的密度还与胶片感度、感屏的增感系数、暗室处理因素（显影液药力、温度，显影时间）等有关。

感光效应与 mAs 成正比，与 kV^n 成正比（这里 kV 的指数 n 值在摄影 kV 使用范围 40 ～ 150kV 间大约由 5 逐渐变化到 2），与焦点 - 胶片距离的平方成反比。

感光效应随增感屏的增感系数、胶片感光度的增高而提高，随滤线栅栅比的增大而降低，随肢体密度和厚度增加而降低。

对于具体的设备、器材和摄影部位，它们对感光效应的影响是固定不变的，摄影距离也基本是固定的。日常工作中主要是根据肢体厚度和病理的变化选择适当的 kV 以保证射线束有足够的穿透力，并考虑到对比和层次的效果，并配合使用适当的 mAs 以获得密度适当的照片。

密度是照片影像形成的基础，是质量控制的重要指标。人眼在正常的观片灯下能分辨的密度值的范围为 0.25 ～ 2.0。X 线照片影像的密度值可用光学密度计直接测定。一般要求照片的基础灰雾 D_0 ＜ 0.25，诊断区 D=0.25 ～ 2.0，空曝光区 D ＞ 2.5。

2．对比度　对比度是不同密度组织对原发 X 线的吸收不同从而在照片上形成的密度差别。对确定的摄影部位和器材，摄影曝光参数影响对比度。

一束 X 线由 X 管发出，其各处强度分布是基本相同的。透过人体过程中由于人体各种不同密度组织的吸收，透过的射线束各处的强度不再相同，即被人体密度所调制，带有了人体密度信息（X 线对比度）。这束X线到达胶片，在胶片各处的感光作用就不同，冲洗后照片显示出各处密度不同，即形成密度对比。密度的差别形成了影像。

（1）摄影kV影响照片对比度。人体组织对X线的吸收系数是kV的函数。对于光电吸收，吸收系数与物质原子序数的三次方成正比。不同密度组织对X线的吸收系数不同，其差别随着kV的升高而降低，从而使对比度降低。

（2）人体组织对X线的衰减与构成该部位的物质密度和厚度有关。组织密度越低，对X线吸收越少，与高密度组织形成的X线对比度也越大。人体各部位及其组织对X线吸收差别的大小，有天然高对比和低对比之分。胸部、窦腔、骨骼等属于天然高对比部位，较容易获得对比度良好的影像；内脏、脑组织、乳腺等属于天然低对比部位，要使用特殊技术才能显示其中结构的影像。

在肢体密度、原子序数相同的情况下，厚度影响照片对比度。当组织含有气腔时相当于厚度减薄。

（3）散射线影响照片对比度。散射线同样可使胶片感光，结果是提高了照片的基础灰雾，降低了照片对比度。散射线随被检体厚度、照射野范围及X线能量的增加而增加。尽量使用较小照射野是减少散射线的有效措施，滤线器是消除散射线的有力工具。

（4）胶片对比度特性影响照片对比度，暗室处理影响照片对比度。显影液药力、温度，显影时间的正确使用有利于形成对比度良好的照片。

3．清晰度　清晰度是对照片重建影像细节能力的一种主观、定性描述。影响清晰度的因素有焦点半影的影响，运动、设备器材方面的影响等。

（1）焦点半影的影响：由于X线管焦点并非点源，被照体和胶片不可能无限贴近，半影的产生不可避免。半影影响影像清晰度。

X线管焦点尺寸越大，半影越大。焦点、被照体、胶片三大要素的距离关系影响半影大小：焦点、胶片距离一定时，被照体与胶片越近半影越小；被照体和胶片的距离一定时，焦点-胶片距离越大，X线束越趋向平行，半影越小。

在实践中焦点不可能无限小，焦点-胶片距离也不可能无限制加大，所以半影的影响不可避免。为了减少半影的影响，在X线摄影中应在满足对功率要求情况下尽量使用小焦点；尽可能使被照体（或病变一侧）贴近胶片，要求摄影床面到滤线器暗盒托盘的距离尽量近（≤ 70 mm）；慎用较小的焦点-胶片距离。

（2）移动因素：在X线摄影曝光时，X线管、被照体及胶片三者应保持静止。若其中有一个因素发生移动，则影像必然出现模糊。被照体移动又分两类：①生理性移动，如呼吸、心脏搏动、胃肠蠕动、痉挛等；其中只有呼吸移动可以通过屏息暂时加以控制。②意外性移动，如体位不适、固定欠妥产生的颤动。

减少运动模糊的措施：保证X线管、诊断床以及活动滤线栅托盘的机械稳定性；体位舒适、肢体的依托、固定稳妥；说明摄影过程并训练屏气，采用较短曝光时间。

（3）增感屏/胶片系统的因素：①荧光体的光扩散：X线光子在荧光体层内的吸收点到胶片有一定的距离，产生的荧光向周围扩散。②增感屏与胶片的密合状态：增感屏与胶片的组合使用，如果密合不好，会导致荧光向周围扩散范围加大。③X线斜射效应：当一束X线倾斜射入屏片系统时，由于前、后两屏之间存在距离，使前、后增感屏发光点不能重合，胶片前、后乳剂层合成密度的分布出现双峰状大幅度移行。

4．层次　一幅照片具有了适当的密度、良好对比度和清晰度还是不够的。照片的层次决定了信息量，是照片质量的一个重要指标。

层次丰富与高对比度是一对矛盾。照片的密度诊断区 D = 0.25 ～ 2.0，在这个范围内，过于鲜明的对比势必造成层次减少；层次过于丰富，又会使对比降低。

摄影kV影响照片的层次。kV和mAs共同决定着照片密度，kV的高低影响着各种密度组织的吸收系数，影响着照片对比度，从另一个方面看即影响着层次的丰富程度。实用中，应根据摄影部位特点和临床对层次和对比的要求，首先选定适当kV，再选择适当的mAs，以使胶片得到适当的感光量，并使照片显示理想层次和对比效果。

如何权衡层次丰富与对比度的关系，应视具体部位和临床要求而定。对于强调对比的部位应适当降低kV、增加mAs，在曝光量适当的前提下，使照片对比度得到强调，如乳腺摄影，使不同软组织间的密度低对比得以显示。对于强调层次丰富的部位应适当提高kV、降低mAs，在曝光量适当的前提下，使层次丰富得到强调。胸部高kV摄影就是这个道理，得到低对比多层次的照片。对于具有天然高对比的部位可适当提高 kV、降低 mAs，也可以得到该部位较好对比度的影像，这样使用参数还可降低患者接受的辐射剂量。

合理搭配 kV 和 mAs，可以使任意部位的特定组织结构得到较满意显示。如胸部摄影以肺野为主要目标，胸椎不作为主要显示目标；胸椎摄影时肺野的结构不能满意显示。

5．颗粒度　照片的图像是由许多很小的密度颗粒组成的，这种砂砾状效果叫颗粒性。其物理测定值为颗粒度。颗粒度严重时形成斑点产生模糊，影响影像观察。

影响颗粒度的因素中有曝光参数方面的因素，也有器材方面的因素。主要的有以下几种：

（1）X 线量子斑点（噪声），是 X 线量子统计涨落的照片记录。当 X 线量子数较多时，到达探测器（胶片）单位面积上的量子数可认为比较均匀。当 X 线量子数较少时，在探测器单位面积的量子数则明显不同。这种量子密度的变动称为 X 线量子的“统计涨落”。X 线影像是通过肢体对 X 线的吸收不同而形成的。若在 X 线统计涨落的限度外，不管如何改善摄影设备、器材，提高像质也是困难的。因而进行 X 线摄影时必须保证一定的 X 线剂量。

（2）增感屏荧光体尺寸和分布。胶片的感光效应大部分来自于增感屏发出的可见光。增感屏荧光物质的颗粒远比胶片卤化银颗粒大得多，厚度也大，照片颗粒度受增感屏的影响很明显。量子斑点是由增感屏单位面积吸收量子的数据统计学波动造成的。所用的 X 线量子越少，量子斑点越大。

（3）胶片卤化银颗粒的尺寸和分布，卤化银颗粒是胶片的感光乳剂层的主要组成成分，其晶体颗粒大小影响影像的颗粒度；胶片对比度影响颗粒性，对比度越高颗粒度高。

三、数字 X 线摄影

在屏 - 片 X 线摄影曝光参数学影响照片质量的部分指标，在数字摄影可以通过影像后处理使其发生改变，如密（灰）度、对比度、层次等。所以这些不能作为评价数字影像质量的主要标准。用于评价数字 X 线影像影像质量的主要指标是空间分辨力和噪声水平。

（一）数字影像的主要技术标准和影响因素

1．空间分辨力　指影像中可辨认的高对比细节的最小尺寸。用可分辨小物体的毫米（mm）或单位距离内的线对数（LP/mm）表示。数字 X 线摄影的理论空间分辨力（100 ~ 200 μm）接近于人眼的极限空间分辨力（200 μm）。

在屏 - 片系统中，影响照片清晰度的焦点半影和移动因素，在数字 X 线摄影中对其空间分辨力有同样的影响。数字成像系统的结构、性能，是影响其空间分辨力的另一个重要因素。

CR 的空间分辨力主要取决于 IP 的荧光材料层中晶体的颗粒度以及读出系统的电光学特性。激光束的直径、激光束在 IP 荧光材料层中的散射程度都会对 CR 影像的清晰度产生影响，进而影响其空间分辨力。

平板探测器空间分辨力由探测器像素单元的尺寸决定。普通数字摄影用的多数 a-Se 平板探测器的像素尺寸为 139 μm，空间分辨力为 3.6 LP/mm；CsI 平板探测器的像素大小多为 143 μm，空间分辨力为 3.5 LP/mm。

乳腺 X 线摄影需要更高的空间分辨力，专用平板探测器像素单元尺寸在 100μm 以下。

2. 噪声　噪声是加载到影像中的随机成分，是影响数字影像质量的主要指标。成像系统的噪声来源主要是 X 线量子噪声和探测器电子学噪声。

（1）噪声的形成：量子噪声是由于采用 X 线作为成像能源引起的 X 线量子的“统计涨落”，是一种难以避免的结果。量子数目增加则量子噪声减小，反之则量子噪声增加。电子噪声来自于信号的探测、放大、记录等相关的硬件设施，以及外部电磁辐射的影响。解剖噪声是由于患者解剖结构的重叠导致的图像中难以辨认或识别的成分，或患者产生的部分散射线。

对于均匀影像的噪声水平，可用下式计算。

$$\sigma = \sqrt{\frac{1}{n-1}\sum_{i=1}^{n}(S_i - \overline{S})^2}$$

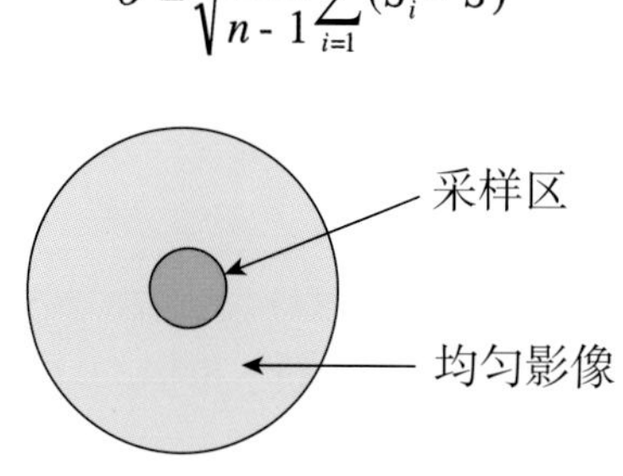

式中，S_i 表示均匀影像感兴趣区（region of interest，ROI）中任一点的像素值，$\bar{S}$ 表示感兴趣区中像素值的平均值。

（2）信噪比：表示在一定背景噪声下影像信号易被识别的程度，主要影响低对比信号的检出。信噪比用下式表示：

$$SNR=\frac{S}{\sigma}$$

式中，S 信号，σ 表示噪声，在不同的成像系统中信号与噪声的表达是不一样的。

通过被检体后的 X 线量子被探测器接受。探测器检测到的量子既含有受检体信息的信号，也包括没有信息并使信号模糊的噪声。

信噪比与探测器接受到的辐射剂量的平方成正比。所以在要求高信噪比（影像质量）时可通过增加曝光量来获得。

（3）对比噪声比：影像信息的检出，特别是低密度信息的检出，不但与信噪比有关，也与信号对比度有关。于是，对比信噪比（contrast noise ratio，CNR）成为衡量数字影像的重要指标，CNR 可用下式计算：

$$CNR=\frac{S_{BG}-S_{ROI}}{\sqrt{\frac{\sigma^2{}_{BG}+\sigma^2{}_{ROI}}{2}}}$$

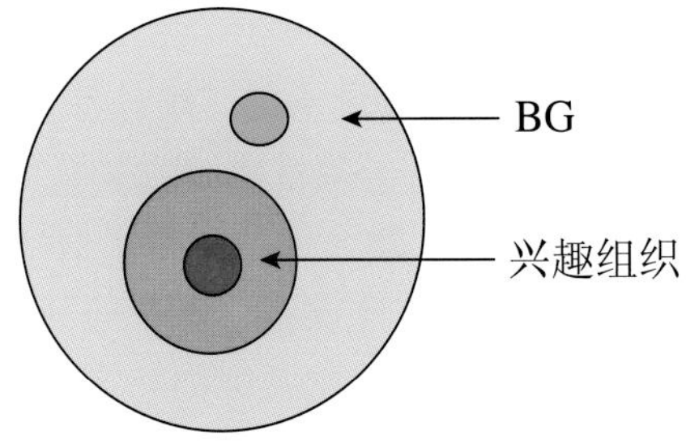

式中，S_{BG} 为背景信号值，S_{ROI} 为兴趣区信号值；分母为两种组织的平均噪声水平。

对比信噪比与信号对比成正比，与噪声水平成反比。信号对比指兴趣区和背景区像素值的差别。该差别与该部位的组织构成有关，与使用千伏有关，还与探测器性能有关。噪声水平一定时较高的信号对比有利于提高影像效果。

对比信噪比也有表示为：

$$CNR = SNR(A) - SNR(B)$$

（4）噪声的控制：任何成像方式都难以避免噪声的存在。在现有设备情况下，控制影像的噪声水平的主要方法是减少量子噪声。

量子噪声的相关影响因素可用下式表示：

$$\sigma=f_a\sqrt{\frac{I_0/I}{\varepsilon\cdot Q}}$$

式中 f_a 与数据处理方式有关，I_0/I 表示物质对 X 线的吸收，ε 为系统的 X 线响应程度（应用效率），Q 为 X 线量（mAs）。

X 线的发生和吸收遵循几率法则，在 X 线量子数比较少时，X 线量子在肢体内被吸收的差别难以测定，很难记录两束射线被吸收的差别，量子数比较多时就能按统计法则确定下来。

在现有设备和受检肢体情况下，探测器接受到的 X 线量子数量由管电压和 X 线的量决定。正确选用曝光参数是控制数字 X 线摄影影像噪声水平的主要方法。管电流量增加则光量子数目增加，量子噪声减小；反之，量子噪声增加。管电压增减光量子数目是按指数规律增加的。在强调低对比分辨力时可以通过增加曝光量来提高信噪比，获得高质量的影像。

控制影像的信噪比是数字 X 线摄影曝光参数选择的主要目标。但数字 X 线摄影影像的信噪比不像屏 - 片摄影评价照片密度那样容易目测或测量，这对使用者正确掌握曝光参数造成了困难。为此厂家为成像系统提供了曝光指数（exposure index，EI）。EI 指示了实际作用于探测器特定区域的剂量，每一次曝光后单独计算；EI 对于某些物体以同样参数曝光具有再现性；它间接指示了影像质量。使用者应该像在屏 - 片摄影重视照片密度那样重视曝光指数，在每次曝光后都予以关注，以此作为评价和修正曝光参数的依据。

各厂家都对其 X 线摄影系统给出了曝光指数推荐范围（FCR S=200 ～ 800；飞利浦 EI：200 ～ 800；西门子 EXI：200 ～ 800；锐科 1100 ～ 1700；Agfa lgM：1.4 ～ 1.8）；用户应在此基础上进行具体测试总结，得出标准体形常用体位曝光指数适用范围。工作中根据具体受检者情况和对曝光指数的预期进行曝光参数选择。以此控制影像噪声水平。

（二）影响数字影像显示效果的因素

一幅理想的数字影像，应具有适当的灰度、对比度、层次、空间分辨力和适度的噪声水平。影响这些指标的因素有设备性能、肢体、曝光参数、后处理技术、显示器的质控调整等。尽管后处理都能影响这些指标，但对后两项的影响是有限的。

1．显示器对影像的影响　医用影像显示器的状态会影响到数字影像的密度、对比度等显示效果，使用前应使用 TG18-QC 或类似测试图形进行调整，使其亮度、对比度调整在最佳状态并锁定。通常影像显示只能在此状态下使用。影像的灰度和对比度只能在显示器锁定状态下通过影像后处理进行调整。

2．后处理对影像的影响　影像显示效果可以通过后处理进行改善。改变窗口位置显示特定像素值范围的影像；通过谐调处理可平衡对比和层次；调整显示曲线的形状可以使某范围段的信息得到突出显示或弱化。

通过边缘增强等后处理软件可以提高影像的空间分辨力，但只能在有限范围内发挥作用。通过降噪等后处理软件可以提高影像的显示质量，也只能在一定范围内有效果。

3．曝光参数对影像的影响　曝光剂量决定了影像的噪声水平。同时，所用千伏也决定了原始信号的对比度。后处理可以影响影像对比度，但只能在原始信号对比度的基础上进行处理，过度依赖后处理提高影像对比度将引起影像噪声水平的增加。曝光参数是影响影像噪声水平和对比噪声比的主要因素。

以上各方面，显示器状态和后处理只影响显示效果不改变影像数据，曝光参数影响影像数据质量。

（三）数字 X 线摄影曝光参数选择原则

数字 X 线摄影质量控制的曝光参数学目标是在控制适当的噪声水平、得到满足临床需求能解决问题的影像质量情况下，尽量减小辐射剂量。

数字摄影曝光参数选择的原则是影像质量（利益）与接受剂量（代价）间平衡点的掌握。应区别不同受检者、部位和诊断目的，使用适当最低剂量，得到能满足诊断要求的影像。

数字摄影的后处理为曝光参数选择的偏差提供了修饰的机会，似乎随意使用曝光参数就可以能照出一张好的照片（在曝光参数学质量要求方面），而且剂量越高影像质量越好，所以没有受到应有的重视。这实际是对追求目标的不明确，对其重要性的不认识，应予纠正。

“具有适度噪声水平”作为数字影像的质量标准反映了一种理念。“具有适度噪声水平”能解决实际值问题的影像，说明曝光参数使用适当。噪声水平过低说明曝光参数用大了，影像固然好，但受检者过多接受了辐射剂量，所以也不是我们追求的。因此，“具有适度噪声水平”是应当提倡的。这虽然是负面的，却也是一项侧面的提示，应视作一个标准。

重点推荐文献

[1] 燕树林 . 乳腺 X 线摄影与质量控制 . 北京：人民军医出版社，2008.
[2] 李萌 . 医学影像技术学・X 线摄影技术卷 . 北京：人民卫生出版社，2011.
[3] 秦维昌 .X 线摄影曝光参数，北京：人民卫生出版社，2014.

（秦维昌）

第3节 乳腺X线摄影及影像质量评价标准

乳腺X线摄影是诊断和筛查乳腺肿瘤的主要方法。因乳腺组织密度对比差，获得良好影像较为困难；腺体对射线敏感，所以，加强质控工作，尽量使用较少剂量获得适用的影像尤为重要。

一、概述

（一）与受检者的交流

医生和受检者的交流，是除了治疗、药剂、手术之外的第四大医疗技术，其重要性也日渐提高。

乳腺X线摄影检查因其特殊性，对受检者的接待、交流尤为重要。由于受检者多为女性，裸露敏感的乳腺接触到机器以及技师的手，难免在检查过程中要承受很大的心理压力。交流可使受检者对医生产生信赖，消除心理负担，使受检者身心放松以配合摆位并接受适当的压迫，从而得到满足诊断的X线影像。

受检者希望医生是既能充分给自己提供医疗信息又能以亲切的态度对待自己的人。医务人员要考虑在接待中使受检者感到愉悦，除了掌握准确的医疗技术，还必须掌握交流技巧。

（二）摄影前准备

根据摄影申请单和受检者的主述对异常部位进行确认。

1．询问

（1）现病史：包括是否有疼痛、肿块、乳头溢液等症状，包括疼痛是否有周期性，肿块是否自己可触及，溢液的颜色及溢液孔的数量等。

（2）过去史：包括月经史、婚史、妊娠史、哺乳史、乳腺创伤（外伤或手术）史、妇科病史、家族史等。

2．查体

（1）视诊：观察两侧乳腺的外形轮廓是否对称，有无凹陷及隆突，皮肤有无潮红、肿胀、橘皮样变，乳头有无凹陷或溢液等。

（2）扪诊：用2～5指并拢平移，逐一触摸，可发现乳腺内的肿块及腋窝、锁骨上的肿大淋巴结，可根据动度判断其性质，也用以指导摆位和压迫。

3．其他检查　如彩超、MR、CT、泌乳素等检查结果，用以参考确定感兴趣区，准确地选择摄影位置，并可协助诊断。

（三）乳腺摄影体位标准命名和缩写

见表11-3-1。

表11-3-1　乳腺摄影体位标准命名和缩写

	标识编码	目的
方位		
右侧	R	
左侧	L	
摄影体位		
内外斜位	MLO	常规标准位
头尾位	CC	常规标准位
内外侧位	ML	定位、定性
外内侧位	LM	定位、定性
定点压迫位	S	定性
放大位	M	定性
夸大外侧头尾位	XCCL	定性
夸大内侧头尾位	XCCM	定性
乳沟位	CV	定性
腋尾位	AT	定位、定性
切线位	TAN	定位、定性
尾头位	FB	定位、定性
外内斜位	LMO	定性
上外-下内斜位	SIO	定性
植入物置换	ID	加强乳腺
旋转位		
向外侧旋转	RL	定位、定性
向内侧旋转	RM	定位、定性
向上旋转	RS	定位、定性
向下旋转	RI	定位、定性

（四）影像标记

1．左右、摄影体位、检查日期、技师标识。

2．患者ID、姓名、性别、出生日期。

3．医院名称、设备名称、摄影曝光参数、剂量值。

（五）压迫

正确地实施压迫是乳腺摄影中重要的因素，目的是规则地减少乳腺厚度，使其相对均匀，以利于得到理想的影像。

1．压迫的目的

（1）减少乳腺与影像接收器的距离，提高影像空间分辨率；

（2）可使乳腺结构分离，减少组织重叠而导致的假阳性和假阴性；

（3）使得乳腺厚度均匀平展，变薄，提高了厚度的一致性，便于曝光参数掌握；

（4）减少乳腺的厚度，从而减少曝光量，降低患者辐射剂量的同时减少了散射线，影像质量得以提高；

（5）可固定乳腺，减少运动模糊，提高影像锐利度。

2．压迫的程度　压迫乳腺至组织扩展呈绷紧状态，针对个体差异，使用所能承受的最大压力，又不会感到太过痛苦为宜。一般为 120 N 左右。

二、设备质控

对设备的基本要求是：乳腺摄影专用机（X 线管阳极材料：Mo、Rh、W，摄影管电压：25 ~ 35kV）；专用活动滤线栅（栅比：R = 5；栅密度：r=25 ~ 27 l/cm）；成像系统：DR、双面阅读乳腺专用 IP 的 CR 或乳腺专用高分辨率高对比度屏胶系统。对设备和器材要定期进行质控保养、检测，分别介绍如下。

（一）每天应实施的质量管理项目

1．X 线装置　部件稳定、活动平滑、锁止牢固，接触受检者的部分无锐利物；

2．清洁摄影平台面板、乳腺压迫板等与受检者接触的部分，最好在接待每一个受检者时都做一次清洁；

3．指示功能正常；

4．显示器、观片灯的清洁；保持视读效果及观察环境良好；

5．对于使用屏胶系统摄影的情况，还要进行暗室、暗盒及增感屏的整理、清洁，确认 X 线照片上没有能造成伪影的污迹，自动洗片机的质控管理等。

（二）每年一次的质控检测项目

1．压迫器压力的测试

（1）目的：确认压迫器的功能是否正确运作，压力指示的准确性，以保证安全使用。

（2）器材：精度 ±5N 以内的压力计或便携式体重计一个，软质橡胶（100mm × 120mm 方形，厚度 20 ~ 50mm）或软毛巾若干。

（3）步骤：① 在平台表面放一块毛巾，把便携式压力计或磅秤放在毛巾上，使其位置在压迫器的正下方；② 在压力计上放置软质橡胶或 2 ~ 3 块毛巾，以防止压迫器受损；③ 用电动模式驱动压迫器压迫压力计，直到显示某常用压力值，读取压力计读数和乳腺机的压迫力指示并记录；

（4）评价：①最大压力应为 100 ~ 200 N；②压力的显示误差：< 10 N；③对 X 线照射结束后压迫力自动解除功能及停电时的压迫解除功能进行确认。

（5）对策：若发现了压迫器的松弛、工作不良等对受检者可能有危害的现象时，应立刻进行适当处理。乳腺机压迫力的显示精度超出允许范围时，应进行适当处理。

2．压迫厚度指示

（1）目的：确认乳腺机对乳腺加压后的厚度指示是否准确。

（2）测试仪器：① 软质橡胶（100mm × 120mm 方形，厚度 20 ~ 50 mm）或乳腺模体（ACR 18-220）；② 钢板尺。

（3）测试程序：① 将软质橡胶或乳腺模体放置在摄影平台上，左右居中，外侧与胸壁端对齐；② 将压迫器向下压迫，压力在 70 ~ 90 N；③ 记录乳腺机显示的压迫厚度；④ 用测量尺测量压迫板底面到摄影平台上面之间的距离，并做记录。

（4）评价：压迫厚度的显示精度：±5 mm 以内。重复性 ±0.2 mm 以内。

（5）对策：压迫厚度的显示精度超出允许范围时，应进行适当处理。

3．遮线器光、野一致性检测

（1）目的：确认 X 线照射野与预示光野的一致性，以使受检者避免不必要的照射。

（2）测试设备：① 硬币 5 枚，5 角币 4 枚、1 元币 1 枚；② 厚度 2 cm 的均匀有机玻璃板（PMMA）1 个，尺寸大于探测器成像面；

（3）步骤：① 光野适中，4 个 5 角硬币置于摄影平台上光野四角内并与其两边相切；1 元硬币置于平台胸壁端中部偏右 5cm 与平台外缘平齐；② 将 PMMA 板置于压迫器上面，使其覆盖整个探测器成像面；③ 以适当摄影参数、AEC 方式进行曝光。

（4）评价：①影像上 4 个 5 角硬币应全部完整显示，否则说明光野和照射野不一致；② 4 枚 5 角硬币的轮廓完整后各相邻两枚的外切线组成光野范围，曝光区为实际照射野；③ 光野预示偏差（两侧偏差之和）应在 SID 的 2% 以内；④ 1 元硬币轮廓完整后得到摄影平台边缘的位置，探测器到边缘的盲区应在 5 mm 内。

4．胸壁侧射线垂直性的确认

（1）目的：确认射线垂直入射到探测器胸壁端的边缘，使投影到探测器上的胸壁端的缺损减少到最小限度。

（2）测试设备：内置 4 组各 5 枚直径 2 mm 钢珠的模体。上排两组相距 120 mm、中心距底边 42.5 mm；下排两组相距 140 mm、中心距底边 2.5 mm。

（3）步骤：① 内置 4 组钢珠的模体靠摄影平台胸壁端放置；② 大焦点、28kV、AEC 曝光，记录实际 mAs；③ 记录每组钢珠的显示情况。

（4）结果分析：① 相距较近、放大率较大的两组钢珠是上排两组的影像；② 相距较远、放大率较小的两组钢珠是下排两组的影像；③ 上下两排均应有 2 个以上、相同数量的钢珠影像显示，显示数量不同说明中心线有倾斜；④ 影像显示钢珠不足 2 个说明从平台胸壁端到探测器成像面的距离大于 6mm；⑤ 压迫板胸壁端立边不应在影像上显示。

（5）对策：出现③～⑤所述现象时应对设备进行调整。

5．kV 准确性及重复性

（1）目的：确认摄影 kV 的准确性与重复性。

（2）器材：乳腺摄影机专用非介入式数字千伏表，测量精度≤ 0.5 kV。

（3）步骤：数字千伏仪表置于乳腺机摄影平台上，探头安置在照射野中心；手动模式；选择靶 / 滤过板组合、焦点、适当 mAs（满足 kV 表的应答剂量，又不给 X 线管施加过大负荷），记录每次曝光后显示的 kV 值。① 临床上常用 kV 值（如 28kV）进行三次曝光；② 乳腺机最低 kV 值（如 25kV）进行三次曝光；③ 乳腺机最高 kV 值（如 30kV）进行三次曝光；④ 计算出以上三种情况各参数的平均值和变异系数。

（4）评价：管电压在 24 ～ 32kV 时，误差在 ±5% 以内，重复性测试变动系数在 0.02 以下。

（4）处置：管电准确度和变动系数超出规定标准时，应联系厂家进行处理。

6．线束半价层

（1）目的：确保线质适当，在能获得足够影像质量的同时，受检者所接受的剂量降至最低。

（2）测试设备：① 低能量电离室测量仪；② 非介入式数字千伏表；③ 纯度 99.9%、厚度 0.1mm（精度小于 ±1%）的铝片 5 ～ 6 块；④ 自然对数计算器。

（3）步骤：①剂量测量仪探头放在平台上 4.5cm 的高度，选择临床上常用的 kV 值（26 ～ 29kV）；②手动方式，设定曝光量约为 500mR 的 mAs，并记录实际值；③用遮线器控制 X 线束至较小范围；④压迫器调至尽可能高的位置，将 0.2mm 铝板置于其上照射野正中；⑤曝光，记录剂量测试仪的读数；⑥ 逐步增加铝板的厚度，并记录每次剂量测试仪的读数，直至读数小于原始剂量的 1/2。

（4）计算公式：

$$\mathrm{HVL(mmAl)} = \frac{t_b \ln\left(2E_a / E_0\right) - t_a \ln\left(2E_b / E_0\right)}{\ln\left(E_a / E_b\right)}$$

其中，E_0：无铝板时的剂量

E_a：比 $E_0/2$ 稍大的剂量

E_b：比 $E_0/2$ 稍小的剂量

t_a：得到 E_a 时的铝板厚度

t_b：得到 E_b 时的铝板厚度

$E_a > E_b$，$t_a < t_b$

（5）评价：乳腺 X 线摄影机半价层应在下面公式所得数值范围内：

$$\frac{\text{测定 kV}}{100} + 0.03 \leqslant \mathrm{HVL\ (mmAl)} < \frac{\text{测定 kV}}{100} + C$$

式中 C 值，对于 Mo/Mo 组合：C = 0.12，Mo/Rh 组合：C = 0.19，Rh/Rh 组合：C = 0.22，W/Rh 组合：C = 0.30。

7．皮肤入射剂量和腺体平均剂量

（1）目的：了解正常使用时推算出的平均腺体剂量。

（2）测试仪器：剂量仪，标准乳腺模体（42 ～

45mm 厚， 如 RMI-156 型、NA18-220 或 NA18-222 型）。

（3）步骤：① 乳腺体模置于摄影平台上；② 剂量仪探头放在 X 线照射野内体模旁，距离影像接收器胸壁侧 4cm，与模体表面在同一水平；③ 选择临床常用的 kV（26 ～ 30kV）、靶材料和滤过板、AEC 曝光，记录剂量仪读数；④ 在上述同样参数下重复曝光 4 ～ 5 次，记录剂量仪读数，计算剂量仪读数的平均值。

（4）计算：当用 Mo/Mo 的阳极靶及滤过组合，对厚度为 42mm 的乳腺（脂肪组织 50%，乳腺组织 50%）照射时，入射皮肤剂量的每 1R 间的腺体组织剂量（mrad）

空气剂量（R）× 换算表的系数（mrad/R）= 平均腺体剂量（mGy），（1mGy=100mrad）

例：Mo/Mo、测量管电压：27kV，HVL：0.37mmAl，查表得换算值：190 m rad/R

测得空气入射剂量 800mR，这时的平均腺体剂量是

0.8（R）× 186（m rad/R）=148.8（m rad）= 1.488（mGy）

（5）评价：平均腺体剂量期望值：2.0mGy 以下，最大 3mGy。

8．焦点的性能

（1）目的：在屏胶系统焦点是影响系统空间分辨力的主要因素。本检测主要在屏胶系统应用。

（2）测试仪器：① 矩形波线对卡（空间分辨力可达 16 ～ 20Lp/mm）或相当的器材；② 厚 45mm 的有机玻璃板；③ 密度计；④ 放大镜（放大倍数：10 ～ 30）。

（3）步骤：① 将分辨力卡置于 45mm 厚的有机玻璃模体之上；② 对于焦点宽度方向空间分辨力的测量，将分辨力卡长轴的中线放置在摄影平台胸壁端内侧约 10mm 处；③ 将胶片装入在暗盒中之后，放置 15 分钟；④ 将暗盒装进暗盒仓；⑤ 设定与厚度 45mm 的有机玻璃模体相当的乳腺摄影需要的管电压、mAs 等 X 线曝光参数，使分辨力卡内的背景密度在 1.2 ～ 1.6 范围内。在数据记录纸上作好记录；⑥ 进行摄影并显像；⑦ 用放大镜观察分辨力卡的影像，记下能清晰显示影像长的一半以上的最高频率数；⑧ 将矩形分辨力卡旋转 90° 变更安置，将上一项中影像可以识别的最大线对数置于距平台胸壁缘约 10mm 处。以此安置对焦点长度方向的空间分辨力进行测量；⑨ 重复⑤～⑦项；⑩ 记录能够清晰显示的最高频率数，确认其是在距胸壁缘 10mm 以内。若超越了 10mm 时，要进行追加试验：测量其离开胶片胸壁端的距离，求出要将此影像放至胸壁端 10mm 以内时的移动量。使能够识别的最大频率数影像在距胸壁缘 10mm 以内。

（4）判定及对策：① X 线管焦点宽度方向的分辨力：13Lp/mm 以上；② X 线管焦点长度方向的分辨力：11Lp/mm 以上；③ 在要求的分辨力达不到的情况下，应询问设备的制造商，采取适当的措施。④ 像素尺寸 50 微米的平板检测器其空间分辨力理论值：10Lp/mm。

9．AEC 性能

（1）目的：测试乳腺机 AEC 功能的稳定性。

（2）测试器材：厚 2 cm 的有机玻璃板 3 块，可覆盖整个探测器；

（3）步骤：① 在 AEC 模式下调整密度控制设置为中位，将 2cm 的有机玻璃板置于摄影平台；② 确认有机玻璃覆盖 AEC 探测器。压下压迫器，曝光，记录摄影 kV 及 mAs；③ 改用 4cm、6cm 的有机玻璃板，重复第 2 步；④ 数字系统在显示器上测试体模四周及中央位置的像素值并记录；⑤ 屏片系统测试照片相应位置的密度值并记录，在曝光前确认探测器位置正确；⑥ 改变密度控制选择器的位置，重复上述试验。

（4）分析数据：① 随着体模厚度的增加，摄影 kV 随之增加，控制最大曝光时间在 3 秒之内；② 数字系统不同厚度的体模影像像素值变动范围应在 3% 之内；③ 屏片系统控制精度：(a) 照片密度：1.5，±0.15；(b) 重复性：变动系数 0.05 以内。

10．模体影像质量评价

（1）目的：用接近于临床使用状态的模体检测成像链的总体成像效果。

（2）测试设备：标准乳腺模体（50% 脂肪，50% 腺体，42 ～ 45mm 厚，如 RMI-156 型、NA18-220 或 NA18-222 型）。

（3）测试程序：① 将标准乳腺模体置于摄影平台，外缘与胸壁端平齐，将压迫器压下；② 用初次检测时使用的曝光参数（焦点、靶材料及滤过，kV，AEC 模式、密度控制设置为中位）；③ 进行曝光，记录所有技术参数。

（4）影像质量评价：对 ACR 18-220 模体；① 模体影像中央附近的密度为 1.50±0.10；② 4mm 厚的

丙烯酸圆盘影像对比至少为0.40，误差 ±0.05；③模拟纤维条数：≥5，微钙化群数：≥4，肿块数：≥4（屏胶摄影各组减1）；④无伪影。

三、乳腺X线摄影技术及标准位影像质量评价要求

（一）内外斜位（MLO）

MLO是单一体位中能使乳腺组织最大范围成像的方法，尤其是能较好地显示外上象限的深部组织。

1．体位要求

（1）受检者面对着摄影装置的正面站立，两脚分开、与肩同宽。旋转支架，使摄影平台与胸大肌外侧缘平行（45°～70°）。

（2）受检侧手臂抬起，放在摄影平台侧面。摄影平台外上角置于被检侧腋窝内，受检侧手向前抓住手柄。

（3）运用可移动组织向固定组织运动原理，手指沿腋下胸壁托起胸大肌和乳腺，向前、向内牵拉，向上向外固定在摄影平台上。为了不使乳腺下缘超出探测器范围，将乳腺下缘的胸壁组织也包括进来。

（4）为了避免乳腺组织影像的相互重叠，用手拉伸展平乳腺的同时将压迫板压下。为了使乳腺下皱褶处的组织处于充分伸展的状态，在快要结束加压之前，将手从上方外侧抽出。

（5）将下胸壁组织向下牵拉，消除乳腺下皱褶。

（6）摄影时为了避开对侧乳腺，可让受检者用手轻轻将对侧乳腺推向外侧。

（7）确认AEC的位置，嘱患者屏气后曝光。

2．影像显示标准

（1）充分显示腺体后方的脂肪组织（特别是乳腺组织的内下角不能被切掉）；

（2）包括下胸壁组织，乳腺下皱褶处的组织伸展；

（3）胸大肌呈窄条状，其下缘要延伸到乳头后线或以下；

（4）乳腺无皱褶、无下垂，乳头呈切线位轮廓可见；左、右照片并列影像对称呈菱形；

（5）乳腺无皱褶。

（二）头尾位（CC）

头尾位是能够显示出内侧组织的体位。

1．体位要求：

（1）取站立位，受检侧乳腺正对摄影平台的中央，面部转向非检侧，放松肩部、胸大肌。

（2）用手掌充分托起乳腺下部向前拉伸，将乳腺放在摄影平台的中央。摄影平台的高度以将乳腺托起时下皱褶的高度为准。

（3）为使乳腺内侧必须进入探测范围，受检者胸壁内侧紧贴摄影平台前缘，同时要尽量使乳腺外侧也进入照射野。

（4）使受检者非检侧的手向前抓住手柄；

（5）为使乳腺组织伸展，应向乳头方向拉伸乳腺，并进行压迫，在快要结束加压之前将手从前方抽出。

（6）压迫要达到使乳腺充分扩展伸开的程度，用手指展平外侧的皮肤皱褶。

（7）嘱患者屏气后曝光。

2．影像显示标准

（1）包含腺体后的脂肪组织，胸壁的深处要尽量包括进去，能显示胸大肌边缘；

（2）乳头呈切线位轮廓可见；

（3）与MLO乳头后线长度差距在1 cm范围内；

（4）必须显示出内侧乳腺组织，外侧也尽可能包括进来；

（5）左、右照片并列时乳腺影像对称呈球形；

（6）乳腺无皱褶。

（三）追加体位

追加体位是对于在标准体位不易显示的部位，通过从其他方向的摄影以及把感兴趣区作为重点的摄影方法。为了更详细、清晰地显示出感兴趣区，可以追加放大摄影、点压摄影以及点压放大摄影等。追加摄影前，要充分考虑甄选出能更好地显示出病变的体位。

有下列情况时，实施追加摄影：

（1）标准体位中病变显示不完整；

（2）标准体位中仅有一个体位观察到异常；

（3）标准体位中两个体位都能观察到病变，需进一步了解病变结构。

1．点压（S） 标准摄影中病变不明确时可追加点压摄影，它也是减少假阴性或假阳性的有效方法。此法通过局部压迫，使分离乳腺组织的能力达到更高。另外，由于乳腺厚度有所降低，加之X线束对感兴趣区的准直，减少了散射线，使对比度和

分辨力得到改善，更有利于病变的显示。

2．放大（M） 为能更加清晰、详细地显示出钙化的形状和肿块边缘的特征，放大摄影对诊断很有意义。而且，为了更详细地显示出小的病变，经常与点压摄影相结合。这种方法与标准摄影相比，有对比度稍差、辐射剂量增加以及容易引起运动模糊等弊端，使用前要充分考虑其适应性。

为了降低几何学模糊，必须使用小焦点（0.1mm），以及专用的放大摄影台进行摄影。

3．侧位（ML，LM） 在MLO位和CC位的标准摄影中仅在其中的任何一个体位被确认有异常时，为了明确该异常的存在，将90°侧位作为追加摄影使用。另外，它还可用于决定病变的位置，以及对沉积性钙化的显示等。内外侧位（ML）可显示乳腺外侧病变。外内侧位（LM）可用于乳腺内侧病变的显示及较瘦体形的小乳腺和男性乳腺。

（1）内外方向摄影体位：将支架呈水平方向、摄影平台直立，使被检侧的手臂向前置于摄影平台侧面上。然后，将乳腺组织和胸大肌拉向前方内侧，向上托起乳腺，固定在摄影平台的正确位置上；然后进行压迫。展开乳腺下部皮肤皱褶。

（2）外内方向摄影体位：使支架成水平方向、摄影平台直立。将摄影平台上缘的高度调节到胸骨切迹的高度。受检者的胸骨接触到摄影平台胸壁缘，将下颌置于摄影平台的侧面上方；受检侧上臂抬起肘部轻弯曲放到头上，或者向前握住摄影架的把手。然后，托起并拉伸乳腺，固定到摄影平台上，把乳腺向前上方拉伸的同时进行压迫。展开乳腺下部皮肤皱褶。

（3）影像要求：腺体后部脂肪组织充分显示，乳腺无皱褶，无下垂，乳头呈切线位轮廓可见。

4．夸大外侧头尾位摄影（XCCL） 是将CC位摄影中的乳腺外侧作为重点的摄影体位。能显示包括大部分腋尾的乳腺外侧的深部病变。取站立位，面部转向非检侧，放松肩部、胸大肌，用手掌充分托起乳腺下部向前拉伸，转动受检者直至外侧乳腺位于摄影平台上，压迫后曝光。

5．夸大内侧头尾位摄影（XCCM） 是将CC位摄影中的乳腺内侧作为重点的摄影体位。能显示乳腺内侧的深部病变。取站立位，面部转向非检侧，放松肩部、胸大肌，用手掌充分托起乳腺下部向前拉伸，转动受检者直至内侧乳腺位于摄影平台上，压迫后曝光。

6．乳沟位（CV） 是显示乳腺内侧后方深部组织的体位。要把双侧乳腺的内侧尽量向前方拉出，同时置于摄影平台上，因为AEC探测器处在两侧乳腺之间，故应采取手动曝光。也可将被检侧乳腺稍偏放在探测器位置再用AEC曝光。

7．上外下内斜位（SIO） 对于用标准摄影体位很难显示出的乳腺内侧以及位于内上象限的肿块，用该体位摄影是很有效的。摄影平台的角度取决于乳头和肿瘤间的连线方向。

8．腋尾位（AT） 用于显示乳腺外侧和腋窝的摄影体位。调节摄影平台的角度直到与腋尾平行，调节摄影平台的高度以及受检者的位置使腋尾进入照射野。让受检者的肘部稍弯曲放到摄影平台侧面，手扶把手。最后，将乳腺腋尾从胸壁拉出进行压迫。

9．切线位（TAN） 当病变位于腺体组织周围时，使用切线位可将病变投影到乳腺组织以外的表浅脂肪组织上，是改善病变显示的最有效方法。另外，为了明确近皮肤表面的腺体组织中存在的钙化时，也可用该方法。将其与点压摄影并用时效果会更佳。

为了更容易确认位置，有时会在疑似病变处的皮肤上贴铅标记，转动摄影平台或乳腺进行定位，然后压迫，确认铅标记以切线位直接投影到摄影平台上即可。

10．转动位（RL，RM） 将乳腺向左或向右旋转（10°～20°）进行摄影的方法。在标准摄影中仅有一个位置看到异常时，可用此方法确认病变的存在。此法可改善病变的显示以及分离多数存在且重叠的病变。改变摄影平台的角度也可取得同样的效果。

11．尾头位摄影（FB） 是对有乳腺上部肿瘤的受检者使用的方法，它可以显示出被固定于乳腺上部后方的组织。另外，对于瘦体形的小乳腺、男性乳腺、驼背和装有起搏器的受检者，都能最大限度地显示出乳腺组织。

12．外内斜位摄影（LMO） 是对有乳腺内侧肿瘤的受检者使用的摄影方法，因为乳腺内侧被固定的病变部位靠近探测器，所以更容易显示出。另外，对于瘦体形的小乳腺、男性乳腺、做过开胸手术不久和装有起搏器的受检者，都能最大限度地显示出乳腺组织。

13．植入物退避摄影（ID） 因为植入物周围的乳腺组织被植入物所掩盖，所以除了标准摄影外，还要进行将植入体从照射野除去的内外斜位以及头尾位的植入物退避摄影。在头尾方向中，将植入体向后、向上推移，拉出包含乳腺上下组织的腺体整体，进行压迫固定摄影。同样地，在内外斜位中，推开植入体，拉出乳腺上部内侧及下部外侧组织的乳腺整体，进行压迫固定摄影。

14. 腋窝摄影（axilla） 是以显示腋窝淋巴结和腋窝部分为目的的摄影。受检侧倾斜 20° ~ 30° 呈斜位，并使受检侧的上臂外展 90° 抬起，使部分上臂和肋骨以及全部腋窝进入照射野进行摄影。

四、乳腺影像质量要求

1. 背景最大密度（Dmax）：> 4.0；
2. 影像密度（D）：1.0 ~ 3.0；
3. 影像质量：能显示 0.2mm 的细小钙化；
4. 对比度良好、锐利度好、噪声适度、无伪影。

重点推荐文献

[1] 燕树林. 乳腺 X 线摄影与质量控制. 北京：人民军医出版社，2008.

[2] 秦维昌主译. 乳腺摄影质量控制手册. 北京：人民卫生出版社，2008.

（梅 红）

第 4 节 CT 成像的质量控制

CT 影像是由环绕人体某断面各方向的 X 线密度投影数据重建出的。成像链各环节的硬件性能、成像参数（扫描参数、重建参数）的应用等都影响 CT 影像质量。本节讨论 CT 影像的各种评价指标及其影响因素。

CT 影像质量指标主要包括空间分辨力、密度分辨力、噪声、伪影等，还有作为基础的 CT 值准确性、均匀性等。

了解对影像质量造成影响的因素并合理处置，可得到适合诊断需要的影像并最大程度地降低受检者剂量。

一、空间分辨力

CT 空间分辨力（spatial resolution）定义为物体与均质环境的 X 线衰减系数差别的相对值大于 10% 时 CT 影像能分辨该小物体的能力，也称为高对比度分辨力（high contrast resolution）。空间分辨力影响影像细节的显示，是评价 CT 机性能和 CT 影像质量的重要技术指标之一。

空间分辨力通常用矩形波线对测试卡进行测试，单位是单位距离内能分辨的线对数（LP/cm）；也可用在有机玻璃中钻制多排不同直径孔洞（间隔等于直径）的孔模来进行评价，用可分辨的最小孔径（mm）表示。CT 机也可以用 MTF 评价系统的空间频率响应能力来表示其空间分辨力。

一般所讲的空间分辨力是指断面影像的空间分辨力。在多层螺旋 CT 还有 z 轴空间分辨力。随着多层螺旋 CT 各向同性成像的实现以及 MPR 等二维和三维影像后处理的大量应用，z 轴空间分辨力越来越受到重视。影响两种空间分辨力的因素不同，分别介绍如下。

（一）断面影像空间分辨力的影响因素

影响断面影像空间分辨力的因素包括：X 线管焦点的大小、几何放大率、探测器孔径的尺寸、原始数据总量、重建矩阵和视野（FOV）、重建算法等。其中 X 线管的焦点大小（双焦点时可选）、探测器的尺寸、几何放大率、原始数据总量等是由机器的结构、性能决定的，对于选定的机型或扫描模式都是固定的。算法（重建卷积核）、FOV 以及重建矩阵等重建参数，可根据实际工作需要进行选择。

1. 重建矩阵和视野 重建矩阵（Matrix）和视野（FOV，即重建范围）共同决定了像素大小，代表了重建层面影像的信息密度。总体讲，像素越小，信息密度越大，影像就越清晰，即空间分辨力越高。

在视野一定的前提下，重建矩阵越大，像素越小，空间分辨力越高。在重建矩阵一定的前提下，FOV 越小，像素越小，信号密度越大，重建出的层面影像空间分辨力就越高。

像素大小可用下式计算：

$$\text{pixel}=\frac{\text{FOV}}{\text{Matrix}}$$

CT 机的扫描野直径一般为 500 mm。如果对整个扫描野进行重建，即 FOV=500 mm，用 512×512 矩阵，则像素尺寸大约为 1 mm。如选择 FOV=250 mm，则像素尺寸约为 0.5 mm。

一般地说，像素尺寸越小，对应的体素越小，在剂量一定的情况下，通过每个体素的 X 线光子量会减少，会增加影像噪声。在视野相同的情况下，像素尺寸减小即矩阵增大，也增加了重建时间和计算机成本。

对于小范围、精细结构部位的检查，适于使用较小视野、大矩阵进行重建，以提高影像的空间分辨力。

对于 CT 成像，其空间分辨力较屏 - 片系统影像低，一般达到 15 LP/cm 左右。像素只有大到一定程度才对重建影像空间分辨力的影响有实际意义。研究证明，对于 512×512 的重建矩阵，用 200 mm 的 FOV 即可满足高空间分辨力成像的要求，用小于 200 mm 的 FOV 重建影像对空间分辨力的提高不明显。

2．重建算法　主要指卷积滤过函数的不同。有高空间分辨力算法（或称“骨算法”）、标准算法和软组织算法。高空间分辨力算法属于锐化算法，可提供较高的空间分辨力，但影像噪声水平偏高。软组织算法属平滑算法，使空间分辨力相对降低，影像噪声水平较低。

对于骨组织、肺部等高对比部位，由于影像对比度高、结构精细、受噪声影响较小，为显示细微解剖结构一般应使用骨算法。

重建算法不同，指使用的滤过函数不同，影像效果不同。用骨算法重建的断面影像适合于多平面重组（MPR），但如果用以进行三维显示（SSD、VR、VE）将会产生明显伪影、降低影像质量。如欲进行三维显示，最好使用标准算法或软组织算法重建断面影像，以保证三维显示影像的质量。

3．原始数据总量　指用于重建一幅断面影像所使用的原始数据总量。这个量越大，得到的影像越精细、空间分辨力越高。为了使扫描一周得到更多数据，有的厂家增加每排探测器单元的数量，以提高每次投影获得的数据量；有的增加旋转一周期间投影采样次数；有的使用飞焦点技术（X-Y 平面内）等。这些都能有效增加用于每层影像重建的原始数据总量。这些也都是设备本身结构、性能决定了的，只能在设备选型时斟酌考虑。

4．其他因素　X 线管焦点的大小、几何放大率、探测器孔径的尺寸等。像 X 线摄影一样，对于体内高对比的边缘，如果焦点大，其半影可能跨越数个探测器单元，相邻探测器单元输出的数据都含有同一边缘的信息，用这些数据重建出的影像空间分辨力必然受影响。几何放大率直接影响着焦点半影的大小，影响类推。

探测器孔径尺寸如果大，可能同时接受了不同密度组织的投影，部分容积效应明显，空间分辨力必然降低。另外，尺寸大，单元数量就必然少，影响数据总量。

这些因素也都是设备本身结构、性能决定了的，只能在设备选型时斟酌考虑。但 X 线管焦点一般有大小两个，在要求高空间分辨力影像且小焦点的输出功率可以负荷时可尽量选用小焦点。

（二）Z 轴空间分辨力和影响因素

Z 轴空间分辨力指 MPR 等二维、三维影像沿人体长轴方向的空间分辨力。影响 z 轴空间分辨力的因素主要有以下几种。

1．层厚　MPR 和所有三维 CT 影像是由连续的断面影像数据处理得出。断面影像的层厚是影响这些后处理影像 z 轴空间分辨力的主要因素。层厚越薄则获得后处理影像的 z 轴影像的空间分辨力越高。

2．螺距和重建算法　在非螺旋 CT，扫描参数层厚控制 X 线准直器的宽度，以此厚度的 X 线束对固定层面进行扫描，其投影数据仅包含该厚度层面的密度信息。其影像内容仅对应于所选厚度层面组织的信息。在螺旋 CT，螺距和算法影响层厚，所以螺距和重建算法也成为影响 z 轴空间分辨力的主要因素。

螺旋CT在控制台上选择的层厚是一个标称值，并非影像内容对应的实际层面厚度。螺旋CT的360°扫描中，人体沿z轴方向发生移动，投影断面位置在z轴方向的偏移，使采集的数据包含了邻近层面组织的信息，所以用这样360°采集的信息进行重建得出的影像，也包含了邻近层面组织的内容，即层厚有所膨胀。影像信息代表的实际层厚称作有效层厚，一般均大于标称层厚。

一般的，螺距越大，层厚膨胀越明显。

螺旋CT使用连续性容积采集数据产生横断面影像，并应用螺旋插值算法对原始数据进行处理，然后进行断面影像重建。单层和4层螺旋CT常用360°或180°线性内插法，180°线性内插法比360°线性内插法可获得更薄的有效层厚，即可获得更高的z轴空间分辨力。4层螺旋CT较多地采用扩展的180°线性插值法，有的厂家有效层厚随螺距的变化而出现几个极值（极大值和极小值），只有在极小值处有效层厚最薄，z轴空间分辨力最高。这种情况存在最佳螺距的选择问题。

有效层厚可用SSP测试法进行检测。即对很薄的高密度小物体进行扫描，描绘出其密度影响范围曲线，取其钟形曲线的半高宽进行定义。

对于单层螺旋CT有效层厚随螺距的增加而单调增宽，因此z轴空间分辨力随着螺距的增加而单调降低。

对于多层螺旋CT，有效层厚随螺距的增加不再呈单调递增变化，而是因重建插值算法的不同表现出不同特征。有些多层螺旋CT因采用了较为独特的螺旋插值方法，当螺距在一定范围内变化时，有效层厚几乎保持不变，z轴空间分辨力也几乎不再受螺距的影响。

3．重建增量 俗称重建间隔，是相邻断面影像重建在z轴方向的位置增量。增量小于层厚时称为重叠重建，增量一般在层厚的0.5～1.0倍间选用。

MPR或三维CT影像是由连续（增量≤1）的断面影像数据处理得出。重建增量较大时会降低重组影像z轴方向的空间分辨力。

采用重叠重建可以提高z轴空间分辨力，改善后处理长轴二维和三维显示影像的质量，但代价是要付出更多的重建时间和存贮资源，降低了工作效率。研究证明，为保证后处理长轴二维和三维显示影像的质量，重建间隔以层厚的50%为宜，进一步减小z轴空间分辨力不会再有明显提高。

4．部分容积效应（partial volume effects） 在CT的一个体素内含有两种或两种以上不同密度的组织时，该体素的CT值是所含各种组织密度的平均CT值，这种现象称为部分容积效应。因一般层厚大于断面像素尺寸，部分容积效应在z轴（层厚）方向更明显。当被扫描的正常组织或病灶直径小于层厚时，或当某种组织仅占据体素的一部分时，CT值已不能真实反映该组织的真实密度，而是它和在同一体素内的其他组织的密度的平均值。如相邻组织密度高于该组织，影像上所测得的CT值就比该组织的实际值要高，反之则低。这就影响了CT影像中密度的真实性，进而影响到病灶的形状。

部分容积效应随层厚的增加而增大，采用薄层扫描可以减小部分容积效应。所以当CT影像中病灶直径小于层厚时，要及时改变层厚，使其小于病变的直径再行扫描，以获得更为正确的组织密度和形状。

二、噪声

CT影像噪声是指在均匀物质的影像中，给定区域的CT值相对平均值的变化量。其大小可用感兴趣区中均匀物质CT值的标准差（standard deviation，SD）来表示。

噪声可采用水模扫描并通过水模影像中兴趣区的测量获得。

CT影像噪声主要包括X线量子噪声、电气元件及测量系统所形成的噪声以及重建算法等造成的噪声。CT影像噪声与层面厚度、重建算法、系统效率和X线剂量，以及物体的吸收等有关，可用下述公式来描述：

$$\sigma = f_A\sqrt{\frac{I_0/I}{\varepsilon \cdot Q \cdot S}}$$

其中σ为噪声的标准偏差，f_A为重建算法因子，I_0/I为原射线与透过射线之比，ε为系统效率，Q为mAs，S层厚。

透过人体后的X线量子被CT探测器接受。为使透过人体各种密度组织后的X线量都在探测器的线性范围内，以获得高质量的探测数据，应使射线剂量达到一定水平。X线的发生和吸收遵循几率法则，只有X线量子数达到一定水平时，X线量子在肢体内的吸收差别才能按统计法则确定下来。良好的原始数据是重建出高质量（高信噪比）影像的基础。

噪声对影像质量有重要的影响。噪声水平提高，即信噪比下降主要影响影像的密度分辨力，对空间分辨力的影响较小。对于具有天然高对比的部位，即使影像噪声水平较高（适度）也不影响诊断，如肺、内耳、副鼻窦等。对于腹部、脑和小儿等天然低对比部位的扫描，则应适当控制扫描参数得到噪声水平较低的影像，以提高影像的密度分辨力。

临床应用表明，即使SNR很高也不一定保证两个相邻结构能有效地被区分开来。有价值的诊断图像必须在特性组织和周围组织间表现出足够的对比度信噪比，应用CNR评价图像质量更贴近于临床实际。CNR定义为图像中相邻组织结构间SNR之差，即：

$$CNR = SNR(A) - SNR(B)$$

式中SNR（A）与SNR（B）分别为组织A、B的SNR。上式表明，只有SNR不同的相邻组织，才能够表现出良好的对比度。为了将相邻的组织区别开来，取得最佳CNR才是最基本和重要的。在判定低剂量CT图像质量时，应重点考察图像兴趣区的CNR。

影响CT影像噪声的因素主要有：

（一）被检体影响影像信噪比

被检体的吸收影响探测器接受到的光子数量。在X线束剂量一定的前提下，被检体的厚度和密度决定了被吸收的量，影响了透过射线的量。肢体密度越大、越厚，对X线束的吸收越多，探测器接受的光子数量越少，影像的信噪比越差。所以工作中应根据受检肢体情况，适当选用扫描参数。

（二）扫描参数对影像质量（信噪比）的影响

扫描参数主要指kV、mA、螺距、层厚等。这些参数影响原始数据的质量，影响影像的信噪比。在扫描完成后原始数据的这些属性不可改变。原始数据质量是所有后续成像质量的基础。

扫描参数也影响受检者接受的剂量。CT检查应该在影像质量和接受剂量间取得最佳平衡。这是质量控制的重要方面。实用中应根据受检部位的密度、体厚和检查目的，适当选择参数，以最低剂量，获得具有适当噪声水平但能够解决受检者问题的影像为目标，不应过分追求影像的高质量（高信噪比）。

CT设备都具有对各部位扫描参数的设定和存储功能。设备引进时存有的那些参数对于体形、体质各不相同的受检者不都是最适当的，应该再进行一定试验和试用后根据自己的要求重新进行设定。日常使用中，存储的数值只是为操作者对扫描参数的精确设定提供了修改的基础，对于每一个具体的受检者都应根据其体形、病情和特殊要求对扫描参数存储值进行适当修改后再使用。

1．管电压　管电压决定了X线的波长，决定了其穿透力。X线穿透人体时，发生光电吸收及康普顿效应使X线产生衰减，低能X线更易被吸收。提高管电压，射线穿透力提高，对于确定的受检者，在管电流不变的情况下透过射线剂量增加，从而使影像信噪比提高。所以kV影响影像的信噪比。

一般CT设备提供了3～4种可选择的管电压值（80～140kV）。对于每次检查，应首先根据受检部位的结构特征、体厚和对影像质量的预期，选择适当kV，保证射线足够的穿透力，不会产生伪影。人体组织对于X线吸收系数是kV的函数，不同密度组织它们对X线的吸收系数的差别随着kV的升高而降低，即信号对比降低。所以对具有较高天然对比的部位，可以使用较高kV和较低mAs进行低剂量扫描，由于影像的高对比，即使影像噪声水平较高（适度），也不影响诊断，如肺、内耳、副鼻窦等。对于天然对比差的部位，如腹部、脑和小儿的扫描，应使用较低kV并适当提高mAs进行扫描，以提高影像的密度分辨力。

2．管电流量　管电流决定了X线的量。在受检体和管电压确定的前提下，透过受检体的射线量随管电流量的增加而线性地增加。随着mAs增加，探测器接受的有效光子数线性增加，CT影像噪声水平降低；反之，影像噪声增加。

管电流量和剂量呈正比线性关系。例如，mAs减半则剂量也减半，但根据上面公式可知，噪声增加$\sqrt{2}$倍。

kV和mAs都影响影像质量。CT机的kV调整级差较大，当管电压值、螺距和层厚设定以后，应根据体厚和对影像质量的预期精确设定mAs。

3．螺距　单层螺旋CT螺距的定义：扫描机架旋转一周期间检查床运行的距离与射线束准直宽度的比值。螺距是一个无量纲的值，其定义由下式表示：

$$螺距(P) = \frac{TF}{W}$$

式中TF（table feed）是扫描架旋转一周期间检查床运动的距离，单位mm；W是层厚或射线束的准直宽度，单位mm。

多层螺旋CT螺距的定义基本与单层螺旋相同：即旋旋扫描一周检查床运行的距离与全部射线束宽度（多层宽度之和）的比值。

一般地，当螺距增加时，单位时间扫描覆盖距离越长；对于同一扫描范围，扫描速度提高，总剂量减小。但对于某一层组织，采集数据的探测器在该层面接受的光子数减少，因而噪声增加。螺距的增加主要影响影像的噪声水平，对空间分辨力的影响极小。

为了弥补这个缺陷，有的多层螺旋CT采用了随着螺距的增加管电流相应增加的自动补偿控制技术，使每层影像的有效mAs不变，影像的噪声不再随螺距改变而变化。

螺距增大的另一个影响是有效层厚，螺旋CT存在层厚膨胀问题。单层螺旋CT的有效层厚随着螺距的增加而明显变化，这将影响z轴空间分辨力。后期的多层螺旋CT由于采用了先进的螺旋插值重建算法，随着螺距的变化，层厚变化较小。

4．层厚　层厚是指一幅影像所对应的断面组织厚度，定义为扫描野中心处层敏感曲线（slice sensitivity profile，SSP）最大值的半高值宽度。

在非螺旋CT和单层螺旋CT，准直器的开口宽度决定了层厚。通常在1mm和10 mm范围之间。在扫描完成后，原始数据的层厚属性不能改变。在多层螺旋CT，准直器的宽度涵盖多排探测器的总宽度，层厚决定于探测器单元的宽度或组合宽度。

层厚影响到影像的噪声水平，也影响影像的z轴空间分辨力和使用的剂量。一般地，在其他扫描参数和重建参数确定的前提下，层厚越大，探测器接受的有效光子数增加，影像噪声水平相应降低、密度分辨力越高。但层厚增加部分容积效应明显，影响z轴空间分辨力。层厚越薄，空间分辨力高，影像噪声水平提高，应适当提高剂量水平以保证获得适当的影像质量。工作中要根据实际临床需要，适当选择层厚，得到适合解决具体问题的影像质量特点。

对于多层螺旋CT，实现了各向同性，薄层扫描后，可采用薄层或厚层重建，可以得到不同效果的影像。

（三）重建参数对影像质量（噪声水平）的影响

重建参数包括：FOV、矩阵、算法、重建间隔等，在多层螺旋CT，层厚可以也是重建参数的一种。这些参数除重建间隔外都影响层面影像的信噪比，进而影响后处理影像的质量。

重建参数是扫描完成后用原始数据进行影像重建的参数。通常在扫描前与扫描参数一起进行设定，扫描后马上得到的影像就是用这些参数重建的结果。在扫描完成后，对同一组原始数据，可以重新设定重建参数进行再次或多次重建，得到不同效果的影像。

1．重建范围和重建矩阵　重建范围（field of view，FOV）定义为影像的重建范围。CT机中的扫描范围是固定的，一般为直径50 cm。所选择的10 ～ 50 cm视野都是重建范围。FOV的选择主要考虑能够包括可能的病变脏器区域。

矩阵是一个数学概念。它表示一个横成行、纵成列的数字方阵，每个数字称作矩阵的元素。数字影像是由按行、列排列具有不同密度值的像素组成。每个像素就是矩阵中的一个元素。每行、列中像素的数量称作矩阵的大小。矩阵的大小以重建范围和对空间分辨力的要求而定。

FOV与所用的重建矩阵共同决定了像素大小（像素大小 = 视野大小 / 矩阵大小）。像素大小影响影像的噪声水平，影响空间分辨力。像素大、体素就大，经过它的光子数量增加，影像噪声降低；反之噪声增加。像素的大小或者说像素的密度决定了影像的空间分辨力。影像的像素越小（密度越大）其空间分辨力越高。

重建范围一定时，矩阵增大、像素尺寸随之减小，噪声提高。重建矩阵一定时，FOV越小，像素尺寸就越小，可增加影像的空间分辨力，但噪声水平提高。

2．重建滤过算法　这里主要指重建之前卷积处理时卷积核的选择。卷积核决定了重建影像的外观特性。依照处理结果的不同，分为标准算法、软组织算法和骨算法，在其间又有多种过渡性中间算法，以适应不同部位组织特点的需要。重建算法可影响影像的分辨力、噪声等。

对同一组原始数据，用不同算法进行重建所得影像进行比较，骨算法（边缘增强算法）所得影像边缘较锐利，能提高空间分辨力，但同时影像的噪声也相应增加；软组织算法（平滑算法）所得影像较平滑，密度分辨力提高，噪声水平较低。标准算法所得影像锐利度适中，兼顾了噪声水平和密度分辨力的要求。

重建算法对密度分辨力和空间分辨力的影响是一对矛盾，骨算法使影像的边缘更清晰、锐利，但降低了影像的密度分辨力；软组织算法提高了密度分辨力，而边缘、轮廓表现不及边缘增强算法。两者是相互制约的，参数的优化不能同时提高密度分辨力和空间分辨力。因此在观察软组织等低对比结构时，应选择软组织算法；观察骨骼、内耳、肺纹理等高对比结构时应选择骨算法。同一组采集数据，可以分别根据不同的要求，使用几种重建算法，得出不同效果的CT影像。

如在胸部，显示纵隔需要软组织算法，显示肺野需要骨算法。如果用一种算法得到层面影像直接转换窗口进行观察，将无法同时满足两者对密度分辨力和空间分辨力的要求。要使用原始数据分别采用软组织算法和骨算法进行重建，并分别使用纵隔窗和肺窗进行观察效果才好。当今计算机运算速度提高，应提倡分别重建，放弃使用双窗技术。

对于肺、内耳、副鼻窦等部位，诊断使用的断面影像应使用骨算法进行重建。但用这些断面影像进行三维重组所得如SSD、VE等影像会显得噪声水平高，难以接受。对于需要使用SSD、VE等影像进行观察时，应首先使用软组织算法进行断面影像重建，再用这些断面影像进行重组，才能得到表面噪声水平低的三维影像。

3．重建层厚　在非螺旋CT和单层螺旋CT，重建层厚等于扫描层厚。多层螺旋CT可以将相邻的薄层扫描数据组合使用，重建出不同层厚的影像，但将引起影像质量和效果的相应改变。

成像层厚较厚时，影像噪声水平较低，密度分辨力提高，但z轴空间分辨力降低。反之效果相反。

4．重建增量　重建增量属于重建参数，不影响影像质量。但正确选择可以提高病灶检出率。

螺旋CT扫描获得容积采样数据。影像重建可以选择在任意断面进行，扫描数据可以反复使用。这样就出现了一个新的概念：重建增量。其定义是相邻断面影像在z轴方向的位置增量。也称作重建间隔。

重建影像有确定的层厚，重建增量小于层厚称作重叠重建。重建增量可以在0～层厚（mm）之间选择。为了后续处理使用，一般不会选择增量大于层厚。

重建增量不影响断面影像的噪声水平。但影响进一步处理的三维影像的噪声水平。

例如：扫描长度为100mm，选择层厚5mm，如果重建增量为5mm，将获得20幅连续的断面影像；如果重建增量为2.5mm，将获得40幅5mm层厚、存在层面厚度重叠的影像。

重叠重建的优势是降低部分容积效应的影响和改善3D后处理的影像质量。例如重建层厚5mm、病灶直径也是5mm，重建增量等于层厚时，如果病灶正好落在两层交界处，病灶的显示密度将失真，可能造成误诊或漏诊。缩小重建增量则会避免这种情况的发生。另外，如果重叠30%～50%，会明显改善MPR以及MIP、SSD、VR、VE等后处理影像的质量。

重叠重建的负面影响是重建出的影像数量越多，势必增加了整个影像重建的时间，占用了更大存储空间。

（四）设备性能对影像质量的影响

1．探测器的效能

（1）量子探测效率：X线光子实际照射到探测器有效面积上的数量和能被闪烁晶体记录的比率称为量子探测效率。现在CT使用的探测器都是闪烁晶体＋光电二极管构成。一般达到90%以上，高端CT使用的探测器其探测效率可达99.9%。

（2）转换效率：将吸收的X线光子数量线性地转换为电信号的比率。较好的探测器转换效率可达99%。

（3）几何效率：由于固体探测器的阵列结构，各探测器单元间要进行可见光屏蔽，这就产生了物理间隙。理论上的探测器面积实际上不能全部起到探测作用，产生了一个小于1的窗因数，或称几何效率。为提高空间分辨力，有些机器设有高分辨力梳，此时探测器的几何效率会进一步降低。几何效率一般在50%～90%。

三种效率的乘积，是CT探测器的总剂量效率，不同机型间差别较大。用标准体模测量影像噪声可以评价 CT 机的总剂量效率。总剂量效率低，会导致 CT 影像较高的量子噪声和密度分辨力下降。增加曝光量可以补偿影像噪声的增加，提高影像质量，但相应增加了放射剂量。

2．扫描机构的几何结构　扫描机构的几何结构影响影像质量。X 线管焦点到扫描野中心的距离（a）、扫描野中心到探测器的距离（b）、X 线管到探测器的总距离（a+b），都影响到成像质量。

理论上讲 b 越小越好、a > b 越多越好，短几何结构使用剂量较低，但在 b 不能更小的情况下将牺牲 a > b 的程度。

这些是设备设计时决定的，只能在引进时给予关注、比较、选择。

三、密度分辨力

密度分辨力，也称为低对比度分辨力，定义为物体与均质环境的 X 线衰减系数差别的相对值小于 1% 时，CT 影像能分辨该物体的能力。

密度分辨力主要由 CT 影像的噪声水平决定。影像的噪声增大则密度分辨力降低；反之，密度分辨力升高。影响影像噪声水平的各种因素：被检体的密度和层厚、扫描参数、重建参数、设备性能等，都影响影像的密度分辨力。

密度分辨力采用具有不同低对比度和不同直径的低密度体模进行检测。

四、伪影

伪影（artifact）是指影像上与实际解剖结构不对应的密度异常变化，是由于设备故障、测量误差或被检者所造成的，与被扫描物体无关的影像。伪影的存在可影响诊断的准确性。

1．设备原因伪影　探测器单元之间响应的不一致性或故障，可造成环状伪影；由于投影数据测量的不完整，可导致直线状伪影。

2．运动伪影　是由于被检者的运动造成投影测量错误形成的伪影。人体内一些不自主器官如心跳、胃肠蠕动等运动和检查时被检者的体位的移动可形成条状伪影。

3．金属伪影　金属因其原子序数较高而比人体组织衰减更多的 X 线，投影内测量数据都为零，造成重建时出现严重的黑、白相间的辐射状条纹状伪影。

4．高密度骨　类似于金属伪影的情况。由于致密骨组织吸收 X 线量大，X 线穿透力不够时会出现放射状伪影。

5．密度差别很大的界面，尤其是液气界面，容易产生伪影。例如胃内对比剂与气体形成界面时，常常产生伪影影响肝左叶的观察。

综合以上所述，将影响影像质量的各种因素和对影像质量影响的方面集合到下面表格中，便于得到整体印象。

五、CT 机的日常质控

CT 值准确性以及均匀性等是 CT 图像质量的重要技术指标，是设备正常使用的基础。这些要靠定期进行的图像质量检测和标定来保证。

1．定期对图像质量进行检测，包括各种条件下的 CT 值标定，CT 值均匀性检测等。在设备更换关系到图像质量的重要部件并进行调整和校正后要对图像进行上述的质量检测。

2．每晨进行空气校正。包括对 X 线管进行适应性老化训练，检测设备的基本参数，对探测器的零点漂移进行检测并记录，以便获得最佳的图像质量。

各种成像参数和因素对影像质量的影响及其相关性，见表 11-4-1。

表 11-4-1 各种成像参数和因素对影像质量的影响及其相关性

参数因素 / 影像质量		空间分辨力	z 轴空间分辨力	噪声（密度分辨力）	伪影
扫描参数	kV			◎	◎
	mA			◎	
	螺距		◎	◎	
	层厚		◎	◎	
	焦点	◎	◎		
重建参数	FOV	◎		◎	
	矩阵	◎		◎	
	算法	◎	◎	◎	
	重建间隔		◎		
	层厚		◎	◎	
人体	体厚、密度			◎	
	金属、致密骨				◎
	气体				◎
	运动				◎
设备	探测器灵敏度			◎	
	探测器孔径	◎		◎	
	原始数据总量	◎		◎	
	几何结构	◎	◎	◎	
	故障				◎

重点推荐文献

[1] 王鸣鹏. 医学影像技术学 · CT 检查技术卷，北京：人民卫生出版社，2012.

（秦维昌）

第 5 节 磁共振扫描质量控制

一、扫描参数对图像质量的影响

（一）自旋回波序列

自旋回波序列（spin echo，SE）是 MRI 的经典序列，它是由一个 90° 射频脉冲和一个 180° 聚焦脉冲组成。把 90° 脉冲中点到回波中点的时间间隔定义为回波时间（echo time，TE）；把两次相邻的 90° 脉冲中点的时间间隔定义为重复时间（repetition time，TR）。

1. TR SE 序列 T1 加权像是短 TR（350 ~

600ms），T2 加权像是长 TR（1500 ~ 3000ms），SE 序列长 TR 用于 T2 加权像和质子密度加权像，短 TR 用于 T1 加权像。

2. TE SE 序列 T1 加权像是短 TE(10 ~ 30ms)；T2 加权像是长 TE（90 ~ 120ms）。TE 越短，T2 对比越小。强调 T1 对比时，TE 应尽量短，以避免 T2 干扰。T2 加权要使用长 TE。在一定范围内，TE 越长 T2 对比越大。

（二）梯度回波序列

梯度回波序列（gradient recalled ec ho，GRE）是采用小于 90° 的小角度脉冲进行激发，利用读出梯度场的正反向切换产生回波。梯度回波序列的特点如下：

（1）小角度激发，加快成像速度，其优点是：①脉冲的能量较小，SAR 值降低；②产生宏观横向磁化矢量的效率较高，与 90° 脉冲相比，30° 脉冲的能量仅为 90° 脉冲的 1/3 左右，但产生的宏观横向磁化矢量达到 90° 脉冲的 1/2 左右；③小角度激发后，组织可以残留较大的纵向磁化矢量，纵向弛豫所需要的时间明显缩短，因而可选用较短的 TR，从而明显缩短采集时间。

（2）由于梯度回波是利用读出梯度场的正反向切换产生回波的，因此采集一个完整的梯度回波所需的时间很短，TE 最短可缩短至 1 ~ 2ms 以下，在 TE 缩短的前题下，同样的 TR 间期可以采集到更多的层面，从而缩短采集时间。

（三）脂肪抑制序列

短反转时间的反转恢复（short TI inversion recovery，STIR）序列最初采用的是 IR 序列，目前一般采用 FIR 序列来完成。主要用于 T2WI 的脂肪抑制，因为脂肪组织的纵向弛豫速度很快，即 T1 值很短，在 1.5 T 的扫描机中，脂肪组织的 T1 值约为 200 ~ 250 ms，180° 脉冲后，脂肪组织的宏观纵向磁化矢量从反向最大到零所需要的时间为其 T1 值的 70%，即 140 ~ 175 ms，这时如果施加 90° 脉冲（即 TI=140 ~ 175 ms），由于没有宏观纵向磁化矢量，就没有宏观横向磁化矢量的产生，脂肪组织的信号被抑制。采用很短的 TI 是该序列名称的来由。

在 1.5 T 的扫描机中，STIR 序列一般 TI 选择在 150 ms 左右，TR 大于 2000 ms，ETL 和有效 TE 根据不同的需要进行调整。利用 STIR 技术进行脂肪抑制比较适用于低场强 MRI 机。

（四）水抑制序列

液体抑制反转恢复脉冲序列（fluid attenuated inversion recovery，FLAIR）即黑水序列，可以有效地抑制脑脊液的信号。FLAIR 序列实际上就是长 TI 的 FIR 序列，因为脑脊液的 T1 值很长，在 1.5 T 机器为 3000 ~ 4000 ms，选择 TI = （3000 ~ 4000 ms）×70% = 2100 ~ 2800 ms，这时脑脊液的宏观纵向磁化矢量刚好接近于零，即可有效抑制脑脊液的信号。

在进行脑部或脊髓 T2WI 时，当病变相对较小且靠近脑脊液时（如大脑皮质病变、脑室旁病变），呈现略高信号或高信号的病灶常常被高信号的脑脊液掩盖而不能清楚显示，如果在 T2WI 上能把脑脊液的信号抑制下来，病灶就能得到充分暴露。

在临床实际应用中，1.5 T 扫描机一般 TI 选为 2100 ~ 2500 ms，TR 常需要大于 TI 的 3 ~ 4 倍以上，ETL 及有效 TE 与 FSE T2WI 相仿。

（五）扩散成像序列

1. 扩散加权成像简称 DWI（diffusion weighted imaging）弥散是水分子在媒介中的布朗运动即自由移动。DWI 成像技术基于水分子的微观运动，是能反映组织中水分子无序扩散运动快慢的信息。

DWI 成像基本原理：DWI 序列是在 SE 序列中加入一对大小和方向均相同的梯度场的梯度脉冲，置于常规 SE 序列中的 180° 脉冲的两侧（图 11-5-1）。第一个梯度脉冲引起所有质子自旋，从而引起相位变化，而后一个梯度脉冲使其相位重聚，但此时相位分散不能完全重聚，而导致信号下降。但 SE 序列的一个回波只能填充 K 空间的一条相位编码线，因此成像时间较长。

单次激发 SE EPI DWI 序列，是在 180 聚相脉冲前后加入一对大小和方向均相同的梯度场的梯度脉冲，并且在 180 聚相脉冲后收集一连串回波，迂回填充 K 空间，可以在一个 TR 间期内将一幅图像所需的 K 空间数据填满，能在极短的时间内完成人体各部 MR 成像。目前临床最常用的 DWI 扫描序列是单次激发自旋回波 EPI 序列（single shot SE EPI）见图 11-5-2。

2. DTI（扩散张量成像序列）

（1）DTI 成像基础：弥散张量成像（diffusion

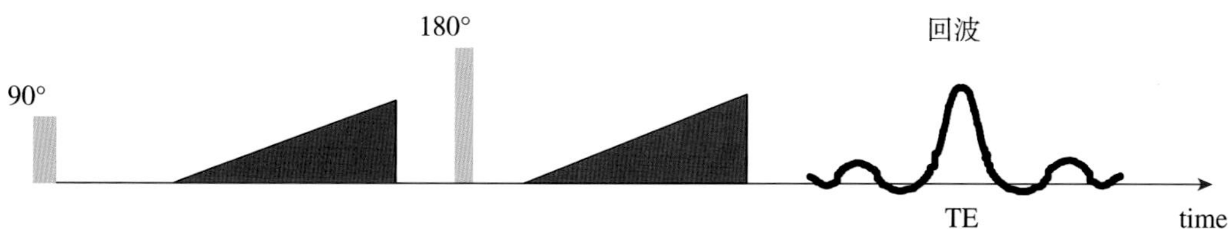

图 11-5-1 **SE DWI 序列**

在 180° 聚相脉冲的前后施加一对大小、方向及持续时间均相同的扩散敏感梯度场，第一个梯度使水分子去相位，第二个梯度使水分子复相位然后收集回波信号

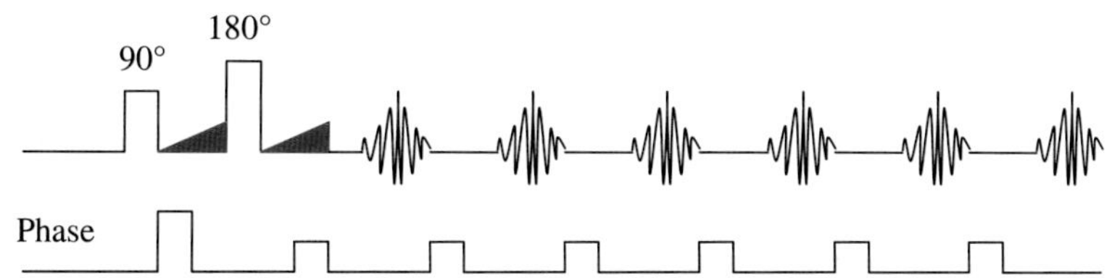

图 11-5-2 **单次激发 SE EPI DWI 序列**

是在 180° 聚相脉冲前后施加一对大小、方向及持续时间均相同的扩散敏感梯度场，并在 180° 聚相脉冲后收集一连串回波，迂回填充 K 空间，在一个 TR 间期内就可把一幅图像所需要的 K 空间数据填满，成像时间较短，一般 40 秒左右。现临床常用此序列

tensor imaging，DTI）是在 DWI 基础上发展起来的一种新的磁共振成像技术，可以在三维空间内分析组织内水分子的弥散特性，活体组织中结构的不同将影响水分子自由弥散的方向和速度，这种差异是 DTI 成像的基础。

通常使用的矢量具有 3 个成分（x、y、z），而张量则具有 9 个成分（xx、xy、xz、yx、yy、yz、zx、zy、zz），因此张量可以被排列成一个矩阵。由于张量具有 9 个成分，因此其通常被用来描述更加复杂的运动，即对水分子进行更加精细的描述。事实上矢量即为 xy、xz、yx、yz、zx、zy，6 个成分均为非零的张量，矢量具体的大小和方向由 x、y、z3 个方向的值来确定。

DTI 是在 DWI 基础上在 6 ～ 55 个非线性方向梯度场获取扩散张量图像。在 180° 脉冲前后于相应的 Gx、Gy、Gz 3 个梯度通道上施加 2 个对称的斜方形扩散敏感梯度场，同时于相应的 6 个方向序贯施加扩散梯度，并对基础 T2WI-EPI 像及 DWI-EPI 像进行 5 次采集，将其信号平均，获得较高信噪比的弥散张量图像。每一方向上均使用相同的较大的 b 值（通常为 1000 s/mm^2），计算出各个方向上的弥散张量。

（2）DTI 评价参数

1）平均弥散率（mean diffusivity）：主要反映弥散运动的快慢而忽略弥散各向异性，因此采用弥散张量的痕量（trace），即 3 个本征值之和来表示，将各个方向的弥散张量的痕量汇总后取其平均值，即得到每一像素的平均弥散系数（average diffusion coefficient，DCavg），与表观弥散系数相比，平均弥散系数能够更加全面地反映弥散运动的快慢。

2）各向同性（isotropy）与各向异性（anisotropy）：在体外无限均匀的液体中，水分子在各个方向上弥散运动的快慢相同称为各向同性，其运动轨迹类似一个圆球体。但是在人体生理条件下，水分子的自由运动受细胞本身特征及结构的影响，如组织的黏滞度、温度、分子的大小以及细胞膜、细胞器等生理性屏障，使其在三维空间内各个方向上弥散运动的速度不一致，至使在一个方向上弥散比另一个方向受更多的限制，具有很强的方向依赖性称之为各向异性，其运动轨迹类似于一个椭球体。圆球体、椭球体的半径称为本征向量，其数值大小称为本征值，而椭球体中最大半径为主本征向量，其数值大小称为主本征值。弥散各向异性在脑白质纤维束表现最明显，由于疏水的细胞膜和髓鞘的作用，水分子的弥散运动在与神经纤维走形一致的方向弥散运动最快，在与神经纤维垂直的方向弥散运动最慢。

3）各向异性分数（fractional anisotropy，FA）或称为部分各向异性、相对各向异性（ralative anisotropy，RA）、容积比（volume rate，VR），均代表水分子弥散运动各向异性大小的参数，分别可建立 FA、RA、VR 图，即可对每个体素水分子弥散运动进行量化，又可描述弥散方向。FA 即弥散各向异性与整个弥散的比值，其数值为 0 ～ 1，1 代表整个弥散运动中的最大各向异性，0 代表最小各向异性即最小各向同性。RA 即弥散各向异性与弥散各向同性的比值，数值为 0 ～$\sqrt{2}$，$\sqrt{2}$表示最大各向异性，0 表示最大各向同性。VR 即代表弥散各向异性椭球体的容积与代表弥散各向同性球体的容积之比，其数值为 0 ～ 1，1 表示最大各向同性，0 表示最大各向异性，一般采用 1-VR 表示各向异性的情况，以便在数值上与 FA 保持一致。

4）白质纤维素示踪图：通常情况下主本征向量与白质纤维走行方向一致，目前最常用于显示脑白质纤维束，用示踪技术三维显示白质纤维束的走行即弥散示踪图。弥散示踪图的基本原理是通过第一个体素主本征向量的方向寻找下一个主本征向量与其最接近的体素，将这些体素连接起来达到显示白质纤维束的目的（图 11-5-3）。

5）DTI 成像参数：采用单次激发自旋回波 - 平面回波序列（single shot spin echo-echo plane image，SSSE-EPI）进行扫描，参数为：TR=5000 ～ 10000，TE= 最短，层厚 3 ～ 4mm，一般层间距设置为 0 mm，FOV-24，NEX=2，矩阵 =128×128，b 值 = 1000 ～ 1500 s/mm^2，扩散敏感梯度场施加方向一般选择 13 ～ 25 个即可。

6）DTI 的临床应用：DTI 技术是目前唯一能在活体中显示神经纤维束的走行、方向、排列、髓鞘等信息的技术，被广泛应用于中枢神经系统的组织形态学和病理学研究，FA 图（FA 值）在 T1、T2 加权正常时，就能发现白质早期损伤的病理改变。

（六）灌注成像序列

1．基本概念　灌注加权成像（purfusion weighted imaging，PWI）是血流通过组织血管网的情况，通过测量一些动力学参数，来无创地评价组织的血流状态。目前临床最常用的是脑部 PWI。灌注是指单位组织的营养性血液供应。人脑的正常神经生理活动和高级神经活动要求以一定的血流灌注为基础。对活体的脑血流灌注的检测技术具有非常重要的意义。在磁共振脑灌注成像中，灌注则主要以一些可以从动态数据中评估组织微循环血流动力学的参数，如脑血容量、脑血流量、平均通过时间等表示。脑血容量在评估颅内肿瘤中则是更为有用的参数。PWI 技术主要分为对比剂首过法和动脉自旋标记法。目前应用较为广泛，技术较为成熟的是外源性示踪法灌注成像技术（对比剂首过法）。

对比剂首过法是利用团注对比剂通过毛细血管网时，引起周围组织局部磁场短暂变化所导致的磁共振信号强度变化的成像技术。经静脉团注对比剂后，利用快速扫描序列对受检组织进行扫描，动态测量对比剂于首过受检组织时引起的组织内磁共振信号强度的变化，从而获得组织微血管分布及血流灌注等血流动力学情况。它的出现使评估大脑的微循环成为可能。

动脉自旋标记（arterial spin labeling，ASL）技术无需注射对比剂，是一种利用血液作为内源性示踪剂的磁共振 PWI 方法。水在血液和组织间自由扩散；血液经动脉血管以一定的速度流入毛细血管床，假设进入毛细血管的血液中的水为 1，其中一部分

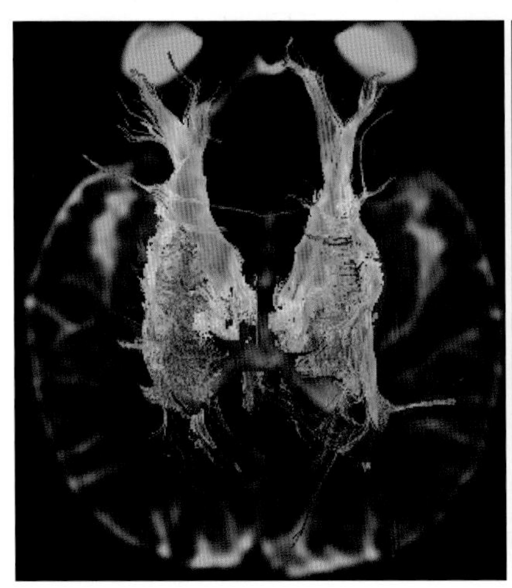
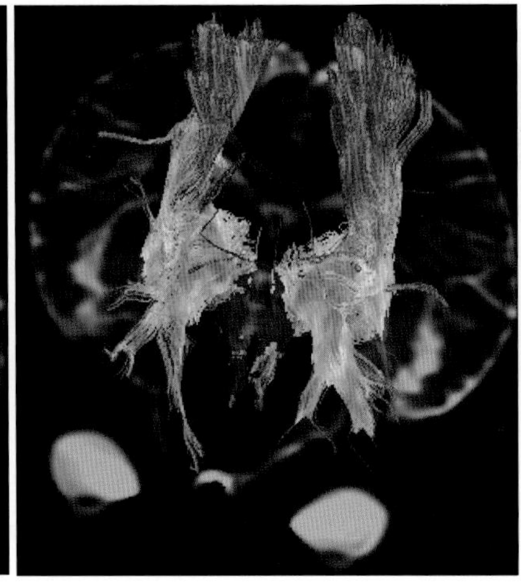
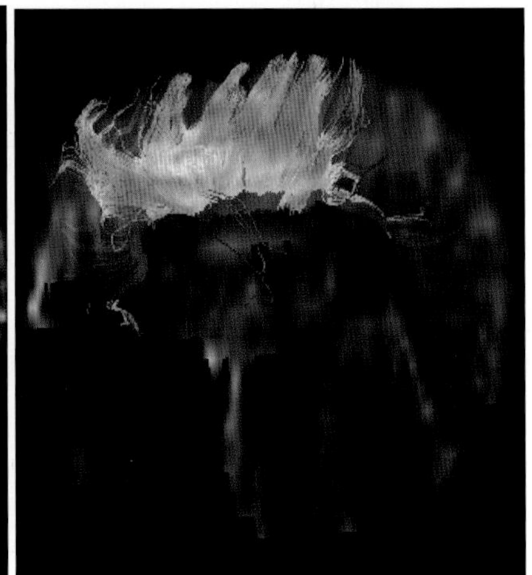

图 11-5-3　示弥散方向为 25 个方向的白质纤维束示踪图

水（E）与血管外间隙的组织水交换，剩下的水（1-E）流入毛细血管的静脉端，不与组织水交换；而且组织中的水会与组织大分子发生磁化矢量的交换或称磁化矢量转移。ASL方法中最基本的问题是要区分流入动脉血液中和感兴趣组织中的水。ASL技术中把感兴趣的层面称为扫描层面，而扫描层面的血流上游需要进行流入血液标记的层面称为标记层面。流入的动脉管血可被连续或间断标记，根据标记方法不同分为连续性ASL和脉冲式ASL（GE公司称FAIR，图11-5-4）。

2．测量指标

（1）相对脑血容量（relative cerebral blood volume，rCBV），是指在兴趣区内脑组织的血容量。

（2）相对脑血流量（relative cerebral blood flow，rCBF），是指在单位时间内通过兴趣区脑组织的血流体积。在上述两项功能图上，高血容量表现为红色，低血容量为蓝色或黑色。

（3）相对平均通过时间（relative mean transit time，rMTT），是指血流通过兴趣区脑组织所需的平均时间。

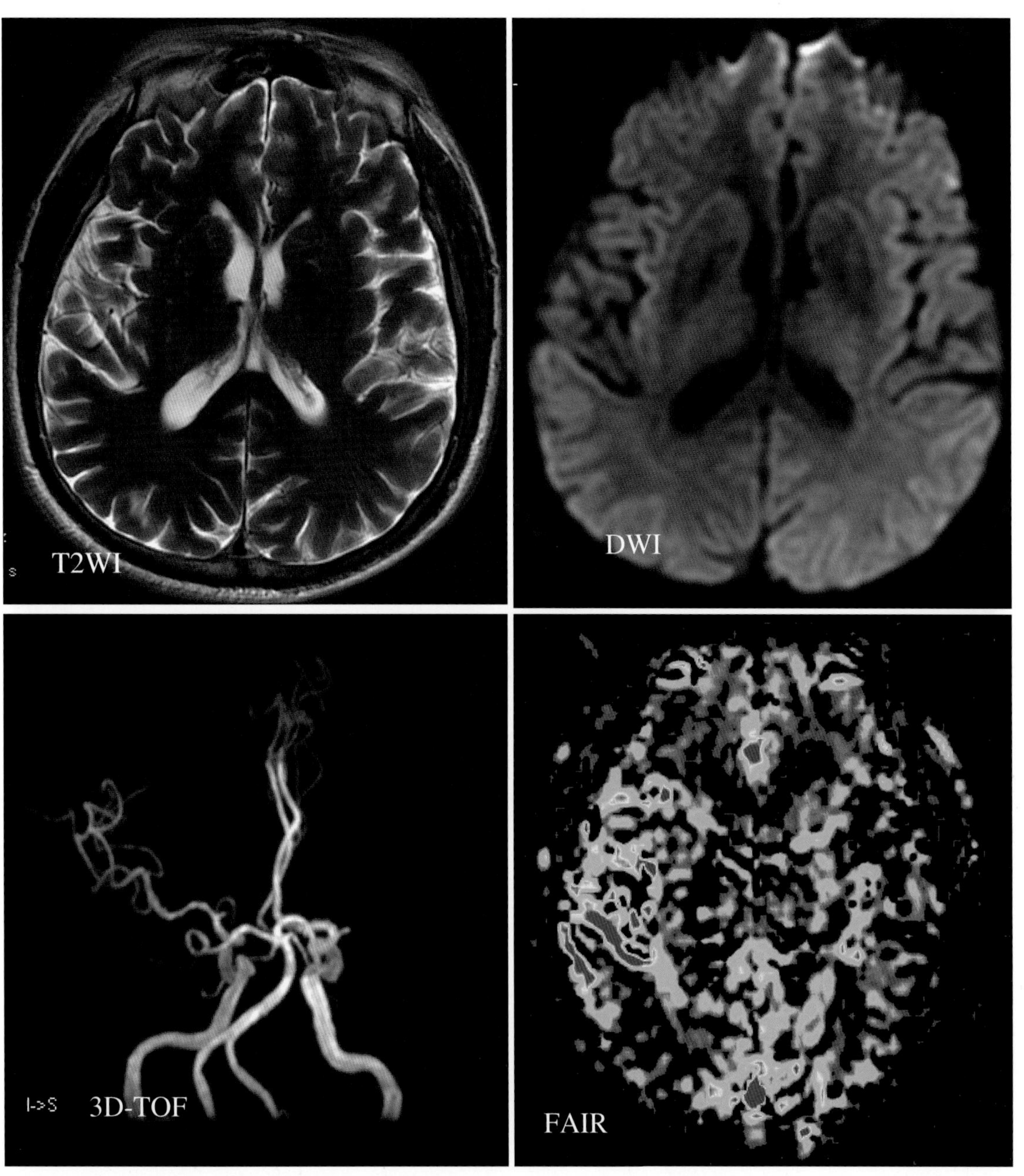

图11-5-4　示患者常规 T_2WI及DWI均未见异常，3D-TOF MRA示左侧大脑中动脉闭塞，FAIR示左侧大脑中动脉供血区血流低灌注

（4）达峰时间（time to peak，TTP），是指静脉注射对比剂达到兴趣区脑组织所用的时间。血运丰富的肿瘤明显强化，其中心肿瘤实性部分对比剂平均通过时间要比肿瘤周围和水肿区显示延长，表现为绿色区域，而达峰时间未见延长，肿瘤周围和水肿区显示达峰时间延长，表现为红色区域。

3．对比剂用量及给药时间　对比剂的用量通常为0.1 ～ 0.2mmol/kg体重。

对比剂的给药方式应使用团注法，应以保证对比剂在很短的时间内进入血液，并使对比剂团在流入兴趣区前保持稳定状态。使用高压注射器，注射流率为4 ～ 5ml/s，4 ～ 5s注射完毕，注射后用等量的生理盐水冲洗。

4．常用序列　团注对比剂经过脑组织的时间很短，为监测团注对比剂在脑组织中的首过效应，PWI序列必须足够快速。PWI可采用T_1WI序列或T_2WI序列。SE-EPI获得的是T_2加权对比，GRE-EPI序列获得的是T_2*加权对比。SE-EPI序列能减少脑组织骨和脑组织气交界面的伪影，对小血管中的顺磁性对比剂引起的信号变化较敏感，但对大血管不敏感，而且SE-EPI序列需要更大量的对比剂，通常是标准剂量的1.5 ～ 2倍，以产生相当于GRE-EPI序列中标准计量对比剂所引起的信号变化；GRE-EPI序列几乎对所有管径血管中的对比剂引起的信号变化均敏感，因此，GRE-EPI T_2*加权是目前脑部首过法PWI最常用的序列。

（七）磁共振血管成像序列

TOF法是目前临床最常用的MRA技术，该技术基于血流的流入增强效应。临床上可采用2D或3D技术进行采集。

1．2D TOF MRA技术　2D-TOF MRA是利用时间飞跃技术进行的连续薄层采集，所成像的层面是一层一层地分别受到射频脉冲的激发，采集完一个层面后再采集下一个相邻的层面。然后对原始图像进行后处理重建，获得整个被扫描区域的血管影像。其特点是成像范围大，采集时间短，对很大的流速范围内都很敏感，尤其是对非复杂性慢血流更敏感，可同时显示动、静脉或采用预饱和带的方式显示其中之一。2D TOF MRA一般采用扰相GRE T1WI序列。

提高2D TOF MRA质量的方法：①尽量使扫描层面与血流方向垂直。②将该技术用于比较直的血管。

2．3D TOF MRA技术　与2D TOF MRA不同，3D TOF MRA不是针对单个层面进行射频激发和信号采集，而是针对整个容积进行激发和采集。3D TOF MRA一般也采用扰相GRE序列。

3D TOF MRA的血流饱和现象不容忽视，饱和现象主要有两个方面的影响：慢血流信号明显减弱、容积内血流远侧的信号明显减弱。

为了减少血流饱和，可采用以下对策：

（1）缩小激发角度，但这将造成背景组织抑制不佳。

（2）容积采集时线性变化激发角度（倾斜优化非饱和激励技术），在采集容积的血流进入侧时采用较小的角度以减少饱和，随着采集往容积的血流流出侧移动，激发角度逐渐增大，以增强血流远侧的信号。这种方法可以均衡血流近侧和远侧的信号，但将造成背景组织抑制的不一致。

（3）采用多个重叠薄层块采集（multiple overlapped thin slab acquisition，MOTSA）：如果把成像容积分成数个层块，每个层块厚度减薄，层块内饱和效应减轻。

（4）逆血流采集：容积采集时先采集血流远侧的信号，然后向血流的近端逐渐采集，可有效减少血流饱和。

（5）滑动Ky隔行采集技术（sliding interleaved Ky，sLINKY）：该技术是沿层面方向（Kz）以连续的方式采集，但在层面内相位编码方向（Ky）以隔行扫描的方式采集。该技术有利于减少血流饱和效应，使整个层块的血流信号强度均一化，去除了血管内信号强度的波动，并有利于显示慢血流和小血管。

（6）采用零充填技术在层面间零充填（ZIP2、ZIP4）可增加重建层数，使层面相互重叠，去除血管的阶梯状伪影。在层面内零充填（ZIP512、ZIP1024）可以提高图像的空间分辨力。

在三维TOF MRA采集时，为了更好地抑制背景组织的信号，还可采用磁化转移（magnetic transfer，MT）技术，但施加MT技术后，TR必需延长，因此采集时间增加。

3．PC法MPA技术：PC法MRA是以流速为编码，以相位变化作为图像对比的特殊成像技术。

（1）PC法MRA的特点：①图像可分为速度图像和流动图像。②速度图像的信号强度仅与流速有关，不具有血流方向信息，血流越快，信号越高。③流动图像也称相位图像，信号性质不仅与流速有关，同时还具有血流方向信息，正向血流表现为高信号，流速越大信号越强；反向血流表现为低信号，流速越大信号越低；静止组织表现为中等信号。④采用减影技术后，背景静止织织由于没有相位变化，信号几乎完全剔除。⑤由于血流的相位变化只能反映在流速编码梯度场方向上，为了反映血管内血流的真实情况，需要在前后、左右、上下方向施加流速编码梯度场。常规的 PC MRA 为速度图像，可以显示血流信号，从而显示血管结构。流动图像主要用作血流方向、流速和流量的定量分析。

（2）PC 法 MRA 的优点：①背景组织抑制好，有助于小血管的显示。②有利于慢血流的显示，适用于静脉的检查。③有利于血管狭窄和动脉瘤的显示。④可进行血流的定量分析。

（3）PC 法 MRA 的缺点：①成像时间比相应 TOF MRA 长。②图像处理相对比较复杂。③需要事先确定编码流速，编码流速过小容易出现反向血流的假象；编码流速过大，则血流的相位变化太小，信号明显减弱。

（4）PC 法 MRA 的方法：① 2D PC MRA：采用层面选择梯度，即 2D 成像方式，依次对体积内的单个厚层或层块进行逐个成像。② 3D PC MRA：以相位编码梯度取代层面选择梯度，即 3D 采集方式，可用非常小的体素采集，图像有较高的空间分辨力。③电影 PC 属于 2D PC 法：主要用于定量评价搏动或各种病理条件下的血液流动状态。

二、关于图像质量控制评价参数

（一）信噪比

信噪比（signal to noise ratio，SNR）是指图像的信号强度与背景随机噪声强度之比。它是 MRI 最基本的质量参数。所谓信号强度是指图像中某一感兴趣区内各像素信号强度的平均值，噪声是指同一感兴趣区等量像素信号强度的标准差。在一定范围内，SNR 越高越好。因此提高图像 SNR 的基本原则是提高受检组织的信号强度和降低噪声。

1．临床上可用下列 2 种方式来计算 SNR

（1）SNR=SI/SD，式中 $SI_{组织}$为感兴趣区信号强度的平均值；$SD_{背景}$为同一感兴趣区内信号强度的标准差。这种方法主要用于工程师的日常质量检测。

（2）$SNR=SI_{组织}/SD_{背景}$，其中 $SI_{组织}$表示兴趣区内组织信号强度的平均值，$SD_{背景}$为相同面积的背景信号的标准差，常选择相位编码方向上与 $SI_{组织}$同一水平的无组织结构的空气区域。临床图像质量评价常用此法图 11-5-5。

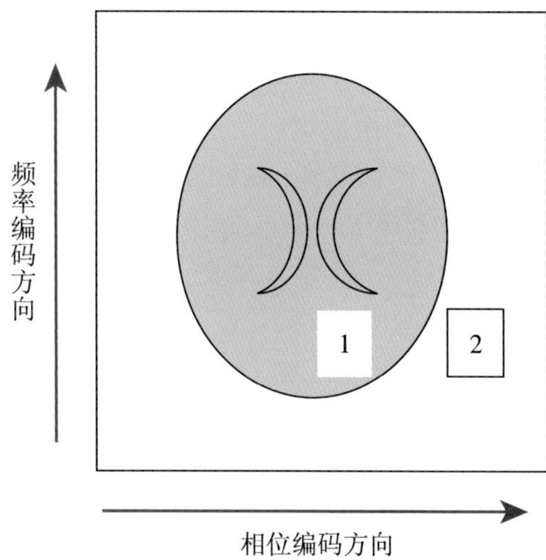

图 11-5-5 SNR 的测量及计算方法
组织较为均匀的部位放一个感兴趣区 1，得到其信号强度的平均值 $SI_{组织}$；在图像 FOV 内空气的区域放一个感兴趣区 2，其信号强度的标准差 $SD_{背景}$为背景随机噪声。$SNR=SI_{组织}/SD_{背景}$

影响图像 SNR 的因素有主磁场强度、脉冲序列、射频线圈、TR、TE、NEX、层厚、矩阵、FOV、采集带宽、采集模式等。

2．单一因素改变时 SNR 变化的一般规律：

（1）SNR 与主磁场强度成正比，即场强越高产生的图像信噪比越高。

（2）自旋回波序列的 SNR 一般高于 GRE 类序列。在 SE 序列中，90° 脉冲使质子的磁化矢量由纵向转向横向磁化，而梯度回波序列只有部分质子的磁化矢量由纵向转向横向，SE 序列是用 180° 重聚脉冲使相位重聚，而梯度回波是用梯度翻转使相位重聚，因此 SE 序列信噪比要优于梯度回波脉冲序列。

（3）线圈中表面线圈的信噪比高于体线圈的信噪比。由于表面线圈比较小而且接近于检查部位能最大限度的接收 MR 信号，而体线圈由于其包含的组织体积大，产生的噪声量也大，接收的 MR 信号弱。

（4）TR 越长，SNR 升高。TR 越长，组织中的质子可以进行充分的纵向弛豫，纵向磁化矢量越大，MR 信号越强。

（5）TE 越长，SNR 越低。TE 越长，组织中质子的横向磁化矢量衰减越多，因此 MR 信号越弱，信噪比越低。

（6）信号采集次数越多，可降低噪声，提高信噪比。

（7）体素越大，图像的信噪比越高。体素的大小取决于 FOV、层厚、层间距，体素越大，体素内所含质子数量越多，产生的 MR 信号越强。

（8）矩阵越大，像素颗粒越小，信噪比越低。

（9）翻转角大小决定着图像信噪比。翻转角越小，产生的 MR 信号越弱，信噪比越低。

（10）层间距越大，图像的信噪比越高。

（11）减少接收带宽就减少了信号采集范围，因而噪声接收量减少，从而提高了信噪比。

信噪比的测量方法见图 11-5-5。

（二）空间分辨力

空间分辨力是指 MR 图像对组织细微结构的显示能力。是 MRI 的重要质量参数。空间分辨力除了与 MR 磁场强度、梯度场有关外，还与所选的体素大小有关。体素越小空间分辨力越高，图像质量越好。

MR 的每幅图像都是由像素组成的，像素是构成矩阵相位和频率方向上数目的最小单位。在 MR 图像中像素是由 FOV 和矩阵大小之间的比值确定的，即像素 =FOV/ 矩阵，因此像素与 FOV 和矩阵密切相关。FOV 不变，矩阵越大，像素颗粒越小，空间分辨力越高；矩阵不变，FOV 越大，像素颗粒越大，空间分辨力越低。

体素是像素与层面厚度的乘积，层面厚度实际上就是像素的厚度。所以体素的大小取决于 FOV、矩阵和层面厚度 3 个基本成像参数，即体素 =FOV× 层面厚度 / 矩阵。体素小时空间分辨力高，相反体素大时空间分辨力低。层厚代表层面选择方向的空间分辨力。层厚越厚，体素越大，空间分辨力越低。FOV 确定后，矩阵越大，体素越小，空间分辨力越高；当矩阵确定后，FOV 越小，空间分辨力越高。

在临床应用中应注意空间分辨力、SNR 和成像时间之间的关系，在其他参数不变的情况下，提高空间分辨力将损失 SNR 并延长扫描时间，因此应权衡各方面的利弊后再决定是否调整参数。

（三）对比噪声比

MR 图像另一个重要的质量参数是对比度，对比度是指两种组织信号强度的相对差别，差别越大则图像对比越好。在临床上对比度常用对比信噪比（contrast to noise ratio，CNR）表示。

CNR 是指两种组织信号强度差值的绝对值与背景噪声的标准差之比。其计算公式为 CNR=$|SI_{病灶}-SI_{组织}|/SD_{背景}$，式中 $SI_{病灶}$ 为病灶的信号强度，$SI_{组织}$ 为病灶周围正常组织的信号强度，$SD_{背景}$ 为 FOV 内相位编码方向上与 $SI_{组织}$ 或 $SD_{背景}$ 兴趣区同一水平、空气区域、相同面积感兴趣区的标准差，代表随机噪声，图 11-5-6。

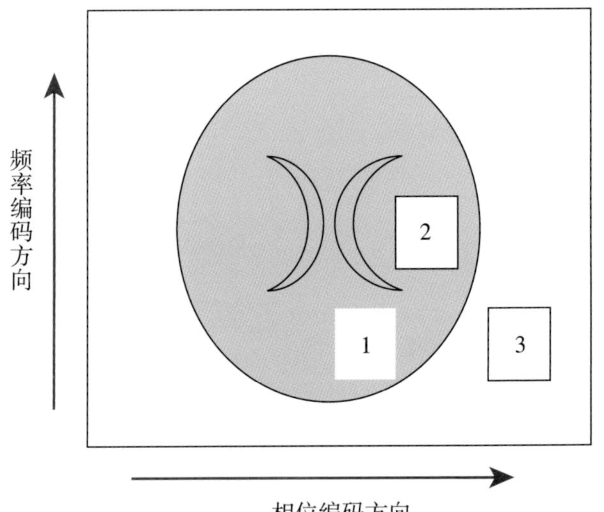

图 11-5-6 **对比噪声比（CNR）测量图**

兴趣区 1 为 $SI_{病灶}$ 即病灶的信号强度，兴趣区 2 为 $SI_{组织}$ 即病灶周围正常组织的信号强度，兴趣区 3 为 $SD_{背景}$ 即相位编码方向上与兴趣区 1 或 2 同一水平、FOV 内空气区域感兴趣区的标准差。

MR 图像中 CNR 受三个方面的影响：

1．组织间的固有差别，即两种组织的 T_1 值、T_2 值、质子密度、运动等的差别，差别大者则 CNR 较大，对比越好。如果组织间的固有差别很小，即便检查技术用得最好，CNR 也很小。

2．成像技术，包括场强、所用序列、成像参数等，选择合适的序列及成像参数可提高图像的 CNR。

3．人工对比，有的组织间的固有差别很小，可以利用对比剂的方法增加两者间的 CNR，提高病变的检出率。

（四）图像均匀度

图像的均匀度非常重要，均匀度是指图像上均匀物质信号强度的偏差，偏差越大说明均匀度越低。均匀度包括信号强度的均匀度、SNR 均匀度、CNR 均匀度。在实际检测中可用水模来进行，可在视野内取 5 个以上不同位置的感兴趣区进行测量，见图 11-5-7。

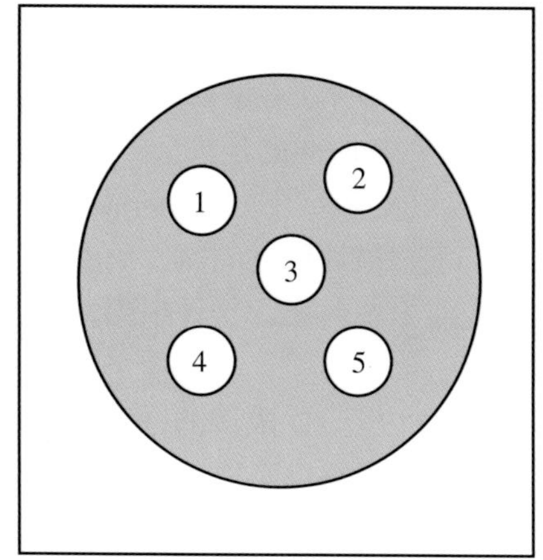

图 11-5-7 **利用模体测量均匀度示意图**
按图中所示 5 个以上兴趣区进行测量

三、MR 伪影的产生及去除方法

（一）装备伪影

所谓装备伪影是指与 MR 机器设备相关的伪影。装备伪影除与机器的安装及调试有关外，还与扫描参数及其是否匹配有关。

1．化学位移伪影　化学位移伪影（chemical shift artifact）是指由于化学位移现象而导致的图像伪影。由于水分子中的氢质子（简称水质子）比脂肪分子中的氢质子（简称脂质子）进动频率快 3.5ppm，相当于 150Hz/T，在 1.5T 机器进动频率差为 225Hz。

化学位移伪影主要发生于频率编码方向上。MR 一般以水质子的进动频率为中心频率，由于脂质子的进动频率低于水质子的进动频率，经过傅立叶变换，在重建后的 MR 图像上会把脂肪组织的信号在频率编码方向上向梯度场强较低的一侧移位。常发生于含水器官与含脂肪组织较多的两种组织交界处，如 T_2WI 肾及膀胱两侧，表现为一侧高信号，一侧低信号，见图 11-5-8。

化学位移伪影的去除方法：

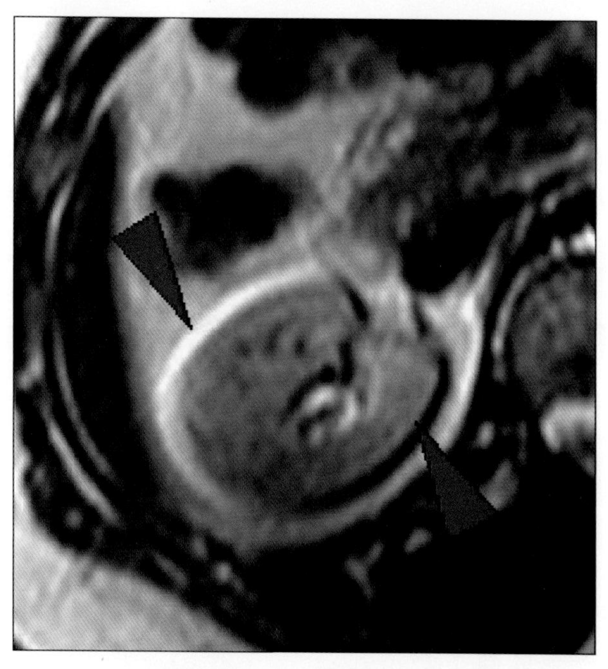

图 11-5-8 **示化学位移伪影，表现为在含脂肪组织及含水器官交界处，一侧为高信号，一侧为低信号**

（1）增加采样带宽可减轻化学位移伪影，但回波采样速度可得到提高，图像的信噪比降低。

（2）选用主磁场强度低的 MR 机进行扫描可减少化学位移伪影。因为场强越高，水质子与脂肪质子的进动频率差别越大，化学位移伪影越明显。

（3）改变频率、相位编码方向可去除或减轻化学位移伪影。化学位移伪影只发生在频率编码方向上，如果改变频率、相位编码方向可以使原来频率编码方向上的化学位移伪影消除。

（4）施加脂肪抑制技术可消除化学位移伪影。化学位移伪影是由于脂肪组织相对于其他组织的位置错误移动，如果在成像脉冲前先把脂肪组织的信号抑制掉，则化学位移伪影将同时被抑制。

2．卷褶伪影　卷褶伪影是由于受检部位的大小超出 FOV 的范围，FOV 以外的组织信号将折叠到图像的另一侧，这种现象称为卷褶伪影。

MR 信号在图像上的位置取决于信号的相位和频率，信号的相位和频率分别由相位编码和频率编码梯度场获得。信号的相位和频率具有一定的范围，这个范围仅能对 FOV 内的信号进行空间编码，当 FOV 外的组织信号融入图像后，将发生相位或频率的错误，把 FOV 外一侧的错当成另一侧的组织信号，因而把信号卷褶到对侧，从而形成卷褶伪影，见图 11-5-9。

卷褶伪影的特点：

（1）FOV 小于受检组织。

（2）主要出现在相位编码方向上。在 3D MR 序列中，由于在层面方向也采用了相位编码，卷褶伪影也可出现在层面上，表现为三维容积层面方向两端的少数层面上出现对侧端以外的组织折叠的影像。

（3）表现为 FOV 外一侧的组织信号卷褶并重叠于图像的另一侧。

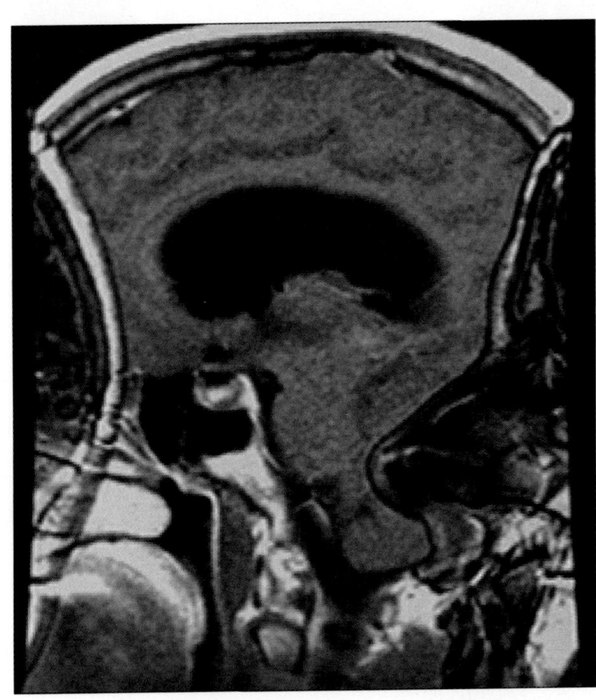

图 11-5-9 示由于相位编码方向上 FOV 小于解剖组织致使图像发生卷褶，表现为颅脑前部的组织被卷褶到颅脑的后部而颅脑后部的组织卷褶到前部

卷褶伪影的去除方法：

（1）增大 FOV，使 FOV 大于受检部位。

（2）使用相位编码方向过采样，指对相位编码方向上超出 FOV 范围的组织进行相位编码，但在重建图像时并不把这些过采样的区域包含于图像中，FOV 外的组织因为有正确的相位信息，因此不发生卷褶（如 GE 公司的 Now phase wrap，NPW）。

（3）施加空间饱和带，给 FOV 外相位编码方向上的组织放置一个空间饱和带，其宽度应覆盖 FOV 外的所有组织，抑制该区域的组织信号，从而降低卷褶伪影。

3．截断伪影　截断伪影也称为环状伪影，是由于数据采集不足所致。在空间分辨力较低的图像比较明显。MR 图像是由像素阵列组成的，数字图像如想真实展示实际解剖结构，其像素应无限小，当像素较大时其失真将更为明显，就可能出现明暗相间的条带，此即为截断伪影。

截断伪影常发生在以下情况：

（1）图像的空间分辨力较低。

（2）在两种信号强度差别较大的组织间。

截断伪影的特点：

（1）常出现在空间分辨力较低的图像。

（2）常发生于相位编码方向上。

（3）表现为多条明暗相间的弧线或线条。

截断伪影的去除方法：增加图像的空间分辨力，但同时也带来了扫描时间的延长。

4．部分容积效应　当选择的扫描层面较厚或病变较小并骑跨于扫描切层之间时，周围高信号组织掩盖小的病变或出现假影，这种现象称为部分容积效应。

MR 是以 2D 以及 3D 成像的，而图像的基本单位是像素，每一像素乘以层厚即为体素。事实上任何一个像素的信号强弱都是由体素内所包含的不同组织成分的平均信号强度反映出来的，因此如果低信号的病变位于高信号的组织中，由于周围组织的影响，病变信号会比原来的信号强度高，这就是部分容积效应的存在。

消除部分容积效应的方法主要有：

（1）进行薄层扫描，对于微小病变的检出更为重要。

（2）改变选层位置。

（3）在可疑部位进行矢状位或冠状位扫描。

5．层间交叉干扰　MR 二维采集时扫描层面周围的质子有时也会受到激励，这样就会造成层面之间的信号相互影响，这种现象称为层间交叉干扰。

层间交叉干扰的去除方法：

（1）设置一定的层间距。

（2）同一序列分二次采集，即先采集 1、3、5 层再采集 2、4、6 层。

（3）采用 3D 采集技术。

6．磁敏感伪影　不同组织成分的磁敏感性不同，它们的质子进动频率和相位也不同，梯度回波由于对磁化率变化较敏感，因此与自旋回波相比更易出现磁敏感伪影。平面回波成像（EPI）由于使用了强梯度场，对磁场的不均匀性更加敏感，在两种组织信号强度差异较大的部位如颅底、眼眶等部位会出现磁磁敏感伪影，见图 11-5-10。

消除磁敏感伪影的方法：

（1）保持磁场均匀。

（2）缩短 TE 时间。

（3）用 SE 序列代替 GRE 或 EPI 序列。

（4）增加频率编码梯度场强度。

（5）增加矩阵。

（6）局部使用小匀场框。

（7）使用 GE 的螺旋桨技术或西门子的刀锋技术。

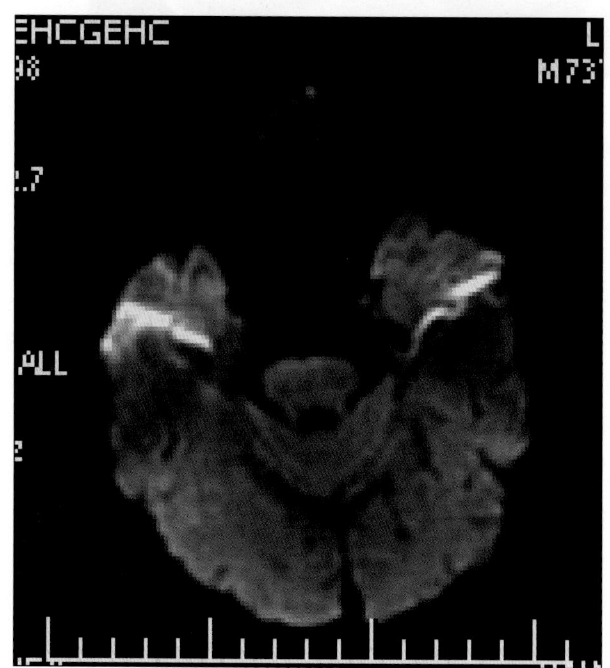

图 11-5-10　**颅脑 DWI 图像示两侧颞叶底部可见磁敏感伪影**

（二）运动伪影

运动伪影包括生理性运动伪影和自主性运动伪影两部分。

运动伪影发生的原因主要是在 MR 信号采集的过程中，运动器官在每一次激发和采集 MR 信号的过程中所处的位置不同，因此出现相位的偏移，在傅立叶转换时会将这种相位的偏移误当成相位编码方向的位置信息，从而出现运动伪影。

运动伪影的特点：

（1）主要出现在相位编码方向上。

（2）伪影的强度取决于运动结构的信号强度。

（3）伪影复制的数目、位置受基本正弦运动的相对强度、TR、NEX、FOV 等因素的影响。

1．生理性运动伪影　生理性运动伪影是由于 MR 成像时间较长，在 MR 成像过程中由于心脏搏动、胃肠蠕动、呼吸运动、血液及脑脊液流动等而引起的伪影。此伪影是影响 MR 图像质量的重要因素。

（1）心脏收缩及大血管搏动伪影：由于心脏的搏动而引起 MR 心脏图像的模糊，见图 11-5-11。

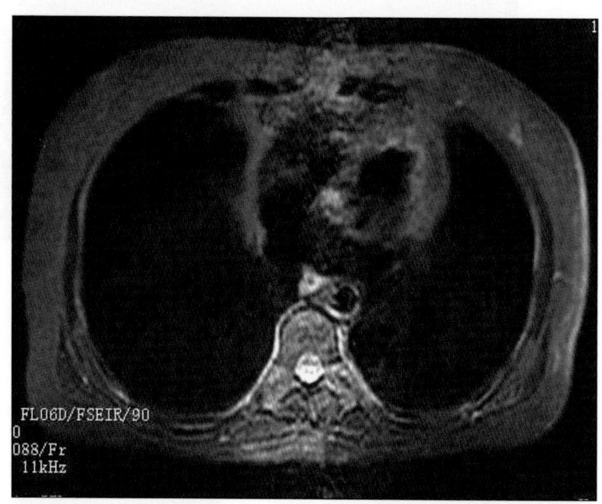

图 11-5-11　**可见心脏区域有心脏搏动伪影致使心脏结构模糊**

1）心脏搏动伪影具有以下特点：①具有很强的周期性。②受检者不能自主控制。③沿相位编码方向分布。

2）心脏搏动伪影的去除方法：①施加心电门控技术。②在心脏区域施加饱和带，用于心脏周围结构的检查。③改变频率、相位编码方向。

（2）呼吸运动伪影：由于呼吸运动而致胸腹部 MR 图像模糊，此即呼吸运动伪影见图 11-5-12A。

呼吸运动伪影的去除方法：①使用呼吸门控；②使用呼吸补偿技术；③使用快速成像序列屏气扫描（图 11-5-12B）；④施加脂肪抑制技术可以减轻呼吸运动伪影。

（3）脑脊液流动伪影：脑脊液流动伪影在颅脑及脊柱 MR 图像上较常见。表现为脑脊液流动导致质子群失相位而造成信号丢失、脑脊液流空效应及流入增强效应及脑脊液流动伪影，见图 11-5-13。

脑脊液流动伪影的去除方法：①采用流动补偿技术。②采用超快速梯度回波序列，这种序列对于流动不敏感。③采用心电门控技术可减少流动失相位。④改变频率、相位编码方向，从而抑制脑脊液流动伪影。

2．自主性运动伪影　自主性运动伪影是指不具

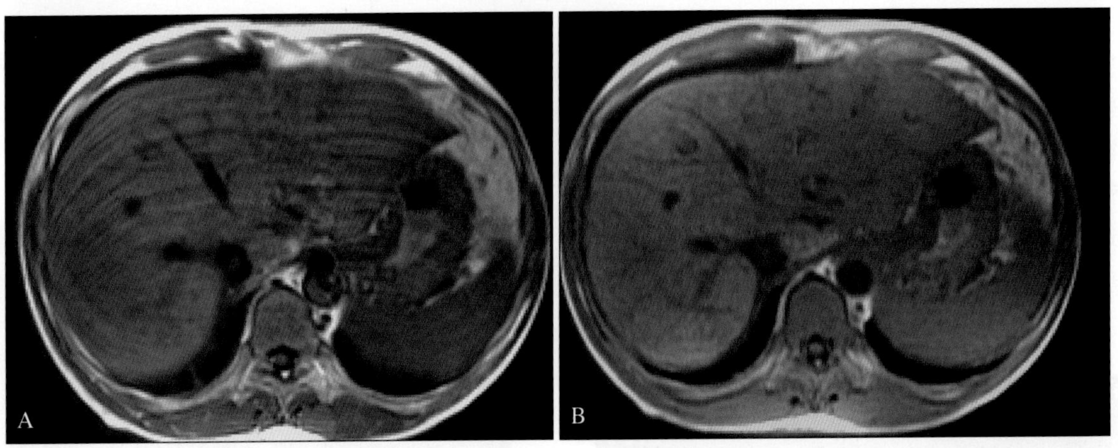

图 11-5-12 **呼吸运动伪影及去除方法**

A．患者呼吸不均匀，SE 序列 T_1WI 图像伪影较大，影响肝解剖结构的清晰显示。B．梯度回波屏气扫描仅 19 秒，肝解剖结构显示清晰，无呼吸运动伪影干扰

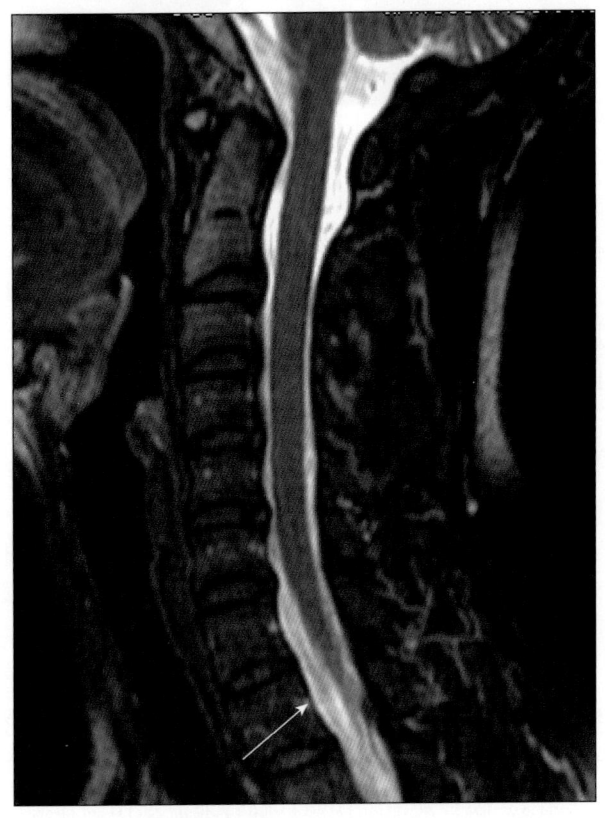

图 11-5-13 **脑脊液流动伪影（白箭头）**

有周期性并且受检者能自主控制的运动伪影，如吞咽、眼球运动及肢体活动等。

（1）自主性运动伪影的特点：①受检者可以控制。②出现在相位编码方向。

（2）自主性运动伪影的去除方法：①争取患者的配合，保证扫描过程中不移动。②尽量缩短采集时间。③采用快速及超快速采集序列。④采用 GE 的螺旋桨采集技术或西门子的刀锋技术。⑤吞咽运动伪影可在空间施加饱和带。

3．金属异物伪影 金属异物伪影主要是指铁磁性物质如发夹、钥匙、手表、别针等进入磁场后造成局部磁化率的改变而引起的伪影，主要出现在两种磁化率差别较大的组织界面上。

（1）金属异物伪影的特点：①出现在体内或体外有金属异物处。② GRE 序列及 EPI 序列要比 SE 序列更敏感。③随着 TE 的延长，磁化率伪影越明显，因此 T2WI 或 T2*WI 的磁化率伪影较 T_1WI 更明显。

（2）金属异物伪影的去除方法：①有金属植入物者尽量考虑在低场做；②做好匀场；③缩短 TE 减轻磁化率伪影；④用 SE 序列取代 GRE 或 EPI 序列；⑤去除患者体内、外的金属异物；⑥增加频率编码梯度场强度；⑦增加矩阵。

（黄敏华）

重点推荐文献

[1] 杨正汉 .MRI 基本原理 . 北京：人民军医出版社，2010.
[2] 赵喜平 . 磁共振成像 . 北京：科学出版社，2004.
[3] 章伟敏 . 医学影像技术学 · MR 检查技术卷 . 北京：人民卫生出版社，2014.

第 6 节　相关放射设备测试与质量控制

质量控制在放射科的大型医疗设备和各项工作流程中都得到了广泛应用。质量控制是一项常规的、基础的工作，它对阳性病例影像诊断的手术符合率的提高起着至关重要的作用，是一项必不可少的环节。大型医疗设备有严格的质量控制，相关的附属影像小设备的质量控制也决不可轻视，如显示器、激光打印机、观片灯环境等，它将直接影响医生的诊断结果。下面就这些方面质量控制的机制进行讨论。

一、医用影像显示器的检测与质量控制

随着影像技术和显示技术的日新月异，医学影像读片逐步从传统的照片模式过渡到显示器模式，高分辨力的显示器逐渐成为影像信息传达和解析的主要载体。显示器是医学影像链中直接获取信息的一个重要环节，并对影像诊断和质量保证起着不可替代的作用，要求显示器的性能必须满足医学影像诊断的要求。下面对医学影像显示器的检测与质控方法进行评价。

随着科学技术的发展不断更新，显示器总体来说只有 CRT 型和 LCD 型。CRT 型是用阴极射线管电子枪以场频和行频的进行连续扫描荧光屏来显像，从最开始的凸状屏发展到后来的纯平屏，可视角度大。优点是无坏点、色度均匀、响应时间快、能十分逼真地反应影像的细节。缺点是功率消耗高，体积庞大，刷新频率慢和人眼视觉疲劳等，而逐步被体积小、分辨率高、视觉舒适的液晶显示器所取代。

液晶显示器采用了液晶显示技术。液晶在加热的情况下，可以变成透明的液态，冷却后又能变成浑浊的固态，通电后，由于电场的作用，液晶分子会进行重新排列而引起光线上的变化，是通过偏光片的作用显示出明暗的视觉效果。从而达到显示人体解剖结构光学密度变化的目的。依液晶分子的排列方式，液晶显示器可分为：窄视角的 TN-LCD、STN-LCD、DSTN-LCD 和宽视角的 IPS、VA、FFS 两种大类型。从驱动方式来看，TFT 型驱动是最常见最为流行的。液晶显示器由于体积小，辐射低，色彩强，寿命长，质量稳定，灵敏度高，非常适合现代数字化影像显示，成为目前最主流的显示仪器。但这两种显示器都可以使用统一的检测标准进行评价。

美国医学物理师协会第 l8 工作组采用 TG18-QC 测试图型（图 11-6-1）研制了的一个测试如 CT、MRI、DSA 等不同影像仪的模板原型，对同一器材下的不同灰阶级数的显示器特性提供模板评价，并能得到准确的显示器性能各项指标的评价结果，下面对此逐一说明。

医用显示器最常用的几个主要评价指标是对比度、灰阶值、亮度、噪声、分辨力和失真度等，评

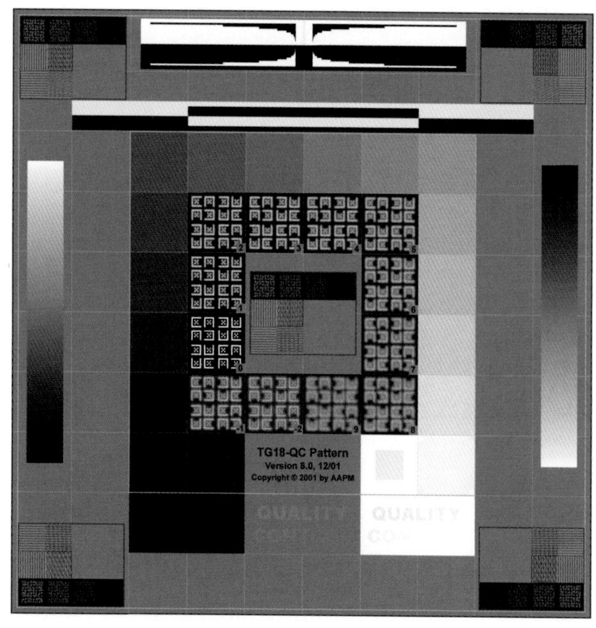

图 11-6-1　TG18-QC 测试图样板

价医用显示器的方法一般有视觉评价法、量化评价法两种。最为常用的是视觉评价法，操作简便，执行快捷，且用户自己能够独立进行评价，是一种比较实用的评价方法。

1．分辨力　分为空间分辨力和密度分辨力。空间分辨力指显示器显示影像高对比度细节的能力，以像素值来计算。对于一定大小的显示屏，像素数量越大，空间分辨力就越高，显示的图像细节就越丰富；密度分辨力是指分辨显示器灰阶级数的能力，经常有8位、16位、24位和32位等，灰度级数越高，图像的灰度显示就越反映出被照体的真实密度变化。在AAPM TG18两种方法测试的TG18-QC和TG18-CX的图像中，经过科学观察并对显示器分辨力进行评价，发现一个通过医学影像设备采集的数字化图像的像素都对应于显示器上一个像素，在很理想的情况下，采集的图像像素与显示器的像素吻合得非常好，没有偏离的现象。否则会产生图像的失真。从下图11-6-2可以看出，从锐利到模糊显示区域中心12幅和四边的12幅“区”图案可作为显示器分辨力的评价标准。为了避免人眼调制传递的影响，观察时最好使用放大镜。

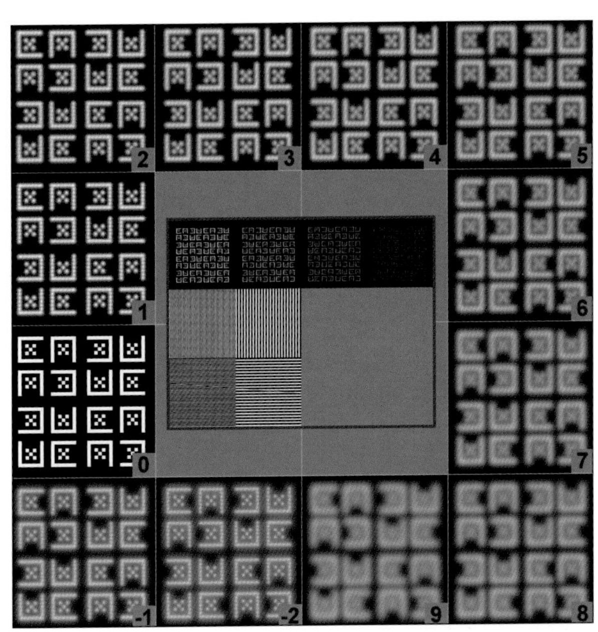

图11-6-2　顺时针方向观察，图像清晰度逐渐减低

2．亮度　是指眼睛对发光体或反光体表面感觉到的明亮程度。它的单位是坎德拉/平方米（cd/m^2）。显示器的亮度以全白颜色下的亮度值作为测定标准，亮度值的大小对影像诊断产生不可忽视的影响。显示器亮度指标以亮度响应灵敏性和亮度均匀性来评价。显示器的亮度是由它本身所产生的L_{max}和L_{min}的变化光线来形成的。

（1）亮度响应测试：显示器本身清洁干净，显示屏无污染，在标准的测试条件下用亮度计测出它的亮度值大小。运用TG18-CT测试模板进行视觉检测时（图11-6-3所示），当整个测试模板中白色块（亮度100%）中的小色块（亮度5%）及黑色块（亮度0%）中的小色块（亮度95%）均能显示分辨出来，证明该显示器的亮度和对比度都符合影像的质控要求。

（2）亮度均匀性测试：显示器的亮度均匀性若存在着差异，就CRT显示器来说，说明发射的电子束路径或距离一定发生了偏移，造成屏幕的中心和周围的亮度产生明暗差异。若是LCD显示器，若存在着潜影，背景照明不均匀，液晶元件厚度不一致都会造成亮度的不均匀。一般都采用AAPM TG18所提供的TG18-UN10和TG18-UN80两种测试图来评价显示器亮度均匀性。如图11-6-4所示，运用显示器上显示的图形从视觉上来评价显示器的均匀性。若量化测量，可通过公式计算，用标准的光度计在显示器屏幕上的不同位置所测量出的不同值进行综合运算均匀性的量化值。

3．模糊眩光　是指传播路径上的散射产生模糊眩光。与普通X线摄影时产生的散射线所起到的作用相类似。模糊眩光的视觉评价同样可用AAPM TG18测试方法的TG18- GV和TG18- GVN图来进行测量。观察者在为20 cm白色区域显示尺寸内观测在白色区域被遮盖的TG18- GVN和TG18- GV测试图，在连续观察中，认真辨明测试图中的低对比度物体的能见度，在观察过程中，调节在1 cm直径的暗圆图形中的单个目标对比度，直至能被观测到20 cm直径100%亮度的围绕物的明亮细节。进行测量时，一定要使图像的显示像素与实际像素保持一一对应，并阻断明亮区域的光线，让人眼不能观察到明亮区域的反射光线。

4．失真度　失真表示输出的信号与原始信号出现了差异。差异的大小即失真度。如声音、图像在发送、调制、传输、显示各环节中都有可能出现失真，这样就需要工程人员对设备进行测量和调试。在这里简要介绍一下影像失真测试。仍然采用AAPM TG18-QC或TG18- LPV/LPH测试图。将AAPM TG18-QC测试图调整放大让其覆盖整个显示区域，先目测，观察测试图在显示器中央和边界上

图 11-6-3　**色块中的嵌入小色块，若能分辨，说明显示器正常**

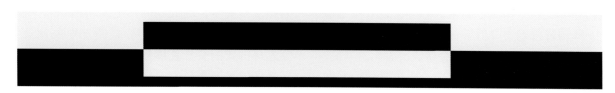

图 11-6-4　**在连续的区域内，显示器亮度应均匀显示**

是否显示的都是直线，若有，证明该显示器存在有失真度。对于医学诊断显示器来讲，正方形信号区的水平边与垂直边、水平边之间和垂直边之间的长度差异都不能超过 2%。

5．噪声　噪声医学影像检查成像过程中微粒子随机产生的波动，是图像测量中同一兴趣区内等量像素的标准差，是由量子斑点效应、电气电路及外界干扰等随机性因素所产生的，它们不均匀地分布在图像上掩盖了正常器官组织的可见度，使影像质量下降。在不同类影像的采集与显示的过程中噪声是不可避免的，从原则上讲也是难以消除的。一台设备的噪声要特定的相机在特定的黑暗环境下，用专门的分析软件进行后处理后方可得出。如图 11-6-5 TG18- AFC 测试图所示，每个象限都设置了多个变换的靶位置区域，但靶目标的对比度和尺寸是一定的，四个象限的对比度 - 尺寸值分别设定为 20-2、30-3、40-4 和 60-6。观测者必须在 30 ~ 50 cm 之外来观察。若要对校正靶进行确认评级，只要计算出每个象限的修正百分率，或者通过观测者用主观的评价方法来完全确认所有靶面位置的对比度 - 尺寸值。

简单的主观评价显示器方法可以满足日常工作中的需求，也不需要过多的频繁地去做这种测验，

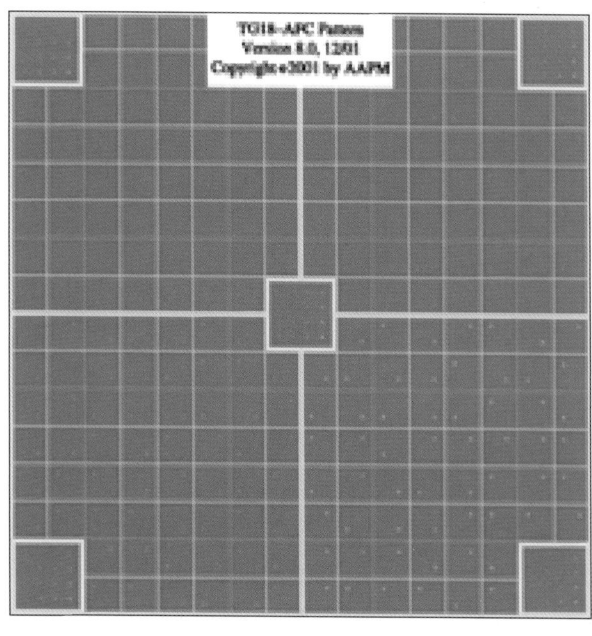

图 11-6-5　TG18-AFC

在常规的工作中涉及到最多的事情是如何去维护和保持显示器处在最佳的工作状态，让显示器发挥最大的功效，为影像诊断提供最充分的影像信息，提高影像诊断的准确率。TG 18 推出了一系列标准测试图对显示设备的一系列特性与功能进行最有效的评估，如：亮度、反射、噪声、色度、分辨力、几何失真、闪烁、伪影等，测试方法分为定量测试和视觉测试两种方法。测试图有 DICO16 bits TIFF 和 8bits TIFF 格式，分为 1 024×1 024（1K）和 2048×2048（2K）两种规格，用户若想对某一台显像设备进行特性、功能测试，可直接从 TG18 网站上下载测试软件投入实践使用。定期判断医用显示设备在安装后或使用一段时期后的性能确认，是影像设备质量控制的一个不可缺少的环节。因此，要想严格地执行显示器的质量控制，除了严格地按照 TG18 的质控步骤执行之外，还应当做到对显示器所处的环境要做好防潮、防尘。潮湿会造成显示器性能下降，解析能力降低等；擦拭显示屏上的灰尘或硬物或用手指去触摸屏幕都会造成屏表面的划痕，影响美观，影响诊断。在使用中严格按照显示器的说明书进行使用、维护，要避免震动，避免强光直射，按厂家推荐的显示分辨力执行每日的影像显示工作，只要坚持做到定期的测试，定期的维护，显示器的性能发挥一定会达到影像诊断工作的质保要求。

二、医学影像读片环境要求

数字化技术在医学应用及研究中越来越普及，数字化医院也相应逐渐增多，放射科的设备与工作流程也相应地实现了数字化。传统的胶片阅片（Film reading）模式已过渡到了软阅读模式（Softcopy reading）。投影仪集体读片，显示器阅片和写、签发诊断报告发生了质的改变。但仍有不少的医院仍保留传统的阅片模式。那么阅片环境也随之发生改变，阅片环境舒适度、光线环境对于诊断准确率和效率的提高都有着不可忽视的作用。

1．观片灯阅片对环境亮度要求 强光环境下，使人感受到的影片对比度变小，低密度区甚至不能很好地识别影像，由于光线太强造成观片效果的下降，从而导致读片影像诊断的准确度下降。英国皇家放射学家学院和美国放射学院提出读片室内的亮度应保持在 50ft-L，而美国放射学院建议环境的亮度要满足医学照片表面不产生较强的反射为宜，以免影响读片效果。其要求是：观片灯在 3000 ~ 3500（cd/m^2），观察室环境亮度在不高于 50lux 的条件下最佳。应杜绝强光源照射阅片观察屏，平时，摆放灯箱时应背光放置，窗户最好配有防阳光性能较好的窗帘，以满足阅片时的光线要求。

2．显示器读片对环境亮度要求 显示器的亮度一般都在 60 ~ 70 fl 的范围，比观片灯的亮度（500 ~ 1000 fl）要低得多。软读片系统易受环境光亮度的影响，在较强的环境光亮度下，显示器对图像密度、对比度会产生较大的影响而使影像细节的检出能力下降。一般来讲，软读片室环境尽量保持较暗的光线，或者调节显示器的亮度稍高一些，以抵消部分环境强光的干扰。还有另外一些影响因素：如显示器闪烁频率、反射光线和太靠近的显示器间的相互影响等。因此软读片室采用白炽灯或卤素灯照明为佳，有的医院放射影像阅片室使用荧光灯，荧光灯的频闪会干扰读片。阅片室若安装可调节光亮强度的照明更具有灵活性，工作时，把阅片时光亮度调节到低于 10 lux。或者安装两套照明，公共照明和阅读灯光。阅片室墙尽可能选用低反射的墙壁涂料，地板选用暗颜色材料或亚光漆涂料，放置显示器的办公桌最好也选择低反射的桌面，以匹配于读片室的亮度环境，也保证鼠标的移动和点击的准确性。

3．阅片室布局 无论是 X 线照片阅片环境还是软阅读环境，每个放射科的阅片室，尤其是大型放射科室，采用幻灯投影仪大屏幕读片，阅片室的面积至少要规划在 60m^2 以上，高度至少达到 3m，以满足大型读片会和会诊的需要，更有利于医生的读片和交流。阅片室应远离吵闹的外部环境，与影像设备检查机房、候检室隔开，以减少对读片环境的干扰，阅片室最好也不要安装电话和打印机等发出铃声或其他声音的办公设备，以免有杂音影响读片。传统的胶片阅片室与软阅读环境一样，阅片环境要保持静寂，灯光亮度适度，胶片阅片区适合中小型阅片室。另外在幻灯投影仪阅片室，放置多台书写与签发报告的 PACS 终端电脑，摆放在电脑桌上的横屏显示器上缘应对准影像诊断医生眼睛水平下方 15° ~ 50°，竖屏显示器上部对准眼睛水平。显示器支架的上下高度和倾斜度应根据诊断医生的习惯自行调节，同时电脑椅的高度也应该可以自由地进行调节，从而减少医生身体姿势的固定而引起工作上的疲劳。

4．阅片室的温度、湿度和通风　在数字化阅片室内一般放置了多台PACS电脑，在工作中电脑主机与显示器都会产生热量，如果不保持阅片室的恒温和良好的通风，电脑过热也容易出现故障，诊断医生工作时间过长会产生不适感，很容易产生疲劳感，故在阅片室的中央空调要保证阅片环境温度在25～26℃，湿度在30%～50%为宜。另外，阅片室需安装1台3P功率的柜式空调机为妥，以备不时之需。

三、医用激光相机性能检测与质控

医用激光打印机作为匹配CT、CR、DR、MR、DSA等大型先进医疗数字化设备的输出设备，在数字化时代的今天仍然缺少不了胶片的使用，为流动的求医会诊者提供了丰富的可随身携带的影像信息，仍然存在着较大的医疗服务价值。那么激光相机的质控、检测、维护又成为放射科质量保证的一项重要内容。激光相机分干式和湿式激光相机两种，通过DICOM数据格式联网于放射科PACS实施影像硬拷贝输出工作。

1．DICOM打印影像的测试　在数字化影像质量保证计划中，DICOM标准在数字化医学影像存贮、传输与显示各项功能中所起的作用越来越突现出来，建立在DICOM、HL7（Healthcare Level 7）基础上的IHE（Integrating the Healthcare Enterprise）标准将也成为数字化领域的一个重点发展方向。在网络打印质量控制的计划中，遵循DICOM的打印测试是一项必不可少的重要工作。根据国际上通行标准，DICOM打印测试分为定标和验证工作。定标是指厂商对打印设备标准的自行校正，验证是指在DICOM网络打印环境中打印机是否正确执行了LUT表达，从而测试打印机输出与网络数据表达的一致性。要求网络激光打印机能够准确地反应PACS输送的DICOM格式的影像数据，日常工作中就应该对激光打印机进行各种性能的调试和校准，以真实反应采集机器上处理后的荧光影像。下面将重点介绍激光打印机对图像质量的控制。

2．荧光影像的后处理质量控制　网络打印机输出影像质量的优劣，看其是否能够把各类影像设备荧光屏上调节好窗宽、窗位的数字图像真实地一致性地拷贝在胶片上，如果网络打印机与影像检查设备的数据格式和各种参数能匹配得很好的前提下，那么第一步我们要调节好扫描或摄影计算机荧光屏上的图像，最基本的是调节好窗宽和窗位，特殊的部位如果需要可以进行影像增强或平滑，以便使打印机能更好地以适宜的光学密度与对比度打印图像。对于不同数字化成像方式的设备，首要是获得高质量的荧屏影像，也是控制影像质量的关键。

3．激光打印机的调试和校准控制　每一台新激光打印机在安装完毕后都要进行校准调试，以获得与影像采集设备的最佳匹配。调试时，可用机内内存QC图样为测试图形，确定一个最佳标准值，作为以后机器校准的质控参数标准。激光打印机安装完后，要进行验收测试，以保证激光打印机质量的稳定可靠性。当然，这都是由厂家工程师先来完成，但在以后的使用中，由于环境温度、湿度和其他因素的影响，打印机的许多性能指标有所偏置，使打印性能不能达到最佳状态，这就要求自己工作人员或维修工作师在一定的时期内对打印机进行必要的校准，尤其是打印机的最大密度、最小密度和对比度的校准。

4．洗片机冲洗性能控制和管理　干式激光相机经调试校准后即可联网投入打印工作。对于湿式打印机来说，不光是要维护打印机工作性能的稳定性，还要保证显、定影液水冲洗胶片的稳定性，每次更换冲洗药水后要对药水的酸/碱度、药液性能、水的温度、循环时间等因素进行监控，以保证打印机冲洗性能诸因素的稳定性。打印机要指定专人管理，严格按照放射科质控管理计划管理好影像的每个环节，以真实地把质量控制落到实处。

（吴南洲）

重点推荐文献

[1] 唐峰，谢晋东，赵雷，等．医学成像系统显示器性能评价方法．中国医学装备，2006：1（3）1：27-30.

[2] 白国刚，卢广文，陈思平 .PACS 系统中显示器质量控制方法的研究．中国医学影像技术，2003.

主要参考文献

[1] 燕树林．乳腺 X 线摄影与质量控制．北京：人民军医出版社，2008.

[2] 秦维昌主译．乳腺摄影质量控制手册．北京：人民卫生出版社，2008.

[3] 李萌．医学影像技术学・X 线摄影技术卷．北京：人民卫生出版社，2011.

[4] 秦维昌 .X 线摄影曝光参数，北京：人民卫生出版社，2014.

[5] 王鸣鹏．医学影像技术学・CT 检查技术卷，北京：人民卫生出版社，2012.

[6] 杨正汉 .MRI 基本原理．北京：人民军医出版社，2010.

[7] 赵喜平．磁共振成像．北京：科学出版社，2004.

[8] 章伟敏．医学影像技术学・MR 检查技术卷．北京：人民卫生出版社，2014.

[9] 唐峰，谢晋东，赵雷，等．医学成像系统显示器性能评价方法．中国医学装备，2006：1（3）1：27-30.

[10] 白国刚，卢广文，陈思平 .PACS 系统中显示器质量控制方法的研究．中国医学影像技术，2003.

[11] 曹厚德．“软阅读" 及专业显示器．中国医学计算机成像杂志 .2006：12-5：362

影像诊断对比剂应用的质量控制

12

医学影像检查所得到的图像中，密度（信号）差别的基础并不是真正意义上组织结构的差别。如果不同正常组织间、正常组织与异常组织间或者不同异常组织间 X 线衰减一致或者信号强度一致，我们就无法在图像中找到他们之间的密度（信号）差别。这对于辨认正常解剖，识别病变的存在，鉴别病变的性质都是十分不利的。常常导致放射科医生的困惑，使他们难以做出正确的判断。

为了增加不同正常组织间、正常组织与异常组织间、不同异常组织间的密度（信号）差别，使我们能够识别不同结构的正常组织，辨认异常组织的存在、区分不同性质的异常组织，可以通过某种制剂的应用造成这些组织间的高对比，使我们能够从密度（信号）上区分它们，提高识别不同解剖、检出病变的能力。这种制剂就称为对比剂。我们也可以预设时相扫描，通过对比剂的动态变化观察组织中血流动力学改变的规律，从而确认病变组织的性质。还可以进行灌注扫描来观察组织血流灌注特点，用以评价血管性疾病以及其他疾病。

随着影像设备的不断更新，对比剂应用的质量控制也面临着新的课题。影像扫描技术已经在诊断中占有越来越重要的地位，对比剂的应用又是扫描技术中的关键，所以影像科医生也必须熟悉对比剂应用的基础知识以及应用技术，把握对比剂应用的质量控制，才能获得最有诊断价值的高质量图像。

第 1 节　X 线对比剂

一、X 线对比剂的分类及理化特点

熟悉 X 线对比剂的不同类型及其理化特点是进行对比剂应用质量控制的理论基础。

（一）X 线对比剂的分类

由于评价角度的不同，X 线对比剂的分类也有不同的方式。

1．根据对比效果的差异分类：

（1）阴性对比剂：比邻近组织密度低，起反衬效果的对比剂。如空气、水、油和乳制剂。主要用于胃肠道的充盈。

（2）阳性对比剂：比邻近组织密度高或能使组织本身密度升高的对比剂。主要是指含碘制剂。

2．根据应用途径的差异分类

（1）血管内注射对比剂：为水溶性含碘制剂，利用碘的高 X 线吸收的特点，提高组织的对比度。主要是静脉注射用，也可以直接用于动脉注射。是目前最主要的 CT 对比剂。

（2）椎管内用：穿刺后注入蛛网膜下隙，可由此做椎管及脑池造影。

（3）胃肠道用：可口服亦可自肛门注入，以往的主要目的是充盈胃肠道，X 线胃肠道检查用的阳性对比剂主要是钡剂。CT 用则主要是标记胃肠道，把胃肠道与其他组织和病变组织区分开来。近年来，通过与抑制胃肠道蠕动的低张方法同时应用，也用 CT 来进行胃肠道本身病变的评价。

CT 扫描充盈胃肠道可以用阳性对比剂，也可

以用阴性对比剂。避免阳性对比剂与阳性结石混淆，是应用阴性对比剂的主要原因。MSCT 应用以来，由于大范围各向同性扫描的实现，用来评价胃肠道本身疾病的功能受到重视，为了方便图像后处理，阴性对比剂的应用越来越广泛。

（4）直接腔内注射：如膀胱造影、胸膜腔造影等。

（5）胆系对比剂：碘制剂经过胆系排泄的对比剂，可使胆管内呈高密度。一种间接显影对比剂，经静脉用，排泄到胆管系统（胆管与胆囊），也可以是经口服，排泄到胆管系统（胆管与胆囊）使其成为高密度易于识别。另外还可以直接应用。即经 PTC 后直接将对比剂注入胆管。

3．根据水溶性含碘对比剂的分子结构分类 水溶性 X 线对比剂主要通过血管内注射应用，范围有常规 X 线的静脉肾盂造影、血管造影和 CT 增强扫描。

（1）离子型对比剂（ionic agent）：溶液中含有离子存在的对比剂。

1）离子单体（ionic monomer）：每个分子有 3 个碘原子，1 个羧基，没有羟基（ioxitalamate 例外，有 1 个羟基）。在溶液中每 3 个碘原子有 2 个离子（比率为 1.5）。例如，常用的甲基泛影葡胺。

2）离子二聚体（ionic dimer）：每个分子内有 6 个碘原子，1 个羧基，1 个羟基。LD50 为 10 ~ 15g I/kg。溶液中每 6 个碘原子有 2 个离子（比率为 3）。例如，碘克沙酸。

（2）非离子型对比剂（non-ionic agent）：溶液中无离子存在的对比剂。

1）非离子单体（non-ionic monomer）：非离子状态，每个分子有 3 个碘原子（比率为 3），4 ~ 6 个羟基，没有羧基。LD50 为 15 ~ 20g I/kg。例如，碘海醇、碘普罗胺、碘佛醇、碘帕醇等。

2）非离子二聚体（non-ionic dimer）：非离子状态，每个分子有 6 个碘原子（比率为 6），8 个以上的羟基，没有羧基。例如，碘克沙醇、碘曲仑。

4．根据渗透压的分类 人体的血浆渗透压为 313mmol/L，定义为等渗。

（1）高渗对比剂：主要是指离子单体对比剂，例如甲基泛影葡胺。早期的对比剂基本上浓度都在 300 mgI/ml，所以，渗透压在 1500 mmol/L 左右。随着较高浓度的对比剂的开发，高渗对比剂的渗透压随着浓度的提高而增加。例如，浓度为 370 mgI/ml 的复方泛影葡胺渗透压高达 2100 mmol/L。前些年，由于非离子对比剂价格昂贵，受我国国民经济状况的限制，国内多用这种 CT 对比剂。但是这种对比剂副作用的发生率较高。目前非离子对比剂的价格也大幅度回落，国内基本上已经不再用这一类对比剂而改用非离子型对比剂。

（2）低渗对比剂：随着新型对比剂的开发，对比剂的渗透压大幅度下降，这一类主要是非离子单体对比剂和离子二聚体对比剂。当浓度为 300 mgI/ml 时，渗透压在 500 ~ 700 mmol/L 左右。于是当时就被命名为低渗对比剂。实际上，渗透压并没有达到实际意义上的低于人体渗透压，只是相对高渗对比剂而言，与人身体的渗透压相比还是要高得多。

即使是低渗对比剂，随着浓度的增加，渗透压也随着增高。例如，非离子单体的碘海醇，当浓度升到 370mgI/ml 时，渗透压就从 627mmol/L 上升到 844mmol/L。

虽然离子型二聚体的渗透压大幅度降低，但是由于溶液中仍然有离子存在，发生副反应的几率还是较高。而且同时代已经有非离子单体对比剂问世，后一种对比剂由于溶液中已经无离子存在，可以避免造成离子失衡产生的副反应。所以，离子型二聚体对比剂迄今为止没有大规模应用于临床。目前应用最广泛的还是非离子单体型 CT 对比剂。

（3）等渗对比剂：主要是非离子二聚体对比剂，渗透压在 300 mmol/L 左右。与正常人身体的渗透压基本相同。由于低渗对比剂命名在先，所以，等渗对比剂的渗透压实际上要比低渗对比剂的渗透压还要低。这是命名所造成的，在应用中要注意，不要误解。

（二）关注水溶性含碘对比剂的理化指标是保证图像质量的根本

在临床应用中，我们一定要关注水溶性含碘对比剂的某些特定理化指标。了解这些指标不仅是因为这些指标与是否产生毒副作用、是否会导致对比剂肾病的发生有密切关系。更重要的是对如何选择应用对比剂的不同参数，从而提高强化效果、保证图像质量也是十分必要的。

这些需要关注的理化指标主要是渗透压和黏滞度。不同的分类，不同的浓度以及不同的化学结构均会导致上述两项指标的差异。高浓度对比剂的应用是个新课题，更要注意浓度变化与渗透压和黏滞度变化之间的关系。

1．渗透压与对比剂化学结构以及浓度的关系

离子型单体对比剂是渗透压最高的一类。离子型二聚体和非离子单体属于低渗对比剂，同样浓度的离子型二聚体和非离子单体对比剂的渗透压大概仅仅是离子型单体对比剂的1/2。但是仍然大大高于人体的渗透压。非离子二聚体对比剂属于等渗对比剂。它们的渗透压与人体的渗透压基本持平。

除了不同分类对比剂渗透压有差异之外，最大的影响渗透压的因素就是对比剂的浓度。随着对比剂浓度的增加，同样一种对比剂的渗透压也会增加。例如某非离子单体对比剂，浓度为300 mgI/ml时，渗透压是672 mmol/L。浓度增加到350mgI/ml时，渗透压则增加到844 mmol/L。

不同的化学结构，也会导致渗透压的差别。例如某种公司的非离子单体对比剂中，当浓度为300 mgI/ml，一种产品的渗透压是672 mmol/L，另一种最新产品则降低到520 mmol/L。

2．黏滞度与对比剂化学结构以及浓度的关系及其处理

非离子二聚体对比剂的渗透压虽然非常低，但是这种化学结构却导致了高黏滞度。例如，浓度为320 mgI/ml的非离子单体对比剂，37℃时，黏滞度为5.8，同样浓度的非离子二聚体对比剂，37℃时，黏滞度高达11.8。

另外，与渗透压一样，对比剂的浓度越高，黏滞度也越高。例如，某种非离子单体对比剂，浓度为300mgI/ml时，黏滞度为6.3（37℃），当浓度增加到350mgI/ml时，黏滞度则升高到10.4（37℃）。

当然，化学结构的差别，黏滞度也可以有差异。例如，同为浓度为350 mgI/ml的非离子单体对比剂，黏滞度一种是9(37℃)，另一种则是7(37℃)。

黏滞度的另一个特性就是与温度成反比。例如某种非离子二聚体对比剂，当温度为摄氏20℃时的黏滞度为26.6，而当温度升至摄氏37℃时，黏滞度则降低到了11.8。

高黏滞度的对比剂不仅有可能造成肾的损害，应用不当更会影响增强质量。高黏滞度对比剂进入血管后，常常难以与血液混匀，因此在CT血管成像中，会降低血管显示的质量，造成血管内密度不均匀，难以判断血管内病变以及管径的测量结果。因此，在对比剂的实际应用中，把要用的对比剂置入恒温箱保持37℃，就可以使黏滞度保持在一个较低的水平，不仅可以大大降低副作用的产生几率。对于高浓度对比剂，这种方式能保证对比剂在人体血液中充分混匀，避免了黏滞度高在血液中呈不均匀分布导致的强化效果的降低。

3．对比剂的浓度对增强效果的影响　随着MSCT的迅猛发展，扫描速度越来越快，甚至可以在数秒钟内完成长距离靶区的扫描，高浓度对比剂的应用受到了高度关注，因为应用高浓度对比剂可以在减少对比剂含碘总量的基础上获得更好的增强效果。尤其是CT血管成像（例如冠状动脉成像）的质量会有大幅度的提高。但是，需要特别关注的是，随着对比剂浓度的不断提高，渗透压和黏滞度都随着提高。这样，关于对比剂肾病的高危人群是否适合应用高浓度对比剂，如果应用，怎样才能最大限度地降低对比剂肾病的发生几率，都必须引起我们的高度重视。

二、血管内对比剂应用的质量控制

血管内对比剂应用的各种参数变化会影响到增强效果。对于不同器官的强化、不同目的的强化，需要不同的参数组合。因此，必须了解不同的对比剂应用参数如何影响强化规律。这样才能达到仅能获得最佳增强效果，又要尽量减少对比剂用量的最终目的。

（一）血管内CT对比剂增强的机制

1．基本机制　静脉注射对比剂后，对比剂自外周静脉流入腔静脉（上肢静脉注射流入上腔静脉，下肢静脉注射流入下腔静脉），随后进入右心房，通过右心室经肺动脉进入肺组织，经肺静脉回流到左心房后，经过左心室进入主动脉。当对比剂进入主动脉后，在动脉期充盈毛细血管床，然后进入腔静脉或者门静脉系统，门静脉内的对比剂进入肝形成肝的强化（门静脉血供占肝血供的大约3/4），然后先引流到肝静脉，然后汇入腔静脉。当对比剂通过不同的途径回到右心后，产生再循环效应。

对比剂到达不同器官的时间差别较大。正是这个时间差，给分相位扫描带来了便利。尤其是MSCT的扫描时间极短，更容易实施多相位扫描。例如，胰腺的强化峰值就比肝动脉供血的峰值要滞后十几秒钟。

在对比剂进入主动脉后，很短时间就到达顶点，上升的斜率从某种意义上反映了被检查者的心输出

功能，当然如果在静脉回流中受到阻碍，上升速度就会降低。如果注射更多量的对比剂，则会由于蓄积效应导致主动脉增强顶点的提高。顶点就代表了最终主动脉内的对比剂最高量。但是，这个顶点并不是一条真正的水平线，而是逐渐升高的态势，峰值就是这个相位的最高值。虽然峰值不应当被错误地认为就是图像中动脉的最佳强化状态，但是对于指导强化却具有决定性的指导意义。

进入静脉内对比剂的流率要低于注射流率，所以一旦对比剂注射完毕，血管内对比剂的流率马上就会降低。这导致了主动脉增强高峰的提前结束，无法达到强化的最佳效果。如果随后紧接着用相同的流率注射生理盐水，则会推着对比剂以相同的流率前进，从而延长了主动脉的峰值持续时间。从理论上讲，主动脉的峰值持续时间应当等于对比剂持续注射时间，但是当患者心排出量高的时候则会提前，心排出量低的时候则会延后。

大多数器官仅有一条动脉供血，只有肝和肺有两条血供。肺有少量的血供来自支气管动脉，当肺动脉高压时，支气管动脉血供会增加。肝的血供主要是来自门静脉（75% 左右），剩余的来自肝动脉。如果门静脉血流有障碍或者有富血供病灶存在，肝动脉的血供会增加。纯动脉灌注的器官例如胰腺、肠道、膀胱以及肾上腺，在增强峰值扫描会得到最佳增强图像，大概在主动脉峰值后 5 ～ 15 秒。肾是一个例外，因为肾的灌注特点还取决于对比剂的分泌能力，均质强化发生在肾实质期（注射后 80 ～ 100 秒）。肝的增强应当在动脉期后进行门静脉期的扫描，能够明显提高病灶的检出率和特异性的确认。

2．注射参数与器官强化的关系　主动脉增强峰值对动脉期图像（包括动脉血管成像）是至关重要的参数。随着每秒碘流量的增加而提高，即与注射流率和对比剂浓度关系密切。如果量太少（正常人小于 50 ml）则强化时间密度曲线只有一个峰，而且迅速下降。主动脉峰值的提高很大程度上依靠对比剂的总量，所以即使是扫描时间非常短（例如 256 层或双源 CT），对比剂的总量也不能很少，否则不会得到满意的强化图像。

主动脉峰值持续时间的增强主要依靠注射时间的延长，或者增加总量，或者降低注射流率。在扫描速度快的机器上，可以用高流率来提高增强效果，这时候延迟时间的选择要求更加要严格，否则或者提前，或者延后都不会得到满意的增强效果。

门静脉的增强主要取决于对比剂的总量（碘的总量），有报道增加流率会造成门静脉期的提前。肝的双相位扫描，动脉期的增强效果主要取决于流率，而门静脉期的增强效果则主要取决于碘的总含量。

最重要的与患者相关的因素是：体重、心排出量和静脉回流受阻状态。心排出量越高，稀释效应越强，增强效果越差；心排出量低的患者反而增强效果好。但是要注意，这种患者到达峰值的时间相对延长，所以选择恰当的延迟时间就显得更加重要。体重对强化峰值的影响很轻，但是更容易影响器官的增强效果，尤其是胰腺和肝。

（二）了解多层螺旋 CT 血管内对比剂应用的特点是质量控制根本

1．真正时相扫描的实现　多层螺旋 CT（包括双源 CT）的问世带来了对比剂应用的新课题，由于可以在短时间内用亚毫米层厚完成长覆盖范围的扫描，无论对某个器官的增强扫描还是血管成像，都能做到真正的时相扫描。例如 64 层 CT 可以在 5 秒内完成整个肝的扫描，这就意味着我们可以在达到各向同性扫描的基础上，获得肝任何部分的真正动脉期图像，这在单层螺旋扫描中是难以做到的，单层螺旋 CT 扫描一个肝即使用 5 毫米层厚，每周旋转时间为 0.5 秒，至少也得 15 ～ 20 秒才能完成整个肝的扫描，这样一来，扫描到肝上缘时处于肝动脉期，等扫描到肝下缘时至少也到了门静脉早期，已经过了肝动脉期，因此无法使肝的任何部分都处于肝动脉期。快速扫描对于观察肝内不同部位的多发病变的血供特征是非常必要的，可以明显提高对肝内多发病变的敏感性和特异性。对于血管成像来说真正时相扫描的实现意味着高质量血管成像的实现。以肝动脉成像为例，5 秒内以亚毫米层厚完成整个肝的扫描意味着首先可以获得高空间分辨力的基础图像，这对于纤细肝动脉分支的显示是至关重要的；还可以使整个肝动脉树都处在高强化期内，提高了密度分辨力；又基本消除了门静脉强化后对肝动脉显示的影响，因为这样短的时间内，门静脉及其属支基本上没有强化。

2．可以减少对比剂的总量　以往长时间大流率注射对比剂是为了保持强化峰值的平台在一个较长的时间内，这样可以使整个扫描区域都保持高强化状态，也只有这样才能保证强化效果。扫描时间窗的缩短时我们不再需要一个长时间的高强化平台，可以减少 20% ～ 40% 的对比剂用量就能保证在扫描期间有一个高强化平台。例如，双源 CT 的冠状动脉扫描只需要 60 ～ 80ml 的对比剂。

3．可以应用更高的注射流率或应用更高浓度的对比剂　含碘对比剂总量的增加意味着碘含量的增加，这不仅大大增加了发生对比剂副反应的发生几率，也大大增加了发生对比剂应用后肾损害的发生几率。因此，在单层螺旋 CT 扫描中，由于扫描时间不变，增加流率就是在增加对比剂的总量，所以虽然增加流率是提高增强效果的必要手段，但是实际应用中，应用单层螺旋 CT 时，增加流率受到很大限制。同样，浓度的增加也是含碘量的增加，所以同样在单层螺旋 CT 应用中，高浓度对比剂的应用也受到同样大的限制。这也是为什么长期以来，高浓度对比剂无法得到广泛应用的重要原因。

多层螺旋 CT 的问世使得扫描时间窗大大缩短，需要相同流率注射对比剂的时间也相应缩短了很多，这样就使得我们有机会尝试提高注射速率以争取获得更佳增强效果的努力。因为此时适当增加注射流率，不会增加对比剂的总量。例如，在肝扫描中，单层螺旋 CT 用每秒 2.5 ml 的流率，需要持续注射 40 ～ 50 秒，这样对比剂总量需要 100 ～ 120ml，现在只需要持续注射 20 ～ 25 秒，即使用每秒 3.5ml 的流率，也只需要 70 ～ 90ml 对比剂，对比剂总量没有增加，增强效果却会明显提高。同理，我们可以选择不提高流率，应用高浓度对比剂，这样可以在不提高（甚至降低）总含碘量的前提下，由于应用高浓度对比剂而提高增强效果。

4．多层螺旋 CT 应用对比剂是一个新课题　多层螺旋 CT 的优势之一就是扫描速度极快，可以在 5 秒之内以亚毫米层厚完成肝的增强扫描，这就带来了一系列的新课题。扫描时间短，我们可以在不增加对比剂总量的前提下提高对比剂注射流率，以提高增强效果；或者在不增加注射流率的前提下，应用高浓度对比剂来提高增强效果。但是无论是提高对比剂注射流率，还是应用高浓度对比剂，都会对时间密度曲线的峰值和到达峰值时间产生影响，而且扫描时间短，就需要更加严格地选择延迟时间，以准确地在预想时相进行扫描。稍微提前或者延后，都可能影响增强扫描的效果。所有这些都需要我们作进一步的研究，只有把研究结果应用到实际扫描中去。才能最大限度地发挥多层螺旋 CT 在增强扫描尤其是在时相扫描中的优势。

（三）对比剂注射流率对增强效果的影响

对比剂在血管内的通过持续时间应该与 CT 的扫描时间相吻合，因此，MSCT 扫描速度的加快、扫描时间的缩短，使得增强扫描时对比剂注射的时间窗被缩短。而另一方面，动脉强化的效果又取决于其内碘的流量，因此要想提高增强效果，必须提高扫描时血管内碘的浓度（流量），可取的方法之一就是提高注射流率。

1．高流率对强化峰值的影响　流率变化对峰值的影响是人们最早认识到的规律之一，增加对比剂注射流率可以提高峰值。陈锦等人的研究结果表明，用浓度 300 mgI/ml 的对比剂，容量 90 ml，当流率从 3 ml/s 提高到 5 ml/s 时，主动脉的强化峰值从（250±22.1）HU 提高到（395±13.6）HU。Dr. Roberto 总结了几篇文献后得出的结论也认为随着注射流率的增加，峰值会逐渐升高。

高流率能够提高增强效果的根本是增加了碘流率（iodine delivery rate，IDR），其计算单位为 gI/s（每秒克碘）。Dr. Roberto 指出，计算后的结果表明，以 300 mgI/ml 为例，当流率从 1 ml/s 分别增加到 3 ml/s 和 5 ml/s 时，碘流率分别从 0.3gI/s 增加到 0.9 gI/s 和 1.5 gI/s。如果用 350 mgI/ml，当流率从 1 ml/s 分别增加到 3 ml/s 和 5 ml/s 时，碘流率分别从 0.4 gI/s 增加到 1.1 gI/s 和 1.8 gI/s。

2．高流率对峰值时间的影响　以往大家都注意到增加对比剂注射流率可以提高峰值，忽略了高流率对峰值时间的影响，这在单层螺旋 CT 应用中影响不大，但是对于扫描时间非常短的多层 CT 尤其是 64 层和双源 CT，峰值时间的变化则必须引起重视，否则很可能在实施中由于错误地估计延迟时间而错过最佳时相。提高注射流率的结果是在提高了峰值的同时，峰值时间也相应的提前。陈锦等人的研究结果表明，用浓度 300 mgI/ml 的对比剂，容量 90 ml，当流率从 3 ml/s 提高到 5 ml/s 时，峰值时间从（32±2.8）s 提前到（28±2.8）s。当对比剂浓度为 370 mgI/ml，容量 73 ml，注射速率从 3 ml/s 提高到 5 ml/s，峰值时间从（27±1）s 提前到（22±2.2）s。

（四）对比剂浓度对增强效果的影响

为了提高强化效果，可以采取提高注射流率的方法，但是注射流率的提高，有一定的限度，过快会导致对比剂外渗等不良反应的发生。如果用大剂量低浓度对比剂还会有导致水肿的危险。高浓度对比剂的应用不仅可提高血管内碘的浓度、降低注射速度，还可以减少对比剂的注射剂量，使应用低剂量的对比剂进行成像成为可能。高浓度对比剂是指浓度大于等于 350 mgI/ml 的对比剂。

1．高浓度对比剂对强化峰值的影响　增加对比剂的浓度，可以提高强化峰值。Mathias Prokop，MD PhD 以每秒 5ml 的相同流率，对 300 mgI/ml 与 400 mgI/ml 两种浓度对比剂对主动脉的增强效果作了对比，结果是前者主动脉的 CT 值在 250 ~ 260 HU，后者则提高到 350 ~ 360 HU，提高大约 100HU。

我们对 40 例患者行腹部 CTA 检查时根据对比剂浓度分为两组，A 组采用常规浓度对比剂（300mgI/ml），剂量为 100 ml，追加生理盐水 30 ml；B 组采用高浓度对比剂（400 mgI/ml），剂量为 60 ml，追加生理盐水 30 ml。两组的注射速率均为 4 ml/s。随机抽取分组，每组 20 例，两组间在患者的性别和年龄方面无显著性差异。结果表明，随着对比剂浓度的增加（由 300 mgI/ml 至 400mgI/ml），腹主动脉及其分支增强的幅度明显升高，腹主动脉的增强由（258.1 ± 10.7）HU 升至（346.7 ± 30.9）HU，两组间存在显著性差异，差别在 80 ~ 90 HU，与 Mathias Prokop，MD PhD 的结果基本一致。

在另外一组实验中，我们分别采用 300 mgI/ml 与 350 mgI/ml 两种浓度对比剂对主动脉的增强效果作了对比，结果随着对比剂浓度的增加（由 300 mgI/ml 至 350 mgI/ml），腹主动脉增强的幅度明显升高，腹主动脉的增强由 210.96 HU 升至 249.03HU，两组间存在显著性差异，两者平均差别为 38.07 HU。

Filippo 等回顾性比较了 125 名计划接受心电门控下进行 16 层螺旋 CT 冠状动脉造影的患者，对比剂总量均为 140 ml，注射流率均为 4 ml/s，感兴趣区为胸部降主动脉。将采用的对比剂浓度随机分为几组，其中 300 mgI/ml 组峰值为 277 ± 41 HU；350 mgI/ml 组峰值为 318 ± 42 HU；400 mgI/ml 组峰值为 386 ± 78 HU。采用单因素方差分析来比较组间差异。降主动脉内的平均增强值在 300 组显著低于 350 和 400 组，350 组显著低于 400 组（$P < 0.05$）。结论是使用高碘浓度对比剂能够明显增强降主动脉内的强化程度。

2．高浓度对比剂对峰值时间的影响　对比剂浓度越高，到达峰值的时间越短。我们对不同浓度对比剂在相同注射流率条件下对到达峰值时间的影响作了比较。A 组采用常规浓度对比剂（300mgI/ ml），剂量为 100 ml，生理盐水 30 ml；B 组采用高浓度对比剂（400 mgI/ml），剂量为 60 ml，生理盐水 30 ml。注射速率均为 4 ml/s。对肺动脉干的时间密度曲线进行了测定。结果 A 组到达峰值的时间平均为（22.53 ± 1.76）秒，B 组到达峰值的时间平均为（15.79 ± 1.00）秒，统计学处理 $P < 0.05$，二者有显著性差异。

3．高浓度对比剂对图像质量的影响　在相同碘含量、相同注射流率的前提下，高浓度对比剂可以提高血管成像的质量。我们分别采用 300 mgI/ml 与 400 mgI/ml 两种浓度对比剂，在相同注射流率（4 ml/s）的前提下，对肾动脉血管成像的质量进行了评价，评价分别从肾动脉分支显示能力和肾动脉分支清晰程度两个方面进行。结果是肾动脉分支显示能力评分分别为 3.15 ± 0.37 和 3.95 ± 0.22，肾动脉分支清晰程度评分分别为 9.3 ± 0. 73 和 11.85 ± 0.67，合计评分分别为 11.91 ± 1.10 和 15.09 ± 0.89，两两比较均有显著性差异。

4．应用高浓度对比剂的注意事项　高浓度对比剂的黏稠度（viscosity）要比常规浓度对比剂高得多。以碘海醇为例，300mgI/ml 的黏稠度为 11.8（cP）$^+$，而 350 mgI/ml 的黏稠度则会达到 20.4（cP）$^+$。400 mgI/ml 的碘迈伦则高达 27.5（cP）$^+$。这样的黏稠度，不仅注射起来比较困难，注射进静脉后，也会由于难以混匀而产生血管内密度不均匀的现象。所以，在注射前一定要加温到 37℃，此时黏稠度会大大降低。350 mgI/ml 碘海醇的黏稠度会降低到 10.4（cP）$^+$，400 mgI/ml 的碘迈伦则会降低到 12.6（cP）$^+$。

（五）对比剂总量对增强效果的影响

对比剂总量的改变可以影响到峰值、峰值时间和峰值持续时间三个方面。

1．对峰值和峰值时间的影响　即使是用同样的注射流率，当总量差别较大的时候，峰值和峰值时间都会有差别。我们在一组 40 例肝 CT 增强扫描的患者中所作了对照研究，运用 64 层螺旋 CT 前瞻性设计进行 2 次动态扫描。第一次扫描在以 4 ml/s 的速率注射小剂量对比剂（20 ml，300 mgI/ml）10 秒后开始，取腹腔干层面持续动态扫描 20 秒；第二次扫描在以同样速率注射大剂量对比剂（50 ml，300 mgI/ml）15 秒后开始，同层面持续动态扫描 40 秒。两次扫描后均取该层面腹主动脉的中心作为感兴趣区（ROI），绘制时间 - 密度曲线（TDC）。分别记录两次扫描的峰值和峰值时间。比较两次扫描的峰值和峰值时间的差异。结果是小剂量和大剂量扫描的峰值分别为（139.38±39.96）HU 和（222.28±48.77）HU，$P < 0.05$，两者有显著性差异；小剂量和大剂量扫描的峰值时间分别为（18.46±5.20） 秒、（23.38±4.92） 秒，$P < 0.05$，两者也有显著性差异。说明增加对比剂剂量不仅可以提高峰值，使强化效果更加明显，同时峰值时间也在推迟。前者的发生似乎在人们的意料之中，但是关于峰值时间的差别却很少有人了解。后一种现象在多层螺旋 CT 增强扫描中尤其应当引起注意。

2．对峰值持续时间的影响　对比剂总剂量决定了峰值持续时间的长短，当然也包括了后续注射生理盐水的量。我们在一组不同浓度对比剂试验当中同时对不同液体总量如何影响峰值持续时间做了对比研究。一组为 300 mgI/ml 对比剂 100 ml，加上生理盐水 30 ml，总量为 130 ml；另一组为 400 mgI/ml 对比剂 60 ml，也加上生理盐水 30 ml，总量为 90 ml。两组均用同样的注射流率 4 ml/s。得出时间密度曲线后，我们以到达 200 HU 为测量的起点，以落到 200 HU 为测量的终点，两者之间的持续时间定为峰值持续时间进行测量。结果 130 ml 组是（15.68±4.20）秒，90 ml 组是（12.12±2.11）秒，$P < 0.05$，两者有显著性差异。这个结果对于指导多层螺旋 CT 增强扫描程序的设定有重要意义，多层螺旋 CT 可以在短时间内用亚毫米层厚扫描一个较长的范围，这样与单层螺旋 CT 比较，即使适当减少对比剂的用量，只要延迟时间把握准确，同样能够获得优秀的强化效果。对比剂总量的减少，不仅可以减少对比剂副作用的发生概率，而且可以能够减少 CIN（contrast-induced nephropathy，对比剂所致肾病）的发生率。

（六）生理盐水冲刷（saline flush）对增强效果的影响

所谓生理盐水冲刷是指在按一定流率注射对比剂结束后，立即按相同流率注射一定量的生理盐水。其作用主要是为了保证对比剂按照原先的流率继续被推进，从而延长时间密度曲线中峰值的持续时间，保证其增强效果。如果不接上生理盐水的注射，对比剂的流率会立即下降，这样会导致增强效果的降低，可能会影响到病灶特征性表现的观察。因为最后几十毫升对比剂在扫描结束时根本到达不了靶器官或靶血管，不会起到增强作用，仅仅能起到保持对比剂推进速度的作用。如果只是为了保持流率而增加对比剂的总量，则会增加对比剂副反应的发生率和对比剂肾病的发生率。用生理盐水代替最后几十毫升对比剂，不仅能够保持对比剂推进速度，而且还能减少对比剂总量的应用。

在冠状动脉成像扫描中常常用 30 ～ 50 ml 生理盐水冲刷，不仅仅是为了在保持对比剂推进速度的同时节约对比剂的总量，而且由于右心房和右心室内被生理盐水充填，避免了原来高浓度对比剂充盈右心房和右心室产生的伪影，使得右冠状动脉的成像质量明显提高，更容易识别血管壁的硬化斑块，这对于冠状动脉疾病的观察是非常重要的。在体动脉和下肢动脉的血管成像扫描中，生理盐水冲刷不会影响到这些动脉血管的增强效果，因为当生理盐水部分到达靶血管的时候，扫描早已经结束。但是门静脉成像不适合生理盐水冲刷，因为门静脉内对比剂不是直接充盈，而是若干小静脉汇合而成的，如果用生理盐水就会降低总含碘量，门静脉的强化不容易达到期望的高度，会影响到门静脉成像的质量。

生理盐水冲刷最好用双筒压力注射器，一只筒内吸入对比剂，另一只筒内吸入生理盐水，程序控制会在对比剂注射到额定剂量后，立即启动生理盐水的注射。

（七）延迟时间选择对增强效果的影响

循环时间的个体差异非常难以估计，因为与心率、年龄、存在的疾病等都有密切关系。正是因为这些差别，延迟时间无法用一个统一的时间，而是应当分别对待，这样才能在满意的时相内扫描以获得满意的增强效果。扫描速度越快，数据采集时间就变得越重要。4 层 CT 在层厚 2.5 mm 的时候，扫描一个肝只需要 6 秒左右；16 层 CT 当层厚 1.5 mm 时只需要 4 秒；64 层 CT 在亚毫米层厚时，只需要 3 ～ 5 秒。扫描速度越快，错误决定延迟时间的危险性就越大。最难捕捉的是动脉时相，对于这些快速扫描机器，个体化选择延迟时间是必须的。实质期和门静脉期相对还不是那么重要，标准延迟时间还能获得较好的图像，但是最好也采用个体化延迟时间。个体化延迟时间的方法主要有小剂量试验（test bolus）和阈值激发扫描（bolus tracking）两种。

1．小剂量试验（test bolus）又称试验性团注，试验性团注对于测定个体化的循环时间，决定恰当的延迟时间是一种非常行之有效的方法。方法是用固定注射流率（最好是用机械压力注射器）团注 10 ～ 20 ml 对比剂，用最低的管电流进行若干次扫描，根据机器和剂量的不同，两次之间可以间隔 1 ～ 2 秒。最好在注射对比剂开始 8 ～ 12 秒后开始第一次扫描。试验评价是在选择好的靶区域测量密度（CT 值），绘制时间密度曲线（time-density curve，TDC），峰值时间的测量从开始注射对比剂算起到达到峰值为止。峰值时间差不多等于延迟时间。有文献报道，经验表明，比峰值时间再加 2 ~ 5 秒作为延迟时间可能获得更好的图像。我们的试验也证明了这一点，这是因为当对比剂总剂量增加的时候，峰值时间也在延长。我们选择一组 40 例患者，先进行试验性团注，然后进行常规剂量注射扫描。具体参数如下：应用 300 mgI/ml 对比剂，以腹主动脉为靶血管，第一次扫描在注射小剂量对比剂（20 ml）10 秒后开始，持续动态扫描 20 秒；第一次扫描 10 分钟后，再注射大剂量对比剂（50 ml）15 秒后行第二次扫描，持续动态扫描 40 秒。测量腹主动脉 CT 值，画出时间密度曲线后，分别测量峰值时间。结果是峰值时间分别为第一次 18.46 秒 ±5.20 秒、第二次 23.38 秒 ±4.92 秒，平均差别 4.9 秒。

2．阈值激发（bolus triggering）又称团注激发，阈值激发是另外一种个体化延迟扫描的方法。在这种方法里，由团注的对比剂自己来决定延迟时间。方法是把床固定在一个恰当的位置，采用尽可能低剂量参数，进行监视扫描（称为 CT 透视）。设定好激发靶区（绝大多数选择主动脉，因为比较粗大，呼吸运动时不至于测量点跑出靶区）和激发阈值，扫描时连续测量这个区域的密度，一旦到达预先设定的激发阈值，床立即移动到开始位置，并启动螺旋扫描。同样需要注意的是从下达扫描指令到真正启动扫描，由于技术原因，要延迟 3 ～ 9 秒，所以激发阈值的设定要注意，不能设定为峰值，要降低一定数额，目前最常用的阈值是 100 ～ 110 HU，达到这个阈值激发扫描到真正扫描应当正好处于峰值。选择激发靶区的时候要注意，要避开容易发生伪影的区域，伪影会导致错误的启动命令的发生，或提前，或延后，使扫描失败。最容易产生伪影的位置是膈肌水平的主动脉，在实际应用中最好避开这个区域。腹部扫描选择肠系膜上动脉水平的主动脉，胸部扫描选择膈肌以上的降主动脉，冠状动脉的扫描大都选择升主动脉。

三、硫酸钡制剂应用的质量控制

硫酸钡是纯净的硫酸钡粉末，白色无臭，性质稳定，耐热，不溶于水或酸碱性水溶液。在消化道内不被吸收，无毒副作用，服用安全。内服后在消化道内的排空时间与食物大致相同。多用于食管、胃、肠管、膀胱、窦道及瘘管检查。用法是根据需要将其制成不同浓度（通常用重量 / 体积来表示浓度）的混悬剂，采用不同方法导入体内。配置方法如下：

（1）普通检查用硫酸钡制剂：可根据检查目的，调制成不同的浓度。大致分为三类：①稠钡剂，硫酸钡与水之重量比为（3 ～ 4）：1，呈糊状，用以检查食管。②钡餐用混悬液，硫酸钡与水之重量比为 1 ：（1 ～ 2）。可另加适量辅剂，如胶粉、糖浆等，搅拌而成。用于口服检查胃肠道。③钡灌肠用混悬液，硫酸钡与水之重量比约为 1 ： 4。

（2）胃肠双重对比造影用硫酸钡制剂必须达到下列要求：①高浓度；②低黏度；③细颗粒；④与胃液混合后不易沉淀和凝集；⑤黏附性强。按其用于不同部位的浓度和用量，大致如下：食管浓度 200% 左右，口服量 10 ～ 30 ml。胃和十二指肠浓度 160% ～ 200%，口服量 50 ～ 250 ml。小肠和结肠浓度 60% ～ 120%，灌肠 150 ～ 300 ml。因其不被吸收，故剂量不受限制。

须注意非医用硫酸钡往往含有氯化钡等有毒物质，绝不可服用。

重点推荐文献

[1] 柳澄 . 双源 CT 临床应用 . 北京：人民卫生出版社，2009.

[2] 金征宇 . 医学影像学 . 北京：人民卫生出版社，2008.

第 2 节　磁共振对比剂

MRI 具有良好的软组织对比，可以反映出人体组织间的物理、化学上的差异。但是，仍然会出现不同正常组织间、正常组织与异常组织间、不同异常组织间的信号差别太小或者没有差别，使我们难以识别这些不同结构的正常组织，难以识别异常组织的存在、难以辨别不同性质的异常组织。MRI 对比剂的开发和应用正是为了增强不同正常组织间、正常组织与异常组织间、不同异常组织间的信号差别，从而检出病变并确认病变的性质。

一、MR 对比剂增强机制

MRI 对比剂虽与 X 线检查用碘对比剂的应用目的相同，但作用机制和功能则完全不同。MRI 对比剂本身不显示 MR 信号，只对邻近质子产生影响和效应，这种特性受到对比剂浓度、对比剂积聚处组织弛豫性、对比剂在组织内相对弛豫性及 MR 扫描序列参数等多种因素的影响，从而造成 MR 信号强度的改变。

在 MRI 成像中，质子所产生的 MR 信号及其弛豫时间 T1 和 T2 决定着不同组织在 MRI 图像上的对比，MRI 对比剂通过与质子相互作用来影响 T1 和 T2 弛豫时间，一般是使 T1 和 T2 时间都缩短，但程度不同，二者中有一种为主。

某些金属离子如铁（Fe）、钆（Gd）、锰（Mn）具有顺磁性，其原子具有几个不成对的电子，弛豫时间长，有较大的磁矩。在磁共振过程中，这些顺磁性物质有利于在所激励的质子之间或由质子向周围环境传递能量时，使质子弛豫时间缩短。Gd-DTPA 临床应用中主要利用其缩短 T1 效应。

铁磁性物质，如超顺磁性氧化铁含有不成对的电子，产生磁环境。置于外加强磁场时，相邻磁环境相互作用，造成磁场不均，加速共振质子去相位，使 T2 缩短，其缩短 T1 效应较弱。

二、MR 对比剂的种类及特点

根据对比剂在体内分布、磁特性、对组织 T1 或 T2 的主要影响和所产生 MR 信号强度的差异分类，目前有两种分类：

1．按照生物分布性分类

（1）细胞外对比剂：目前临床广泛应用的钆制剂属此类。它在体内非特异性分布，可在血管内与细胞外间隙自由通过。因此需掌握好时机，方可获得良好的组织强化对比。

（2）细胞内对比剂：以体内某一组织或器官的一些细胞作为靶来分布，如网织内皮系统对比剂和肝细胞对比剂。此类对比剂注入静脉后，立即从血中廓清并与相关组织结合。其优点是使摄取对比剂组织和不摄取的组织之间产生对比。

2．依照磁特性分类。

（1）顺磁性对比剂由顺磁性金属元素组成，如 Gd、Mn。对比剂浓度低时，主要使 T1 缩短并使信号增强；浓度高时，则组织 T2 缩短超过 T1 效应，使 MR 信号降低。常用其 T1 效应作为 T1 加权像中的阳性对比剂。

（2）铁磁性及超顺磁性对比剂由氧化铁组成，为不同大小微晶金属粒子。二者均影响局部磁场均匀性且产生磁化率效应，使质子失相位加速，T2 弛豫时间缩短。

三、MR 对比剂应用质量控制

1．钆螯合物的应用　这是以 Gd 为基础的 MRI 对比剂。常规作为非特异性细胞外对比剂。分离子型和非离子型。最常用的 Gd-DTPA 为离子型对比剂。依化学结构分为线形和巨环形螯合物。Gd 对比剂均为亲水性、低分子量复合物，因粒子小，经静脉引入体内，很快从血管内弥散到细胞外间隙，但不易通过血脑屏障，正常时不进入脑与脊髓。其生物学分布为非特异性，一旦它在血管内和细胞外间隙迅速达到平衡后，则很快失去组织间的对比。钆类对比剂主要应用于中枢神经系统MRI检查，可使某些正常结构强化，如垂体、静脉窦等。也使病变强化，如脑瘤、梗死、感染、急性脑脱髓鞘病变及脊髓肿瘤、炎症病变的强化等。它有助于小病变检出，如转移瘤强化后发现病灶数目明显增多。也用于腹部、乳腺、肌骨系统病变增强检查。Gd类对比剂经静脉内注入，常规用量为0.1 mmol/kg，多发性硬化、转移瘤可用至0.2 ~ 0.3 mmol/kg，以发现更多病变。Gd类对比剂很少引起不良反应，占1% ~ 5%。主要为胃肠道刺激症状和皮肤黏膜反应，为恶心、呕吐及荨麻疹，反应轻微，持续时间短，一般无需处理。孕妇与肾功能不良者应慎用。

由于磁共振快速扫描序列的进展，注射对比剂后的相位扫描已经广泛应用于诊断，这对于观察病灶内血流动力学改变非常有利。

增强磁共振血管成像的对比剂与应用于常规增强扫描不同，首先要注意正确延迟时间的选择，有两种方法可以选择。一是小剂量试验，用Gd-DTPA 1 ~ 2ml，加10 ~ 20 lml生理盐水，以2 ~ 4 ml/s的流率注入，绘制时间信号强度曲线，测定峰值时间，作为延迟时间的标准。在不同部位扫描时，延迟时间要作相应调整，颈、胸主动脉、肺动脉是要提前1 ~ 2秒，腹主动脉、下肢动脉再延迟1 ~ 3秒；二是应用自动对比剂监控。对比剂用量以Gd-DTPA为例，一般20 ~ 40 ml，注射流率2 ~ 4 ml/s，可以再用相同流率注射生理盐水15 ~ 20 ml。

2．超顺磁性氧化铁（superparamagnetic iron oxide，SPIO）的应用 为颗粒物质，经静脉被肝脏的网状内皮系统（reticulo endothelial system，RES）Küpffer细胞吞噬，主要作为RES定向肝对比剂，用于肝恶性肿瘤诊断。因肝恶性肿瘤缺乏Küpffer细胞，因此增强后与正常肝形成对比。所用剂量为0.015mmol/kg，需用100ml 5%葡萄糖稀释，在30分钟或以上缓慢滴入。MR扫描在滴入末期进行，延迟30 ~ 60分钟扫描为宜。SE序列T2WI上及GRE序列T*2WI上肝实质信号明显减低。

3．肝细胞特异对比剂的应用 为肝细胞靶对比剂，即在Gd对比剂中加入芳香环，增加其亲脂性以便与肝细胞结合。

4．血池对比剂的应用 为缩短T1的对比剂。由于血液循环有相对长的时间，可从稳态中获取高分辨力和较高的SNR。目前利用超顺磁性氧化铁粒子。

5．口服对比剂的应用 阳性对比剂用Gd-DTPA与甘露醇配合，服用后肠道显示高信号。阴性对比剂为口服超顺磁性氧化铁剂，它使肠道内对比剂聚集处信号消失。口服对比剂主要用于区分肠道与周围正常、病理的器官或组织，使胃肠道管壁显示清晰。

重点推荐文献

[1] 金征宇．医学影像学．北京：人民卫生出版社，2008.

主要参考文献

[1] 1. Schoellnast H，Tillich M，Deutschmann HA et al. Improvement of parenchymal and vascular enhancement using saline flush and power injection for multiple-detector-row abdominal CT. Eur Radiol，2004，14（4）：659-664 .

[2] Bae KT，Heiken JP，Brink JA. Aortic and hepatic contrast medium enhancement at CT. Part Ⅱ . Effect of reduced cardiac output in aporcine mode. Radiology，1998，207：657-662.

[3] Foley WD，Mallisee TA，Hohenwalter MD et al. Multiphase hepatic CT with a multirow detector CT scanner. AJR Am J Roentgenol，2000，175：679-685.

[4] Laghi A，Iannaccone R，Rossi P et al. Hepatocellular carcinoma：detection with triple-phase multidetector row CT in patients with chronic hepatitis. Radiology，2003，226：543-549.

[5] Murakami T，Kim T，Takamura M et al. Hypervascular hepatocellular carcinoma：detection with double arterial phase multi-detector row helical CT. Radiology，2001，218：763-767.

[6] Kim T，Murakami T，Takahashi S et al. Effects of injection rates of contrast material on arterial phase hepatic CT. AJR Am J Roentgenol，1998，171（2）：429-432.

[7] Fleischmann D. Use of highconcentration contrast media in multiple-detector-row CT：principles and rationale. Eur

Radiol，2003，13：M14-M20.

[8] Suzuki H，Oshima H，Shiraki N，Ikeya C，Shibamoto Y. Comparison of two contrast materials with different iodine concentrations in enhancing the density of the aorta，portal vein and liver at multi-detector row CT：a randomized study. Eur Radiol，2004，14（11）：2099-2104.

[9] 柳澄 . 充分发挥各向同性扫描的优势，开拓多层 CT 新的应用领域 . 医学影像学杂志，2007，17（1）：1-3.

[10] 陈锦，陈刚，吴东 . 不同碘离子浓度对比剂对主动脉强化的影响 . 医用放射技术杂志 . 2007，5：2-4.

[11] 孙丛，柳澄，王道平等 . 多层螺旋 CT 腹部血管成像低剂量高浓度对比剂应用的研究 . 放射学实践，2007，3，（22）：259-261.

[12] Cademartiri F，Mollet NR，van der Lugt A，et al. Intravenous contrast material administration at helical 16-detector row CT coronary angiography：effect of iodine concentration on vascular attenuation. Radiology. 2005 Aug；236（2）：661-665.

[13] Silverman PM，Roberts S，Tefft MC，et al. Helical CT of the liver：clinical application of an automated computer technique，SmartPrep，for obtaining images with optimal contrast enhancement. AJR 1995；165：73-78.

[14] Sultama S，Awai K，Nakayama Y，et al. Hypervascular Hepatocellular Carcinomas：Bolus Tracking with a 40-Detector CT Scanner to Time Arterial Phase Imaging. Radiology. 2007；243：140-147.

[15] 柳澄，腹部 MSCT 增强扫描中对比剂应用基础 . 医学影像学杂志，2010，20（3）：297-299.

[16] Sun xiaoli，Liu cheng，Liang Changhu et al，Hepatocellar carcinomas：corelation time of peak hepatocellar carcinomas enhancement and time of peak aortic enhancement. Computerized Medical Imaging and Graphics，2009（33）：312-316.

（柳　澄）

13 影像学报告书写流程的质量控制

影像学报告书写的目的就是把影像科医生观察到的病理改变信息转达给申请医生，报告书写的质量将直接影响到申请医生治疗原则的选择和治疗方案的制定。因此，一定要重视报告书写流程的质量控制。以保证影像诊断医生与申请医生之间的正确沟通。

第 1 节　报告书写前的准备工作

书写报告的前期工作是影像报告书写的必要前提，一份合格的影像学报告，绝对不能单纯依靠仪器扫描所得到的图像。一定要做好报告书写前期准备工作，否则不可能写出合格的报告。但是，这一重要环节，常常被初学者及带教医生忽略，严重影响着年轻医生良好工作习惯的培养。在当前各种先进影像学检查设备飞速更新换代的时期，更应当提请大家的注意。

一、认真审核申请单了解申请医生的意图

虽然影像学检查申请单上扫描部位的填写很简单，但是影像诊断医生绝不能仅仅依靠扫描部位来进行报告的书写。必须认真领会申请科室医生的真实意图，才能把报告写好，才能实现申请医生的申请目的。例如，同样是颅脑扫描，可能是要求对颅内的病灶进行定性、定位和定量诊断；也可能是了解治疗后病灶是否有改变，如果有改变，是什么样的改变；也可能是手术后的立即评价；还可能是手术后一段时间的复查，观察有无复发或转移。影像科医生必须针对不同的申请目的写出不同的报告内容，才能给申请医生提供他最需要了解的信息。因此，了解申请医生的正确意图是写好报告的第一个重要步骤，一定不能忽视。

二、审核扫描图像及后处理图像质量是否符合要求

扫描图像与后处理图像的质量直接影响到诊断信息的获得，即图像质量的高低，是决定影像报告是否合格的必要基础。因此，在写报告之前，首先要进行扫描图像和后处理图像的审核，如果不能提供真实的信息，就需要再进行必要的后处理。

以 CT 检查为例，首先要审核必要的强化扫描是否已经进行，如果进行了，针对不同疾病的时相扫描是否正确。例如肝扫描是否获得真正的动脉期图像，针对肺动脉的强化是否是在肺动脉强化高峰时相获得的图像。肺肿瘤的患者没有强化扫描的图像就无法辨认肺门淋巴结的存在与否。

还要审核扫描层厚是否合理，例如常规肺的扫描层厚不能低于 5mm。而小病灶的重建层厚更要注意，不应当大于病灶直径的 1/2，以真实反映病灶内的结构。由于层厚过厚，把钙化灶表现为软组织密度灶的状况并不罕见。

观察肺内或骨质内的改变，一定要是骨算法重建的肺窗或骨窗图像，否则，无法正确评价肺内和骨骼内细微结构的病理变化，例如早期的间质改变，在软组织算法图像的肺窗中很容易遗漏。

由于横断图像无法显示上下方位的结构关系，所以经常需要进行其他方位的重组图像，例如冠状重组图像更有利于鉴别膈上与膈下的病灶；有利于鉴别小脑幕上下的病灶；矢状重组图像更有利于鉴别右肺上叶与中叶的病灶；VR 图像更有利于了解血管病变之间的三维关系。这些图像可以提供单纯横断图像无法提供的重要解剖结构的信息，在疾病的评价中常常起到关键性的作用。准备进行图像后处理的原始图像，一定要是各向同性图像，否则会直接降低后处理图像的质量。

对磁共振检查来讲，一定要审核扫描序列是否符合诊断的要求，针对性的特殊序列有无应用。例如，在需要鉴别血管源性水肿与细胞毒性水肿时，是否正确地应用了扩散加权序列。鞍区病变是否进行了冠状位的扫描。如果需要鉴别出血与脂肪的时候，是否应用了脂肪抑制序列等。

三、详细了解病史是做出正确诊断的重要一环

病史包括临床症状、体征、治疗史、化验室检查以及其他影像学检查结果。这些内容的了解，同样是写好报告的重要前提。

首先，患者确切的病史会提示影像科医生特别重视某个侧面。例如在颅脑 CT 或磁共振的申请中，如果病史提示头痛、视物模糊，就要特别注意鞍区有无肿瘤的存在。因为这常常是垂体腺瘤的典型临床症状。如果患者常年多发咳血，那首先要注意有无支气管扩张的存在，这时，薄层 HRCT 图像的重建就是必要的。这种重点注意的提示会使得我们有重点的评价图像的某些方面，诊断的考虑也有了一个引导。

还要注意，很多时候病史在影像诊断中起着非常关键的鉴别诊断作用。例如：CT、B 超与 MR 图像均显示肝内胆管明显扩张，如果患者的病史是渐进性黄疸，那么重点就要观察胆管的梗阻部位，判断梗阻原因。如果患者高热腹痛，没有黄疸，则要怀疑化脓性胆管炎。再例如患者 CT 图像示肺内大叶分布的磨玻璃样变及实变，如果患者高热，咳铁锈色痰，则首先考虑大叶性肺炎；如果无发热，以呼吸困难（气短）为主要症状，就要考虑到是否为肺泡癌。患者右肺上叶圆形病灶，如果 3 年前就有此病灶，此次扫描无大小及密度的改变，首先考虑良性病变，如果确认为新发病灶则需要排除原发或转移性恶性肿瘤。

综上所述，书写报告前的准备工作是否充分，是能否写出正确报告的重要前提。培养一个重视报告前期工作的良好职业习惯，是非常必要的。这一点在年轻医生的培养中，尤其不能忽视。

重点推荐文献

[1] 柳澄 . 要重视 CT 报告书写过程的质量控制，医学影像学杂志 .2011（21）9:1297-1299.

第 2 节　报告的书写要点

报告是影像科医生诊断意见的表达，目的是让阅读者了解做出诊断的依据。报告的书写也是诊断医生逻辑思维过程的表述，会让阅读者体会到你的诊断过程是否合理，也决定了阅读者对你的诊断意见是否信任。因此，作为一名影像科医生，必须重视报告的书写。撰写时要一定要遵循以下原则，重点突出、层次分明、全面真实。

一、根据申请目的确定书写内容及结论

影像学报告不外乎三个目的：做出疾病的诊断、随访观察、提供治疗所必须的信息。

最常见的目的就是对疾病做出诊断，那就要尽可能地对病灶做出定位、定量和定性诊断。如果是随访观察，则一定要与上次影像学资料进行详细对

比，做出好转、恶化、无变化等结论。如果是要求提供与治疗有关的信息，则需要具体情况具体对待。例如，食管癌患者的术前CT扫描，目的是了解纵隔有无肿大淋巴结、肺内有无转移、病灶是否与降主动脉粘连、粘连到什么程度等与决定治疗原则密切相关的重要信息，并不是要求做出否是食管癌的诊断。再例如胃癌患者术前的CT扫描，并不是要求做出是否是胃癌的诊断，而是了解肿瘤是否与胰腺以及肝左叶有粘连、网膜囊内尤其是腹膜后有无肿大淋巴结，如果有，则要求了解它们的分布，用来决定是否适合手术治疗。

明确目的后的报告才有可能满足申请医生的需要，为他们决定治疗原则、制定治疗方案提供真正必要的甚至是决定性的信息。这样的报告才是恰当的报告，高质量的报告。

二、影像描述中应当包括的内容

影像学表现的描述是影像学报告书写的重头戏。一定要做到准确描述、重点突出、层次分明。主要包括以下三个部分：

1．主要病灶本身的描述　①首先描述的应当是病灶的位置，例如右肺上叶、肝左内侧段等。②然后是病灶的形态（如圆形、分叶状、不规则形）；③边缘（光整、模糊、短毛刺等）；④大小；⑤密度/信号/回声（高、低、等、混杂，均质、不均质）；⑥如果做了强化扫描，要描述增强后密度/信号、回声的变化（轻度或中度强化、均质强化，边缘强化等）。

这些征象直接决定着病灶的最终诊断，所以以上6个方面，每一个病灶都要详细描述，不能有遗漏。

2．与病灶相关征象的描述　一定要注意描述主要病灶带来的邻近组织结构的改变和继发的病理改变。这些征象的描述与病灶本身的描述同样重要。例如肺门的肿块要描述邻近支气管有无受压侵犯，是否狭窄或闭塞，还要描述与邻近血管的关系（有无包绕、侵犯）；如果有相应的支气管狭窄或闭塞要描述有无阻塞性改变（炎症、肺不张）；如果是肝内病灶要描述周围有无水肿、有无胆管受压侵犯导致扩张；如果诊断为肝内肿瘤，要描述门静脉的状态（充盈缺损、闭塞等）如果是肾内病灶，要描述有无肾盂、输尿管的累及，有无梗阻性肾盂或输尿管积水等。凡是病灶引起的病理改变都应当包括在报告内。

扫描范围内与病灶有可能相关的重要解剖结构，无论有无阳性发现都要描写在报告内。例如凡是肺内病变一定要描述纵隔、肺门淋巴结的状态；肾肿瘤一定要描述肾静脉的状态，不管肾静脉内有无栓子形成；胃癌一定要描写周围有无肿大淋巴结；结肠肝曲的肿瘤一定要描写与十二指肠的关系等。这些征象可能并不影响到病灶本身性质的确定，但是会影响到申请医生关于治疗原则（手术、非手术、先化疗再手术）的选择和治疗方案的制定（例如手术方案的制定、引流途径的选择等），也是影像科医生应当提供的重要信息。

3．其他必需的描述　包括两个方面，①不是主要病灶及其继发改变的其他病理改变也要描述到报告内，例如肺癌患者同时存在的肺气肿；以帮助申请医生全面评价患者的病情。这对于治疗原则的选择与治疗方案的制定同样重要。②申请扫描范围内的无病理改变的解剖结构也要描述，例如肺癌未累及胸膜和支气管，要在报告内描述这两个结构未见异常。这是向申请医生说明这些解剖结构未受到病灶的影响，这些正常的描述对于申请医生全面评价患者是非常重要的，也是不可缺少的。

重点推荐文献

[1] 王子真 吴新淮 陆海容，等．医学影像学诊断报告质量管理的应用研究．中国医疗装备，2013（10）8：37-38.

[2] 张玉忠，张雪林，马著彬，等．医学影像报告的书写方法探讨，西北医学教育．2006（14）4:475-476.

第3节　报告书写中的注意事项

一、报告书写中应当注意的若干问题

1．注意影像描述与诊断描述的区别　为了使报告内容尽可能的客观，要注意影像描述是对图像中异常改变和正常结构的叙述，要用影像描述的术语客观描写，不要把诊断术语写入影像描述。例如肺内“肿块”不要描述成肺内“肿瘤”，前者是对影像表现的描述，后者则是对病灶性质的诊断，应当写在诊断部分中；“血管内充盈缺损”不应当直接写成“门静脉内栓子形成”，同样是因为前者是影像描述，后者是诊断术语。同样原因，囊性病变在CT报告的影像描述中不应当写为“囊性病变”，应当写做“不强化的水样密度病灶”，因为CT值只代表X线的吸收值，并不说明病灶是否为囊性。

2．注意病史与影像描述的区别　病史的描述注意不要写在影像表现一栏中。例如“肺癌上叶切除术后”“胆囊切除术后”一类的描述不应当出现在“影像表现”的目录下，影像表现中的描述应当是“右肺上叶缺如”“胆囊缺如”这种客观的描写。

3．病灶解剖位置描述的区别　在“影像表现”中对病灶解剖位置的描述要注意与诊断意见中的描述相区别。前者要尽量地详细描述，以便阅读者查找，对于手术前扫描的病理尤其重要，因为这决定了术中手术医生重点注意的解剖位置。后者则要概括地简要描述。例如，纵隔内多发肿大淋巴结。在“影像表现”中，一定要具体描写，例如上腔静脉后、气管隆突下、主肺动脉窗内这些确切的解剖位置。但是在诊断中就没有必要如此描写，概括描述为“纵隔多发肿大淋巴结”更合适。

要掌握的原则是，影像表现一栏中要尽量详细地描述，越详尽越好。诊断意见一栏中则要简明扼要地描述，越简洁越好。

4．如何使诊断描述更加合理　诊断的描述要求应当是：简明扼要。也就是说要用最简洁的语言说明最终诊断（或者最终意见）。当然必须包括以下内容：病灶的位置、性质以及继发改变。例如：符合左肺下叶中心型肺癌并阻塞性肺炎CT表现；右侧小脑半球室管膜瘤并梗阻性脑积水MR表现。

要注意我们的意见仅仅是影像学意见，并不代表真实的病理改变。所以不能写成或让读者误认为是病理诊断，因此必须在文字描述中加以说明。诊断意见中一定要叙述为“符合xxxxCT/MR表现”，从文字上就表明是影像学诊断，不是病理诊断。

二、关于诊断意见的描述

诊断意见的描写实际上就是诊断过程的总结，表达一定要明确，不能含糊其辞。从形式上可以分为以下几类，不同类别在描述的时候要注意应用恰当的措辞。

第一类：确定诊断意见，能够下确切意见的时候不要犹豫，否则就不会在临床医生心目中树立起你的信誉。例如：符合左肺下叶结核CT表现；符合病毒性脑炎MR表现等。

第二类：重点诊断意见，当依靠当前的图像还不能做出确切诊断，尚有几种可能性的时候，要注意应用特殊术语表达倾向性。例如：左肺下叶周围性肺癌可能性大，结核瘤不能完全排除。就表明诊断意见倾向于肿瘤，结核瘤的可能性虽然存在，但不是第一诊断。这样申请医生就会理解影像科医生的倾向性，不至于误认为两种可能性都一样大了。

第三类：需要进一步处理的意见，有时候单单依靠某种影像学图像无法做出确切诊断还需要进行其他检查辅助诊断时，一定要写明白建议的具体内容。写明白建议做何种检查及其目的，不要笼统地写为“建议进一步检查”。例如要明确建议进行B超检查，鉴别病变是否为囊性（因为B超在鉴别囊实性方面明显优于CT）；建议进一步进行磁共振检查，鉴别是否为局灶性脂肪肝等。

有一些病灶需要多次观察，通过动态改变来确认病灶的性质，此时诊断意见中一定要写明具体的复查时间，例如1周后或者1月后复查。由于不同的表现需要不同的复查时间，不要仅仅叙述为建议定期复查，让受检者无所适从。

影像学报告的形成过程，代表了影像科医生的思维过程，从报告前的准备，到书写过程再到最终诊断，是一个完整的不可分割的整体。因此，影像学报告的质量控制，决不能仅仅限于对报告书写内容的规范化，一定要强调整个报告书写过程的几个阶段和必须注意的问题。否则就会走向程式化，流于形式而丢掉了实质。这是影像学报告质量控制中绝对不容忽视的。

（柳 澄）

重点推荐文献

[1] 王子真 吴新淮 陆海容，等. 医学影像学诊断报告质量管理的应用研究. 中国医疗装备，2013（10）8：37-38.

[2] 张玉忠，张雪林，马著彬，等. 医学影像报告的书写方法探讨，西北医学教育.2006（14）4:475-476.

主要参考文献

[1] 王子真 吴新淮 陆海容，等. 医学影像学诊断报告质量管理的应用研究. 中国医疗装备，2013（10）8：37-38.

[2] 柳澄. 要重视 CT 报告书写过程的质量控制，医学影像学杂志.2011（21）9:1297-1299.

[3] 侯瑜，赵志清，刘星宇，等，PACS 在放射科工作和教学中的应用，吉林医学，2001（32）25:5406-5408

[4] 李龙，罗沛霖，许菲，等. 医学影像实习生书写影像报告能力的培养，医学教育探索，2009（6）10:939-941.

[5] 张玉忠，张雪林，马著彬，等. 医学影像报告的书写方法探讨，西北医学教育.2006（14）4:475-476.

中英文专业词汇索引

A

暗盒型（cassette type） 22

B

表面遮盖显示法（shaded surface display，SSD） 40

并行采集技术（parallel acquisition technique，parallel imaging） 56

薄膜晶体管（thin-film transistor，TFT） 27

部分容积效应（partial volume effects） 276

C

CR（computed radiography） 19

CT 仿真内镜（CT virtual endoscopy，CTVE） 41

CT 空间分辨力（spatial resolution） 274

CT 血管造影（computed tomography angiography，CTA） 40

采用单次激发自旋回波 - 平面回波序列（single shot spin echo-echo plane image，SSSE-EPI） 284

彩色多普勒组织成像（color doppler tissue imaging，CDTI） 64

层敏感曲线（slice sensitivity profile，SSP） 278

差值脉冲编码调制（Differential Pulse Code Modulation，DPCM） 199

常导型磁体（conventional magnet） 48

超导型磁体（super conducting magnet） 48

超声（Ultrasonography，US） 19, 63

超顺磁性氧化铁（superparamagnetic iron oxide，SPIO） 308

存储区域网络（Storage Area Network，SAN） 116

磁共振波谱分析（magnetic resonance spectroscopy，MRS） 41

磁共振成像（Magnetic Resonance Image，MRI） 19, 41

磁化传递（magnetization transfer，MT） 55

磁化转移（magnetic transfer，MT） 286

D

DAS（Direct Attached Storage 直接附加存储） 115, 119

DICOM（Digital Imaging and Communications in Medicine） 79

达峰时间（time to peak，TTP） 286

单光子发射型计算机断层，简称 SPECT（single photon emission computed tomography） 70

第七套医院健康标准（Health Level 7，HL-7） 164

点扩散函数（point spread function，PSF） 239

电荷耦合器件（charge coupled device，CCD） 28

电话交换网（Public Switched Telephone Network，PSTN） 12

调制传递函数（modulation transfer function，MTF） 30，237

动脉自旋标记（arterial spin labeling，ASL） 284

动态范围控制（dynamic range control，DRC） 22

短 TI 反转恢复脉冲序列（short TI inversion rococery，STIR） 52

短反转时间的反转恢复（short TI inversion recovery，STIR） 282

对比信噪比（contrast noise ratio，CNR） 266, 288

多个重叠薄层块采集（multiple overla-pped thin slab acquisition，MOTSA） 286

多平面重组（multi planar reformation，MPR） 40

多项式转换（Polynomial Transformation） 195

E

二次谐波成像（second harmonic imaging） 64

F

发射型计算机体层成像（Emission Computed Tomography，ECT） 19
翻转角（flip angle） 58
反转恢复序列（inversion recovery，IR） 52
反转时间（inversion time，TI） 58
仿射转换（Affine Transformation） 195
放射科信息管理系统（Radiology Information System，RIS） 79
放射信息系统（Radiology Information System，RIS） 2, 6，125
放射性核素显像（radio nuclear imaging，RNI） 70
非离子单体（non-ionic monomer） 300
非离子二聚体（non-ionic dimer） 300
非离子型对比剂（non-ionic agent） 300

G

感兴趣区（region of interest，ROI） 136，266
刚性转换（Rigid Trans-formation） 195
高对比度分辨力（high contrast resolution） 274
各向同性（isotropy） 283
各向异性（aniso-tropy） 283
各向异性分数（fractional anisotropy，FA） 283
观察者操作特性（receiver operating characteristic，ROC） 250
灌注加权成像（purfusion weighted imaging，PWI） 284
国际标准化组织（International Organization for Standardization，ISO） 226

H

HIS（Hospital Information System，医院信息系统） 125
HL7（Health Level Seven） 79
核磁共振（nuclear magnetic resonance，NMR） 41
化学位移”（chemical shift） 55
化学位移伪影（chemical shift artifact） 289
回波链（echo train length，ETL） 59
回波时间（echo time，TE） 58, 281

J

计算机 X 线摄影（Computer Radiography，CR） 19
计算机体层成像（Computed Tomography，CT） 19
减影处理（subtraction processing） 23
静磁场（static magnetic field） 47
矩阵（matrix） 37

K

空间频率处理（spatial frequency processing） 22
快速采集弛豫增强（rapid acquisition relaxation enhanced，RARE） 54
快速梯度回波脉冲序列（Turbo-FLASH） 53
快速自旋回波简称为 FSE（Fast Spin Echo） 54
扩散加权成像简称 DWI（diffusion weighted imaging） 282

L

离子单体（ionic monomer） 300
离子二聚体（ionic dimer） 300
离子型对比剂（ionic agent） 300
连续数据保护（Continuous Data Protection，CDP） 117
量子检出效率（detective quantum efficiency，DQE） 237, 243
螺距（pitch） 38

M

美国放射学院（American College of Radiology，ACR） 4
弥散张量成像（diffusion tensor imaging，DTI） 282

N

NAS（Network Attached Storage，网络连接存储） 115

O

OSI（Open System Intercon-nection） 147

P

频率编码（frequency encoding） 45
平均弥散率（mean diffusivity） 283
曝光数据识别器（exposure data reconizer，EDR） 23
曝光指数（exposure index，EI） 266

Q

曲面重组（curved planar reformat，CPR） 40
全面质量管理（total quality management，TQM） 222
全面质量控制（total quality control，TQC） 222

R

RAID——Redundant Array of Independent Disk，独立冗余磁盘阵列 120
扰相位梯度回波脉冲序列（fast low angled shot，FLASH） 53

容积比（volume rate，VR） 283
容积再现技术（volume rendering technique，VRT） 41
软阅读模式（Softcopy reading） 296

S

射频（radio frequency，RF） 41, 50
数字 X 线摄影（Digital Radiography，DR） 19
数字放射系统（Digital Radiology System，DRS） 3
数字化多声束形成技术（digital multiple beam forming technique） 64
数字减影血管造影（digital subtraction angio-graphy，DSA） 19，60
数字医学成像和通信标准（DICOM） 164
数字影像和通信标准（Digital Imaging and Communications in Medicine，DICOM） 4
数字噪声功率谱（noise power spectrum，NPS） 245
算法（algorithm） 38
算术编码（Arithmetic Encoding） 200

T

TSE（Turbo SE） 54
梯度回波（gradient echo，GRE） 52
梯度回波序列（gradient recalled ec ho，GRE） 282
梯度系统（gradient system 或 gradients） 48
体素（voxel） 37
投影变换（Projective Transformation） 195
图像存储与传输系统（Picture Archiving and Communication System，PACS） 2，6, 102

W

维纳尔频谱（Wiener spectrum，WS） 237
伪影（artifact） 280
稳态梯度回波序列（Fast Imaging with Steady-state Precession，FISP 或 Gradient Recalled Acquisition in the Steady State，GRASS） 53
无暗盒型（non-cassette type） 22

X

X 线计算机体层成像设备（computed tomography，CT） 31
相对各向异性（ralative anisotropy，RA） 283
相对脑血流量（relative cerebral blood flow，rCBF） 285
相对脑血容量（relative cerebral blood volume，rCBV） 285
相对平均通过时间（relative mean transit time，rMTT） 285
相干图像形成技术（coherent image formative technology，CIFT） 64
相位编码（phase encoding） 45
像素（pixel） 37
小剂量试验（test bolus） 306
谐调处理（gradation processing） 22
信号激励次数（number of excitations；NEX） 57
信号检出理论（signal detection theory，SDT） 250
信息采集（acquisition of information） 22
信息的处理（processing of information） 22
信息的存贮与输出（archiving and output of information） 23
信息对象（information object，IO） 165
信息对象模型（information object model，IOM） 165
信息转换（transformation of information） 22
信噪比（signal to noise ratio，SNR） 287
选择性激励（selective excitation） 45

Y

液体抑制反转恢复（fluid-attenuated inversion-recovery，FLAIR） 52
液体抑制反转恢复脉冲序列（fluid attenuated inversion recovery，FLAIR） 282
医院信息管理系统（Hospital Information System，HIS） 2, 79
移动医疗（mHealth） 18
异步传输模式（Asynchronous Transfer Mode，ATM） 12
影像阅读装置（image reader，IRD） 23
永磁型磁体（permanent magnet） 47
阈值激发扫描（bolus tracking） 306
原始数据（raw data） 38
远程保健（tele-care） 202
远程放射系统（Tele-radiology System） 5
远程放射学（Tele-radiology） 10
远程顾问（tele-staff） 202
远程监护（telemonitoring） 202
远程教育（tele-education） 202
远程屏幕显示（tele-screening 202
远程手术（telesurgery） 202
远程医学（Tele-Medicine） 5, 202
远程咨询（tele-consult） 202
阅片（film reading） 296

Z

噪声等价量子数（noise-equivalent number of quanta，

NEQ）　242
噪声功率谱（noise power spectrum，NPS）　237
正电子发射计算机断层显像（positron emission tomography，PET）　19
正电子发射型计算机断层（positron emission computed tomography，PECT）　70
直接数字 X 线摄影（Digital Radiography，DR）　26
质量保证（quality assurance，QA）　229
质量改进（quality improvement，QI）　230
质量管理（quality management，QM）　229
质量控制（quality control，QC）　229
重复时间（repetition time，TR）　58, 281
重建（reconstruction）　38
重建范围（field of view，FOV）　278
重建函数核（kernel）　38
重组（reformation）　38
自旋回波序列（spin echo，SE）　51, 281
自由感应衰减（free induction decay，FID）　44
自组织谐波成像技术（native tissue harmonic imaging，NTHI）　64
综合业务数据网（Integrated Services Digital Network，ISDN）　5, 12
最大密度投影法（maximum intensity proje-ction，MIP）　41

附　录

图目录

图 1-2-1　PACS 基本构成 …… 8
图 1-2-2　远程医学影像会诊网的网络架构图 …… 11
图 1-3-1　全国二甲医院拥有 PACS 的情况 …… 14
图 1-3-2　全国三甲医院拥有 PACS 的情况 …… 14
图 1-3-3　PACS 用户满意度调查情况 …… 15
图 2-1-1　CR 系统的四象限理论 …… 24
图 2-2-1　DR 系统的原理框图 …… 27
图 2-2-2　硒型 FPD 原理图 …… 28
图 2-2-3　硅型 FPD 结构图 …… 29
图 2-3-1　CT 基本原理结构图 …… 35
图 2-3-2　第一代 CT …… 35
图 2-3-3　第二代 CT …… 36
图 2-3-4　第三代 CT …… 36
图 2-3-5　第四代 CT …… 37
图 2-3-6　第五代 CT …… 37
图 2-3-7　螺旋 CT 的扫描方式 …… 37
图 2-4-1　自由感应衰减信号 …… 44
图 2-7-1　γ 照相机构造原理 …… 70
图 2-7-2　γ 照相机探头结构 …… 71
图 2-7-3　SPECT 的基本构成 …… 72
图 2-7-4　SPECT 的基本原理图 …… 72
图 2-7-5　光电倍增管工作原理图 …… 74
图 2-7-6　Anger 型模拟定位计算电路工作原理简图 …… 74
图 2-7-7　符合探测 …… 76
图 2-7-8　PET 探测器 …… 77
图 3-1-1　预约分诊模块用例图 …… 81
图 3-1-2　登记流程 …… 82
图 3-1-3　技师工作 …… 82
图 3-1-4　诊断工作 …… 82
图 3-1-5　报告审核流程 …… 83
图 3-1-6　临床模块用例 …… 83
图 3-1-7　与其他系统信息交换 …… 84
图 3-1-8　放射科应用模型 …… 85
图 3-1-9　RIS 的工作流程 …… 86
图 3-1-10　RIS 系统框架图 …… 87
图 3-2-1　模块结构 …… 88
图 3-2-2　管理子系统 …… 89
图 3-2-3　存储子系统 …… 94
图 3-2-4　报告编辑模块 …… 96
图 3-2-5　辅助信息编辑和管理模块 …… 96
图 3-3-1　采用 HIS 的患者 ID 号作为放射科号查询示意图 …… 98
图 3-3-2　采用统一的放射号查询示意图 …… 98
图 3-2-3　RIS 登记和放射号流程图 …… 99
图 4-2-1　PACS 网络拓扑图 …… 105
图 4-2-2　DICOM 通信流程图 …… 109
图 4-2-3　报文格式 …… 110
图 4-3-1　虚拟存储目录 …… 111
图 4-3-2　分层存储体系 …… 112
图 4-3-3　IDE 磁盘陈列组成的存储局域网 …… 114
图 4-3-4　医疗 PACS 分级存储设计 …… 118
图 4-3-5　医疗 PACS 存储系统整体设计 …… 119
图 5-1-1　DICOM 组成 …… 132
图 5-3-1　DICOM 网络层次模型 …… 140
图 5-3-2　DICOM 通信过程 …… 141
图 5-3-3　发送与接收图像 DICOM 通信过程 …… 142
图 5-5-1　DICOM 与 HL7 在医院的应用 …… 151
图 6-1-1　图像的数字化过程 …… 160
图 6-1-2　物理图像及对应的数字图像 …… 161
图 6-1-3　图像矩阵的表示方法 …… 161
图 6-1-4　四、八方向链码图 …… 162
图 6-1-5　用八向链码图表示的曲线 …… 162
图 6-1-6　像素数量与数字图像质量之间的关系 …… 163
图 6-1-7　灰度级数与数字图像质量之间的关系 …… 163
图 6-1-8　图像信息模型与医疗检查的对应关系 …… 165
图 6-1-9　基于 PACS/RIS/HIS 接口技术实现相关数据

获取 ······ 166
图 6-2-1 DR 图像旋转结果（A 为原始图像；B 旋转 45°；C 旋转 90°）······ 168
图 6-2-2 图像增强的频域模型 ······ 169
图 6-2-3 图像增强的主要内容 ······ 170
图 6-2-4 图像求反变换函数示意图 ······ 170
图 6-2-5 图像求反示意图（A 为原始图；B 为求反后的结果）······ 170
图 6-2-6 对比度函数增强图 ······ 170
图 6-2-7 线性开窗口示意图 ······ 171
图 6-2-8 动态范围压缩函数示意图 ······ 171
图 6-2-9 傅立叶谱动态范围压缩后结果 ······ 172
图 6-2-10 灰度级分层函数示意图 ······ 172
图 6-2-11 图像的位面表示法 ······ 173
图 6-2-12 位面图实例 ······ 173
图 6-2-13 不同图像的灰度分布概率密度函数曲线 ··· 174
图 6-2-14 原图像直方图 ······ 175
图 6-2-15 原始图像的累积直方图 ······ 175
图 6-2-16 均衡化后的直方图 ······ 175
图 6-2-17 直方图均衡化前后的效果图 ······ 176
图 6-2-18 频域与空间域三种滤波器截面示意图 ······ 177
图 6-2-19 空间滤波示意图 ······ 177
图 6-2-20 两种不同尺寸的滤波器 ······ 178
图 6-2-21 权值非 1 的平滑均值滤波器 ······ 179
图 6-2-22 不同尺寸掩膜的邻域平均法滤波 ······ 179
图 6-2-23 中值和均值滤波器对噪声的处理结果比较 180
图 6-2-24 A．一幅简单图像；B．沿图像横向并且包含孤立噪声点的一维水平灰度剖面图；C．剖面图一阶微分和二阶微分示意图 ······ 182
图 6-2-25 常用的几种拉普拉斯算子的实现 ······ 183
图 6-2-26 图像锐化和平滑结果比较图 ······ 184
图 6-3-1 几种常见的医学图像测量。A．直线长度的测量，B．角度侧测量，C．区域周长和面积的测量，D．图像的统计量测量。 ······ 185
图 6-4-1 图像识别系统图 ······ 186
图 6-4-2 图像分割的实例图 ······ 187
A．为原始图像；B．为平滑处理后图像；C．为分割后图像；D．为边缘提取的图像······ 187
图 6-4-3 基于乳腺影像的计算机辅助诊断工作流程 191
图 6-5-1 图像配准示意图 ······ 195
图 6-5-2 几种图像融合方法比较 ······ 197
图 6-6-1 图像压缩方案图 ······ 199
图 7-1-1 欧洲各国开展各项远程医疗业务的分类图表 ······ 202
图 7-1-2 欧洲远程医疗业务比例 ······ 202
图 7-3-1 远程会诊图像 ······ 208
图 7-5-1 远程影像会诊流程 ······ 212
图 8-3-1 PDCA 循环示意图······ 226
图 9-2-1 主次因素图 ······ 231
图 9-2-2 因果关系图 ······ 231
图 9-2-3 管理控制图 ······ 232
图 10-1-1 放射对比度示意图 ······ 237
图 10-1-2 两种不同屏 - 片系统的特性曲线比较 ······ 239
图 10-1-3 两种不同屏 - 片系统的斜率密度曲线比较 ······ 239
图 10-1-4 复数形式表示的正弦信号，其实部对应的正弦波形 ······ 240
图 10-1-5 矩形波测试卡 ······ 240
图 10-1-6 4 种类型增感屏与同一胶片组合的 MTF ··· 241
图 10-1-7 3 种屏 - 片组合系统的 WS······ 243
图 10-1-8 CR 成像系统中的特性曲线的组成 ······ 244
图 10-1-9 RQA5 射线质下不同探测器的数字特性曲线 ······ 245
图 10-1-10 CR 系统的不同 MTF 之间的示意图 ······ 246
图 10-1-11 预采样 MTF 计算的流程图 ······ 246
图 10-1-12 屏 - 片系统 MTF 和数字探测器的预采样 MTF*pre* ······ *247*
图 10-1-13 CR 系统的不同噪声之间的示意图（画线部分表示这些因子对噪声的影响）······ 247
图 10-1-14 噪声功率谱测量计算的流程图 ······ 248
图 10-1-15 参考曝光水平下不同射线质时屏 - 片系统和数字探测器的 NWS ······ 248
图 10-1-16 参考曝光水平下不同射线质时屏 - 片系统和数字探测器的 NEQ ······ 249
图 10-1-17 参考曝光水平下不同射线质时屏 - 片系统和数字探测器的 DQE ······ 250
图 10-2-1 信号及噪声分布示意图 ······ 251
图 10-2-2 刺激 - 反应判断矩阵 ······ 252
图 10-2-3 ROC 曲线示意图······ 253
图 10-2-4 ROC 曲线检测实验配置图······ 253
图 10-2-5 Rose 模型示意图······ 255
图 10-2-6 CDRAD 2.0 体模的构造外观图······ 256
图 10-2-7 CDRAD 2.0 体模的 X 线影像图 ······ 256
图 10-2-8 观察到的对比度 - 细节组合 ······ 257
图 11-5-1 SE DWI 序列 ······ 283
图 11-5-2 单次激发 SE EPI DWI 序列 ······ 283
图 11-5-3 示弥散方向为 25 个方向的白质纤维束示踪图 ······ 284
图 11-5-4 示患者常规 T2WI 及 DWI 均未见异常，3D-TOF MRA 示左侧大脑中动脉闭塞，FAIR 示左侧大脑中动脉供血区血流低灌注。 ······ 285
图 11-5-5 SNR 的测量及计算方法······ 287

图 11-5-6　对比噪声比（CNR）测量图 ……………… 288
图 11-5-7　利用模体测量均匀度示意图 ……………… 289
图 11-5-8　示化学位移伪影，表现为在含脂肪组织及含水器官交界处，一侧为高信号，一侧为低信号 ……… 289
图 11-5-9　示由于相位编码方向上 FOV 小于解剖组织致使图像发生卷褶，表现为颅脑前部的组织被卷褶到颅脑的后部而颅脑后部的组织卷褶到前部 …………………… 290
图 11-5-10　颅脑 DWI 图像示两侧颞叶底部可见磁敏感伪影 …………………………………………………… 291
图 11-5-11　可见心脏区域有心脏搏动伪影致使心脏结构模糊 …………………………………………………… 291
图 11-5-12　A．患者呼吸不均匀，SE 序列 T1WI 图像伪影较大，影响肝解剖结构的清晰显示。B．梯度回波屏气扫描仅 19 秒，肝解剖结构显示清晰，无呼吸运动伪影干扰 ………………………………………………………… 292
图 11-5-13　脑脊液流动伪影 ………………………… 292
图 11-6-1　TG18-QC 测试图样板 …………………… 293
图 11-6-2　顺时针方向观察，图像清晰度逐渐减低 … 294
图 11-6-4　在连续的区域内，显示器亮度应均匀显示 ………………………………………………………… 295
图 11-6-3　色块中的嵌入小色块，若能分辨，说明显示器正常 …………………………………………………… 295
图 11-6-5　TG18-AFC ………………………………… 295

表目录

表 3–1–1　用户角色 …… 86
表 3–2–1　分诊子系统 …… 88
表 3–2–2　信息维护 …… 90
表 3–2–3　统计查询 …… 91
表 3–2–4　质量管理 …… 92
表 3–2–5　存储和备份的功能 …… 93
表 3–2–6　报告编辑的功能 …… 95
表 4–2–1　DIMSE 提供的服务 …… 109
表 5–5–1　患者的主要基本信息 …… 153
表 5–5–2　主要患者检查信息 …… 154
表 5–5–3　DICOM 和 HL7 信道定义的联系 …… 154
表 5–5–4　DICOM 波形数据元素 …… 155
表 6–1–1　典型数字医学图像的空间与密度分辨率 … 164
表 6–2–1　举例图像的灰度分布表 …… 175
表 6–5–1　JPEG-LS 压缩结果 …… 200
表 8–2–1　国内外常用医学影像学质量标准举例 …… 224
表 10–1–1　焦点 – 胶片距离的设定 …… 238
表 10–1–2　IEC 62220-1 标准 X 线的质 …… 244
表 10–2–1　5 阶段评定确信度法应答统计法 …… 253
表 10–2–2　5 阶段评定有信号样品确信度法的数据采集方法（样品数 100） …… 254
表 10–2–3　5 阶段评定无信号样品确信度法的数据采集方法（样品数 100） …… 254
表 10–2–4　6 位观察者（A ～ F）对 CR 胸部肺野输出的原始影像和附加模拟结节状阴影信号检出量的比较 … 254
表 10–2–5　6 位观察者（A ～ F）对 CR 胸部及纵隔输出的原始影像附加模拟结节状阴影信号检出量的比较 … 255
表 10–3–1　胸部正位影像解剖结构的评价区域、标准与配点 …… 259
表 10–3–2　胸部正位影像评价等级表 …… 260
表 11–3–1　乳腺摄影体位标准命名和缩写 …… 268
表 11–4–1　各种成像参数和因素对影像质量的影响及其相关性 …… 281